Tratado de Medicina Floral

Sugestões para prescrição das essências florais dos Sistemas:

Bach, Minas, Austrália e Saint Germain

abordando as patologias dos corpos físico, emocional, mental e espiritual.

Maria Cristina Nogueira Godinho dos Santos

Tratado de Medicina Floral

Sugestões para prescrição das essências florais dos Sistemas:

Bach, Minas, Austrália e Saint Germain

abordando as patologias dos corpos físico, emocional, mental e espiritual.

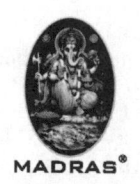

MADRAS®

© 2023, Madras Editora Ltda.

Editor:
Wagner Veneziani Costa *(in memoriam)*

Produção e Capa:
Equipe Técnica Madras

Revisão:
Silvia Massimini Felix
Maria Cristina Scomparini
Luciana Moreira

Dados Internacionais de Catalogação na Publicação (CIP)
(Câmara Brasileira do Livro, SP, Brasil)

Santos, Maria Cristina Nogueira Godinho dos Tratado de medicina floral: sugestões para prescrição das essências florais dos sistemas:
Bach, Minas, Austrália e Saint Germain, abordando as patologias dos corpos: físico, emocional, mental e espiritual/ Maria Cristina Nogueira Godinho dos Santos.
São Paulo: Madras, 2023.
6 ed.
Bibliografia.
ISBN 978-85-370-0306-0
1. Essências e óleos essenciais - Uso
terapêutico 2. Flores - Uso terapêutico 3. Terapia
alternativa I. Título.
07-9870 CDD-615.85

Índices para catálogo sistemático:
1. Essências florais: Terapias alternativas 615.85
2. Flores: Uso terapêutico: Terapias alternativas 615.85

Proibida a reprodução total ou parcial desta obra, de qualquer forma ou por qualquer meio eletrônico, mecânico, inclusive por meio de processos xerográficos, incluindo ainda o uso da internet, sem a permissão expressa da Madras Editora, na pessoa de seu editor (Lei nº 9.610, de 19/2/1998).

Todos os direitos desta edição reservados pela

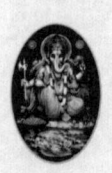

MADRAS EDITORA LTDA.
Rua Paulo Gonçalves, 88 – Santana
CEP 02403-020 – São Paulo – SP
Caixa Postal 12183 – CEP 02013-970 – SP
Tel.: (11) 2281-5555 (11) 95746-3262
www.madras.com.br

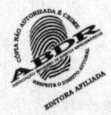

Minha gratidão e reverência:

A Deus, que me concedeu a existência, que me ampara e me faz presenciar este momento;

Aos meus pais, por terem me ensinado a amar a vida;

Ao meu marido Neimar, parceiro de tantas emoções;

Aos nossos filhos, Rodrigo, Alexandra, Thiago e Leonardo: eles são, de todas as verdades, a mais permanente;

Ao Nicolas, pela oportunidade que me dá de, ao ser avó, viver a terceira face do feminino;

Às grandes amigas: Lídia Regina Allegretti de O. Pinto e Yara Regina R. Gobeth, que há mais de vinte anos percorrem, juntas, o meu caminho;

À Nilmara Sonia Gonçalves, que me ajudou a atravessar a "rua da timidez" para divulgar nosso trabalho;

Às nossas alunas, que, com seu interesse, me impulsionam para uma busca mais profunda;

Aos meus pacientes, meus grandes mestres, que com seus sofrimentos me fazem crescer.

Iluminados sejam todos os que desenvolvem a arte de curar.

ÍNDICE

Prefácio 9
Introdução 11
Corpo Físico e Sua Linguagem 13
Corpos Mental, Emocional e Espiritual 209
Descrição das Essências Florais 399
    Essências Florais de Bach 399
        Fórmula Composta 422
    Essências Florais de Minas 422
        Fórmulas Compostas 453
        Fórmulas dos Chacras 456
        Fitoessências 461
        Fitoflorais Líquidos 466
        Argila Medicinal 471
        Gel de Flores 472
        Óleos Florais 472
    Essências Florais da Austrália 473
        Fórmulas Compostas 502
        Essências Correlacionadas 506
    Essências Florais Saint Germain 506
        Fórmulas Compostas 537

Referências Bibliográficas 541

PREFÁCIO

Maria Cristina Nogueira Godinho dos Santos, na jornada da sua formação profissional, realização pessoal e missão espiritual, inicialmente se centrou na absorção do conhecimento; a seguir, viveu a prática do conhecimento; atualmente, exprime-se pela ação, como curadora e comunicadora por meio da palavra e pela escrita.

Maria Cristina mostra, por meio de sua trajetória, a objetividade e a determinação para atingir a meta, que é a de servir, a justificativa de sua atual vida.

Os passos determinados na jornada de sua formação demonstram que em nenhum momento teve dúvidas, distraiu-se ou perdeu tempo com "maya" (ilusão), somente deu ouvidos ao canto de sua Alma Divina. Primoroso é o seu reto seguir por meio da intuição.

Sua objetividade continua se concretizando, de igual maneira, na feitura deste seu atual livro, *Tratado de Medicina Floral – abordando os sistemas:* Bach, Minas, Austrália *e* Saint Germain, revisado e ampliado. Livro este que é uma ferramenta de consulta terapêutica séria e de grande valor, elaborado com precisas informações e de fácil manejo.

Fé, intuição, vocação, objetividade, determinação, ação e consciência do servir são qualidades fundamentais para a realização da meta de todos os discípulos da Luz.

Parabéns, Maria Cristina Nogueira Godinho dos Santos.

Neide Margonari
Sintonizadora dos Florais de Saint Germain

Introdução

Após anos de estudos, indicações e observações quanto à atuação das essências florais, escrevemos "Essências Florais e a Cura das Doenças", com o objetivo de facilitar a prática terapêutica.

Com o mesmo intento e, desta vez, estimulada pelo interesse dos leitores e pela busca incessante do saber, ampliamos, aperfeiçoamos e desenvolvemos este trabalho.

O *Tratado de Medicina Floral* se divide em três partes principais: corpo físico e sua linguagem; corpos emocional, mental e espiritual; finalizando com a descrição de 348 essências referentes aos quatro sistemas abordados, incluindo 13 fitoessências, 44 fitoflorais (13 líquidos e 31 fitoflorais encapsulados), gel de flores, argila medicinal e óleos florais, que procedem do sistema Florais de Minas.

Nas duas primeiras partes, estão descritas 590 patologias mais frequentemente encontradas no homem, com seus significados médico e simbólico (linguagem corporal).

As essências foram catalogadas com o objetivo de serem consultadas para averiguar as que mais interagem com o paciente. Ressaltamos que os 31 fitoflorais de Minas encapsulados, em razão de sua contínua atualização, necessitam de redobrada atenção quanto à indicação.

Na quarta parte, situam-se as referências bibliográficas.

Neste trabalho, há sugestões de vários autores e de nossa experiência clínica, graças à qual pudemos incluir fórmulas preestabelecidas que obtiveram resultados satisfatórios em grande número de pacientes com o mesmo padrão mental.

Salientamos que o *Tratado de Medicina Floral* jamais deverá ser utilizado mecanicamente, sem uma análise prévia e profunda do paciente, pois a prescrição dos florais é estritamente pessoal, sendo imprescindível identificar o estado mental que está por trás de determinado sintoma.

Acreditamos que uma parte substancial da medicina aplicada à cura vibracional está representada pelos remédios florais, que não atuam da mesma forma que na medicina tradicional, mas restauram ou reforçam as virtudes dos recursos espirituais, emocionais e mentais, que em seguida emergem no corpo físico, concretizando a cura. Transcendem o mero acerto dos respectivos desajustamentos incorporados durante a evolução espiritual humana.

Por causa de sua natureza específica, a terapia floral ainda não é integralmente compreendida nem explicada de maneira satisfatória pela visão científica. Porém, pesquisas recentes sobre psiconeuroimunologia mostram que há uma relação fundamental entre a atitude psíquica e o poder da resistência física. Portanto, quando a harmonia entre o espírito, a mente e o corpo se rompe, surgem os mais diversos estados emocionais negativos, os conflitos, que preparam terreno para a doença física.

Todos os que estudam e praticam os métodos sutis de cura e buscam explicações para esses fenômenos se veem em confronto com uma perturbadora multiplicidade de modelos de interpretação, oferecidos pela biofísica, pela biopsicologia, pelas pesquisas em nível cerebral e de muitas outras áreas que superam a si mesmas, em um ciclo cada vez mais rápido.

Mas, ao que parece, são exatamente os resultados dos mais atuais estudos que vêm comprovar os antigos conhecimentos da chamada "medicina popular".

Os índios norte-americanos dizem: "... o homem, para ser fisicamente saudável, precisa sentir-se uma parte essencial da harmonia que envolve todas as criaturas vivas..."

Essa ideia corresponde à atual definição da complexa trama de todos os processos de vida no Cosmos. Parece comprovar-se o fato de que estamos aos poucos aprendendo e que, em última análise, princípios relativamente simples regem todas as manifestações cósmicas.

Por isso tudo, aqui colocamos a citação do dr. Edward **Bach** dirigida a seus colegas médicos:

"Que a simplicidade desse método não desencoraje o seu uso, pois, quanto mais suas pesquisas avançarem, mais vocês irão perceber a simplicidade de toda a Criação." – *Considerations of Diasease & Cure*, 1930.

Corpo Físico e Sua Linguagem

Aborto (espontâneo e/ou repetido)
(Expulsão do concepto antes da viabilidade fetal.)

O sentimento predominante no aborto é o medo, principalmente do futuro. Simboliza uma fuga dos sentimentos de coragem e confiança na vida. Sugere também a necessidade de adiar a responsabilidade.

Bach
• Em geral após o – Star of Bethlehem + Pine + Mustard + Olive + Wild Rose.
• Ameaça de – Walnut, Clematis.
• Com sentimento de culpa – Pine.
• Traumas do – Star of Bethlehem, Crab Apple.
• Entendimento da razão de o corpo fazer o aborto – Chestnut Bud.

Minas
• Ameaças de – Millefolium, Rosmarinus, Foeniculum.
• Com sentimento de culpa – Pinus, Aristoloquia.
• Consequências físicas do – Arnica Campestre.
• Consequências psíquicas do – Tagetes.

Austrália
• Ameaças de – Billy Goat Plum, She Oak, Dog Rose.
• Com sentimento de culpa – Sturt Desert Rose.
• Consequências físicas e psíquicas do – Fringed Violet.
• Quando há necessidade de fazer o aborto, para conversar com o feto e explicar a razão dessa atitude – Green Spider Orchid.

Saint Germain
• Ameaças de – Fórmula Emergencial + Saint Germain + Monterey.

Abscesso

(Acúmulo de pus em cavidade formada por processo inflamatório, em um ou mais locais de órgãos ou de cavidades do corpo.)

O pus reflete um ressentimento antigo que não foi assimilado, perdoado ou eliminado e está associado à dor, mágoa e raiva.

Abscesso dentário – representa um sentimento que foi remoído durante longo tempo antes de vir à tona, exigindo que a pessoa o cuspa fora ou que o engula, absorvendo o que a situação tem de positivo e eliminando o resto.

Bach
• Com dores e em supuração – Vervain + Crab Apple ou Crab Apple + Holly.
• Que não rompem – Hornbeam + Crab Apple.

Minas
• Malus, Artemisia, Ruta, Millefolium, Arnica Campestre, Calêndula Silvestre, Foeniculum, Lavandula, Verbenacea, Imunis (Ffl), Gel de Flores (uso local), Argila Medicinal (uso local).

Austrália
• Dagger Hakea, Mountain Devil, Sturt Desert Pea, Billy Goat Plum.

Saint Germain
• Em geral – Allium + Leucantha + Cocos (também uso tópico).
• Internos – Erianthum + Allium + Cocos.

Obs.: Ffl = Fitofloral de Minas.
Fes = Fitoessência de Minas.

Acidente

(Em Medicina Legal, acidente é o que sucede a um indivíduo inesperadamente e sem possibilidade de ser evitado no momento.)

Encobre certa incapacidade de falar em defesa própria, de resolver os seus problemas conscientemente, necessitando de aprendizado forçado.

Pode implicar, também, o sentimento de violência reprimida e de rebeldia contra a autoridade.

Bach
• Propensão à – Clematis, Impatiens, Chestnut Bud.
• Proteção para os que atraem muitos – Red Chestnut + Star of Bethlehem + Larch.
• Socorro em – Rescue Remedy.

Minas

• Propensão à – Nicociana, Impatiens, Pinus, Aristoloquia, Rosmarinus.

• Medo de – Mimosa, Bipinatus ou Buquê de 9 flores + Plantago + Fragaria + Guinea.

• Socorro em – Buquê de 9 flores, Buquê de 5 flores, Arnica Campestre.

Austrália

• Propensão à – Boronia, Jacaranda, Sundew, Red Lily, Mountain Devil, Fringed Violet.

• Socorro em – Emergency Essence (Waratah + Fringed Violet + Sundew + Grey Spider Flower + Crowea), Fringed Violet.

• Na cabeça – Emergency Essence (Waratah + Fringed Violet + Sundew + Grey Spider Flower + Crowea) ou Bush Fuchsia + Sundew.

Saint Germain

• Propensão à – Allium + São Miguel + Gerânio + Patiens + Varus + Monterey.

• Nas mãos – Wedélia + Allium + São Miguel + Varus + Monterey.

ACIDENTE VASCULAR CEREBRAL (AVC)

(Designação imprópria de distúrbio da circulação encefálica, de ocorrência súbita, de duração e intensidade variáveis, e que pode ter causas diversas, sendo passível de produzir alterações, entre outras, da consciência, da motricidade, da palavra.)

Sugere tanto rejeição da vida como resistência a mudanças. Costuma ocorrer em pessoas que têm uma personalidade controladora, não só no que se refere às suas próprias emoções, mas também em relação aos outros, deparando-se com graus variados de perda de controle, tanto físico como emocional. Mostra uma pessoa tensa, persistente em suas observações críticas, que sobrecarrega o seu cérebro com pensamentos e emoções fortes.

A incapacidade resultante, se houver, desafia o indivíduo a tornar-se mais flexível em relação a si mesmo e àqueles que o cercam, levando-o a aprender a deixar os outros participarem de sua vida.

Bach

• Para o corpo amorfo, sem resposta – Star of Bethlehem + Hornbeam + Chestnut Bud.

• Para recomeçar a andar, pisar firme – Star of Bethlehem + Wild Oat + Chestnut Bud ou Crab Apple + Elm.

Minas

• Prevenção ao – Rosmarinus, Foeniculum, Taraxacum, Anil.

• Recuperação de – Tagetes, Arnica Campestre, Anil, Rosmarinus, Foeniculum, Movius (Ffl).

Austrália

• Em geral – Bush Fuchsia, Bluebell, Waratah, Isopogon, Red Lily, Old Man Banksia.

• Derrame – Emergency Essence (Waratah + Fringed Violet + Sundew + Grey Spider Flower + Crowea)

ou Red Lily + Sundew ou Bauhinia, Bush Fuchsia, Isopogon, Kapok Bush, Mountain Devil.

• Conexões neurológicas após traumas, epilepsia ou AVC – Bush Fuchsia.

Saint Germain

• Em geral – Arnica Silvestre + Abricó + Algodão + Piper + Varus + Allium + São Miguel.

• Todas as ligações neuronais – Abricó.

• Prevenção ao – Tuia + Allium + Limão + São Miguel.

• Sequelas de – Triunfo + Abricó.

• Aneurisma – Limão + Arnica Silvestre.

• Descoordenação motora por doenças do sistema nervoso – Limão + Piper + Varus + Abricó.

ÁCIDO ÚRICO (HIPERURICEMIA)

(Substância cristalina, pulverulenta, incolor, existente em pequenas quantidades no ser humano, como produto final do metabolismo das purinas. É constituinte normal do sangue e da urina.)

Minas

• Elevado (hiperuricemia) – Borragine, Taraxacum, Limpidus, Imunis (Ffl).

Saint Germain

• Elevado (hiperuricemia) – Limão + Tuia + Allium + Goiaba.

Obs.: ver gota.

ACNE

(Inflamação crônica das estruturas pilossebáceas, com lesões papulosas, pustulosas ou nodulares.)

Reflete uma manifestação de ira, ressentimento e medo, sendo que todos esses sentimentos giram em torno de um tema central, isto é, problemas de identidade.

Simboliza também sentimentos relacionados à vergonha, inibição, dificuldade de autoaceitação, medo da crítica e da rejeição.

Outro aspecto a ser considerado é o da sexualidade não vivida que se manifesta na pele.

Acne rosácea – comum nas pessoas que procuram agradar, mas ficam ressentidas e indignadas, tanto quando sentem que são desvalorizadas quanto ao perceberem que suas necessidades não estão sendo levadas em conta.

Bach
- Em geral – Crab Apple, Larch, Pine, Olive, Walnut, Scleranthus, Vervain, Gorse ou Crab Apple + Holly ou Crab Apple + Walnut + Mimulus + Larch.
- Nas fases agudas e com dor – Rescue Remedy + Hornbeam + Crab Apple.
- Completar com compressas ou máscaras de vapor com – Rescue Remedy + Crab Apple + Gorse.

Minas
- Jasminum, Malus, Pastoris, Althaea, Pinus, Helianthus, Exsultat Liquor (Ffl), Hormina (Ffl), Gel de Flores (uso tópico), Argila Medicinal (uso tópico).
- Resultante de irregularidades hormonais – Agnocasto (Ffl).
- Acne rosácea – Vênula (Ffl).

Austrália
- Detox Essence (Bottlebrush + Bush Iris + Dagger Hakea + Dog Rose +Wild Potato Bush) ou Fringed Violet + Spinifex + Five Corners + Billy Goat Plum + Rough Bluebell ou
Rough Bluebell, Sundew, Red Lily.

Saint Germain
- Limão + Algodão + Arnica Silvestre + Allium + Aloe + Ipê Roxo + Flor Branca + Sapientum + Leucantha.

ACROCIANOSE

(Cianose simétrica das extremidades com coloração azul ou avermelhada da pele dos dedos, punhos e tornozelos, associada com sudorese profunda e frieza dos dedos.)

Minas
- Ginkgo Extrato (Ffl)

ADENOIDE

(Tecido linfoide hipertrofiado presente na nasofaringe.)

Expressa agressão reprimida por medo. Em muitos casos também significa um escudo de defesa contra o contato com o mundo exterior (atrito na família, sentimento de rejeição, etc.).

Bach
• Chicory, Crab Apple, Honeysuckle, Vervain, Holly.

Minas
• Plantago, Althaea, Pastoris, Millefolium, Malus, Sálvia, Madressilva, Myosotis, Eucalyptus, Verbenacea, Guttagnello, Ventilian (Ffl), Imunis (Ffl).

Austrália
• Red Helmet Orchid, Dagger Hakea.

Saint Germain
• Limão.

ADSTRINGENTE

(Que causa contração de tecidos orgânicos ou que estanca hemorragia, diarreia, etc.)

Saint Germain
• Embaúba + Gerânio + Patiens + Verbena + Ameixa + Aveia Selvagem.

AFTA

(Ulceração da mucosa bucal causada pelo vírus do herpes simples, caracterizada por lesão dolorosa, que possui borda nitidamente eritematosa.)

Bach
• Creme de Bach ou Rescue Remedy + Crab Apple.

Minas
• Sálvia, Thimus (Ffl), Imunis (Ffl) e uso tópico de Imunis (Ffl), Gel de Flores ou Buquê de 9 flores.

Austrália
• Spinifex, Peach-flowered Tea-tree, Sturt Desert Rose, Green Essence

Saint Germain
• Limão + Begônia + Sapientum.

AIDS

(Síndrome da imunodeficiência adquirida.)

Indica a negação do eu, culpa sexual e forte crença em não ser bom o bastante. O portador sente como se trouxesse dentro de si um adversário que o impede de se defender adequadamente nas situações da vida.

Sente-se invadido, vulnerável e impedido de satisfazer seus impulsos sexuais e agressivos.

Bach

• Em geral – Star of Bethlehem, Gorse, White Chestnut, Larch, Olive, Holly, Pine.

• Com quadro de asma bronquial – Larch + Agrimony.

• Com bulimia ou anorexia – Scleranthus + Cherry Plum + Chestnut Bud.

• Com sarcoma de Kaposi – Crab Apple + essências individuais.

• Com vírus Neumoeyster Carini e debilidade geral – Gorse + Olive + Vine + Hornbeam.

• Complicações de toxoplasmose (predominam infecções motrizes e cerebrais) – Rock Water + Beech + Vine + Olive + Water Violet.

• Com hemofilia – Rock Rose + Gorse + Crab Apple + essências individuais.

• Com micose – Crab Apple + essências individuais.

• Com tuberculose – Star of Bethlehem + essências individuais.

Obs.: não usar Hornbeam para fortalecer o timo (agudiza) – usar Olive. Em geral, não usar Crab Apple para limpeza (muita catarse) – usar Gorse.

Minas

• Aristoloquia, Mirabilis, Ruta, Matricaria, Lavandula, Malus, Artemisia, Tabebuia, Millefolium, Tagetes, Linum, Cassia, Pinus, Limpidus, Imunis (Ffl), Tabenia (Ffl).

Austrália

• Limpar o corpo de toxinas para melhorar sua capacidade de se curar – Detox Essence (Bottlebrush + Bush Iris + Dagger Hakea + Dog Rose + Wild Potato Bush).

• Culpa associada com a doença – Sturt Desert Rose.

• Sentimento de rejeição – Illawarra Flame Tree.

• Falta de esperança – Waratah.

• Exaustão física – Macrocarpa + Five Corners.

• Sentimentos de desgosto e ódio em relação a si – Billy Goat Plum.

• Para acionar o sistema imunológico a agir sobre o sistema linfático – Bush Iris + Illawarra Flame Tree + Philotheca.

• Medo do que irá acontecer – Dog Rose.

• Trazer alegria de viver – Little Flannel Flower.

- Sensação de ser vítima da doença – Spinifex + Peach-flowered Tea-tree.

Saint Germain

- Apoio à – Limão + Cidreira + Tuia + Ipê Roxo + Arnica Silvestre + Unitatum + Bom Dia + Perpétua + Allium + São Miguel + Saint Germain + Embaúba + Leucantha + Gerânio + Goiaba + Patiens + Pepo + Sapientum + Limão + Verbena + Erianthum + Rosa Rosa.

(4 gotas da solução estoque).

ALBUMINÚRIA

(Presença, na urina, de soro-albumina, globulina e outras proteínas que podem resultar de doença renal ou da mistura de sangue ou pus com a urina.)

Saint Germain

- Limão.

ALCOOLISMO

(Efeitos mórbidos do uso excessivo ou prolongado de bebidas alcoólicas.)

Predominam os sentimentos de inadequação, culpa, vazio afetivo, autorrejeição e baixa autoestima. Mostra certa hipersensibilidade aos sentimentos dos outros e dificuldade em expressar a raiva de forma apropriada.

Beber torna-se uma maneira de aumentar a autoconfiança, fugindo do mundo e de si mesmo.

Bach

- Em geral – Cherry Plum, Agrimony, Crab Apple, Wild Oat, Chicory, Star of Bethlehem, Holly, White Chestnut ou

Cherry Plum + Larch + Agrimony + Impatiens + White Chestnut + Chicory ou:

- Para o tipo Agrimony – Agrimony + Oak + Gorse + Heather + Walnut + Sweet Chestnut + Cherry Plum + Crab Apple + Pine.
- Para o tipo Clematis – Clematis + Crab Apple + Sweet Chestnut + Hornbeam + Chestnut Bud + Walnut.
- Para o tipo Cerato – Cerato + Walnut + Chestnut Bud + Aspen + Holly + Heather.
- Para o tipo Centaury – Centaury + Walnut + Oak + Cherry Plum + Elm + Wild Oat.
- Para o tipo Chicory – Chicory + Cherry Plum + Heather + Holly + Willow + Beech.

- Para o tipo Gentian – Gentian + Gorse + Oak + Wild Oat + Elm + Larch + Heather.

Obs.: auxílio para os familiares de alcoólicos – Aspen + Holly + Willow + Vine + Centaury + Gorse + Mimulus + Larch + Hornbeam.

Minas
- Em geral – Aristoloquia, Millefolium, Linum, Malus, Luceris, Arnica Campestre, Pinus, Lavandula, Vervano, Psidium, Vitis, Ipomea, Fuchsia, Dianthus ou Fuchsia + Helianthus + Sálvia + Origanum + Malus + Camelli + Psidium + Impatiens + Verbenacea + Capsicum ou Passiflora + Millefolium + Ipomea + Vitis + Guinea.

Austrália
- Bottlebrush, Red Lily, Boronia.

Saint Germain
- Em geral – Limão + Arnica Silvestre + Allium + São Miguel + Embaúba + Unitatum, Gloxínia + Tuia + Algodão + Saint Germain + Rosa Rosa + Boa Sorte.
- Abuso de – Arnica Silvestre + Algodão + São Miguel + Embaúba.
- Causado por abandono, divórcio, etc. – Allium + São Miguel + Cidreira + Verbena + Patiens + Panicum + Goiaba + Unitatum + Arnica Silvestre + Algodão + Focum + Melissa + Embaúba + Perpétua + Rosa Rosa.
- Após o abandono do – Saint Germain + Allium + São Miguel + Verbena + Curculigum + Unitatum + Panicum + Goiaba + Arnica Silvestre + Boa Sorte + Laurus Nobilis.

ALERGIA

(Capacidade de reação modificada a uma substância específica, que não produzirá sintomas de hipersensibilidade nos insensíveis. No sentido estrito, é um mecanismo antígeno-anticorpo, embora nem sempre o anticorpo seja demonstrável.)

Sinal de grande resistência e agressividade reprimida.

Sugere a presença de bloqueio no plexo solar (extremamente vulnerável) que afeta a autoestima e o poder pessoal. Em razão desse bloqueio, a pessoa atrai facilmente os pensamentos e sentimentos dos outros, e sente-se impelida mais a "reagir" do que a "agir", sem compreender a força motivadora original.

Vincula-se também à dificuldade de comunicação ou de contato, a não aceitação do novo, à rejeição das próprias qualidades, das qualidades do parceiro ou de outros, geralmente por intenso temor inconsciente.

Bach

• Manifestações alérgicas em geral – Beech, Cherry Plum, Cerato, Pine, Larch, Crab Apple, Walnut, Centaury, Chicory, Holly ou Chestnut Bud + Gentian + Beech + Mustard + Cherry Plum + Walnut + Rescue Remedy.

• Respiratórias, dermatológicas:

- por sentimentos negados – Rescue Remedy + Agrimony;
- por contrariedade – Rescue Remedy + Holly + Beech.

• De pele, para cicatrizar e aliviar o prurido – Rescue Remedy + Agrimony.

• Com catarro – Crab Apple, Agrimony, Wild Rose.

• Estados crônicos, sem força para resolver o processo – Rescue Remedy + Hornbeam.

• Rinite – Rescue Remedy + Willow + Aspen + Rock Rose ou Rescue Remedy + Pine.

• Por influência climática – Walnut + essências individuais.

• Olhos com prurido ou inchaço alérgico – Rescue Remedy via oral e no soro fisiológico como compressas ou colírio.

• Crises de alergia – para obstrução nasal, pruridos no nariz, ouvidos, garganta e na pele – Rescue Remedy + Agrimony ou apenas Rescue Remedy.

(Colocar no soro fisiológico para usar no nariz e nos olhos.)

• Crise de tosse seca e sufocante, laringites ou processo de dispneia e taquicardia ocasionada pela bronquite – Rescue Remedy + essências individuais.

• A alimentos, picadas de insetos, plantas – Rescue Remedy + Agrimony.

• A picadas de abelhas – Rescue Remedy + Heather.

Minas

• Em geral – Limpidus, Matricaria, Mirabilis, Millefolium, Artemisia, Malus, Guttagnello, Sálvia, Plantago, Ventilian (Ffl), Imunis (Ffl).

• Respiratórias (incluindo Rinites) – Eucalyptus, Malus, Sálvia, Millefolium, Matricaria, Mirabilis, Guttagnello, Limpidus, Ventilian (Ffl).

• Rinites – aplicar nas narinas – Verbenacea + Sálvia + Eucalyptus + Impatiens + Mirabilis em soro fisiológico.

• Dermatológicas – Linum, Millefolium, Malus, Matricaria, Sálvia,

Limpidus, Buquê de 9 flores, Imunis (Ffl), Exsultat Liquor (Ffl), Gel de Flores (uso tópico).

• Por intoxicação alimentar – Aristoloquia, Malus, Sálvia, Artemisia, Origanum, Matricaria, Buquê de 9 flores.

• Espirros – Mirabilis.

Austrália

• Em geral – Fringed Violet, Dagger Hakea, Tall Mulla Mulla, Slender Rice Flower, Freshwater Mangrove, Bauhinia, Dog Rose ou Bush Iris + Dagger Hakea + Fringed Violet ou Crowea + Paw Paw + Peach-flowered Tea-tree.

• Reação alérgica – Emergence Essence (Waratah + Fringed Violet + Grey Spider Flower + Sundew + Crowea).

• Por pólen ou comida – (incapacidade de resolver o aborrecimento – internaliza) – Dagger Hakea.

Saint Germain

• Pele – Tuia + Leucantha + Limão + Sapientum + Ipê Roxo + Varus + Incensum + Allium + Arnica Silvestre + Panicum + Goiaba + Focum.

• Respiratória – Capim Luz + Capim Seda + Sorgo + Perpétua + Limão + Allium + Incensum + Purpureum.

• Rinite – Allium + Capim Luz + Capim Seda + Limão + São Miguel + Purpureum + Begônia.

• Secreção Nasal – Limão + Allium.

ALOPECIA (CALVÍCIE)

(Perda de cabelos e/ou pelos; pode ser congênita, prematura ou senil.)

Sugere raízes da existência abaladas por um trauma que estava fora do controle do indivíduo e que nunca foi realmente superado. Os cabelos e os pelos conservam lembranças e não é raro que, ao perder algo ou alguém, queiramos intuitivamente eliminar a dor.

Bach

• Em geral – Hornbeam, Rock Rose, Rock Water, Impatiens, Crab Apple, Vervain, Chicory, Cherry Plum ou Rescue Remedy + Hornbeam + Olive + Vine (via oral e aplicado no couro cabeludo) ou Rescue Remedy + Centaury + Crab Apple + White Chestnut + Honeysuckle + Star of Bethlehem (inclusive para quedas de cílios ou pelos).

Minas

• Em geral – Foeniculum, Rosmarinus, Malus, Fuchsia, Sambucus, Plantago, Impatiens, Vervano, Psidium, Mimosa, Exsultat Liquor (Ffl).

Austrália

• Em geral – Fringed Violet, Waratah, Boab, Yellow Cowslip Orchid, Dog Rose, Hibbertia.

• Nas frontes – Yellow Cowslip Orchid, Boab, Tall Mulla Mulla.

Saint Germain

• Em geral – Aloe + Mimozinha + Capim Seda (também uso tópico).

AMAMENTAÇÃO

Bach

• Mães que precisam florescer na – Cherry Plum + Wild Rose.

• Mães que ficam tensas (diminuem o leite por muito controle externo e perdem o controle interno) – Chicory + Cherry Plum.

• Que ficam tensas pensando se terão ou não leite ou porque estão em fase de esgotamento por atividades externas, descarregando no aleitamento – Vervain + Cherry Plum + Larch.

• Inflamação dolorosa da mama – Cherry Plum + essência do sofrimento.

Saint Germain

• Tônico para a – Leucantha + Anis + Purpureum + Capim Seda + Abricó.

• Fissuras nos mamilos durante a – Flor Branca + Arnica Silvestre.

AMENORREIA

(Ausência de menstruação.)

Distúrbios menstruais envolvem sentimentos de culpa, medo, rejeição da feminilidade e crença de que os órgãos genitais são sujos e pecaminosos.

Bach

• Scleranthus + Larch + Hornbeam + Vine.

Minas

• Aristoloquia, Lilium, Ficus, Millefolium, Matricaria, Lavandula, Thumbergia, Feminalis, Hormina (Ffl).

Austrália

• Billy Goat Plum, Wisteria, Five Corners, She Oak ou Bush Fuchsia + Five Corners + She Oak.

Saint Germain

• Limão + Allium + Gerânio.

AMIGDALITE

(Inflamação de amídala, na referência, palatina.)

Sugere o sentimento de medo, de emoções reprimidas e da criatividade bloqueada. Psicologicamente, a pessoa sente que suas fronteiras estão sendo invadidas e se acha impossibilitada de dizer o que pensa e sente.

Bach
• Em geral – Rescue Remedy, Crab Apple, Chestnut Bud, Vervain, Impatiens, Mimulus ou Rescue Remedy + Crab Apple + Chicory.

Minas
• Em geral – Malus, Sálvia, Verbenacea, Aristoloquia, Impatiens, Arnica Campestre, Vervano, Plantago, Guttagnello, Tagetes, Limpidus, Imunis (Ffl) ou Plantago + Althaea + Calêndula Silvestre + Verbenacea (solução estoque) em meio copo de água. Gargarejar e engolir, quatro a seis vezes ao dia e Thimus (Ffl).

Austrália
• Emergency Essence (Waratah + Fringed Violet + Grey Spider Flower + Crowea + Sundew) ou Bush Fuchsia, Black-eyed Susan, Bush Iris, Flannel Flower.

Saint Germain
• Limão + Amygdalus + Gerânio + Ipê Roxo + Allium.

AMNÉSIA

(Incapacidade psicopatológica para recordar total ou parcialmente acontecimentos pretéritos da vida, não associada a lesões cerebrais de origens conhecidas. Na amnésia parcial, existem dois tipos básicos: a seletiva e a circunscrita, de acordo com o tempo, lugar ou tipo de experiência.)

Expressa o desejo de esquecer as situações penosas, com a intenção de defender-se delas. Medo e fuga da vida.

Bach
• Star of Bethlehem, Honeysuckle, Crab Apple, White Chestnut, Clematis, Chestnut Bud, Gorse.

Minas
• Rosmarinus, Tagetes, Foeniculum, Anil, Basilicum, Lactuca.

Austrália
• Emergence Essence (Waratah + Fringed Violet + Grey Spider Flower + Sundew + Crowea) ou Sundew, Little Flannel Flower, Red Lily, Isopogon, She Oak.

Saint Germain
• Thea + Sapientum + Ipê Roxo + Abricó + Anis + Coronarium.

Analgesia

(Insensibilidade à dor sem que haja perda da consciência.)
Saint Germain
• Limão.

Analgésico

(Anódino – medicamento que acalma a dor.)
Bach
• Elm.
Minas
• Icaro.
Austrália
• Dog Rose of the Wild Forces, Spinifex.
Saint Germain
• Cidreira + Gerânio + Piper + Purpureum + Ipê Roxo.

Andropausa

Processo de envelhecimento masculino que leva ao decréscimo da função das células produtoras do hormônio masculino, a testosterona. Esse envelhecimento causa a diminuição da libido, da potência, instabilidade emocional, fadiga, incapacidade de concentração e instabilidade vascular.)
Bach
• Elm, Larch, Walnut, Hornbeam, Honeysuckle.
Minas
• Buquê da Transformação, Anil, Millefolium, Origanum, Lavandula, Lilium, Basilicum, Victris-H (Ffl), Homine-H (Ffl).
Austrália
• Bottlebrush, Banksia Robur, Crowea.
Saint Germain
• Gloxínia + Patiens + Piper + Embaúba + Aloe + Sorgo + Limão + Curculigum + São Miguel + Melissa e/ou Fórmula para Menopausa / Andropausa / TPM.
Obs.: ver itens referentes aos sintomas.

Anemia

[Perda do equilíbrio normal entre os processos produtivos e destrutivos do sangue, pela diminuição do volume sanguíneo normal (oligoemia) ou por uma deficiência do número de hemácias (oligocitemia), de hemoglobina (oligocromemia) ou ambos.]

Representa falta da alegria básica na vida, em razão, frequentemente, da insegurança provocada por mudanças de situações que estão fora de controle e que lançam luz sobre a falta de autoestima subjacente. Toda exaustão é exacerbada por meio do estresse causado pelo fato de a pessoa estar tentando desesperadamente corrigir a situação à sua maneira.

A dificuldade de absorver a energia vital e convertê-la em ação é dramatizada na diminuição do ferro no sangue. Tem a ver com a crença inconsciente de sentir-se não ser merecedor de amor, porque não sabe amar o bastante.

Na anemia crônica, o indivíduo pode estar dominado por forte medo da vida e por grande carência afetiva.

Bach
- Em geral – Hornbeam + Olive + Wild Rose + Wild Oat + Larch.
- Aguda ou genética (talassemia, falciforme) – Rock Rose.
- Nas crises – Rescue Remedy + Rock Rose.
- Anemia ferropriva – se comem e não fixam o ferro – Hornbeam; se não comem – Olive.
- Hemofílica – para o medo e oxigenação – Aspen + Mimulus + Olive.
- Nas crises – Rescue Remedy + Rock Rose.

Minas
- Em geral – Trimera, Aristoloquia, Foeniculum, Rosa Canina, Sinapsis, Plantago, Lavandula, Millefolium, Ruta, Rosmarinus, Sempervivum, Pervinca.
- Ferropriva – Lobeira (Ffl).

Austrália
- Paw Paw, Macrocarpa, Kapok Bush, Bluebell, Five Corners, Little Flannel Flower, Pink Mulla Mulla, Red Grevillea, Waratah.

Saint Germain
- Física e psíquica – Pepo + Amygdalus + Erianthum + Gerânio + Limão + Patiens + Ipê Roxo + Tuia + Verbena + Sapientum + Dulcis + Allium + Cocos + Goiaba + Laurus Nobilis.

ANGINA PÉCTORIS

(Dor torácica paroxística de origem psicossomática, muitas vezes irradiando-se para os braços, particularmente o esquerdo, sensação de sufocação e morte iminente. Com frequência é decorrente da isquemia do miocárdio e precipitada por esforço ou excitação.)

Envolve conflitos internos, angústia e medo de ter sentimentos ou sensações. Falta de alegria.

Bach
- Em geral – Rescue Remedy, Impatiens, Holly, Oak, Elm.
- Repetidas – Scleranthus + Chestnut Bud + Rescue Remedy.

Minas
- Buquê de 9 flores, Rosmarinus, Orellana, Camelli, Agave.

Austrália
- Emergency Essence (Waratah + Fringed Violet + Grey Spider Flower + Crowea + Sundew) ou Black-eyed Susan, Bluebell.

Saint Germain
- Limão + Flor Branca + Goiaba + Panicum + Allium + Embaúba + Cocos + Madressilva SG.

ANOREXIA NERVOSA

(Síndrome psicogênica que afeta mais frequentemente as adolescentes, caracterizada pela perda do apetite alimentar, deliberada limitação da quantidade de alimento consumido, perda de peso e amenorreia. Fatal em 10% dos casos, é acompanhada de acentuadas anormalidades na estrutura do caráter e nas relações interpessoais.)

Vivência de amor e afeto insatisfeita. A pessoa sente necessidade, diante desse vazio, de privar-se de alimento com a fantasia de fazer desaparecer sua exigência. O quadro implica medo, insegurança, baixa autoestima, rejeição e ódio por si mesma, assim como o desejo de assumir o controle de um aspecto da vida, escolhendo a comida por suas implicações sociais e nutritivas.

Bach
- Em geral – Scleranthus + Cherry Plum + Chestnut Bud + Holly ou Vine + Crab Apple + Centaury + Vervain + Impatiens + Holly + Red Chestnut + Scleranthus + Mustard + Rock Water + Clematis + Cerato ou Crab Apple + Centaury + Vervain + Impatiens + Wild Rose + Holly.

Minas
- Fortificata, Solanis, Rosa Canina, Lippia, Malus, Helianthus, Mimosa, Pinus, Phyllanthus, Aristoloquia, Fuchsia, Dianthus, Plantago, Tonarion.

Austrália
- Dagger Hakea, Grey Spider Flower, Five Corners, Pink Mulla Mulla, Waratah, Wild Potato Bush, Paw Paw, Bauhinia ou
Crowea + Dog Rose + Paw Paw + Peach-flowered Tea-tree.

Saint Germain
• Allium + Amygdalus + São Miguel + Erianthum + Limão + Cidreira + Rosa Rosa + Ipê Roxo + Embaúba + Verbena + Melissa ou Varus + Cidreira.

ANORGASMIA
(Estado, geralmente psíquico, em que existe incapacidade de atingir o orgasmo durante o ato sexual.)

Sugere a negação do prazer por medo, assim como apego ao egocentrismo e aos jogos de poder que impedem a entrega.

Bach
• Rock Rose + Wild Rose + Cherry Plum.

Minas
• Hibiscus, Lilium, Aristoloquia, Pinus, Hymenaea, Victris-M (Ffl).

Austrália
• Wisteria.

ANOSMIA
(Ausência do sentido do olfato.)

Perda da direção da vida por desligamento.

Bach
• Clematis, Wild Oat.

Minas
• Rosmarinus, Lactuca, Origanum.

Austrália
• Red Lily, Sundew, Silver Princess.

ANSIOLÍTICO
(Remédio que acalma um estado de apreensão e medo, acompanhado de inquietação e incerteza.)

Bach
• Sweet Chestnut, Agrimony, Vervain, Cherry Plum, Impatiens, Rescue Remedy.

Minas
• Heliotropium, Vervano, Fuchsia, Sambucus, Impatiens, Calmim, Levitate, Buquê de 5 flores, Serenium (Ffl).

Austrália
• Emergency Essence (Waratah + Fringed Violet + Grey Spider Flower + Crowea + Sundew) ou Waratah.

Saint Germain

• Em geral – Fórmula para Insônia / Preocupação / Ansiedade.

• Fórmula Emergencial + Cidreira + Verbena + Piper + Purpureum + Amygdalus + Melissa + Laurus Nobilis.

• Nas grandes provas da vida – Goiaba + Cidreira + Panicum + Allium + Abricó + São Miguel + Melissa + Focum + Patiens.

• Para as preocupações – Anis + Cocos + Cidreira + Allium + Melissa.

Antibiótico

(Substância produzida por seres vivos, ou mesmo por síntese, capaz de impedir o crescimento de microrganismos ou de matá-los, e de largo emprego na terapêutica contra moléstias infecciosas.)

Bach

• Crab Apple.

• Para desintoxicação dos efeitos colaterais de antibióticos ou de anestésicos – Rescue Remedy + Crab Apple.

Minas

• Artemisia, Malus, Verbenacea, Limpidus, Imunis (Ffl), Tabenia (Ffl).

Austrália

• Após o uso de – Bush Iris, Crowea, Illawarra Flame Tree, Kapok Bush, Philotheca ou Peach-flowered Tea-tree + Spinifex.

Saint Germain

• Gerânio + Ipê Roxo + Limão + Tuia + Piper + Verbena + Allium + São Miguel + Varus + Purpureum.

Antiemético

(Remédio que combate ou suprime as náuseas ou vômitos.)

Bach

• Em geral – Rescue Remedy, Aspen, Scleranthus.

• Vômitos que não param – duas gotas de Scleranthus (solução estoque) direto na boca.

Obs.: não dar Crab Apple, pois – aumenta a catarse.

Minas

• Ficus, Rosmarinus, Foeniculum, Matricaria, Piperita, Buquê de 9 flores, Metabilis (Ffl).

Austrália

• Paw Paw, Bauhinia, Bottlebrush, Crowea.

Saint Germain
- Em geral – Pepo + Limão + Aloe + Erianthum.
- Para enjoo de gravidez – Amygdalus + Thea + Allium + São Miguel + Pepo + Cocos.

Obs.: ver vômitos, enjoos e náuseas.

ANTI-HISTAMÍNICO

(Substância capaz de evitar ou atenuar vários dos efeitos farmacológicos da histamina, mediante mecanismo diverso da produção de respostas farmacológicas diametralmente opostas às produzidas pela histamina.)

Bach
- Agrimony.

Minas
- Matricaria, Limpidus.

Austrália
- Tall Mulla Mulla.

ANTI-HEMORRÁGICO

(Remédio que controla a hemorragia – hemostático.)

Bach
- Rock Rose.

Minas
- Millefolium, Ruta, Pastoris, Foeniculum.

Austrália
- Bauhinia, Crowea, Old Man Banksia.

Saint Germain
- Gerânio + Limão + Sapientum + Amygdalus + Algodão + Goiaba + Allium + São Miguel.

ANTI-INFLAMATÓRIO

(Substância que neutraliza a inflamação.)

Bach
- Vervain, Crab Apple, Impatiens, Holly.

Minas
- Impatiens, Vervano, Verbenacea, Malus, Artemisia, Arnica Campestre, Limpidus, Imunis (Ffl).

Saint Germain
• Allium + Verbena + Sapientum + Amygdalus + Ipê Roxo + Pepo + Boa Sorte + Ameixa.

Antisséptico

(Referente a um grande grupo de compostos orgânicos e inorgânicos que detêm ou inibem o crescimento de bactérias sem obrigatoriamente matá-las, evitando, assim, a putrefação.)

Saint Germain
• Allium + Aloe + Leucantha + Sapientum + Myrtus.

Obs.: ver infecções.

Antraz

(Inflamação dura, circunscrita, profunda, dolorosa e supurativa do tecido subcutâneo. Tem superfície plana, eliminando pus por pontos múltiplos. Geralmente há febre, com reação sistêmica. A bactéria pode também se alojar nos pulmões ou intestinos).

Saint Germain
• Limão.

Ânus

(Orifício na extremidade terminal do intestino, pelo qual se expelem os excrementos.)

Ponto de desprendimento. Área para dejetos. Patologias nessa área simbolizam o profundo desejo de libertar-se de eventos dolorosos do passado e que são prejudiciais no presente; denota uma busca desesperada de mudanças ou de transformações na vida.

• Abscessos – Raiva em relação ao que não pode soltar.

Bach
• Holly, Walnut, Hornbeam, Chicory, Crab Apple, Honeysuckle.

Minas
• Millefolium, Madressilva, Foeniculum, Arnica Campestre, Rosmarinus, Artemisia, Aristoloquia, Calêndula Silvestre.

Austrália
• Mountain Devil, Dagger Hakea, Bottlebrush.

Saint Germain
• Tuia + Arnica Silvestre.

• Dor – Sentimento de que não é bom o bastante, culpa e desejo de punição.

Bach
- Pine, Larch, Rescue Remedy.

Minas
- Pinus, Aristoloquia, Jasminum, Lavandula, Buquê de 9 flores.

Austrália
- Sturt Desert Rose.

- Prurido – Culpa pelo passado. Remorso.

Bach
- Pine, Honeysuckle, Holly, Cherry Plum, Impatiens.

Minas
- Arnica Campestre, Aristoloquia, Pinus, Madressilva, Cassia.

Austrália
- Bottlebrush, Sturt Desert Rose.

- Fístula – Expulsão incompleta dos dejetos mentais. Mantém-se agarrado ao lixo do passado.

Bach
- Walnut + Crab Apple + Chicory + Vine + Honeysuckle.

Minas
- Cauliflora, Ageratum, Ignea, Arnica Campestre, Malus, Millefolium.

Austrália
- Bottlebrush, Sunshine Wattle, Mountain Devil, Sturt Desert Rose.

Saint Germain
- Tuia + Arnica Silvestre + Algodão.

- Inflamação –

Saint Germain
- Sapientum + Verbena.

APENDICITE

(Inflamação do apêndice, de um anexo.)

Reflete a dor da mudança e da perda, ligada muitas vezes a sentimentos profundos de desamparo e raiva reprimida. Há suspeita de que a pessoa possa ver-se como um "apêndice" ou um "ser estranho", tanto na família quanto entre seus amigos, o que intensifica o sofrimento.

Simboliza, também, o medo de permanecer seguindo o rumo que deu à vida, sem possibilidades para modificá-lo.

Bach
- Rescue Remedy.

Minas
- Buquê de 9 flores, Imunis (Ffl).

Austrália
- Emergency Essence (Waratah + Fringed Violet + Grey Spider Flower + Crowea + Sundew).

Saint Germain
- Limão.

APETITE
(Desejo de alimento, não necessariamente motivado pela fome.)
Excesso de medo e necessidade de proteção. Carência afetiva.

Bach
- Chicory + Agrimony + Vervain + Cherry Plum.

Minas
- Ambrosia, Fuchsia, Levitate, Dianthus, Vervano, Impatiens, Fortificata, Inga, Chicorium, Verbenacea, Magnificat Liquor (Ffl).
- Compulsão alimentar – Levitate + Fuchsia.

Austrália
- Five Corners, Billy Goat Plum, Grey Spider Flower.

Saint Germain
- Em geral – Dulcis.
- Como retorno afetivo – Ipê Roxo + Embaúba + Melissa + Unitatum + Rosa Rosa + Leucantha.
- Compulsão (sem apetite) – Allium + São Miguel + Cidreira + Mangífera.
- Descontrole nos hábitos alimentares – Erianthum + Allium + São Miguel + Verbena + Cidreira + Abundância + Mangífera.
- Abuso na alimentação – Arnica Silvestre + Algodão + Allium + Mangífera + São Miguel + Erianthum + Cocos.
- Falta de – Medo e falta de confiança na vida. Protegendo a si mesmo.

Bach
- Chicory + Wild Rose + Larch + Mimulus.

Minas
- Aristoloquia, Taraxacum, Rosa Canina, Sálvia, Plantago, Fortificata, Tonarion, Lavandula, Sonchus, Dianis (Ffl), Crisane (Ffl), Kintoki (Ffl).

Austrália
- Dog Rose, Grey Spider Flower.

Saint Germain
• Allium + Anis + Cocos + Laurus Nobilis + Erianthum + Limão + São Miguel + Melissa + Embaúba + Amygdalus + Carrapichão.

APOPLEXIA
(Complexo sintomático resultante de hemorragia sobre ou no cérebro, ou de embolia ou trombose dos vasos cerebrais, que consiste principalmente em hemiplegia, coma e morte.)
Bach
• Rescue Remedy, Impatiens, Rock Rose.
Minas
• Buquê de 9 flores, Impatiens, Bipinatus.
Austrália
• Bauhinia, Black-eyed Susan, Kapok Bush, Tall Yellow Top, Old Man Banksia.
Saint Germain
• Limão + Allium + São Miguel.

ARRITMIA CARDÍACA
(Ausência de ritmo do coração.)
Bach
• Agrimony, Cherry Plum, Rock Rose, Impatiens, Vervain, White Chestnut.
Minas
• Fuchsia, Dianthus, Bipinatus, Sambucus, Vervano, Impatiens, Momordica, Calmim, Movius (Ffl).
Austrália
• Black-eyed Susan, Red Helmet Orchid, Sunshine Wattle.
Saint Germain
• Embaúba + Cidreira + Melissa + Verbena + Patiens + Allium + São Miguel + Gloxínia + Varus + Piper + Arnica Silvestre + Focum + Goiaba.

ARTÉRIAS
(Cada um dos vasos que conduzem o sangue do coração a todas as partes do corpo.)
Transportam a alegria da vida.
Bach
• Hornbeam, Clematis, Mustard.

Minas
• Foeniculum, Anil, Rosmarinus, Taraxacum, Sinapsis, Persicaria, Movius (Ffl).
Austrália
• Em geral – Bluebell, Tall Mulla Mulla.
• Aorta – Bluebell + Waratah.
Saint Germain
• Limão.

Arteriosclerose

(Espessamento da íntima das artérias, resultante da proliferação do tecido conjuntivo fibroso, acarretando perda da elasticidade e da contratilidade das mesmas.)

Sugere um endurecimento progressivo da capacidade de amar, a ponto de perdê-la totalmente em seus aspectos expressivos. Seja por medo, insegurança, repressão, egoísmo, inflexibilidade, há sempre forte limitação da capacidade de dar e demonstrar afetividade.

Bach
• Em geral – Holly, Rock Water, Beech, Honeysuckle, Willow, Clematis ou Holly + Beech + Honeysuckle + Rock Water.
Minas
• Phyllanthus, Millefolium, Foeniculum, Anil, Taraxacum, Rosmarinus, Vervano, Mirabilis, Movius (Ffl).
Austrália
• Bauhinia, Flannel Flower, Hibbertia, Little Flannel Flower, Tall Mulla Mulla, Bluebell, Bottlebrush, Isopogon, Yellow Cowslip Orchid.
Saint Germain
• Limão.

Articulações

(Dispositivo orgânico por meio do qual permanecem em contato dois ou mais ossos.)

Simbolizam a gratidão no relacionamento humano, as mudanças de direção na vida e a facilidade desses movimentos.

Bach
• Em geral – Rock Water, Vervain, Impatiens, Beech, Willow, Water Violet.
• Articulação inflamada em pessoas de visão rígida –Willow + White Chestnut + Vervain.
• Auxílio do sistema articular – Hornbeam.

Minas

• Millefolium, Phyllanthus, Taraxacum, Mirabilis, Foeniculum, Verbenacea, Vervano, Artemisia, Malus, Sustentav (Ffl).

Austrália

• Bauhinia, Bottlebrush, Crowea, Gymea Lily, Tall Mulla Mulla, Hibbertia, Southern Cross, Dagger Hakea, Yellow Cowslip Orchid, Sturt Desert Pea, Mountain Devil, Little Flannel Flower, Isopogon.

Saint Germain

• Transtornos nas – Verbena + Piper + Ipê Roxo + Mimozinha + Varus + Algodão.

• Afecções, líquido nas – Mimozinha.

• Dor nas – Algodão + Leucantha + Varus + Piper + Ipê Roxo + Mimozinha.

• Ancilose (rigidez ou fixação de uma articulação) – Limão.

ARTRITE

(Inflamação em articulação.)

Existe uma configuração emocional de intensa autocrítica, de ira, de amargura e de falta de amor-próprio.

Nos dedos – desejo de acusar e de punir. Sentimentos de vítima.

Bach

• Rescue Remedy + Hornbeam + Holly + Elm e + Water Violet (se necessário) ou Beech + Rock Water + Holly + Elm + Mimulus.

Minas

• Phyllanthus, Vervano, Verbanacea, Malus, Taraxacum, Tagetes, Artemisia, Arnica Campestre, Pinus, Tropaeolum, Buquê de 9 flores, Sustentav (Ffl) + Imunis (Ffl).

• Artrose – Althaea.

Austrália

• Detox Essence (Bottlebrush + Bush Iris + Dagger Hakea + Dog Rose + Wild Potato Bush) ou

Sundew + Tall Mulla Mulla ou Hibbertia, Southern Cross, Dagger Hakea, Yellow Cowslip Orchid, Sturt Desert Pea, Little Flannel Flower, Isopogon, Mountain Devil, Bauhinia, Boab, Flannel Flower, Pink Mulla Mulla, Southern Cross.

Saint Germain

• Piper + Varus + Arnica Silvestre + Tuia + Verbena + Limão + Allium + Goiaba + Pepo + Boa Sorte + Mimozinha + Canela.

• Artrose – Mimozinha.

Artrite reumatoide

(Artrite crônica, que atinge várias articulações, produzindo efeitos sistêmicos. A lesão específica é uma proliferação de granulação ou tecido conjuntivo em tecidos sinoviais e periarticulares sobre as superfícies das juntas e nos espaços periarticulares.)

Profunda crítica da autoridade. Sentimento de opressão excessiva e raiva, combinados ao sentimento de ter sido pego em uma armadilha, o que podemos ver em uma pessoa reservada, que nunca se queixa.

Paradoxalmente, há também o medo de se mexer, que reflete autoestima baixa e, por isso, a doença é tanto um pedido de reconhecimento quanto de apoio carinhoso.

Bach
• Rescue Remedy + Elm + Holly, Willow, Rock Water, Beech ou Water Violet ou Rock Water + Hornbeam + Water Violet + Impatiens.

Minas
• Vervano, Verbenacea, Phyllanthus, Malus, Zinnia, Mirabilis, Millefolium, Impatiens, Vernonia, Orellana, Sustentav (Ffl) + Imunis (Ffl).

Austrália
• Mountain Devil, Hibbertia, Dagger Hakea, Sturt Desert Pea, Red Helmet Orchid, Southern Cross, Bluebell.

Saint Germain
• Amygdalus + Limão + Cidreira + Goiaba + Leucantha + Verbena + Piper + Varus + Laurus Nobilis + Myrtus + Alcachofra.

Asfixia, ataques de

(Sufocação; coma resultante da privação de oxigênio, que causa anóxia no organismo e acúmulo de bióxido de carbono e de ácidos fixos.)

Simboliza medo e falta de confiança no processo da vida. Preso à infância.

Bach
• Rescue Remedy.

Minas
• Buquê de 9 flores.

Austrália
• Emergency Essence (Waratah + Fringed Violet + Grey Spider Flower + Sundew + Crowea).
• Apneia – Sundew + Tall Mulla Mulla.

Saint Germain
- Em geral – Fórmula Emergencial.
- Por ácido carbônico – Limão + Panicum.

ASMA

(Condição que se caracteriza por acessos recorrentes de dispneia paroxística, tosse, espirros, escarro mucoso e sensação de constrição. As alterações patológicas constam de espasmo bronquiolar, edema da mucosa, hipertrofia dos elementos glandulares e secreção de substância mucinoide.)

Simboliza a carência afetiva padecida nos primeiros momentos de vida. É uma reprodução da aflição do bebê ao nascer, e é equivalente à angústia. A asma representa o medo da criança de perder o amor maternal.

A crise expressa a dor, o rancor e o temor de deixar de ser amado – um grito dirigido à mãe, na procura de ajuda.

Outro aspecto importante é que, na crise asmática, o indivíduo sente que não pode incorporar nem expulsar, de tal modo que se aflige pela incapacidade de não saber o que fazer com o amor, simbolizado pelo ar. Aflige-se tanto com a falta como com o excesso de amor.

É muito comum naqueles que têm um plexo solar extremamente ativo e, por isso, são sensíveis à atmosfera, tanto de um espaço físico quanto a que circunda outras pessoas.

Outro fator é a dificuldade em expressar emoções por medo das reações dos outros, isto é, ocorre frequentemente em indivíduos cuja expressão criativa é abortada pelos que o cercam, quando são criticados, desprezados ou mostram ansiedade, sobretudo no momento em que querem dividir uma realização nova.

Bach
- Em geral – Chicory, Heather, Star of Bethlehem, Agrimony, Gorse, Holly, Sweet Chestnut, Aspen, Crab Apple, Cherry Plum, Mimulus, Pine, Rock Rose ou Agrimony + Impatiens + Mimulus ou

Aspen + Crab Apple + Scleranthus + Rock Rose + Chicory + Larch + Beech ou Tratamento em 3 etapas:

1ª Impatiens + Olive + Rock Water + Sweet Chestnut – (inquietação geral + esgotamento da doença crônica + inflexibilidade do asmático + desespero de não respirar).

2ª Agrimony + Centaury + Chestnut Bud + Water Violet + Wild Oat – (alívio no peito + submissão à doença + repetição dos ataques + fecha-se quando falta o ar + para mudar de vida).

3ª Walnut – (romper com o passado e recomeçar).

Minas
• Em geral – Guttagnello, Cauliflora, Foeniculum, Lantana, Madressilva, Tagetes, Dianthus, Eucalyptus, Fuchsia, Bipinatus, Psidium, Malus, Sálvia, Plantago, Ventilian (Ffl).
Obs.: Inalação com sete gotas de Guttagnello em 5 cc de soro fisiológico.
Austrália
• Em geral – Bluebell, Red Grevillea, Grey Spider Flower, Tall Yellow Top, Crowea, Flannel Flower, Sturt Desert Pea, Tall Mulla Mulla ou Tall Mulla Mulla + Crowea + Flannel Flower + Sturt Desert Pea + Fringed Violet + Bush Iris + Dagger Hakea ou Illawarra Flame Tree + Boab + Crowea ou Bush Iris + Dagger Hakea + Fringed Violet.
• Durante o ataque de – Emergency Essence (Waratah + Fringed Violet + Grey Spider Flower + Sundew + Crowea) + Tall Mulla Mulla e, para esfregar atrás do entalhe do esterno – Grey Spider Flower.
• Remover as toxinas do corpo e dos remédios – Detox Essence (Bottlebrush + Bush Iris + Dog Rose + Dagger Hakea + Wild Potato Bush).
• Liberar os brônquios constritos e espasmódicos e os músculos intercostais – Crowea.
Saint Germain
• Capim Luz + Capim Seda + Limão + Allium + São Miguel + Anis + Ameixa.

ASSADURA
(Inflamação cutânea por causa de atrito ou calor.)
Irritação por atraso na realização de desejos. Modo infantil de chamar atenção.
Bach
• Creme de Bach.
Minas
• Artemisia, Arnica Campestre, Buquê de 9 flores, Exsultat Liquor (Ffl), Gel de Flores (uso tópico), Argila Medicinal (uso tópico).
Austrália
• Spinifex.
Saint Germain
• Leucantha.

ASTIGMATISMO
(Visão defeituosa resultante de irregularidade na curvatura de uma ou mais superfícies de refração [córnea, superfícies anterior e posterior

do cristalino] ocular. Quando ocorre, os raios que emanam de um ponto não se reúnem em um foco da retina, mas parecem divergir em linha em várias direções, conforme a curvatura).

Simboliza o desejo de criar uma realidade diferente da que aparece diante de seus olhos e medo de ver a si mesmo.

Sugere também a necessidade de encontrar um equilíbrio entre a intuição e a lógica e usar ambas de forma harmônica nesta vida.

Bach
• Chestnut Bud, Mimulus, Crab Apple, Rock Water.

Minas
• Taraxacum, Sálvia, Jasminum, Phyllanthus, Mimosa, Malus, Rosmarinus (uso local e interno).

Austrália
• Bush Fuchsia.

Saint Germain
• Limão.

ATEROSCLEROSE

(Forma comum de arteriosclerose, na qual depósitos de placas amareladas – ateromas – contendo colesterol, material lipoide e lipófagos são formados dentro da íntima e média interna de artérias de grande e médio calibre, resultantes do envelhecimento ou em razão de alimentações hipergordurosas.)

Obs.: ver colesterol.

ATONIA

(Ausência de tônus.)

Saint Germain
• Gástrica – Erianthum + Limão.
• Hepática – Limão.
• Intestinal – Patiens.

AVITAMINOSE

(Estado mórbido resultante de carência de uma ou mais vitaminas.)

Saint Germain
• Limão + Sapientum + Pepo + Allium + Goiaba + Ipê Roxo + Dulcis + Laurus Nobilis.

AZIA, ACIDEZ

(Sensação de queimadura no precórdio ou embaixo do esterno, atribuída em geral a espasmo esofagiano.)

Incapacidade de dominar conscientemente os aborrecimentos ou de transformá-los em agressividade, preferindo "engolir a própria raiva".

Bach

• Impatiens, Aspen, Red Chestnut, Willow, White Chestnut, Agrimony, Mimulus, Holly.

Minas

• Sálvia, Vervano, Impatiens, Fuchsia, Dianthus, Taraxacum, Metabilis (Ffl), Argila Medicinal (uso interno).

Austrália

• Em geral – Black-eyed Susan, Paw Paw, Crowea, Dog Rose, Pink Mulla Mulla.

• Sensação de – (queimação) – Mulla Mulla.

Saint Germain

• Em geral – Limão + Unitatum.

• Gástrica – Goiaba + Limão + Erianthum + Ipê Roxo + Verbena + Ameixa.

• Na boca – Limão.

BAÇO

(Órgão situado no hipocôndrio esquerdo e que tem várias funções, entre as quais a produção de leucócitos e a reserva de hemácias.)

Relaciona-se com queixas e obsessões acumuladas, das quais é difícil desprender-se, e com dificuldade para enfrentar emoções negativas como o ódio e a ira, que são vividas como obscuras.

Envolve a capacidade de "peneirar" a miríade de pensamentos que fluem pela cabeça, muitas vezes inconscientemente, de reter aqueles que podem frutificar e de destruir o resto.

Esse órgão participa da produção e manutenção de células imunitárias e de insulina e, nesse sentido, expressa conflitos na demanda de "proteção pessoal".

Bach

• Holly, White Chestnut, Crab Apple, Beech, Willow, Red Chestnut, Rock Water.

Minas

• Trimera, Momordica, Artemisia, Verbenacea, Ruta, Phyllanthus, Origanum, Metabilis (Ffl).

Austrália

• Em geral – Dagger Hakea, Boronia, Hibbertia, Dog Rose, Pink Mulla Mulla.

- Para o, absorver a essência espiritual do alimento – Dog Rose.

Saint Germain
- Afecção do – Erianthum.
- Dilatação do – Verbena.
- Inflamação do – Erianthum.
- Ingurgitamento do – Erianthum.

BERIBÉRI

(Doença decorrente da carência de tiamina. Várias manifestações se registram dependendo da severidade e da duração da carência vitamínica: polineurite, astenia, paralisia, edema progressivo e deterioração mental.)

Saint Germain
- Limão.

BEXIGA

(Reservatório musculomembranoso situado na parte inferior do abdome e que recebe a urina vinda dos ureteres, lançando-a na uretra.)

Indica ansiedade, medo de abandonar antigos padrões ou crenças já desmistificadas. Incapacidade de relaxar, em razão do acúmulo de emoções por todas as pressões sofridas.

Bach
- Larch, Mimulus, White Chestnut, Rock Water, Cherry Plum, Honeysuckle.

Minas
- Em geral – Psidium, Sambucus, Madressilva, Trimera, Lavandula, Lilium, Momordica, Efluvium (Ffl).

Austrália
- Em geral – Boronia, Crowea.
- Infecções na – Bottlebrush, Dagger Hakea, Dog Rose, Mountain Devil, Peach-flowered Tea-tree. Internamente e na água do banho.

Saint Germain
- Afecção da – Goiaba + Thea + Algodão + Pepo.
- Hemorragia – Amygdalus.
- Areia na urina – Allium.
- Catarro – Sapientum + Erianthum + Goiaba + Begônia.
- Inflamação – Pepo + Leucantha.
- Desobstruente da – Leucantha.

- Cálculos – Piper + Embaúba + Leucantha + Allium + Limão + Verbena.
- Anúria – Embaúba.
- Afecções das vias urinárias – Allium + Algodão.
- Oliguria (diminuição da urina) – Embaúba.
- Secreção excessiva de urina – Limão.
- Obstrução do conduto urinário – Erianthum + Ipê Roxo + Allium + São Miguel + Algodão.
- Auxiliar no funcionamento da – Algodão + Allium.
- Vontade constante de urinar – Goiaba.
- Uremia – Limão.

BOCA

(Cavidade na parte inferior da face, entrada do tubo digestivo.)

Representa a assimilação de novas ideias e nutrição. Abertura para o novo.

Úlceras na – ocorrem em pessoas sensíveis ao que acontece à sua volta e que, em vez de engolir ou cuspir, ficam remoendo, sentindo a dor do momento.

Bach
- Rock Water, Hornbeam, Beech, Vervain, Walnut.

Minas
- Mirabilis, Silene, Calêndula Silvestre, Malus, Phyllanthus, Aristoloquia, Artemisia, Verbenacea, Plantago, Imunis (Ffl).

Austrália
- Em geral – Bauhinia, Billy Goat Plum, Isopogon.
- Úlceras na – Billy Goat Plum, Spinifex, Dagger Hakea ou Mulla Mulla + Spinifex.
- Problemas nas bochechas – Sturt Desert Rose.
- Língua – manchas vermelhas – Crowea.
- Lábios rachados – Flannel Flower + Spinifex + Wisteria.

Saint Germain
- Afecção na – Goiaba + Rosa Rosa + Gerânio + Madressilva SG (também em bochecho ou gargarejo).
- Úlceras na – Gerânio + Rosa Rosa.

Obs.: ver outros itens referentes.

BÓCIO

(Hipertrofia da glândula tireoide.)

Implica sentimentos de vítima e ódio por ter sido maltratado. Predomina a sensação de impotência diante de frustrações da vida.

Bach
• Holly, Larch, Willow.
Minas
• Camelli, Zinnia, Lavandula, Mirabilis, Millefolium.
Austrália
• Jacaranda, Banksia Robur, Old Man Banksia.
Saint Germain
• Limão + Sorgo.

BOUBA
(Doença infecciosa, não venérea, incidindo nos climas quentes e úmidos, causada pelo Treponema pertênue).
Saint Germain
• Combate o Treponema pertênue – Algodão.

BRAÇOS
(Segmentos de membros superiores que se estendem da espádua ao cotovelo.)

Representam a capacidade e a habilidade de abraçar as experiências da vida.
Bach
• Oak, Elm, Beech.
Minas
• Agave, Basilicum, Mirabilis.
Austrália
• Paw Paw.

BRONQUITE
(Inflamação da mucosa brônquica.)

Expressa a existência de uma emoção reprimida e a necessidade de que esse núcleo afetivo contido possa ser expulso, já que prejudica a pessoa em seu mundo interno.
Bach
• Em geral – Holly, Agrimony, Crab Apple, Mimulus, Rock Rose, Pine ou Rescue Remedy + Crab Apple + Walnut + Rock Rose + Aspen.
• Inalação – Crab Apple.
Minas
• Guttagnello, Linum, Madressilva, Myosotis, Vernonia, Ventilian (Ffl).
Obs.: Inalação com sete gotas de Guttagnello em 5 cc de soro fisiológico.

Austrália
• Dagger Hakea, Mountain Devil, Red Suva Frangipani, Spinifex, Sturt Desert Pea.
Saint Germain
• Em geral – Capim Luz + Capim Seda + Pepo + Perpétua + Limão + Sorgo + Embaúba + Allium + Goiaba + Triunfo + Ameixa ou

Capim Seda + Capim Luz + Grevílea + Cocos + Pepo + Embaúba + Goiaba + Anis + Perpétua + Limão + Monterey + Rosa Rosa + Emergencial.
• Alérgica – Capim Seda + Ameixa.
• Asmática – Capim Luz + Cocos + Ameixa.
• Broncopneumonia – Limão + Ipê Roxo + Leucantha + Allium + Sapientum + São Miguel + Monterey + Ameixa ou

Rescue Remedy (Bach) + Capim Luz + Capim Seda + Ipê Roxo + Embaúba (Saint Germain).
Obs.: ver pulmão, sistema respiratório.

BRUXISMO
(Hábito inconsciente de ranger ou trincar os dentes durante o sono.)
Expressa a tentativa de recuperar o controle sobre a própria vida.
Bach
• White Chestnut + Olive + Beech + Cherry Plum ou

Rock Water + Cerato + Willow + Impatiens + Beech + Mimulus.
Minas
• Guttagnello, Passiflora, Sambucus, Psidium, Mirabilis, Serenium (Ffl), Bonus Somnus (Fes).
Austrália
• Dagger Hakea, Mountain Devil, Red Grevillea, Heartsong Essence (Bush Fuchsia + Turkey Bush + Red Grevillea + Crowea + Flannel Flower).
Saint Germain
• Allium + São Miguel + Focum + Goiaba + Panicum + Saint Germain + Arnica Silvestre + Algodão + Laurus Nobilis.
Obs.: ver mandíbula.

BULIMIA
(Apetite insaciável, observado em estados psicóticos, consistindo em ingestão exagerada de alimento, seguida de vômitos provocados.)

Relaciona-se com a falta de autoestima, de confiança e de amor-próprio.

A busca de amor que essa patologia expressa está de fato localizada em lugar equivocado (o corpo). Deveria o psiquismo ser alimentado com afeto, e não o corpo com comida. A pessoa procura chamar atenção, mas sem expressar sua necessidade.

Bach

• Em geral – Cherry Plum + White Chestnut + Agrimony + Walnut + Larch + Mustard + Pine + Gentian + Cerato ou

Cherry Plum + Crab Apple + Walnut + Chicory +Heather e + Impatiens (se necessário) ou Scleranthus + Cherry Plum + Chestnut Bud.

• Com autossabotagem – Agrimony + Chestnut Bud + Holly.

• Por preocupação/ansiedade – Agrimony + White Chestnut + Crab Apple.

• Por medo – Agrimony + Larch + Mimulus + Holly + Chicory.

• Por tristeza – Wild Rose + Gorse + Sweet Chestnut.

• Por frustração – Willow + Larch + Olive.

• Por culpa – Pine + Crab Apple.

• Para voracidade/gula – Impatiens + Cherry Plum.

Minas

• Em geral – Fuchsia, Fortificata, Ambrosia, Dianthus, Vervano, Impatiens, Momordica, Magnificat Liquor (Ffl).

• Com autossabotagem – Solanis + Calêndula Campestre + Palicores.

• Por carência – Solanis + Inga + Chicorium + Trimera.

• Por preocupação e/ou ansiedade – Calmim + Levitate + Fuchsia.

• Por medo – Passiflora + Mimosa + Bipinatus + Leonotis + Plantago.

• Por tristeza – Zinnia + Borragine + Myosotis + Lacrima.

• Por frustração – Lavandula + Origanum + Melindre.

• Por culpa – Pinus + Aristoloquia + Fortificata.

• Para voracidade/gula – Solanis + Taraxacum + Magnificat Liquor (Ffl).

Austrália

• Meditation Essence (Angelsword + Bush Fuchsia + Bush Iris + Fringed Violet + Red Lily), Billy Goat Plum, Five Corners, Grey Spider Flower, Sturt Desert Rose ou

Crowea + Paw Paw + Sturt Desert Rose ou Five Corners + Billy Goat Plum + Grey Spider Flower + Jacaranda.

Saint Germain
• Verbena + Patiens + Embaúba + Erbum + Cidreira + Allium + São Miguel + Abundância + Erianthum + Vitória + Cocos.

BURSITE
(Inflamação de uma bolsa – de Aquiles, rádio-umeral, subdeltoide, etc.)

Simboliza sentimentos de raiva reprimida, vontade de agredir e uma prisão interna e conflitante relacionada a alguma figura de autoridade.

Os ombros representam a força, o poder físico, a autonomia e o domínio sobre as tarefas da vida. Dessa maneira, toda dificuldade na mobilidade desse membro demonstra a angústia por não poder atingir o desempenho idealizado.

Bach
• Em geral – Holly, Vervain ou Rescue Remedy + Elm + Crab Apple – uso oral e também em creme para massagem.

Minas
• Verbenacea, Vervano, Dianthus, Malus, Phyllanthus, Thumbergia, Orellana, Artemisia, Imunis (Ffl), Gel de Flores (uso local).

Austrália
• Mountain Devil.

Saint Germain
• Grevílea + Mimozinha + Verbena + Arnica Silvestre (também uso tópico e em creme para massagem).

Obs.: ver anti-inflamatório.

CABELOS
Brancos ou quedas, vinculam-se a estresse, pressão e tensão, além da crença de que deve sempre fazer tudo, porque acha que os outros não farão bem.

Bach
• Para quedas – Vervain, Impatiens, Agrimony, Cherry Plum ou Rescue Remedy + Hornbeam + Olive + Vine (via oral e aplicado no couro cabeludo) ou Rescue Remedy + Centaury + Crab Apple + White Chestnut + Honeysuckle + Star of Bethlehem (inclusive para quedas de cílios ou pelos).

Minas
• Para quedas – Impatiens, Fuchsia, Dianthus, Psidium, Sambucus, Foeniculum, Exsultat Liquor (Ffl).

• Arrancar o próprio – Impatiens, Psidium, Sambucus, Calêndula Silvestre, Artemisia, Calmim, Serenium (Ffl), Melina (Ffl).

Austrália
- Para quedas – Waratah, Fringed Violet.
- Quebradiços – Old Man Banksia.
- Tinha (micose) – Green Essence, Peach-flowered Tea-tree, Spinifex.

Saint Germain
- Conserva a cor dos – Tuia.
- Quedas – Aloe + Mimozinha + Capim Seda (também uso tópico).
- Tônico capilar – Sapientum + Aloe + Mimozinha.
- Tinha (micose) – Allium (também uso tópico).
- Caspa – Limão + Tuia.

CÃIBRA

(Contração espasmódica, involuntária e dolorosa de um músculo.)

Demonstra abarrotamento mental, bloqueios e formas de pensamento que expressam angústia e dor psíquica.

Vivência de estar atado, sem poder avançar, por causa da tensão e do medo de soltar-se. Busca desesperada de apoio.

Bach
- White Chestnut, Vervain, Cherry Plum, Rock Rose, Rock Water, Impatiens, Mimulus ou
Rock Rose + Rock Water + Cherry Plum + Rescue Remedy.

Minas
- Em geral – Phyllanthus, Psidium, Sambucus, Bipinatus, Movius (Ffl), Sustentav (Ffl).
- Nas panturrilhas – Vênula.

Austrália
- Em geral – Bottlebrush, Grey Spider Flower, Crowea, Tall Yellow Top ou Black-eyed Susan + Bottlebrush + Crowea + Grey Spider Flower.
- Repetitivas – Red Grevillea, Southern Cross, Crowea.

Saint Germain
- Limão + Anis + Madressilva SG.

Obs.: ver contração muscular.

CALAFRIO

(Contração involuntária dos músculos voluntários, acompanhada de palidez da pele e sensação de frio, resultante da constrição dos vasos sanguíneos cutâneos.)

Bach
- Aspen, Beech, Walnut.

Minas
• Passiflora, Plantago, Mirabilis, Millefolium.
Austrália
• Tall Yellow Top.
Saint Germain
• Allium + São Miguel + Goiaba + Focum + Panicum + Boa Sorte.

CALCIFICAÇÃO
(Deposição de material calcário nos tecidos do organismo.)
Austrália
• Dagger Hakea, Hibbertia, Little Flannel Flower, Sturt Desert Pea.

CÁLCULO BILIAR (COLELITÍASE)
(Concremento sólido, de composição principalmente mineral, que se origina nas vias biliares.)

Simboliza a petrificação da agressividade reprimida.

Demonstra sentimentos de amargura, pensamentos agoniados, desgosto pela crítica e orgulho.

Bach
• Rock Water + Crab Apple + Beech e + Willow ou + Water Violet (se necessário).
Minas
• Phyllanthus, Artemisia, Tagetes, Dianthus, Millefolium, Zinnia, Mirabilis, Tropaeolum, Efluvium (Ffl).
Austrália
• Emergency Essence (Waratah + Fringed Violet + Grey Spider Flower + Crowea + Sundew) ou Southern Cross, Dagger Hakea, Slender Rice Flower.
Saint Germain
• Allium + Limão + Verbena.

CÁLCULO RENAL (UROLITÍASE)
(Concremento sólido, de composição principalmente mineral, que se origina no rim.)

A emoção relacionada com todo o sistema urinário, inclusive os rins, é o medo; porém, existe também um componente de sentimento de raiva não resolvida.

Cálculos renais correspondem a um acúmulo de assuntos que já deveriam ter sido solucionados há tempos, por não serem úteis para a evolução.

Quando há apego a coisas sem importância ou ultrapassadas, elas bloqueiam a corrente do desenvolvimento e ocasionam uma estagnação.

Bach
• Em geral – Rock Water, Holly, Willow, Beech, Crab Apple ou Holly + Impatiens + Cherry Plum + Elm.

Minas
• Phyllanthus, Artemisia, Tagetes, Dianthus, Millefolium, Zinnia, Mirabilis, Tropaeolum, Efluvium (Ffl).

Austrália
• Southern Cross, Dagger Hakea.

Saint Germain
• Em geral – Allium + Limão + Verbena + Embaúba + Leucantha + Piper.
• Cólica de – 17 gotas do Emergencial (solução estoque) em água – tomar de uma vez.

CALO

(Zona de pele endurecida e espessada; reação hipertrófica da epiderme à pressão e à fricção.)

Simboliza pensamentos endurecidos e/ou medo cristalizado. A pessoa agarra-se teimosamente aos sofrimentos do passado, a ideias e conceitos arraigados.

Observar quais áreas do corpo precisam de proteção extra.

Bach
• Honeysuckle, Willow, Beech, Rock Water.

Minas
• Mirabilis, Madressilva, Zinnia, Phyllanthus, Foeniculum, Buquê da Transformação.

Austrália
• Isopogon, Spinifex, Bauhinia, Yellow Cowslip Orchid.

Saint Germain
• Sapientum + Allium (também uso tópico).

CÂNCER

(Designação genérica de qualquer neoplasma maligno, inclusive o carcinoma e o sarcoma.)

Implica mapas emocionais ligados à rigidez, ao desamor e à forte carência afetiva na primeira infância.

Sugere mágoa profunda; dor antiga, resultante do medo da perda de um afeto; ódio corroendo o ser.

Bach

• Em geral – Cherry Plum, Star of Bethlehem, Willow, Pine, Chicory, Elm, Agrimony, Rescue Remedy ou Floral celular – administrado para agir diretamente sobre toda e qualquer formação atípica e irregular, celular e hormonal. Composto pelas essências:

Rock Rose + Cherry Plum + Star of Bethlehem + Crab Apple.

Rock Rose – atua sobre o pânico da célula em sua reprodução. Coragem para enfrentar energias elementais.

Cherry Plum – ajuda a diminuir a disseminação anormal, controle da divisão celular, quando há muitas metástases.

Star of Bethlehem – age sobre o trauma energético, a fim de restaurar o mecanismo autocurativo do corpo.

Crab Apple – para a purificação ou depuração celular, remove as energias negativas.

• Para aceitação da doença e diminuir a autodestruição – Holly + Cherry Plum.

• Para dar consciência de por que as células estão se destruindo – Mustard + Chestnut Bud.

• Metástases ósseas, em pessoas com baixa energia, ajudar com – Wild Oat.

Minas

• Em geral – Aristoloquia, Calêndula Silvestre, Momordica, Zinnia, Malus, Anil, Origanum, Millefolium, Tabebuia, Imunis (Ffl) ou Aleluia + Mimosa + Sonchus + Malus + Zinnia + Bipinatus + Aristoloquia + Calêndula Silvestre e

Jubilat Liquor – composto de três folhas de babosa (uma posta seguida à outra, formando um metro), 0,5 litro de mel, três colheres de sopa de conhaque e 66 gotas (solução estoque) de cada essência – Buquê de 9 flores, Tabebuia, Aristoloquia e de Calêndula Silvestre. Tomar uma colher de sopa antes das principais refeições.

Austrália

• Detox Essence (Bottlebrush + Bush Iris + Dagger Hakea + Dog Rose + Wild Potato Bush) ou Flannel Flower + Fringed Violet + Wisteria ou Kapok Bush, Slender Rice Flower, Sturt Desert Pea, Mountain Devil, Dagger Hakea, Waratah, Bottlebrush, Southern Cross.

• De pele – Mulla Mulla.

Saint Germain
• Em geral – Emergencial + Arnica Silvestre + Aloe + Ipê Roxo + floral da provável causa.

Junto com essa fórmula, para combater o tumor, indicar – Ipê Roxo + Aloe, de hora em hora até a hora de dormir.

Deve-se tomar tantos dias até ter insônia, sinal de que está equilibrada a energia. A seguir, continuar com a fórmula acima, quatro gotas, seis vezes ao dia; ou Ipê Roxo + Allium + São Miguel + Cidreira + Goiaba + Melissa + Limão + Aloe + Abricó – sete gotas da solução estoque.

• Prevenção ao – Ipê Roxo + Limão – sete gotas da solução estoque.

CANDIDÍASE

(Infecção por fungos do gênero Cândida – gênero de microrganismos patogênicos semelhantes à levedura.)

Sensação de dispersão, muita frustração, raiva, exigência e desconfiança nos relacionamentos. Ocorre em pessoas extremamente sensíveis à atmosfera e às emoções dos outros, com pouca autestima e desejo de agradar.

A irritação vaginal reduz o desejo sexual, o que reflete necessidade de proteção em situações em que a pessoa se sente ameaçada, descontrolada ou sobrecarregada.

Bach
• Crab Apple, Holly.

Minas
• Malus, Artemisia, Camelli, Pastoris, Arnica Campestre, Aristoloquia, Hormina (Ffl).

Austrália
• Em geral – Femin Essence (Billy Goat Plum + Bottlebrush + Crowea + Mulla Mulla + Old Man Banksia + Peach-flowered Tea-tree + She Oak) ou

Wisteria + Spinifex ou Green Essence, Bottlebrush, Jacaranda, Spinifex, Sturt Desert Rose, Billy Goat Plum, Rough Bluebell, Kapok Bush, Peach-flowered Tea-tree, Spinifex ou

Green Essence (três vezes ao dia, antes das refeições) + Peach-flowered Tea-tree (duas vezes ao dia), por duas semanas. Depois, mais duas semanas de Bottlebrush + Peach-flowered Tea-tree + Spinifex, duas vezes ao dia, e outras duas semanas de Peach-flowered Tea-tree ou

ducha vaginal com sete gotas de Green Essence durante duas semanas e depois tomar a essência durante duas ou quatro semanas.

Obs.: não usar Green Essence oral e topicamente ao mesmo tempo.
Saint Germain
• Limão.

Cansaço

(Falta de força causada por exercício demasiado ou doença.)
Bach
• Em geral – Centaury, Hornbeam, Olive, Wild Rose, Oak ou Elm + Hornbeam + Olive ou Oak + Vervain + Centaury ou Rescue Remedy + Hornbeam + Olive.
• Mental, matinal – Hornbeam.
• Mental e físico – Olive, Hornbeam, Chestnut Bud, Sweet Chestnut.
• Por esforço desmedido – Centaury, Olive, Pine.
• Por excessos sexuais – Wild Rose.
• Por trabalho excessivo – Centaury, Olive, Oak, Vervain, Cerato.

Minas
• Por exaustão – Agave, Sempervivum, Foeniculum, Tabebuia, Fortificata, Ruta, Tonarion, Panafor (Ffl), Guaraná (Ffl).
• Mental – Foeniculum, Basilicum, Momordica, Guaraná (Ffl), Almin (Fes).

Austrália
• Em geral – Dynamis Essence (Crowea + Banksia Robur + Macrocarpa + Old Man Banksia) ou Mulla Mulla, Black-eyed Susan, Alpine Mint Bush, Sunshine Wattle, Little Flannel Flower.
• Em pessoas dinâmicas, temporário – Banksia Robur.
• Em passivas – Old Man Banksia.

Saint Germain
• Ipê Roxo + Pepo + Sapientum + Allium + São Miguel + Goiaba + Melissa + Limão + Gerânio + Dulcis + Tuia + Laurus Nobilis.
Obs.: ver fadiga.

Catapora

(Moléstia infectocontagiosa aguda, comum na infância, provocada por vírus e caracterizada por febre e erupção maculopapular rápida, seguida de erupção vesuculoeritematosa muito pruriginosa.)

Austrália
• Boab, Dagger Hakea, Spinifex ou Dagger Hakea + Fringed Violet + Spinifex.

Saint Germain
• Tuia + Arnica Silvestre + Allium + São Miguel + Algodão.

CATARATA
(Opacidade parcial ou completa do cristalino ou de sua cápsula.)
Falta de nitidez nas percepções.

O ver embaçado permite à consciência uma visão tranquilizadora do mundo e de si mesmo. É como um véu que evita ver e saber o que não quer.

Há inflexibilidade e falta de vontade de mudar o foco para acomodar uma visão nova da vida.

Bach
• Star of Bethlehem, Chestnut Bud, Clematis, Rock Water.

Minas
• Luceris (colírio floral e uso interno), Taraxacum, Jasminum, Ficus, Malus, Phyllanhus, Sonchus, Momordica.

Austrália
• Waratah, Red Suva Frangipani, Kangaroo Paw, Sunshine Wattle, Wild Potato Bush, Bush Fuchsia.

CAXUMBA
(Inflamação da glândula parótida.)
Austrália
• Hibbertia + Red Grevillea + Peach-flowered Tea-tree.

CÉLULAS
Saint Germain
• Oxigenar as – Pepo.
• Formação de, estranhas – Ipê Roxo + Limão.

CELULITE
(Inflamação difusa de tecido conjuntivo, causada por uma drenagem linfática insuficiente.)

Indica estar preso aos sofrimentos da infância, retenção de lágrimas e mágoas do passado. Dificuldade em avançar, por medo de escolher a própria direção.

Cólera acumulada e busca de autocastigo.

Bach
• Crab Apple, Holly, Walnut, Pine, Vervain, Honeysuckle.

Minas
• Jasminum, Pinus, Aristoloquia, Malus, Dianthus, Vervano, Cassia, Gel de Flores (uso local).

Austrália

• Dagger Hakea, Bottlebrush, Billy Goat Plum, Bush Iris, Tall Mulla Mulla.

Cérebro

(Porção do encéfalo que ocupa, na caixa craniana, toda a parte superior e anterior.)

Representa o computador, o painel de comando do corpo.

Tumor no – crenças incorretamente computadas. O fluxo de informações que entra cobra preço muito alto de muitas pessoas, principalmente as que têm problemas com figuras de autoridade. Ao longo da vida, muitas dessas pessoas tiveram uma tendência a abrir mão de sua autoridade, deixando que outros as guiassem, às vezes à custa delas próprias. Agora essas energias estão exigindo que assumam responsabilidade pelas próprias ideias, livrando-se de tudo o que atrapalhe o processo.

As emoções associadas a um tumor no cérebro são raiva e ódio contra os que estão no comando.

Bach

• Ativação do – Clematis, Crab Apple, Chestnut Bud, Walnut, Hornbeam, Larch.

Minas

• Ativação e integração dos hemisférios – Margarites, Foeniculum, Artemisia, Anil, Sálvia, Phyllanthus, Movius (Ffl).

• Degenerescência do – Anil, Rosmarinus, Foeniculum, Sempervivum, Movius (Ffl).

• Isquemia e edemas – Anil, Foeniculum, Movius (Ffl).

Austrália

• Em geral – Isopogon, Sundew, Bush Fuchsia, She Oak.

• Tumores no – Grey Spider Flower, Red Grevillea, Dog Rose.

• Encefalomielite miálgica – Waratah, Macrocarpa.

• Melhor funcionamento do – Cognis Essence (Paw Paw + Sundew + Bush Fuchsia + Isopogon) ou Bottlebrush, Bush Iris, Dog Rose, Gymea Lily, Old Man Banksia, Yellow Cowslip Orchid, Peach-flowered Tea-tree, She Oak, Tall Mulla Mulla.

Saint Germain

• Congestão – Limão + Allium + São Miguel + Coronarium.

• Ajuda na formação do – Pepo.

• Integração dos hemisférios ou energia estagnada no hemisfério esquerdo – Triunfo.

- Estimula a atividade do – Thea + Sapientum + Coronarium + Triunfo + Abricó + Saint Germain + Varus.
- Para todas as ligações neurais – Abricó.
- Hidrocefalia – Mimozinha.

CHOQUE ELÉTRICO
Austrália
- Radiation Essence (Bush Fuchsia + Crowea + Fringed Violet + Mulla Mulla + Paw Paw + Waratah), Fringed Violet.

CIÁTICA
(Doença caracterizada pela dor intensa ao longo do trajeto do nervo ciático, resultante de inflamação ou traumatismo do nervo.)

Descontentamento com o rumo que está dando à vida, que se traduz em profunda dor interna, que não quer aceitar conscientemente – necessita manter oculta. Excessos de encargos assumidos.

Esconde forte sentimento de inferioridade, medo do futuro, de tomar decisões importantes e de não ter para onde avançar.

Bach
- Larch, Mimulus, Crab Apple, Vervain, Pine, Rock Water, Beech.

Minas
- Hibiscus, Plantago, Zinnia, Pinus, Cassia, Jasminum, Aristoloquia, Arnica Campestre, Phyllanthus, Verbenacea, Sustentav (Ffl), Imunis (Ffl).

Austrália
- Crowea, Dog Rose, Spinifex.

Saint Germain
- Limão + Verbena + Piper.

Obs.: ver anti-inflamatório, analgésico.

CICATRIZANTES
Reconectando o corpo e a alma, a regeneração dos tecidos celulares será mais rápida.

Bach
- Em geral – Rescue Remedy.
- Pele, mucosas e ossos – Star of Bethlehem + Wild Oat.

(Wild Oat é mais indicada para mucosas em colites, gastrites e úlceras.)
- Tendência a formar queloides – Star of Bethlehem.
- De fraturas – para melhorar o inchaço, facilitar o processo de calcificação e para formar o calo ósseo – Rescue Remedy.

• Se a pessoa não aceita ou tem muita dor – Rescue + Holly.

Minas

• Buquê de 9 flores, Millefolium, Arnica Campestre, Artemisia, Tagetes, Gel de Flores (Ffl) (uso local).

Austrália

• Spinifex, Sturt Desert Rose ou
Bush Iris + Slender Rice Flower (uso interno e tópico).

• Adesões fibroides – Bush Iris, Mountain Devil, Slender Rice Flower, Sturt Desert Rose.

• De queimaduras – Mulla Mulla (interna e topicamente em creme, duas vezes por dia durante duas semanas, depois uma vez por dia enquanto for necessário).

Saint Germain

• Em geral – Leucantha + Aloe + Amygdalus + Sapientum + Arnica Silvestre + Algodão + Allium + São Miguel + Pepo + Flor Branca + Boa Sorte.

• Ajudar a desaparecer a cicatriz – Pepo.

CIRURGIAS

Bach

• Pré e pós – Rescue Remedy + Mimulus.

• Cirurgias com drenagens e perigo de contaminação – Rescue Remedy + Crab Apple.

• E nos desvitalizados – Rescue Remedy + Gorse.

• Gástricas ou intestinais, que precisam de muita catarse – Rescue Remedy + Rock Rose.

• De úlceras – Rock Rose – se ocorrerem complicações – Rock Rose + Star of Bethlehem.

• Pós, se falta cooperação, não aceitação – Rescue Remedy + Holly + Gentian ou + Crab Apple.

• Os que fazem muitas cirurgias ou muitas internações – Star of Bethlehem + Chestnut Bud.

• Odontológicas – no pré, durante e pós – ir pingando Rescue Remedy (solução estoque), para diminuir o sangramento e o tempo de cicatrização.

• Se tiver secreções – Rescue Remedy + Crab Apple.

• Cirurgiões – para se purificarem – Rock Rose + Crab Apple.

• Para a desintoxicação dos efeitos colaterais das anestesias – Rescue + Crab Apple.

Minas
- Pré – Fórmula de Exame, Buquê de 9 flores.
- Pós – Buquê de 9 flores.

Austrália
- Antes da – Emergency Essence (Waratah + Grey Spider Flower + Fringed Violet + Crowea + Sundew) + Macrocarpa – durante dois dias.
- Após a – Emergency Essence (Waratah + Grey Spider Flower + Fringed Violet + Crowea + Sundew) + Angelsword + Slender Rice Flower + Macrocarpa – durante uma ou duas semanas.
- Efeito pós anestésico – Angelsword + Fringed Violet + Macrocarpa + Sundew.
- Rejeição de órgãos transplantados – Waratah.
- Dor do membro fantasma – Fringed Violet.

Saint Germain
- Pré e pós – Fórmula Emergencial + Allium + Arnica Silvestre + Algodão.
- Ao que se submeteu a, plástica – Unitatum + Varus + Allium + São Miguel + Arnica Silvestre + Algodão + Aloe + Vitória + Gloxínia.
- Amputação de membros, proteção – Allium + São Miguel + Embaúba + Arnica Silvestre + Algodão + Boa Sorte.
- Transplantados – Lótus Magnólia.
- Após a anestesia – Varus.

CISTITE
(Inflamação da bexiga que se caracteriza pela frequência de micção dolorosa.)

Traduz a exacerbação do material psíquico resultante da luta travada no desapego das vivências que não servem mais. A dor de desprender-se do que não deseja soltar é simbolizada pela dor e ardência ao urinar.

Denota também emoções negativas de irritação, medo, frustração, rancor, ódio e ira, que não se canalizam adequadamente.

Bach
- Holly, Willow, Beech, Crab Apple, Aspen, Mimulus, Vervain, Rock Water.

Minas
- Mirabilis, Hibiscus, Millefolium, Aristoloquia, Phyllanthus, Malus, Artemisia, Efluvium (Ffl), Imunis (Ffl).

Austrália
- Flannel Flower, Bottlebrush, Dagger Hakea, Dog Rose, Mountain Devil, Mulla Mulla.

Saint Germain
- Erianthum.

CISTO

(Saco com parede distinta contendo serosidade ou outro material qualquer. Pode ser uma estrutura normal ou patológica.)

Manifesta-se em pessoas que ocultam as dores, as preocupações e as decepções. Indica também problemas com o parceiro.

Bach
- Em geral – Holly, Pine, Crab Apple, Willow, Wild Rose ou
Gorse + Olive + Crab Apple ou
Floral celular (Rock Rose + Star of Bethlehem + Cherry Plum + Crab Apple).
- Sebáceos, nas costas – Honeysuckle.

Minas
- Pinus, Aristoloquia, Malus, Ficus, Zinnia, Calêndula Silvestre, Momordica, Camelli, Limpidus, Imunis (Ffl), Efluvium (Ffl).

Austrália
- Em geral – Sturt Desert Rose, Mountain Devil, Dagger Hakea, Sturt Desert Pea, Slender Rice Flower.
- No ovário – Dagger Hakea, Mountain Devil, She Oak, Sturt Desert Rose.

Saint Germain
- Pectus + Gerânio + Ipê Roxo + Aloe + Limão + Embaúba.

CLAMÍDIA

(Gênero tipo das clamidiáceas, constituído de microrganismos que, mediante duas espécies, produzem várias doenças nos homens e animais, por exemplo: tracoma, uretrite, proctite, linfogranuloma venéreo e outras.)

Bach
- Crab Apple.

Minas
- Artemisia, Malus, Limpidus, Imunis (Ffl).

Austrália
- Spinifex, Sturt Desert Rose, Billy Goat Plum, Rough Bluebell.

Saint Germain
• Limão.

CLAUDICAÇÃO

(Dores em forma de cãibra com fraqueza das pernas, especialmente das panturrilhas, provocadas pela marcha e aliviadas pelo repouso, associada ao espasmo vascular e à arterioesclerose.)

Bach
• Star of Bethlehem + Scleranthus + Clematis + Chestnut Bud.

Minas
• Ficus, Rosmarinus, Sálvia, Foeniculum, Tagetes.

Austrália
• Jacaranda, Sundew, Red Lily, Bush Fuchsia.

Saint Germain
• Leucantha + Melissa + Unitatum + Embaúba.

COLAPSO NERVOSO

(Depressão extrema, exaustão ou prostração, resultante de vários fatores, inclusive traumas.)

Demonstra egocentrismo e bloqueio ou confusão nos canais de comunicação.

Bach
• Rescue Remedy, Olive, Elm, Oak, Vervain, Centaury.

Minas
• Tabebuia, Agave, Sempervivum, Calmim, Tonarion, Buquê de 5 flores, Fortificata, Buquê de 9 flores, Victris-M (Ffl), Victris-H (Ffl), Tranquillus (Fes).

Austrália
• Emergency Essence (Waratah + Fringed Violet + Grey Spider Flower + Crowea + Sundew) ou Jacaranda, Black-eyed Susan, Old Man Banksia, Paw Paw, Fringed Violet, Angelsword, Dog Rose of the Wild Forces.

Saint Germain
• Patiens + Saint Germain + São Miguel + Allium + Scorpius + Cidreira.

COLESTEROL

(Substância sólida que é um esterol existente em todas as células do corpo, especialmente nas do tecido nervoso, e presente nas gorduras animais, com funções bioquímicas ainda não totalmente esclarecidas, cujos éteres se depositam nas placas responsáveis pela aterosclerose.)

Expressa, pelo medo de aceitar alegria, a necessidade de obstruir seus canais, impedindo o fluxo sanguíneo.

Bach

• Em geral – Agrimony, Oak, Rock Water ou Crab Apple + Holly + Mimulus.

Minas

• Em geral – Malus, Artemisia.

Austrália

• Black-eyed Susan, Flannel Flower, Bluebell, Little Flannel Flower, Mountain Devil, Dagger Hakea, Boab, She Oak.

Saint Germain

• Allium + Cocos + Amygdalus + Alcachofra + Arnica Silvestre + Abricó.

CÓLICA

(Dor abdominal paroxística em razão de espasmo de músculo de fibra lisa.)

Relaciona-se com irritação e impaciência. Expressa também o acúmulo de problemas dos quais deveria ter se desprendido há muito tempo.

Bach

• Impatiens, Chicory, Beech, Hornbeam, Vine, Holly.

Minas

• Com flatulência – Cauliflora, Aristoloquia, Chicorium, Mimosa, Sálvia,

Foeniculum, Fortificata, Impatiens, Mirabilis, Metabilis (Ffl).

• Intestinais – Metabilis (Ffl).

Austrália

• Emergency Essence (Waratah + Fringed Violet + Grey Spider Flower + Sundew + Crowea) ou Paw

Paw + Crowea ou Black-eyed Susan.

Saint Germain

• Begônia + Purpureum + Cidreira + Piper.

COLITE

(Inflamação do cólon.)

Implica forte estado de frustração emocional, relacionado com aceitar e assimilar a realidade. Também pode indicar medo da opressão ou a presença de figuras parentais muito exigentes e inibidoras.

A colite ulcerativa é comum em indivíduos sensíveis, intuitivos e criativos. Costumam ser perfeccionistas, temer o fracasso e a crítica, embora em geral sejam eles mesmos seus capatazes mais exigentes.

Bach
• Rock Rose + Willow + Chestnut Bud e + Holly, Chicory, Agrimony, Impatiens, Scleranthus ou Crab Apple (se necessário).

Minas
• Psidium, Lavandula, Ageratum, Malus, Linum, Chicorium, Millefolium, Zinnia, Foeniculum, Madressilva, Imunis (Ffl), Metabilis (Ffl).

Austrália
• Bottlebrush, Dog Rose, Red Suva Frangipani, Crowea, Kapok Bush.

Saint Germain
• Pepo + Aloe + Sapientum.

COLUNA VERTEBRAL

(Coluna formada pela superposição das vértebras e dos discos intervertebrais, situada na parte dorsal do tronco.)

Representa flexibilidade mental e disposição de rever uma série de opções, depois de olhar em todas as direções. É o suporte flexível da vida.

Simboliza nossas raízes genealógicas e tudo o que suportamos dos dilemas da vida.

Desvios na – incapacidade de se adaptar ao fluxo da vida. Medo de perder ou magoar um ente querido ao tomar decisões. Desejo de agarrar-se a velhos padrões. Falta de confiança ou de coragem para acreditar nas próprias convicções.

Hérnia de disco – sensação de desamparo e indecisão na vida. Falta de elasticidade e flexibilidade diante dos desafios. Necessidade urgente de resolver um determinado problema, aceitando toda ajuda e apoio que forem necessários.

Vértebra – Relação – Efeito – Vínculo.

COLUNA CERVICAL

Em geral – representa a responsabilidade. Problemas nas cervicais mostram a presença de emoções como: medo, confusão mental, indecisão, ressentimento, culpa, amargura ou desamparo, relacionadas a quadros de sobrecarga emocional proveniente do excesso de responsabilidades.

1ª C –
Relação – com o suprimento sanguíneo para a cabeça, glândula pituitária (hipófise), couro cabeludo, ossos da face, cérebro, ouvido interno e médio, sistema nervoso simpático.

Efeito – quando existem distúrbios nessa vértebra, podem ocorrer: dores de cabeça, nervosismo, resfriados, pressão alta, enxaqueca, colapso nervoso, amnésia, fadiga crônica e tontura.

Vínculo – patologias na 1ª cervical vinculam-se a medo, confusão, fuga da vida, sentimentos de menos-valia e dúvidas.

2ª C –

Relação – olhos, nervos ópticos, nervos auditivos, sinus, ossos mastoides, língua e testa.

Efeito – sinusite, alergias, problemas oculares, estrabismo, certos casos de cegueira, surdez, dor de ouvido e desmaios.

Vínculo – rejeição da própria sabedoria. Recusa em saber ou compreender. Indecisão, ressentimento, culpa. Desequilíbrio com a vida. Negação da espiritualidade.

3ª C –

Relação – face e seus ossos, ouvido externo, dentes e nervo trigêmeo.

Efeito – nevralgia, neurite, acne e eczema.

Vínculo – culpa por falhas alheias. Remorso. Sentimento de vítima. Indecisão. Baixa autestima. Tenta fazer além do que pode.

4ª C –

Relação – nariz, lábios, boca e trompa de Eustáquio.

Efeito – rinite alérgica, catarro, perda auditiva e inflamação das adenoides.

Vínculo – culpa, amargura, emoções reprimidas e contidas.

5ª C –

Relação – cordas vocais e laringe.

Efeito – laringite, disfonia e problemas na garganta.

Vínculo – medo de se expressar, do ridículo e da humilhação. Sensação de sobrecarga e opressão.

6ª C –

Relação – músculos do pescoço, ombros e amígdalas.

Efeito – torcicolo, dores na parte superior dos braços, amigdalite, coqueluche e crupe.

Vínculo – grandes fardos da vida, sobrecarga, resistência, inflexibilidade e dominação.

7ª C –

Relação – glândula tireoide, bolsas sinuviais dos ombros e cotovelos.

Efeito – bursite, resfriado e distúrbios da tireoide.

Vínculo – repressão, confusão, raiva e desproteção.

COLUNA TORÁCICA

Em geral – simboliza as contrariedades. Distúrbios nessa região geralmente ocorrem em pessoas amarguradas, com profundo sentimento de inferioridade e que não gostam da qualidade da vida que traçaram para si mesmas. Recusam o amor por idealizá-lo demais e tendem a culpar os outros por seus fracassos e tristezas, furtando-se de sua responsabilidade pessoal. Criam para si mesmas uma vida sem prazeres, atitude esta relacionada a sentimentos de autopunição e, ao mesmo tempo, de culpa.

1ª T –
Relação – antebraços, mãos, dedos, esôfago e traqueia.
Efeito – dificuldades respiratórias, asma, tosse, dores nos antebraços e mãos.
Vínculo – medo da vida, sensação de inadequação e incapacidade.

2ª T –
Relação – coração e artérias coronárias.
Efeito – problemas funcionais do coração e na musculatura do tórax.
Vínculo – medo, mágoa e sofrimento. Não quer sentir e fecha o coração.

3ª T –
Relação – pulmões, brônquios, pleura e mamas.
Efeito – bronquite, pleurisia, pneumonia, congestão e gripe.
Vínculo – mágoas antigas e profundas. Incapacidade de se comunicar. Caos interior.

4ª T –
Relação – vesícula biliar.
Efeito – problemas na vesícula, icterícia e herpes zoster.
Vínculo – amargura com vingança. Ressentimento.

5ª T –
Relação – fígado, plexo solar e sangue.
Efeito – distúrbio do fígado, febre, pressão baixa, anemia, má circulação e artrite.
Vínculo – raiva e emoções reprimidas. Dificuldade de discernimento.

6ª T –
Relação – estômago.
Efeito – problemas estomacais, indigestão, azia e dispepsia.
Vínculo – revolta com a vida, medo do futuro e preocupação constante.

7ª T –
Relação – pâncreas e duodeno.
Efeito – icterícia e gastrite.
Vínculo – ressentimento. Armazena o sofrimento e recusa a alegria.

8ª T –
Relação – baço.
Efeito – baixa resistência imunológica.
Vínculo – pessimismo. Obsessão pelo fracasso.

9ª T –
Relação – glândulas suprarrenais.
Efeito – alergias e erupções.
Vínculo – sensação de abandono. Vítima.
10ª T –
Relação – rins.
Efeito – problemas renais, arteriosclerose, fadiga crônica, nefrite e pielite.
Vínculo – recusa em assumir a responsabilidade da própria vida; vítima.
11ª T –
Relação – rins e ureteres.
Efeito – acnes, eczemas e brotoejas.
Vínculo – falta de amor-próprio e medo de relacionamentos.
12ª T –
Relação – intestino delgado e circulação linfática.
Efeito – reumatismo, gases e certos tipos de infertilidade.
Vínculo – insegurança e medo do amor. Dificuldade de lidar com as emoções. Sentimento de menos-valia.

COLUNA LOMBAR
Em geral – significa contradições. Somatizam, nessas vértebras, pessoas que sentem forte sentimento de contradição em relação à sua individualidade/autonomia e dependência afetiva. São personalidades que anseiam por um relacionamento amoroso, porém não querem abrir mão de sua liberdade. Essa oscilação de emoções as deixa indecisas quanto aos seus sentimentos e ao rumo que estão dando à vida.
1ª L –
Relação – intestino grosso e anéis inguais.
Efeito – prisão de ventre, colite, diarreia e certas rupturas ou hérnias.
Vínculo – carência de amor e necessidade de solidão.
2ª L –
Relação – apêndice, abdome e parte superior das pernas.
Efeito – cãibras, dificuldades respiratórias, acidose e varizes.
Vínculo – preso a sofrimentos da infância. Não vê saída.
3ª L –
Relação – órgãos sexuais, útero, bexiga e joelhos.
Efeito – problemas da bexiga, distúrbios menstruais, aborto, enurese noturna, impotência, problemas da menopausa e problemas nos joelhos.
Vínculo – abuso sexual, culpa e ódio por si mesmo.
4ª L –
Relação – próstata, músculos lombares inferiores e nervo ciático.
Efeito – ciática, lumbago e dores na parte baixa das costas.

Vínculo – rejeição da sexualidade. Insegurança financeira, medo relacionado à vida profissional e sensação de impotência.

5ª L –

Relação – parte inferior das pernas, tornozelos e pés.

Efeito – má circulação nas pernas, problemas nos tornozelos e pés. Cãibras.

Vínculo – insegurança, dificuldade de comunicação. Raiva e incapacidade de aceitar o prazer.

Cóccix

Em geral – representa a segurança e equilíbrio. Distúrbios no cóccix ocorrem em personalidades que se desequilibraram energeticamente por causa de traumas emocionais intensos. Com sua estrutura de vida danificada, mais as lembranças dolorosas do passado, perdem sua segurança e estabilidade.

Relação – reto e ânus.

Efeito – hemorroidas, prurido anal e dor no final da coluna ao sentar.

Vínculo – desequilíbrio interno. Culpa. Apego a velhas mágoas e sofrimentos.

Obs.: usar florais de acordo com a localização do problema e os órgãos correspondentes. (Ver dores)

Coma

(Estado de inconsciência em que sequer uma estimulação enérgica desperta o doente e durante o qual se perdem as atividades cerebrais superiores, conservando-se a respiração e a circulação.)

Bach

• Rescue Remedy + Clematis + Walnut.

Minas

• Buquê de 9 flores, Arnica Campestre, Tagetes, Linum, Piperita.

Austrália

• Emergency Essence (Waratah + Fringed Violet + Grey Spider Flower + Crowea + Sundew), Red Lily, Sundew.

Saint Germain

• Abricó + Coronarium + Saint Germain.

Congestão nasal

(Afluência anormal do sangue nos vasos do nariz.)

Implica a falta de reconhecimento do próprio valor. Baixa autestima.

Bach

• Larch, Mimulus, Centaury, Crab Apple ou Elm e uso tópico de – Rescue Remedy + Crab Apple em soro fisiológico.

Minas
• Guttagnello, Malus, Lavandula, Mimosa, Basilicum, Ventilian (Ffl) e uso tópico de – Verbenacea + Sálvia + Eucalyptus + Impatiens + Mirabilis em soro fisiológico.
Austrália
• Em geral – Flannel Flower, Five Corners.
• Bloqueios no nariz – Bush Iris, Dagger Hakea, Fringed Violet ou Crowea + Tall Mulla Mulla.
• Nariz pingando – Flannel Flower, Southern Cross, Sturt Desert Pea.
Saint Germain
• Em geral – Allium + Capim Luz + Capim Seda + Begônia. Uso tópico de Begônia em soro fisiológico.
• Por excesso de muco – 22 gotas de Alcachofra em meio copo d'água. Ou: uso tópico de – Rescue Remedy + Crab Apple (Bach) + Limpidus + Eucalyptus (Minas), em soro fisiológico.

CONJUNTIVITE
(Inflamação da conjuntiva.)
Reflete o fechar dos olhos para um conflito, visto que não quer encará-lo. Raiva e frustração diante dos fatos da vida.
Bach
• Vervain, Clematis, Hornbeam, Holly.
Minas
• Verbenacea, Malus, Foeniculum, Jasminum, Rosmarinus (colírio floral), Luceris (colírio floral).
• Colírio – Phyllanthus + Foeniculum + Malus + Verbenacea + Impatiens – em soro fisiológico.
Austrália
• Mountain Devil + Sunshine Wattle.
Saint Germain
• Limão.
Obs.: ver olhos.

CONSTIPAÇÃO
(Estado no qual as fezes são evacuadas com dificuldade ou a longos intervalos, em razão da hipotonia intestinal ou de espasmo do cólon.)
Implica forte estado de frustração emocional relacionado com aceitar e assimilar a realidade, a negação de velhas ideias e também a sentimentos de mesquinhez e possessividade.

O medo de permitir que o conteúdo do inconsciente venha à luz faz com que as impressões psíquicas sejam armazenadas no íntimo, a ponto de não conseguir livrar-se delas.

Esse controle pode decorrer de uma infância em que havia muita crítica e falta de comunicação, levando a criança a reprimir suas emoções.

Bach
- Em geral – Agrimony, Rock Water, Vine, Walnut, Rock Rose, Crab Apple.
- Crônica – Rescue Remedy + Chicory + Crab Apple + Larch ou Rescue Remedy + Rock Rose + Crab Apple + Larch.
- Em pessoas telúricas, cansadas; falta força motriz para o intestino funcionar – Rock Rose + Hornbeam.
- Por negação de atitudes ou sentimentos – Rock Rose + Agrimony.
- Por erro alimentar – Crab Apple.
- Falta de periodicidade ao evacuar – Scleranthus.
- Parada intestinal pós-cirurgia ou parto – Rock Rose.

Minas
- Psidium, Ageratum, Jasminum, Foeniculum, Fuchsia, Impatiens, Mimosa, Malus, Calmim, Metabilis (Ffl), Argila Medicinal (uso interno).

Austrália
- Bottlebrush, Boronia, Bluebell, Bauhinia, Flannel Flower.

Saint Germain
- Em geral – Allium + Aloe + Amygdalus + Sapientum + Pepo + Ameixa.
- Laxante – Pepo + Patiens + Aloe + Amygdalus + Ameixa.

CONTRAÇÃO MUSCULAR

(Espasmo ou encurtamento das fibras musculares.)

Mostra agitação, ansiedade e tensão.

Bach
- Cherry Plum, Impatiens, Scleranthus, Rock Water, Vine, Rescue Remedy.

Minas
- Impatiens, Sambucus, Vervano, Phyllanthus, Ficus, Arnica Campestre, Taraxacum, Buquê de 9 flores.

Austrália
- Black-eyed Susan, Jacaranda, Bauhinia, Wild Potato Bush.

Saint Germain
- Cidreira + Madressilva SG.

Obs.: ver espasmo.

CONTUSÃO
(Traumatismo em que o tegumento não é lesado.)

Bach
• Creme de Bach ou Creme com Rescue Remedy + Rock Water + Star of Bethlehem.

Minas
• Buquê de 9 flores, Arnica Campestre, Millefolium, Phyllanthus, Linum, Sustentav (Ffl), Gel de Flores (uso local).

Austrália
• Five Corners, Flannel Flower.

Saint Germain
• Amygdalus + Arnica Silvestre + Unitatum + Algodão + Allium + Laurus Nobilis.

CONVALESCENÇA
(Recuperação da saúde após episódio mórbido.)

Bach
• Em geral – Olive, Oak, Wild Rose, Centaury ou
Olive + Wild Rose + Wild Oat.

• Depois de muitas perdas, enfermidades ou anemias – Wild Oat + Wild Rose + Olive e + Hornbeam (se houver problemas posturais) ou Olive + Oak + Hornbeam ou Rescue Remedy + Centaury + Gentian.

• Após depressão, para encontrar seu propósito e ter fé – Wild Oat + Gentian.

• Após grandes cirurgias ou de vísceras – Star of Bethlehem + Wild Oat.

• Após AVC – Star of Bethlehem + Hornbeam + Chestnut Bud.

• Se precisa recomeçar a andar – Star of Bethlehem + Wild Oat + Chestnut Bud.

• Após intoxicação alimentar ou a qualquer outra substância, quando é preciso regenerar a mucosa gastrointestinal – Wild Oat + Crab Apple e + Agrimony (para os alérgicos).

• Após acidentes – Star of Bethlehem + Larch + Chestnut Bud.

• Após retirada da vesícula biliar, quando ficam muito carentes e inseguros ou após retirada de órgãos genitais, quando acham que a sexualidade diminui, têm depressão, engordam – para preencher o vazio – Chicory.

Minas

• Buquê de 9 flores + Tabebuia + Sempervivum + Millefolium + Foeniculum + Tonarion + Ruta e um dos fitoflorais: Victris-M (Ffl), Victris-H (Ffl), Almin (Fes).

Austrália

• Dynamis Essence (Macrocarpa + Old Man Banksia + Crowea + Banksia Robur) ou
Mulla Mulla, Alpine Mint Bush, Banksia Robur, Black-eyed Susan, Kapok Bush, Macrocarpa.

Saint Germain

• Em geral – Goiaba.

• Tônico para os corpos físico e suprafísicos – Algodão + Anis.

• Tônico floral – Ipê Roxo + Patiens + Tuia + Verbena + Pepo + Sapientum + Dulcis + Limão + Allium + São Miguel + Gerânio + Goiaba + Saint Germain + Erianthum + Abricó + Anis + Cocos + Laurus Nobilis.

• Debilidade em geral – Melissa + Ipê Roxo + Patiens + Dulcis + Allium + Leucantha + Pepo + Limão + São Miguel.

Convulsão

(Contração ou série de contrações, súbitas e involuntárias, dos músculos voluntários.)

Bach

• Em geral – Cherry Plum, Elm, White Chestnut, Clematis, Scleranthus, Larch ou Rescue Remedy + Scleranthus + Crab Apple + Impatiens + Cherry Plum.

Minas

• Em geral – Sambucus, Ruta, Artemisia, Lavandula, Rosmarinus, Psidium, Ficus, Matricaria, Momordica, ou Basilicum + Matricaria + Ficus + Momordica + Rosmarinus + Sambucus + Buquê de 5 flores.

Austrália

• Bluebell, Black-eyed Susan, Spinifex, Mountain Devil.

Saint Germain

• Verbena + Allium + Embaúba + Goiaba + Purpureum + Arnica Silvestre + Melissa.

Coração

(Órgão muscular situado na cavidade torácica, constituído de duas aurículas e dois ventrículos, que recebe o sangue e o bombeia por meio de movimentos ritmados de diástole e de sístole.)

Representa o centro do amor, da união e da segurança.

Distúrbios no – vinculam-se a problemas emocionais duradouros, falta de alegria, rigidez mental, estresse e tensão. O enfraquecimento do coração relata o abatimento e a falta de entusiasmo da alma com sua condição e realidade.

Pericardite – revela um grau elevado de estresse, em que as barreiras que protegem o "coração" foram rompidas, deixando a pessoa vulnerável e magoada.

Bach
• Em geral – Holly, Agrimony, Impatiens, Sweet Chestnut, Wild Rose, Gorse, Heather, Oak ou

Hornbeam + Gentian + Holly ou

Rescue Remedy + Vervain + Gentian ou

Holly + Chicory + Vine.

• Problemas cardíacos por estresse – Vervain + Gentian.

Minas
• Rosmarinus, Orellana, Borragine, Camelli, Agave, Dianthus, Helianthus, Millefolium, Rosa Canina, Fuchsia, Zinnia, Eucalyptus, Movius (Ffl).

Austrália
• Em geral – Black-eyed Susan, Old Man Banksia, Little Flannel Flower, Bluebell, Red Helmet Orchid, Pink Mulla Mulla, Alpine Mint Bush, Philotheca, Rough Bluebell, Tall Mulla Mulla, Waratah.

• Falha do ventrículo, insuficiência da válvula mitral – Waratah.

• Problemas na aorta – Waratah, Bluebell.

Saint Germain
• Afecção do – Embaúba + Rosa Rosa.

• Insuficiência cardíaca – Limão + Allium + Embaúba + Rosa Rosa.

• Endocardite – Limão + Embaúba.

• Tônico cardíaco – Embaúba.

CORIZA

(Eliminação de secreção mucosa ou mucopurulenta pelas narinas e decorrente de inflamação do revestimento mucoso das fossas nasais.)

Expressa tristeza, lágrimas contidas e mágoas da infância. Sentimento de vítima.

Bach
• Crab Apple, Beech, Chicory, Larch.

Minas
• Guttagnello, Chicorium, Lavandula, Jasminum, Mirabilis, Ventilian (Ffl).
Austrália
• Bottlebrush, Bluebell, Boronia, Flannel Flower, Southern Cross, Sturt Desert Pea.
Saint Germain
• Limão.

Cotovelos
(Articulação que conecta braço e antebraço.)

Representam a mudança de direção e a abertura para aceitar novas experiências.

Cotovelo de tenista – relaciona a necessidade de "empurrar" algo ou alguém que parece estar invadindo o espaço do indivíduo.

Cotovelo de golfista – necessidade de "puxar" algo ou alguém para si.

Bach
• Rock Water, Wild Oat, Hornbeam, Walnut.
Minas
• Viola, Phyllanthus, Millefolium, Pastoris, Vernonia, Madressilva.
Austrália
• Bottlebrush, Bauhinia.

Crupe
(Obstrução laríngea aguda em razão de processo inflamatório, corpo estranho, ou neoplasma, levando à sufocação.)

Saint Germain
• Limão.

Dedos
Representam os pequenos ajustes à nossa vida criativa e são extremamente sensíveis a nosso bem-estar interior. A maioria das mensagens que nos passam é por causa de traumas.

Polegar – representa o intelecto. Manifesta a preocupação e a tristeza. Ligado ao meridiano dos pulmões.

Indicador – representa o ego, manifestando o medo e outras emoções ocultas que precisam ser liberadas. Ligado ao meridiano do intestino grosso.

Médio – representa a sexualidade. Manifesta que alguma parte do coração está desprotegida e que seus limites foram invadidos. Raiva. Ligado ao meridiano da circulação e sexo.

Anular – representa uniões e pesar. Manifesta que algo ou alguém está esgotando sua energia e que está se dedicando demais a alguma situação. Ligado ao meridiano do intestino delgado.

Mínimo – representa a família e a honestidade. Manifesta o coração partido e a vulnerabilidade. Ligado ao meridiano do coração e do intestino delgado.

Obs.: ver artrite, articulações, artrose, dores.

Dentes

Representam o dinamismo agressivo, a capacidade de cuidar de si mesmo e a habilidade para enfrentar a vida. Relacionam-se à habilidade de trazer ideias para análise e concretização. Revelam o estado da energia vital.

Problemas nos – indicam dificuldade de canalizar adequadamente a agressividade ou pouca habilidade em se impor. Indecisão duradoura, incapacidade de selecionar as ideias para analisá-las e dar resoluções.

Incluso – mostra que a pessoa não cede espaço para criar uma base firme.

Tártaro (placa bacteriana e calcificada) nos – possível sinal de rigidez e inflexibilidade.

Bach
- Problemas em geral – Scleranthus + Beech + Elm.
- Dor de, em crianças – Agrimony ou Walnut + Impatiens + Crab Apple.
- Dor de, em adultos – Vervain + Impatiens + Rescue Remedy.

Minas
- Em geral – Taraxacum, Sustentav (Ffl).
- Fórmula combinada para extrações dentárias, traumatismo na mucosa bucal e dor nos – Arnica Campestre + Calêndula Silvestre + Althaea + Buquê de 9 flores – solução estoque – em meio copo de água, bochechar e engolir, de quatro a seis vezes ao dia.
- Infecção nos – Imunis (Ffl) – pingar puro e diretamente no dente.
- Para facilitar a dentição em crianças, dor, irritação da gengiva – Millefolium, Matricaria, Arnica Campestre, Impatiens, Foeniculum, Buquê de Lactentes ou

Matricaria + Plantago + Calêndula Silvestre ou

Rosmarinus + Basilicum + Matricaria.

Austrália
- Paw Paw, Jacaranda, Sundew.

Saint Germain
- Fortalece os – Gerânio + Anis.
- Clareia os – Anis.

DERMATITE
(Inflamação da pele em virtude da hipersensibilidade a certos alimentos, substâncias químicas ou estresse.)

Ligada ao ressentimento, que precisa ser reconhecido e eliminado.

Bach
- Em geral – Impatiens + Holly + Rescue Remedy.
- De contato – Beech + Water Violet.
- Que não melhoram com creme no local, usar Rescue Remedy em compressas para aliviar o prurido e ajudar na cicatrização.

Minas
- Pastoris, Malus, Linum, Foeniculum, Althaea, Momordica, Millefolium, Tropaeolum, Arnica Campestre, Limpidus, Gel de Flores (Ffl), Argila Medicinal (uso externo).

Austrália
- Spinifex, Wisteria, Five Corners, Billy Goat Plum, Bottlebrush, Fringed Violet, Jacaranda, Rough Bluebell ou

Dagger Hakea + Fringed Violet + Mulla Mulla + Rough Bluebell (uso oral e tópico).

Saint Germain
- Em geral – Limão + Patiens + Leucantha + Canela.
- Dermatose – Tuia + Sapientum + Arnica Silvestre + Leucantha + Algodão + Begônia + Allium + São Miguel + Canela.

Obs.: ver pele e itens referentes.

DESIDRATAÇÃO
(Síndrome resultante de perda significativa ou excessiva, e não compensada, de água, tanto do corpo como de um órgão.)

Bach
- Rescue Remedy + Olive + hidratante (sais).
- Se houver muitos vômitos – Rescue Remedy + Scleranthus + Agrimony.

Obs.: não usar Crab Apple, pois aumenta a catarse.

Minas
- Buquê de 9 flores + Sempervivum.

Austrália
- She Oak, Macrocarpa ou She Oak – duas gotas de solução estoque em água, duas a três vezes ao dia.

Saint Germain
- Perpétua + Cocos.

DESMAIO
(Perda das forças e dos sentidos.)

Simboliza a incapacidade de lidar com a situação que se apresenta. Fuga e medo da entrega.

Bach
- Rescue Remedy + Clematis + Rock Rose + Aspen + Larch.

Minas
- Em geral – Buquê de 9 flores, Sambucus, Psidium, Ruta, Lavandula, Artemisia ou Rosmarinus + Foeniculum + Bipinatus + Lavandula + Lactuca + Tagetes.

Austrália
- Emergency Essence (Waratah + Grey Spider Flower + Fringed Violet + Crowea + Sundew) ou Paw Paw, Red Lily, Waratah, Sundew, Dog Rose of the Wild Forces.
- Desfalecimento – Emergency Essence (Waratah + Fringed Violet + Grey Spider Flower + Sundew + Crowea) ou
Dog Rose, Five Corners, Peach-flowered Tea-tree, Sundew.

Saint Germain
- Varus + Goiaba + Panicum + Focum + Ipê Roxo + Cidreira + Arnica Silvestre + Allium + São Miguel + Melissa + Abricó + Fórmula Emergencial.
- Desfalecimento – Varus + Thea + Fórmula Emergencial ou Varus + Cidreira.

DIABETES
(Doença caracterizada pela incapacidade dos tecidos da economia de oxidar os carboidratos na proporção normal. Essa desordem metabólica, que tem como seu fator predominante a deficiência de insulina, manifesta-se pelo excesso de açúcar no sangue (hiperglicemia), presença de açúcar na urina (glicosúria) e, em fases mais adiantadas, acidose e coma.)

Implica a dificuldade em assimilar as doçuras da vida.

O amor que a pessoa recebe pode ser excessivo, sufocante, porém não é da qualidade que necessita. Indica inconfessado desejo de realização amorosa, ao lado da incapacidade tanto de aceitar o amor como de entregar-se a ele.

Pode encobrir também melancolia e desesperança de assimilar o que precisa e a necessidade de controlar os outros.

Bach
- Em geral – Chicory, Crab Apple ou Scleranthus + Rescue Remedy + Gorse e + Willow ou + Wild Rose.
- Por choque – Star of Bethlehem + Red Chestnut.
- Por preocupação – Red Chestnut + White Chestnut.

Minas
- Em geral – Trimera, Chicorium, Lavandula, Zinnia, Malus, Thumbergia, Ficus, Fortificata, Fuchsia, Artemisia, Helianthus, Solanis, Buquê de 9 flores, Magnificat Liquor (Ffl), ou Ficus + Aleluia + Sonchus + Fortificata + um fitofloral.

Austrália
- Peach-flowered Tea-tree, Bottlebrush, Isopogon, Bluebell ou Peach-flowered Tea-tree + Sunshine Wattle.

Saint Germain
- Erbum + Gerânio + Amygdalus + Leucantha + Ipê Roxo + Limão + Embaúba.

DIARREIA

(Sintoma comum de perturbação gastrointestinal, caracterizada por aumento do número de evacuações e pela consistência pastosa das fezes.)

Sugere medo, ansiedade, fuga, baixa autestima e mudanças abruptas no modo de viver. Demonstra desinteresse pela vida, preocupação com seu desempenho e com a opinião dos outros.

Bach
- Em geral – Agrimony, Walnut, Vine, Rock Water, Rock Rose, Crab Apple, Sweet Chestnut ou Rescue Remedy + Crab Apple + Agrimony + Chestnut Bud ou Rescue Remedy + Mimulus.
- Violenta e com cólicas – Cherry Plum + Impatiens + Elm.

Minas
- Aristoloquia, Chicorium, Sálvia, Sempervivum, Foeniculum, Psidium, Impatiens, Millefolium, Mimosa, Metabilis (Ffl).

Austrália
- Paw Paw, Dog Rose, Black-eyed-Susan, Bottlebrush, Kapok Bush ou Emergency Essence (Waratah + Fringed Violet + Grey Spider Flower + Crowea + Sundew) + Paw Paw.

Saint Germain
- Em geral – Gerânio + Algodão + Goiaba + Sapientum + Allium + São Miguel + Begônia + Boa Deusa + Rosa Rosa.
- Astênica – Sapientum.
- Infantil – Poaia Rosa.

DIFTERIA

(Doença caracterizada pela formação de falsas membranas aderentes à mucosa da faringe, laringe, traqueia e, raramente, à conjuntiva e à mucosa vaginal. Produz dor, tumefação e obstrução..
Saint Germain
- Allium + Limão.

DIGESTÃO

(Transformação dos alimentos em substâncias absorvíveis e assimiláveis pelo organismo.)

Difícil ou indigestão – indica medo, ansiedade e receios profundos aprisionados.

Bach
- Em geral – Rock Rose, Impatiens, Agrimony, Star of Bethlehem, Beech, Aspen.
- Problemas digestivos e gástricos em pessoa muito preocupada e que reclama muito – Willow + Red Chestnut ou + White Chestnut.

Minas
- Em geral – Aristoloquia, Fortificata, Ruta, Foeniculum, Trimera, Sálvia, Impatiens, Calmim, Metabilis (Ffl).
- Distúrbios gastrointestinais – Bipinatus, Fuchsia, Lavandula, Matricaria, Phyllanthus, Taraxacum, Vervano.
- Desordens digestivas de origem nervosa – Serenium (Ffl).

Austrália
- Em geral – Black-eyed Susan, Crowea, Dog Rose, Paw Paw, Boronia, Peach-flowered Tea-tree, Jacaranda ou
Crowea + Dog Rose + Paw Paw + Peach-flowered Tea-tree.
- Má absorção dos alimentos (fórmula digestiva) – Black-eyed Susan + Crowea + Dog Rose + Paw Paw + Peach-flowered Tea-tree.
- Indisposição – Crowea.
- Distensão abdominal – Crowea, Green Essence, Paw Paw, Peach-flowered Tea-tree.

- Digestão e metabolismo dos alimentos – Old Man Banksia.
- Atua no baço para retirar a essência espiritual dos alimentos – Dog Rose.

Saint Germain
- Afecção do sistema digestivo – Melissa + Allium + Erianthum + Thea + Cidreira + Unitatum + Goiaba + Limão + Ameixa.
- Inflamação do tubo digestivo – Pepo.
- Engasgos – Jasmim Madagascar.
- Distúrbios digestivos – Verbena + Ameixa.
- Gastroenterite (inflamação do estômago e intestinos) – Goiaba.
- Distúrbios gastrointestinais (irritações) – Cocos.
- Digestão difícil – Erianthum + Algodão + Limão + Amygdalus + Unitatum + Verbena + Anis+ Ameixa.
- Tônico do sistema digestivo – Thea + Allium + Ameixa.

DISENTERIA
(Inflamação do cólon, caracterizada por tenesmo retal, diarreia intensa com frequente passagem de muco e sangue, e sintomas de toxemia.)
Expressa medo e raiva intensos.

Bach
- Rock Rose + Holly.

Minas
- Foeniculum, Camelli, Bipinatus, Psidium, Millefolium, Metabilis (Ffl).

Austrália
- Mountain Devil, Dagger Hakea, Macrocarpa ou She Oak (duas gotas solução estoque – três vezes ao dia).

Saint Germain
- Algodão + Begônia + Leucantha + Cocos + Rosa Rosa.

DISMENORREIA
(Menstruação difícil ou dolorosa.)
Sugere conflitos com a feminilidade e sua correlação vida-mulher.

Bach
- Walnut + Rock Water.

Minas
- Phyllanthus, Feminalis, Lilium, Aristoloquia, Hormina (Ffl) ou Hormina (Ffl) + Imunis (Ffl).

Austrália
• Turkey Bush, She Oak, Billy Goat Plum, Wisteria ou Crowea + She Oak.
Saint Germain
• Limão.

DISPEPSIA

(Comprometimento do poder ou função de digestão com desconforto epigástrico após as refeições. Pode ter várias causas: D. ácida – hiperacidez do suco gástrico; D. biliosa – secreção anormal da bile; D. flatulenta – constante eructação, etc.)

Mostra dificuldade em lidar com os conflitos e de digerir novas impressões.

Bach
• Impatiens, Red Chestnut, White Chestnut, Beech.
Minas
• Aristoloquia, Sálvia, Impatiens, Vervano, Foeniculum, Metabilis (Ffl).
Austrália
• Paw Paw + Dog Rose + Crowea + Peach-flowered Tea-tree + Black-eyed Susan.
Saint Germain
• Goiaba + Limão + Melissa + Ameixa.

DISPLASIA

(Crescimento ou desenvolvimento anormal.)

Saint Germain
• Pectus + Purpureum + Gerânio.

DISTROFIA MUSCULAR

(Desenvolvimento incompleto e anormal, degeneração do músculo.)

Implica a profunda necessidade de se sentir seguro, a perda da fé e da confiança.

Bach
• Olive + Larch + Hornbeam + Wild Oat.
Minas
• Sambucus, Arnica Campestre, Anil, Ruta, Lavandula, Phyllanthus, Sustentav (Ffl).
Austrália
• Wild Potato Bush, Fringed Violet, Bush Fuchsia, Bauhinia, Crowea, Dog Rose of the Wild Forces, Flannel Flower, Waratah.

Saint Germain
• Cocos + Arnica Silvestre + Pepo.

Distúrbios da Coluna
Bach

• Em geral – Hornbeam, Wild Oat, Scleranthus, Rock Water, Water Violet, Vervain, Centaury, Pine, Vine.

• Estrutura para a matéria – ajuda a corrigir defeitos posturais – Hornbeam.

• Estrutura e firmeza à postura – Wild Oat.

• Nos rígidos, para dar flexibilidade da vida – Willow + Hornbeam.

• Fortalecer o eixo do corpo, firmeza ao esqueleto – Wild Oat + Hornbeam + Gentian ou Wild Oat + Scleranthus + Gentian.

• Desvios da coluna mais na altura cervical – Wild Oat + Larch.

• Estrutura para o corpo vencer a dúvida da existência – Gentian.

• Estruturação da matéria que impede o corpo de cumprir seu papel – Hornbeam + Gentian.

• Rigidez da postura – Rescue Remedy + Wild Oat + Holly ou + Willow.

• Tonifica a energia da região superior da coluna – Elm + Larch.

• Tensão muscular e torcicolo – Impatiens.

• Desbloqueia a energia do chacra básico, aliviando o cansaço – Elm + Hornbeam.

Minas

• Em geral – Arnica Campestre, Tropaeolum, Phyllanthus, Thumbergia, Vervano, Verbenacea, Sustentav (Ffl).

• Cervicais – Madressilva, Borragine, Chicorium, Lilium, Impatiens, Vervano, Verbenacea, Sustentav (Ffl).

• Torácicas – Pinus, Millefolium, Jasminum, Ruta, Phyllanthus, Arnica Campestre, Sustentav (Ffl).

• Lombares – Ambrosia, Mimosa, Millefolium, Phyllanthus, Arnica Campestre, Sustentav (Ffl).

• No sacro e no cóccix – Ficus, Pinus, Aristoloquia, Millefolium, Phyllanthus, Sustentav (Ffl) ou Verbenacea + Basilicum + Agave + Tropaeolum + Impatiens + Thumbergia + Phyllanthus e Sustentav (Ffl).

Austrália

• Em geral – Waratah, Sunshine Wattle, Paw Paw, Silver Princess, Banksia Robur, Mint Bush, Gymea Lily, Tall Yellow Top.

Emergency Essence (Fringed Violet + Grey Spider Flower + Sundew + Crowea + Waratah), com creme sórdico aplicado topicamente.
• Cervicais – Paw Paw, Bluebell, Tall Yellow Top, Isopogon, Kangaroo Paw, Sturt Desert Rose, Crowea, Five Corners.
• Torácicas – Bottlebrush, Cowea, Sturt Desert Rose, Sturt Desert Pea.
• Sacro-lombares – Southern Cross, Crowea, Bluebell, Boab, Gymea Lily, Sunshine Wattle, Tall Yellow Top ou Flannel Flower + Wisteria.
• Cóccix – Tall Yellow Top.
• Costelas – Fringed Violet + Red Helmet Orchid.
• Discos intervetebrais – Crowea, Gymea Lily, Tall Yellow Top.
• Escoliose – Crowea, Gymea Lily, Red Helmet Orchid, Tall Yellow Top.
• Para melhorar a postura – Five Corners + Crowea.
• Postura e ligamentos – Gymea Lily.

Saint Germain
• Em geral – Varus.
• Fratura do cóccix – Varus.
• Dores, contrações e lesões musculares dos que controlam demais a mente e emoções e ultrapassam os limites do corpo – Piper + Boa Sorte + Varus + Verbena.
• Posicionamento correto das vértebras e fortalecimento dos feixes energéticos que correm no interior da coluna – Poaia Rosa.
• Alinhamento pélvico e ajuda o fluxo da energia entre as regiões do sacro e garganta – Varus + Amygdalus.
• Conexão entre cóccix e alto da cabeça, equilibrando todos os chacras – Lótus do Egito.
• Mobilidade e relaxamento das couraças musculares (região superior das costas) – Piper + Verbena.
• Desbloqueiam a energia que flui entre o coração e a mente (tensão no peito, ombros e pescoço) – Piper + Verbena + Rosa Rosa + Grevílea.
• Harmoniza a região sacro-lombar – Pepo.
• Tensão nos ombros e na parte superior das costas, resultantes de perdas e frustrações – Rosa Rosa + Boa Deusa.
• Tensão igual à anterior, causadas por sobrecargas inúteis – remoção do que não serve mais – Madressilva SG + Laurus Nobilis + Flor Branca.

Diurético
(Agente que aumenta o volume de urina).
Saint Germain
• Sapientum + Pepo + Algodão + Allium + Amygdalus + Erianthum + Goiaba + Leucantha + Purpureum + Thea + Embaúba + Laurus Nobilis + Boa Deusa + Canela + Madressilva SG ou Poaia Rosa + Sapientum + Pepo + Algodão + Allium + Amygdalus + Erianthum + Goiaba + Leucantha + Purpureum + Thea + Embaúba.

Diverticulite
(Inflamação em divertículo; costuma ser consequência de constipação crônica causada por fezes estagnadas, que criam pequenas bolsas duras no cólon, as quais mais tarde se tornam foco de infecção, espasmos e dor.)
Expressa desejo de controle e retenção de mágoas antigas.
Bach
• Holly.
Minas
• Camelli, Orellana, Calêndula Silvestre.
Austrália
• Mountain Devil, Dagger Hakea, Bottlebrush, Tall Mulla Mulla.
Saint Germain
• Verbena + Boa Deusa + Flor Branca.

Doença autoimune
(Doença que ocorre em razão de uma agressão do organismo por seu próprio sistema imunitário.)
Bach
• Holly, Willow.
Minas
• Camelli, Orellana, Calêndula Silvestre, Zinnia.
Austrália
• O corpo ataca a si mesmo – Slender Rice Flower.
Obs.: ver itens referentes.

Doença crônica
(Doença de longa duração.)
Expressa recusa em mudar, por insegurança e medo do futuro. Prisão a conflitos, sem ânimo nem coragem para forçar uma decisão.
Bach
• Para agudizar e dar força de abertura – Hornbeam + Chestnut Bud + Larch + Gorse.

- Problemas crônicos com sintomas oscilantes, que precisam de alguma definição – Hornbeam + Scleranthus + Gorse.
- Se perdeu a fé e o processo precisa ser mobilizado – Gentian + Larch + Gorse.
- Processos crônicos ou degenerativos, quando tomam muita alopatia – Willow + Gorse + Crab Apple.

Minas
- Aleluia, Tabebuia, Foeniculum, Millefolium.

Austrália
- Em geral – Bauhinia, Dog Rose, Kapok Bush, Sunshine Wattle, Illawarra, Flame Tree, Banksia Robur, Kapok Bush, Wild Potato Bush.
- Que definham – Kapok Bush, Southern Cross, Waratah ou Crowea + Paw Paw + Peach-flowered Tea-tree.

Saint Germain
- Ipê Roxo + Patiens + Fórmula Emergencial.

DOENÇA DE SÃO VITO

Minas
- Anil.

DOENÇA GENÉTICA

(Doença transmitida por hereditariedade.)

Bach
- Honeysuckle + Gorse + Walnut.

Minas
- Madressilva + Millefolium + Aleluia.

Austrália
- Boab, Green Spider Orchid, Dog Rose of the Wild Forces.

Saint Germain
- Lírio da Paz.

DOENÇA IRREVERSÍVEL

(Doença incurável, que não pode ser revertida ao estado anterior ao mórbido)

Bach
- Star of Bethlehem, Gorse, Holly, Wild Rose, Elm, Cherry Plum, Rescue Remedy.

Minas
- Aleluia, Fortificata, Ruta, Buquê de 9 flores.

Austrália
• Emergency Essence (Waratah + Fringed Violet + Grey Spider Flower + Crowea + Sundew) ou
Mint Bush, Banksia Robur, Illawarra Flame Tree, Sunshine Wattle, Wild Potato Bush.
Saint Germain
• Panicum + Goiaba + Focum + Embaúba + Ipê Roxo.

DOENÇA VENÉREA
(Doença infectocontagiosa transmitida sexualmente).

Expressa culpa de ordem sexual e necessidade de punição. Crença de que os órgãos sexuais são sujos ou pecaminosos.
Bach
• Crab Apple + Pine + Wild Rose.
Minas
• Em geral – Aristoloquia, Cassia, Artemisia, Zante, Pinus, Imunis (Ffl).
• Gonorreia – Agave.
Austrália
• Billy Goat Plum, Dagger Hakea, Sturt Desert Rose, Spinifex.
Saint Germain
• Em geral – Tuia + Limão + Sapientum + Ipê Roxo + Embaúba + Allium + São Miguel + Leucantha.
• Gonorreia – Limão + Sapientum + Carrapichão.
• Sífilis – Limão + Ipê Roxo + Tuia.
• Blenorragia (corrimento mucoso excessivo) – Limão + Embaúba + Cocos.

DOR
(Sensação desagradável, variável em intensidade e em extensão de localização, produzida pela estimulação de terminações nervosas.)

Simboliza o sentimento de solidão e desamparo. Reflete culpa e autocastigo inconscientes relacionados à impossibilidade de resolver os problemas existenciais.

Aguda – culpa, autocastigo.

Contínua – desejo de ser amado, abraçado.

De cabeça – autonegação, autocrítica, medo. Sinal da alma de que está fazendo muito, que está impondo a si mesmo mais responsabilidade do que pode suportar.

Generalizada – dificuldade de expressar os sentimentos e de direcionar a vida, expressão afetiva bloqueada, angústia existencial, agressividade reprimida, marcas de abuso ou violência na infância, dificuldade de lidar com perdas significativas e com estados depressivos.

Cervical – mostra sensação de não ser querido e o medo de não poder conservar o amor. Falta de apoio emocional para a sobrecarga de responsabilidade.

Torácica – o tórax representa o eu, o privado e *pessoal*. Problemas nessa região indicam armaduras levantadas para proteger-se da rejeição e do perigo de mudanças. Associa-se também à culpa, busca de castigo, autocompadecimento e ligações com o passado.

Sacro-lombar – afetos ocultos ligados à sensação de culpa ou a uma rejeição da maturidade. Medo da falta de apoio financeiro.

Ciática – medo do futuro e da falta do dinheiro.

Nas mamas – cóleras não assimiladas (quando se trata de sensibilidade ao toque), desejo de maternidade, de realização feminina (mama esquerda), desejo de realização do masculino (mama direita), falta de alegria de viver e nutrição emocional.

Nos rins – problemas entre os parceiros.

Bach

• Libera endorfina – aceitação e transformação do sofrimento – Elm ou Elm + Holly + Star of Bethlehem + Vine + Impatiens.

• Crônica e forte – Gorse + Willow + Holly + Vervain ou Cherry Plum + Impatiens + Elm.

• Muitas, pelo corpo – Rescue Remedy + Willow + Gorse + Impatiens + Vervain + Holly + Hornbeam.

• De crescimento – Wild Oat + Hornbeam.

• De fraturas ósseas – Rescue Remedy + Holly.

• Nas articulações – Rescue Remedy + Hornbeam + Holly e + Elm, Willow ou Star of Bethlehem.

• Violenta e aguda ou com inflamação – Rescue Remedy + Pine + Holly + Impatiens ou Rescue Remedy + Elm + Holly + Cherry Plum.

• De tensão – Impatiens + Holly + Vervain.

• Muscular – Impatiens, Centaury, Vervain, Elm.

• Ocular – Vervain, White Chestnut.

• Nas costas – Vine + Pine (ver coluna).

• Com perda de controle – Cherry Plum + Holly + Elm + Willow.

• De artrose, enxaqueca ou SPM – Holly + Willow.

• De cabeça – White Chestnut + Impatiens e + Vervain, Chicory, Vine, Aspen, Hornbeam ou Scleranthus.

- Cefaleia tensional – Rescue Remedy + Elm + Oak.
- Cefaleia em salvas – Rescue Remedy.
- Nevralgia facial e trigêmeo – Cherry Plum.
- Por movimentos – Mimulus.
- Nas pessoas difíceis – Willow + Vervain + Holly.
- De dentes – Vervain + Impatiens + Rescue Remedy (ver dentes).
- Em ferimentos abertos – Vervain + Crab Apple.
- Nos joelhos – Water Violet + Arnica Campestre (Minas).
- Generalizada por causa de sinovite e artrite – Rescue Remedy + Elm + Star of Bethlehem – via oral e massagem com o composto de – 30 gramas de creme Lanette + Rescue Remedy + Crab Apple + Elm + Cherry Plum.
- De estômago – Impatiens + Aspen.
- Creme para dores – Hornbeam + Impatiens + Vervain + Rescue Remedy.

Obs.: em todos os casos de dores, acrescentar Walnut para o sentimento de estar preso, limitado e para dificuldade de ajustamento às mudanças.

Minas
- Em geral – Icaro, Nicociana, Serenium (Ffl).
- Interna – Basilicum, Arnica Campestre, Icaro (anestésico floral).
- De ouvidos – Mirabilis, Lilium, Rosmarinus, Arnica Campestre, Ficus.
- De cabeça – (marteladas nas têmporas) – Ficus, Basilicum, Millefolium, Zinnia, Impatiens, Ruta, Lavandula, Vervano, Matricaria, Calmim, Momordica, Dianthus, Mimosa, Verbenacea.
- Cefaleia tensional – Buquê de 9 flores + Ficus + Lavandula.
- Enxaqueca – Vervano, Impatiens, Ficus, Psidium, Lavandula, Zinnia, Orellana, Pinus, Sálvia (ver enxaqueca).
- Na base do crânio e pescoço – Impatiens, Fuchsia, Dianthus, Phyllanthus, Vervano, Taraxacum, Millefolium, Verbenacea.
- Por todo o corpo – Phyllanthus, Basilicum, Ficus, Icaro, Arnica Campestre, Serenium (Ffl) ou Buquê de 9 flores + Basilicum + Mimosa + Arnica Campestre + Momordica e Serenium (Ffl).
- De origem nervosa – Basilicum, Vervano, Ficus, Psidium, Lavandula, Impatiens, Serenium (Ffl).
- Muscular – Phyllanthus, Verbenacea, Icaro, Vervano, Arnica Campestre e Sustentav (Ffl) + Imunis (Ffl).
- Articulares – Verbenacea, Vervano, Malus, Artemisia, Arnica Campestre e Sustentav (Ffl) + Imunis (Ffl).

• De coluna – (ver coluna).

Austrália

• Em geral – Emergency Essence (Waratah + Fringed Violet + Grey Spider Flower + Crowea + Sundew)+ Bottlebrush ou Sturt Desert Rose, Five Corners, Bluebell, Tall Yellow Top, Spinifex, Dog Rose of the Wild Forces, Bush Iris.

• Aguda – Spinifex.

• Nos braços – Paw Paw, Bottlebrush, Flannel Flower, Philotheca.

• De cabeça – Boronia, She Oak, Emergency Essence (Waratah + Fringed Violet + Grey Spider Flower + Crowea + Sundew) ou Emergency Essence (Waratah + Fringed Violet + Grey Spider Flower + Crowea + Sundew) + Paw Paw + Sturt Desert Rose + Five Corners.

• Nos dedos – Kapok Bush, Sundew, Paw Paw.

• De estômago – Paw Paw + Crowea.

• Por todo o corpo – Emergency Essence (Waratah + Fringed Violet + Crowea + Sundew + Grey Spider Flower) + Sturt Desert Rose.

• Sem causa aparente – Dog Rose of the Wild Forces.

• Muscular – Crowea (uso interno e tópico).

• Nos nervos – Emergency Essence (Waratah + Grey Spider Flower + Fringed Violet + Sundew + Crowea) + Bush Fuchsia + Spinifex + Sturt Desert Rose.

• Acalma a dor e ajuda a descobrir a causa emocional – Spinifex.

• Alivia a – Bottlebrush + Waratah

• Do membro amputado – Fringed Violet.

• Contínua – Bluebell, Five Corners, Tall Yellow Top, Emergency Essence (Waratah + Fringed Violet + Grey Spider Flower + Sundew + Crowea).

• Periódica – Crowea, She Oak.

• De coluna – (ver coluna).

• De pescoço crônica, torque dural, 2ª e 3ª cervical – Tall Yellow Top.

• Memória celular da dor – Boab + Dog Rose of the Wild Forces + Fringed Violet.

Saint Germain

• Ajuda para suportar a – Cidreira + Begônia + Piper + Purpureum + Cocos + Patiens + Allium.

• De cabeça – Limão + Ipê Roxo + Purpureum + Coronarium + Anis + Piper (quatro gotas da solução estoque).

- Cefaleia tensional – Verbena + Coronarium + Cidreira.
- Cefaleia em salvas – Saint Germain + Coronarium.
- De cabeça crônica – Coronarium + Ipê Roxo + Anis.
- De garganta – Amygdalus.
- De ouvido – Pepo + Allium + Purpureum + São Miguel + Algodão + Rosa Rosa.
- De dentes – Abricó + Anis.
- Lombar – Verbena.
- Muscular – Piper + Boa Sorte.
- Articular – Piper + Ipê Roxo + Algodão + Varus + Leucantha + Mimozinha.
- Nas juntas – Leucantha + Piper + Varus + Ipê Roxo + Algodão.
- No corpo por gripe – Purpureum + Piper + Allium + São Miguel + Ipê Roxo.
- Por todo o corpo – Cidreira + Piper + Begônia + Purpureum
- No ventre – Anis.
- Nos rins – Limão.
- Reumática – Amygdalus + Piper + Varus + Mimozinha.
- Violenta de hérnia de disco – em meio copo de água, colocar 10 ml da solução estoque de Piper. Tomar de uma só vez o conteúdo do copo e, nos dias seguintes, continuar com Piper na solução de uso.
- Violenta de câncer – em meio copo de água, colocar 10 ml da solução estoque de Piper. Tomar a mesma dose três vezes ao dia, até parar a dor.
- De cólica renal – Emergencial – 17 gotas da solução estoque em meio copo de água.

Ou: para dores generalizadas – Rescue Remedy + Pine + Sweet Chestnut + Gorse + Wild Oat (Bach) + Arnica Campestre (Minas) + Boa Sorte + Abricó (Saint Germain).

DUODENITE
(Inflamação do duodeno.)
Bach
- Agrimony.

Minas
- Dianthus, Fuchsia, Verbenacea.

Austrália
- Crowea, Dog Rose.

Saint Germain
• Verbena.

ECZEMA

(Doença inflamatória da pele, aguda ou crônica, pruriginosa, não contagiosa; geralmente caracterizada por variadas combinações de lesões papulosas, vesiculosas, pustulares, edematosas,etc.)

Expressa a resistência em abandonar normas de conduta, modelos mentais ou aspectos da personalidade que já não servem mais. Fantasia de estar em carne viva, de ter perdido a proteção que a pele oferece.

Por outro lado, a troca de pele pode ser lida como uma intenção de troca de identidade.

Bach
• Pine, Crab Apple, Larch, Star of Bethlehem, Holly, Willow, Olive, Water Violet, Impatiens, Scleranthus.

Minas
• Pastoris, Althaea, Malus, Linum, Tropaeolum, Momordica, Vervano, Foeniculum, Impatiens, Exsultat Liquor (Ffl), Argila Medicinal (uso tópico), Gel de Flores (uso tópico).

Austrália
• Freshwater Mangrove, Mulla Mulla, Rough Bluebell, Fringed Violet, Green Essence, Spinifex, Billy Goat Plum, Dagger Hakea, Little Flannel Flower.

Saint Germain
• Aloe + Leucantha (também uso tópico).

EDEMA

(Acúmulo anormal de líquido em espaço intersticial extracelular, havendo, entretanto, exceções, no caso do sistema nervoso central, em que se produz também em situação intracelular.)

Sugere emoções embotadas que necessitam ser abortadas.

Bach
• Honeysuckle, Crab Apple, Star of Bethlehem, Olive, Rock Water.

Minas
• Jasminum, Madressilva, Sempervivum, Malus, Lilium, Lacrima, Arnica Campestre, Artemisia, Phyllanthus.
• Nas pernas – Vênula (Ffl).

Austrália
• Bauhinia, Bush Iris, Dog Rose, Old Man Banksia, She Oak, Bluebell.

Saint Germain
• Limão + Madressilva SG + Canela + Mimozinha.
Obs.: ver inchaço, retenção de líquidos.

ELEFANTÍASE
(Hipertrofia da pele e do tecido subcutâneo, cuja circulação linfática está obstruída por infecção de evolução crônica. As partes principalmente afetadas são as pernas e a genitália externa.)
Bach
• Crab Apple + Olive.
Minas
• Fortificata, Limpidus, Imunis (Ffl).
Austrália
• Bush Iris, Detox Essence (Bottlebrush + Dagger Hakea + Dog Rose + Wild Potato Bush + Bush Iris).
Saint Germain
• Limão
Obs.: Drenagem linfática na virilha com as essências escolhidas, diluídas em vaselina líquida.

ENDOMETRIOSE
(Presença de tecido do endométrio em localização anormal, como no parâmetro ou na parede da bexiga.)
Reflete a dificuldade em colocar limites na vida, que se manifesta no corpo, quando permite que células estranhas ao ambiente consigam invadir o espaço das outras.
Bach
• Floral celular (Rock Rose + Cherry Plum + Star of Bethlehem + Crab Apple) ou Walnut, Centaury, Wild Oat.
Minas
• Calêndula Silvestre, Lavandula, Origanum, Millefolium, Lilium, Matricaria, Malus, Ruta, Silene, Hormina (Ffl).
Austrália
• Yellow Cowslip Orchid, Jacaranda, Illawarra Flame Tree ou Peach-flowered Tea-tree + She Oak.
Saint Germain
• Gerânio.

ENFISEMA PULMONAR
(Condição mórbida que se caracteriza pelo aumento permanente

do volume dos espaços aéreos localizados além dos bronquíolos terminais, seja por dilatação, seja por lise das paredes alveolares.)

Ressalta o medo de aceitar a vida e o sentimento de não ser digno.

Ocorre em pessoas com "boas ideias" e talvez com fantasias, mas que nunca tiveram coragem de expressá-las e de dar-lhes espaço para se tornarem realidade, o que as leva a um peito cheio de ar morto.

Bach
• Aspen + Olive + Wild Oat + Crab Apple.

Minas
• Millefolium, Plantago, Madressilva, Phyllanthus, Foeniculum, Sálvia, Bipinatus, Passiflora, Eucalyptus, Fuchsia, Ventilian (Ffl).

Austrália
• Dog Rose, Illawarra Flame Tree, Five Corners ou Crowea + Tall Mulla Mulla + Sundew.

Saint Germain
• Arnica Silvestre + Leucantha + Gerânio + Allium + São Miguel + Mangífera.

ENJOO

Expressa a perda da estabilidade e do contato com a realidade, muitas vezes porque essa realidade é demasiadamente pesada e desgastante.

Ocorre em pessoas extremamente sensíveis que precisam fechar o plexo solar para reduzir as vibrações que absorvem do ambiente.

Bach
• Em geral – Rescue Remedy + Scleranthus e + Agrimony ou Mimulus (se necessário).

• De viagem – prevenir colocando direto na boca duas gotas de Rescue Remedy (solução estoque), durante uns três dias antes da viagem.

Minas
• Fórmula de Exame, Buquê de 9 flores, Ficus.

Austrália
• Em geral – Red Grevillea, Dog Rose, Jacaranda, Bush Fuchsia.

• Matinal – Bottlebrush, Dagger Hakea, Dog Rose, She Oak.

• De viagem – Crowea, Paw Paw, Emergency Essence (Waratah + Fringed Violet + Sundew + Grey Spider Flower + Crowea), Travel Essence (Banksia Robur + Mulla Mulla + Bottlebrush + Bush Fuchsia + Bush Iris + Crowea + Fringed Violet + She Oak + Macrocarpa + Paw Paw + Sundew).

- De movimento – Bush Fuchsia + Crowea + Paw Paw + Dog Rose ou Spinifex + Tall Mulla Mulla ou Dog Rose, Red Grevillea ou Travel Essence (Banksia Robur + Mulla Mulla + Bottlebrush + Bush Fuchsia + Bush Iris + Crowea + Fringed Violet + She Oak + Macrocarpa + Paw Paw + Sundew).

Saint Germain
- Em geral – Aloe + Erianthum.
- De gravidez – Pepo + Leucantha.

Obs.: ver náusea.

ENTERITE
(Inflamação intestinal aguda ou crônica.)

Manifesta-se quando a pessoa sente, inconscientemente, que incorporou algo que a prejudica e a envenena. Porém, em vez de eliminar, adere mais ainda ao que a prejudica, e esse conflito vai progressivamente lesionando seu corpo.

Bach
- Pine, Crab Apple, Willow, Cherry Plum, Centaury, Chicory.

Minas
- Psidium, Lavandula, Ageratum, Malus, Linum, Chicorium, Millefolium, Zinnia, Foeniculum, Madressilva.

Austrália
- Crowea.

Saint Germain
- Algodão + Limão.

ENTERECOLITE
(Inflamação do intestino delgado e do cólon.)

Saint Germain
- Limão.

ENURESE
(Incontinência urinária.)

Associa-se ao medo de figuras parentais, em especial a autoridade paterna.

É uma desconcentração como uma reação à pressão vivida, isto é, uma descarga de problemas interiores ou um "choro no nível inferior do corpo".

Bach
- Em geral – Walnut, Cherry Plum, Star of Bethlehem ou White Chestnut + Star of Bethlehem ou Mimulus + Heather + Hornbeam + Cherry Plum.

• Quando à noite descarregam tudo o que de dia bloqueiam, com medo da entrega – Rock Rose + Cherry Plum + Chestnut Bud.

• Por vazio, carência afetiva – Chicory + Cherry Plum + Chestnut Bud.

• Para manipular os pais ou carência – Chicory + Heather + Cherry Plum + Holly.

Minas

• Guttagnello, Plantago, Psidium, Ruta, Sambucus, Passiflora, Artemisia, Piperita, Bonus Somnus (Fes).

Austrália

• Red Helmet Orchid + Dog Rose.

Saint Germain

• Em geral – Goiaba + Allium + Limão + Leucantha + Sapientum.

• Em adolescentes – Sapientum.

Envelhecimento

Problemas com o envelhecimento demonstram excessivo apego às normas sociais, postura conservadora e receio de ser autêntico.

Senilidade – fuga, desejo de voltar à pretensa segurança da infância.

Bach

• Medo do – Honeysuckle + Mimulus + Walnut.

• Tristeza por estar envelhecendo – Honeysuckle + Gentian.

• Velhos que perderam a luz, sem propósito para viver – Wild Rose + Wild Oat.

• Com esclerose mental – Gorse.

• Velhos fechados, avarentos, obstinados – Cerato + Willow + White Chestnut.

• Crise da meia-idade – Wild Oat + Vervain + Walnut.

• No envelhecimento, medo do escuro, pelo afastamento de Deus – Gentian + Aspen.

• Velhos com insegurança no andar, porque estão fracos – Olive + Wild Oat.

• Com comportamento infantil, carente e /ou egoísmo – Chicory.

• Memória diminuída – Chestnut Bud + Clematis + Honeysuckle.

Minas

• Em geral – Sempiternu.

• Com senilidade e esclerose – Rosmarinus, Foeniculum, Anil, Movius (Ffl).

• Com enrijecimento psíquico e físico – Phyllanthus, Sempiternu, Taraxacum.

- Tremores decorrentes do – Sambucus.
- Facial precoce – Madressilva, Jasminum, Malus.

Austrália
- Cobre tudo o que o trouxer nos níveis físico, emocional e espiritual – Bauhinia.
- Aceitar o corpo – Billy Goat Plum.
- Aceitar as mudanças inevitáveis – Bottlebrush.
- Espírito brincalhão – Little Flannel Flower.
- Prematuro ou rápido – Flannel Flower.
- Da pele – Mulla Mulla, She Oak.
- Ajuda a desacelerar o processo de – Southern Cross e Sunshine Wattle alternados.
- Para retardar o – Dagger Hakea, Bauhinia, Mountain Devil, Little Flannel Flower, Peach-flowered Tea-tree ou
Dog Rose + Little Flannel Flower + Peach-flowered Tea-tree.
- Medo do – Bottlebrush + Peach-flowered Tea-tree + Dog Rose.
- Senilidade – Isopogon, Sundew, Red Lily.
- Para as frustrações com limitações físicas – Wild Potato Bush.
- Perda da identidade após a aposentadoria – Tall Yellow Top.
- Costuma fazer papel de mártir, que manipula os outros – Rough Bluebell.
- Frustração quanto à restrição do corpo em qualquer situação no – Wild Potato Bush.
- Sexualidade com prazer e descontração no – Five Corners + Wild Potato Bush ou Billy Goat Plum + Flannel Flower + Five Corners ou Little Flannel Flower + Flannel Flower + Wisteria + Sturt Desert Rose.

Saint Germain
- Em geral – Fórmula Emergencial + Alcachofra.
- Precoce, causado por vampirismo – Alcachofra

ENXAQUECA

(Síndrome constituída por cefaleias periódicas, muitas vezes unilaterais, e que são acompanhadas de náusea, vômito e perturbações sensoriais.)

Expressa o desagrado por ser impelido pelos outros, assim como resistência ao fluxo da vida e aos que queiram invadir seu espaço vital.

Indica também preocupação, inclusive com a autoimagem, obrigação de ser perfeito, fuga de fazer algo de que não gosta, impaciência, raiva, mágoa, necessidade de segurança e de proteção.

Atividades como a sexualidade e a agressividade, bloqueadas pelos pensamentos.

Bach

• Em geral – Holly + Impatiens + Pine + Scleranthus ou Rescue Remedy + Scleranthus + Cherry Plum + Impatiens.

• Se for pelo ritmo – Impatiens.

• Quando detesta o que faz, pune-se pela vida que escolheu e que não consegue mudar – Holly + Pine.

• Se o bloqueio energético for mais em nível baixo da coluna – Sweet Chestnut + Hornbeam.

• Os que captam influências na cabeça e como não sabem filtrá-las (não entendem por que se desequilibram em pensamento e têm dores de cabeça, enxaquecas, etc.) – Walnut + uma essência do item do pensamento (Cherry Plum, Red Chestnut, etc.) – duas gotas da solução estoque. Depois, continuar com a mesma fórmula diluída normalmente.

Minas

• Em geral – Vervano, Orellana, Pinus, Sálvia, Ficus, Impatiens, Psidium, Lavandula, Zinnia, Melina (Ffl) ou Verbenacea + Impatiens + Ficus + Momordica + Phyllanthus + um fitofloral.

Austrália

• Emergency Essence (Waratah + Fringed Violet + Grey Spider Flower + Crowea + Sundew) ou Paw Paw, Mint Bush, Sturt Desert Rose, Five Corners, She Oak, Black-eyed Susan, Bauhinia.

Saint Germain

• Triunfo + Ipê Roxo + Purpureum + Coronarium (quatro gotas da solução estoque) ou Cidreira + Coronarium + Erianthum.

Ou: Rescue Remedy + Cherry Plum + Holly + Scleranthus + Vervain (Bach) + Sálvia + Arnica Campestre (Minas) + Triunfo + Monterey (Saint Germain).

EPILEPSIA

(Afecção que consiste em acessos recidivantes de distúrbios de consciência ou de outras funções psíquicas, movimentos musculares involuntários e perturbações do sistema nervoso autônomo. Esses sintomas de repetição são concomitantes a descargas disrítmicas de neurônios encefálicos).

Implica a sensação de perseguição, de grande luta interior, rejeição pela vida e autoviolência.

Os indivíduos acometidos pela epilepsia têm uma conexão precária com a terra e, quando detectam qualquer coisa que possa ameaçar sua autoestima ou segurança, ocorre o ataque.

Bach
• Rescue Remedy + Cherry Plum + Clematis + Scleranthus.

Minas
• Buquê de 9 flores, Anil, Lavandula, Pastoris, Sambucus, Artemisia, Psidium, Ruta, Passifora, Calêndula Silvestre, Rosmarinus, Foeniculum, Aristoloquia.

Austrália
• Emergency Essence (Waratah + Sundew + Grey Spider Flower + Fringed Violet + Crowea) quando for aguda ou Black-eyed Susan, Bush Fuchsia, Grey Spider Flower, Sundew, Wild Potato Bush, Spinifex, Sounthern Cross, Mountain Devil.

• Petit Mal (forma branda da) – Spinifex, Southern Cross, Mountain Devil.

Saint Germain
• Limão + Melissa + Arnica Silvestre + Algodão + Allium + São Miguel + Abricó + Coronarium + Triunfo + Leucantha + Lírio da Paz + Boa Sorte.

Equilíbrio, perda do

Demonstra a existência de pensamentos difusos e a falta de centramento.

Bach
• Em geral – Rescue Remedy, Scleranthus, Clematis, Cherry Plum.
• Por distúrbios neurológicos – Scleranthus + Larch + Chestnut Bud + Wild Oat.

Minas
• Buquê de 9 flores, Sambucus, Ficus, Rosmarinus, Psidium.

Austrália
• Emergency Essence (Waratah + Fringed Violet + Grey Spider Flower + Crowea + Sundew) ou Red Lily, Bush Fuchsia, Jacaranda.
• Dos órgãos – Crowea (uma dose equilibra 14 órgãos principais e o sistema nervoso).
• Nos meridianos – Crowea, Five Corners, Slender Rice Flower.
• Dos hemisférios cerebrais (frontal e posterior) – Bush Fuchsia.

- Do hipotálamo depois do uso prolongado de anticoncepcionais – Bush Fuchsia.

Saint Germain
- Iônico – Perpétua.
- Do sal no organismo – Perpétua.

EQUILÍBRIO HORMONAL

Bach
- Em geral – Scleranthus + Wild Rose + Larch + essências individuais.
- Aumento de hormônios masculinos na mulher – Impatiens + Wild Rose.
- Regular o hormônio LH, prolactina e outros hormônios femininos – Cherry Plum.
- Descontrole hormonal – Cherry Plum + Larch.
- Mulher "Heather" com distúrbios hormonais ou renais, ajudar com – Wild Rose, Hornbeam ou Chicory.
- Regular o ciclo hormonal na menopausa – Larch + Walnut.

Minas
- Madressilva, Matricaria, Lilium, Origanum, Lantana, Margarites, Lavandula, Hormina (Ffl).

Austrália
- Em geral – She Oak, Femin Essence (Billy Goat Plum + Bottlebrush + Crowea + Mulla Mulla + Old Man Banksia + Peach-flowered Tea-tree + She Oak).
- Nas mulheres que tomam anticoncepcionais ou fazem terapia de reposição hormonal por mais de seis meses (ambos podem desequilibrar o hipotálamo) – Bush Fuchsia + She Oak.
- Mudanças de humor associadas a desequilíbrio do pâncreas ou dos ovários – Peach-flowered Tea-tree.
- Dos testículos – Flannel Flower e + She Oak (se não melhorar).
- Dos ovários – She Oak.

Saint Germain
- Gerânio.
- Reposição hormonal – Poaia Rosa + Gerânio.

ERISIPELA

(Doença infeciosa, contagiosa, estreptocócica, que atinge a pele e o plano subcutâneo e se caracteriza, clinicamente, por rubor e tumefação das partes lesadas, além de acarretar sintomas constitucionais.)

Saint Germain
• Erianthum + Sapientum + Pepo + Allium + São Miguel + Poaia Rosa.

ERUPÇÃO CUTÂNEA

(Alteração cutânea eflorescente visível, de caráter patológico, e que se caracteriza por vermelhidão, saliência ou por ambos.)

Demonstra que algo reprimido (impedido de se manifestar) deseja ultrapassar as fronteiras da repressão a fim de tornar-se visível (consciente).

Indica resistência, falta de proteção emocional e sensação do eu indefeso que não pode resolver ou enfrentar uma situação frustrante.

Bach
• Impatiens + Crab Apple + Agrimony.

Minas
• Sálvia, Malus, Foeniculum, Linum, Pastoris, Millefolium, Impatiens, Passiflora, Verbenacea, Momordica.

Austrália
• Red Grevillea, Black-eyed Susan, Dagger Hakea, Dog Rose, Fringed Violet, Yellow Cowslip Orchid.

Saint Germain
• Amygdalus + Aloe + Arnica Silvestre + Algodão + Limão + Tuia + Leucantha + Sapientum.

Obs.: ver pele e itens referentes.

ESCABIOSE (SARNA)

(Infestação da epiderme por larvas que se insinuam na pele, caracterizada por lesões cutâneas múltiplas com vesiculação e formação de pápulas, acompanhadas por prurido intenso).

Simboliza pensamentos infectados. Permissão para que os outros entrem sob a pele.

Bach
• Beech ou Crab Apple + Beech + Larch + Red Chestnut + Walnut.

Minas
• Aristoloquia, Mirabilis, Sálvia, Gel de Flores (uso externo).

Austrália
• Spinifex.

Saint Germain
• Allium + Ipê Roxo + Limão + Patiens (também uso tópico) ou
Allium + Amygdalus + Goiaba + Limão + Pepétua + Verbena + São Miguel + Sorgo + Embaúba.

ESCARLATINA
(Doença infecciosa aguda, de origem estreptocócica, e que se caracteriza por febre, fenômenos inflamatórios no nariz, boca e faringe, sob a forma de exantema de pequenos pontos vemelho-escarlate.)
Saint Germain
• Limão.

ESCLERODERMIA
(Doença caracterizada por endurecimento da pele, em placas localizadas ou em áreas difusas, associada com pigmentação e atrofia da epiderme.)
Expressa medo da vida interior e falta de autoconfiança para manter-se e proteger-se.
Bach
• Em geral – Walnut + Larch.
• Para despertar e buscar a fonte geradora do conflito – Star of Bethlehem.
Minas
• Linum, Pastoris, Millefolium, Lavandula.
Austrália
• Fringed Violet, Dog Rose, Flannel Flower, Spinifex, Tall Mulla Mulla.
Saint Germain
• Alcachofra + Leucantha + Allium + Limão + Arnica Silvestre + Abricó.

ESCLEROSE AMIOTRÓFICA
(Doença degenerativa da via piramidal e dos neurônios motores inferiores, caracterizada por astenia motora, estado espástico dos membros, atrofia muscular, espasmo fibrilar e comprometimento final dos núcleos medulares.)
Sugere falta de autovalorização e negação ou medo do sucesso.
Bach
• Larch, Hornbeam, Rock Water.
Minas
• Phyllanthus, Vervano, Lavandula, Sustentav (Ffl).
Austrália
• Sturt Desert Rose, Isopogon.
Saint Germain
• Triunfo

Esclerose múltipla

(Doença autoimune em que os anticorpos atacam a bainha de mielina que circunda o axônio, que depois se inflama e endurece, transformando-se em uma substância chamada placa. Ela destrói a capacidade daquele axônio, em particular, de transmitir a informação, e a consequência é a perda sensorial e/ou motora. Os principais sintomas são: distúrbios da fala, nistagmo, atrofia muscular, tremor dos membros ao simples ensaio de mobilização ativa.)

Demonstra rigidez mental, dureza, inflexibilidade e medo de perder a pessoa amada.

Em geral há indignação e profundo ressentimento, raramente liberados, que se refletem no processo inflamatório.

A pessoa busca aprovação para seus atos, preferindo não assumir responsabilidades nem correr o risco de fracassar, tomando trilhas batidas criadas por outros, em lugar de tomar um rumo próprio.

Bach
• Gorse, Rock Water, Chestnut Bud, Clematis, Hornbeam.
Minas
• Anil, Foeniculum, Rosmarinus, Phyllanthus, Movius (Ffl), Sustentav (Ffl).
Austrália
• Hibbertia, Bluebell, Five Corners, Gymea Lily, Isopogon, Rough Bluebell, Southern Cross, Spinifex.
Saint Germain
• Triunfo+ Thea + Abricó + Alcachofra.

Escorbuto

(Desordem nutritiva em razão da carência de vitamina C, caracterizada por extrema fraqueza, gengivas esponjosas, tendência a hemorragias subcutâneas, submucosas e subperiosteas.)
Saint Germain
• Limão + Begônia + Anis + Patiens.

Escrofulose

(Tuberculose dos gânglios linfáticos cervicais.)
Saint Germain
• Limão.

Espasmo

(Contração súbita, de duração variável, de musculatura lisa ou estriada, acompanhada de dor e prejuízo funcional.)

Reflete estreitamento dos pensamentos causado por medos.
Bach
• Cherry Plum, Rock Water, Rock Rose, Rescue Remedy.
Minas
• Phyllanthus, Verbenacea, Foeniculum, Vervano, Arnica Campestre, Icaro, Sambucus, Buquê de 9 flores.
Austrália
• Em geral – Red Grevillea, Dog Rose.
• Do cólon – Bottlebrush + Crowea + Grey Spider Flower.
• Dos brônquios – Crowea.
Saint Germain
• Cidreira + Madressilva SG.
Obs.: ver contração muscular.

ESPERMATORREIA
(Derramamento involuntário, frequente e excessivo de esperma, sem que tenha havido cópula.)
Saint Germain
• Limão.

ESPORTE
Minas
• Aumento dos níveis energéticos do organismo e melhoria do desempenho físico de atletas e esportistas – Halimus (Ffl).
Austrália
• Para estar aberto a novas técnicas, estratégias e conceitos que envolvam o esporte que se joga – Bauhinia.
• Melhora da orientação espacial, coordenação física, capacidade, ritmo e precisão – Bush Fuchsia.
• Ajuda a curar músculos e tendões, assim como a manter a calma e o centramento antes de uma competição – Crowea.
• Para ter firmeza enquanto está treinando ou disputando – Dynamis Essence (Old Man Banksia + Macrocarpa + Crowea + Banksia Robur + Wild Potato Bush).
• Encoraja a participar de esportes e aumenta a energia física – Flannel Flower.
• Para não perder o senso de diversão que envolve o esporte – Little Flannel Flower.
• Nos casos de exaustão física ou perigo de desgaste – Macrocarpa.

- Traz harmonia do grupo e a cooperação dos participantes – Slender Rice Flower.
- Para integridade pessoal e para o respeito das regras – Sturt Desert Rose.
- Para total compromisso com o treinamento e a preparação para o esporte – Wedding Bush.
- Para ter coragem, força, tenacidade e para o desespero de perder – Waratah.
- Ajuda em qualquer frustração associada a lesões que impeçam de competir, a qualquer limitação de habilidade ou condicionamento que impeça de jogar como gostaria – Wild Potato Bush.
- Para tratar todos os ferimentos ou traumas enquanto se está treinando ou competindo – Emergency Essence (Waratah + Fringed Violet + Grey Spider Flower + Crowea + Sundew).

ESTIMULANTES

Bach
- Centaury, Wild Rose, Olive, Elm, Hornbeam.

Minas
- Sempervivum, Rosa Canina, Basilicum, Ruta, Tonarion, Guarana (Ffl), Almin (Fes).

Austrália
- Banksia Robur, Kapok Bush, Dynamis Essence (Old Man Banksia + Banksia Robur + Crowea + Macrocarpa).

Saint Germain
- Allium + Thea + Ipê Roxo + Bom Dia + Laurus Nobilis.
- Debilidade em geral – Melissa + Ipê Roxo + Patiens + Dulcis + Allium + São Miguel + Pepo + Limão.

ESTÔMAGO

(Víscera na qual se faz parte da digestão dos alimentos, situada entre o esôfago e o duodeno.)

Garante a nutrição e representa a assimilação de ideias.

Problemas no – significam medo do desconhecido, dificuldade de assimilar o novo e irritabilidade.

Implicam também a incapacidade para lidar com os aborrecimentos de forma consciente, resolvendo os conflitos e problemas por meio de um senso de responsabilidade pessoal. Rancor, incerteza prolongada, frustração, estresse, desconfiança.

Bach
- Em geral – Star of Bethlehem, Rock Rose, Mimulus, Impatiens, Aspen.
- Flatulência – Star of Bethlehem.

Minas
- Tagetes, Impatiens, Mimosa, Sálvia, Ageratum, Bipinatus, Vervano, Leonotis, Metabilis (Ffl).

Austrália
- Em geral – Old Man Banksia, Kapok Bush, Bauhinia, Black-eyed Susan, Tall Yellow Top, Crowea.
- Espasmos no – Red Grevillea.
- Tensão no – Dog Rose, Billy Goat Plum ou Paw Paw + Crowea
- Regula a produção de ácido clorídrico – Crowea

Saint Germain
- Afecção do – Unitatum + Leucantha + Limão + Goiaba + Allium + Melissa + Cidreira + Erianthum + Ameixa.
- Contração nervosa do – Anis.
- Dilatação do – Limão.
- Irritação no – Aloe.
- Estomatite – Limão + Aloe
- Problemas no estômago – Incensum + Limão + Erianthum (Saint Germain) + Crowea + Paw Paw + Dog Rose (Austrália).

Obs.: ver itens referentes.

ESTRABISMO

(Anomalia na qual os eixos visuais não se encontram no ponto objetivo em consequência da ação incoordenada dos músculos oculares extrínsecos.)

O olho não ativo reflete um aspecto do eu que deseja se esconder. Quando é o olho direito, está relacionado ao lado racional e, quando o esquerdo, à intuição. É importante conseguir a visão binocular tanto física quanto espiritualmente.

Convergente – recusa em ver o que está além de seu próprio mundo.
Divergente – medo de olhar para o presente, no aqui e agora.

Bach
- Convergente – Cerato, Chestnut Bud, Hornbeam.
- Divergente – Mimulus, Crab Apple, Clematis, Chestnut Bud.

Minas
- Convergente – Sálvia, Taraxacum, Ficus, Foeniculum, Luceris, Emilia, Silene.

• Divergente – Sálvia, Margarites, Ficus, Foeniculum, Luceris, Jasminum.
Austrália
• Convergente – Bush Fuchsia, Wild Potato Bush.
• Divergente – Dog Rose.

ESTREMECIMENTO
Expressa sentimentos de mesquinhez, dificuldade em abandonar velhas ideias e tendência a controlar acontecimentos e pessoas, por medo e insegurança.
Bach
• Beech, Aspen, Scleranthus, Honeysuckle.
Minas
• Passiflora, Madressilva, Ficus, Mirabilis.
Austrália
• Bluebell, Sunshine Wattle.

ESTRESSE
(Conjunto de reações do organismo a agressões de ordem física, psíquica, infecciosa, e outras capazes de perturbar a homeostase.)
Bach
• Rescue Remedy, Impatiens, Oak, Olive, Centaury, Vervain ou

Rescue Remedy + Cherry Plum + Elm + Hornbeam + Impatiens + Olive + Star of Bethlehem + Vervain ou

Vervain + Gentian + Rescue Remedy ou

Hornbeam + Elm + Holly ou Rescue Remedy + Elm + Olive + Impatiens + Vervain.

Minas
• Sempervivum, Agave, Ruta, Foeniculum, Tabebuia, Brasilicum, Momordica, Matricaria, Tonarion ou

Foeniculum + Sempervivum + Tabebuia + Agave + Coffea + Tonarion.

Acrescentar + um dos fitoflorais ou fitoessência:

Victris-M (Ffl), Victris-H (Ffl).

Austrália
• Mental – Emergency Essence (Waratah + Fringed Violet + Grey Spider Flower + Sundew + Crowea) ou

Flannel Flower, Black-eyed Susan, Paw Paw.

• Do cotidiano – Dynamis Essence (Old Man Banksia + Macrocarpa + Crowea + Banksia Robur).

• Físico – Macrocarpa.

- Relacionado com grande mudança (facilita essas situações) – Transition Essence (Autumn Leaves + Bauhinia + Bottlebrush + Bush Iris + Lichen)

Saint Germain
- Cidreira + Ipê Roxo + Allium + São Miguel + Pepo + Sapientum + Goiaba + Dulcis + Gerânio + Limão + Patiens + Tuia + Verbena + Erianthum + Laurus Nobilis + Melissa + Carrapichão + Abricó + Leucantha.

FADIGA

(Condição em que um indivíduo acusa crescente desconforto e decrescente capacidade física e/ou mental, decorrendo ambos de atividade prolongada ou excessiva para a sua capacidade de tolerância).

Expressa resistência, tédio, falta de amor pelo que faz e o não cuidar de si mesmo o suficiente (das suas necessidades vitais). Denota também a indefinição quanto aos desejos e necessidades do cotidiano.

Bach
- Em geral – Rescue Remedy + Hornbeam + Olive + Wild Rose ou Rescue Remedy + Elm + Hornbeam + Olive ou Rescue Remedy + Oak + Vervain + Centaury.
- Aos mínimos esforços – Olive.
- Após enfermidades – Centaury + Olive.
- Por autoexigência – Oak.
- Por excessos sexuais – Wild Rose.
- Por hiperatividade – Vervain.
- Por pensamentos – White Chestnut.
- Por trabalho excessivo – Centaury, Cerato, Oak, Olive, Vervain.
- Por trabalho inadequado – Elm, Hornbeam.

Minas
- Em geral – Tonarion, Victris-M (Ffl), Victris-H (Ffl), Guaraná (Ffl), Almin (Fes).
- Total e sem esperança – Rosa Canina + Aleluia + Tonarion e Almin (Fes).
- Total com esperança – Tabebuia + Foeniculum + Tonarion.
- Pelo esforço em agradar – Ruta, Matricaria.
- Por grandes exigências – Agave, Sempervivum.
- Instalada no coração – Borragine, Agave, Villaresia.
- Instalada na mente – Momordica, Foeniculum, Anil, Basilicum.

- Por insuficiência respiratória – Eucalyptus, Ventilian (Ffl).
- Em virtude de ansiedade e excitação – Vervano, Verbenacea, Calmim.
- Instalada no corpo – Sempervivum, Tabebuia.

Austrália
- Em geral – Old Man Banksia, Paw Paw, Fringed Violet, Jacaranda, Dog Rose, Sunshine Wattle ou Black-eyed Susan + Macrocarpa + Banksia Robur.
- Por apatia – Kapok Bush.
- Por preocupação – Crowea.
- Por insegurança – Dog Rose.
- Por tensão e esforço – Wild Potato Bush.
- Provocada por manejos ou conduta – Red Grevillea.
- Crônica – Banksia Robur, Crowea, Fringed Violet, Detox Essence (Bottlebrush + Bush Iris + Dagger Hakea + Dog Rose + Wild Potato Bush).

Saint Germain
- Ipê Roxo + Allium + São Miguel + Pepo + Sapientum + Goiaba + Dulcis + Limão + Gerânio + Tuia + Laurus Nobilis.

Obs.: ver cansaço, convalescença.

FEBRE

(Elevação da temperatura corporal acima de 37º C.)

Expressa a raiva que reflete o sentimento de estar explodindo de fúria. É um conflito que já absorve toda energia.

Bach
- Em geral – Crab Apple + Impatiens + Rock Rose + Scleranthus ou Rescue Remedy + Holly + Crab Apple.
- Por estresse – Vervain.
- Por contrariedade – Holly, Beech.
- Com agitação – Impatiens.
- Oscilantes – Scleranthus.

Minas
- Em geral – Millefolium, Aristoloquia, Ficus, Vervano, Buquê de 9 flores.
- Intermitentes – Momordica, Sálvia, Ficus, Vervano, Buquê de 9 flores.

Austrália
- Em geral – Tall Mulla Mulla, Mountain Devil, Mulla Mulla.
- Glandular – (ver Síndrome Epstein-Barr).

- Flutuação de temperatura no corpo – Old Man Banksia, Peach-flowered Tea-tree.
- Do feno – Tall Mulla Mulla, Dagger Hakea, Fringed Violet, Hibbertia, Black-eyed Susan ou Bush Iris + Dagger Hakea + Friged Violet.

Saint Germain
- Em geral – Laurus Nobilis + Anis + Cocos + Abricó + Perpétua + Thea + Allium + Limão + Patiens + Verbena + Erianthum.
- De Barcelona – Limão.
- De Malta – Limão.
- Do feno – Capim Seda.
- Intermitentes – Erianthum.

FERIDA

(Solução de continuidade em um órgão, em uma área, como resultado de incisão – ulceração, chaga.)

Bach
- Vervain + Crab Apple + Rescue Remedy.

Minas
- Buquê de 9 flores, Malus, Millefolium, Ruta, Imunis (Ffl), Exsultat Liquor (Ffl), Gel de Flores (uso externo), Argila Medicinal (uso externo).
- Feridas crônicas, ulcerosas e infeccionadas – (Origanum – Verão, 1997)

Dois frascos de Imunis (Ffl), 90 ml de água oxigenada de 10 volumes e completar recipiente de 500 ml com água mineral. Durabilidade de um mês.

Embeber algodão e colocar na ferida por 20 a 30 minutos – duas ou três vezes ao dia.

Caso não tenha infecção ou se trate de enxertos, retirar a água oxigenada – Imunis (Ffl) – via oral.

Austrália
- Spinifex, Sturt Desert Rose.

Saint Germain
- Em geral – Sapientum + Verbena + Unitatum + Limão + Algodão + Leucantha + Arnica Silvestre + Goiaba + Embaúba + Flor Branca (também uso tópico).
- Crônicas – Embaúba + Arnica Silvestre.
- Rebeldes – Leucantha.

FIBROMA

(Tumor benigno constituído principalmente por tecido conjuntivo fibroso branco.)

O aumento da massa de tecido uterino, que constitui o fibroma, representa o ressentimento de não ser cuidada. Pode dar aparência de gravidez, como se a mulher estivesse tentando cuidar de sua própria criança interior ferida.

Representa um golpe no ego feminino, que alimenta mágoas causadas pelo parceiro.

Bach
• Em geral – Vervain + Holly ou + Elm.
• Se houve histerectomia – para o vazio do orgão – Chicory + Hornbeam.

Minas
• Pinus, Aristoloquia, Malus, Ficus, Zinnia, Calêndula Silvestre, Momordica, Camelli, Limpidus, Imunis (Ffl).

Austrália
• Southern Cross.

Saint Germain
• Limão + Gerânio + Sapientum + Erianthum + Pepo + Ipê Roxo.

FIBROSE CÍSTICA

(Formação de tecido fibroso na bexiga ou na vesícula biliar.)

Implica um profundo pessimismo e sentimentos de vítima.

Bach
• Willow, Gentian.

Minas
• Zinnia, Sonchus.

Austrália
• Little Flannel Flower, Southern Cross, Boab, Bush Iris, Peach-flowered Tea-tree.

FÍGADO

(Víscera glandular volumosa, situada predominantemente no hipocôndrio direito, com pequena parte no epigástrio e hipocôndrio esquerdo, e que desempenha funções, tais como secreção da bílis, modificação de medicamentos, produção de glicogênio, e outras.)

Sede da raiva e emoções primitivas.

Distúrbios hepáticos sugerem problemas de avaliação e valorização, (incapacidade de optar pelo que é útil ou não) mostram que o indivíduo está assimilando algo em demasia, algo que ultrapassa sua capacidade de elaboração; indicam falta de moderação, ideias exageradas de expansão e ideais elevados demais. Impele a queixas crônicas.

Bach
• Impatiens, Willow, Beech, Holly.

Minas
• Em geral – Ruta, Trimera, Cassia, Ficus, Vervano, Taraxacum, Zinnia, Ageratum, Foeniculum, Mirabilis, Metabilis (Ffl).

• Desintoxicação do – Coleus.
• Cirrose – Dianis (Ffl).
Austrália
• Em geral – Dagger Hakea, Mountain Devil, Southern Cross, Slender Rice Flower, Sunshine Wattle.
• Drena e estimula o – Dagger Hakea
• Estimula o funcionamento do – Detox Essence (Bottlebrush + Bush Iris + Dagger Hakea + Dog Rose + Wlid Potato Bush).
Saint Germain
• Ativa a secreção da bílis – Aloe + Amygdalus + Erianthum + Verbena.
• Cirrose – Limão.

FÍSTULA

(Lesão congênita ou adquirida em que se comunicam, por meio de um canal por onde transita matéria, duas cavidades orgânicas ou uma cavidade orgânica e o meio exterior.)

Expressa medo e vontade de interromper o fluxo da vida.
Bach
• Rescue Remedy + Crab Apple + Vervain.
Minas
• Buquê de 9 flores, Millefolium, Ruta, Aristoloquia, Limpidus, Imunis (Ffl), Gel de Flores (Ffl), Argila Medicinal (uso externo).
Austrália
• Turkey Bush.
Saint Germain
• Tuia + Arnica Silvestre + Limão + Algodão.

FLACIDEZ

(Aqui, referente a músculos sem elasticidade, frouxos.)

Mostra-se em pessoas acomodadas e lentas para agir e pensar, as quais fazem com que o inconsciente generalize um comportamento que reflete no corpo a mesma conduta mental. Ressentimentos da vida.
Bach
• Hornbeam + Willow.
Minas
• Zinnia, Foeniculum, Argila Medicinal (uso externo).
Austrália
• Southern Cross.

Saint Germain
• Cocos + Sapientum.

FLATULÊNCIA
(Presença de gás no estômago ou no tubo intestinal.)
Bach
• Star of Bethlehem.
Minas
• Sempervivum, Metabilis (Ffl).
Austrália
• Bottlebrush + Crowea + Paw Paw.
Saint Germain
• Anis + Aloe + Melissa + Allium + São Miguel.

FLEBITE
(Inflamação de uma ou mais veias.)
Indica falta de alegria, raiva, frustração e tendência a culpar os outros pelas suas próprias limitações.
Bach
• Hornbeam + Rescue Remedy e + Holly ou Crab Apple.
Minas
• Orellana, Foeniculum, Rosmarinus, Malus, Verbenacea, Anil, Millefolium, Taraxacum, Arnica Campestre, Movius (Ffl), Gel de Flores (uso externo).
• Sindrome pós-flebite – Ginkgo Extrato (Ffl).
Austrália
• Mountain Devil.
Saint Germain
• Limão.

FRIEIRA (PÉ-DE-ATLETA)
(Afecção cutânea caracterizada por pequenas flictenas entre os dedos dos pés, embora outras áreas possam estar envolvidas, e que leva à umidade na pele, bolhas d'água, descamação e rachaduras nos calcanhares. É causada por infecção viral que prefere as áreas úmidas e desprotegidas do corpo.)

Reflete a personalidade de um indivíduo que tem limites pouco definidos e reluta em colocar os pés no chão por medo de fracasso e rejeição.

Esse tipo de pessoa costuma ver o mundo como um lugar em que está exposto a críticas, hostilidade e competição. Ao mesmo tempo, essa visão disfarça sua própria insegurança, a frustração em não ser aceito e a dificuldade de superar os problemas, de seguir adiante.

Bach
• Clematis, Rescue Remedy.

Minas
• Arnica Campestre, Buquê de 9 flores, Gel de Flores (uso externo).

Austrália
• Spinifex, Bush Iris ou Mulla Mulla + Tall Mulla Mulla.

Saint Germain
• Limão.

FRIGIDEZ

(Ausência de desejo e/ou prazer sexual na mulher.)

O conflito interno vinculado com forte medo inconsciente do gozo sexual e a crença de ser indigna geram sentimentos de vergonha e culpa que impedem a liberdade necessária para alcançar o orgasmo.

O medo predomina na medida em que o ser está acostumado a se controlar e o êxtase significa perda de controle. Medo de entrega.

Bach
• Agrimony + Centaury + Heather ou Impatiens + Wild Rose (luz do feminino) + Rock Rose + Vervain.
• Após perda ou decepção – Wild Rose + Star of Bethlehem e + Holly, Pine ou Mimulus (se necessário).

Minas
• Lilium, Hibiscus, Hymenaea, Aristoloquia, Basilicum, Lavandula, Zinnia, Pinus, Victris-M (Ffl).

Austrália
• Sexuality Essence (Billy Goat Plum + Bush Gardenia + Flannel Flower + Fringed Violet + Wisteria) ou Wisteria + Billy Goat Plum + Flannel Flower ou Wisteria, Billy Goat Plum, Red Helmet Orchid, Flannel Flower, Wedding Bush, She Oak.

Saint Germain
• Lírio Real.

FURÚNCULO

(Nódulo doloroso formado na pele pela inflamação circunscrita da derme e do tecido subcutâneo, envolvendo uma zona purulenta e endurecida, sendo causado por estafilococos que penetram pelos folículos pilosos.

A furunculose – ocorrência sequencial e persistente de furúnculos ou ocorrência simultânea de vários furúnculos – é favorecida por transtorno constitucional ou digestivo e irritação local.)

Mostra que algo está aflorando, indicando que está na hora de ir até a raiz do problema, em vez de tratar da questão superficialmente.

O furúnculo sem carnegão sugere que há um problema profundo, que ainda não está na hora de enfrentar.

Bach
• Em geral – Vervain + Crab Apple.
• Que não rompem – Crab Apple + Hornbeam + Vervain.

Minas
• Malus, Artemisia, Ruta, Millefolium, Arnica Campestre, Calêndula Silvestre, Foeniculum, Lavandula, Pinus, Verbenacea, Imunis (Ffl), Argila Medicinal (uso externo), Gel de Flores (uso externo).

Austrália
• Mountain Devil, Billy Goat Plum, Dagger Hakea, Sturt Desert Pea.

Saint Germain
• Leucantha.

GANGRENA

(Morte, em extensão variável, de tecido ou de órgão, por causa da perda de suprimento sanguíneo, seguida ou não de invasão bacteriana e de decomposição tecidal.)

Indica morbidez e destruição da alegria com os próprios pensamentos.

Bach
• Crab Apple, Hornbeam, Rescue Remedy.

Minas
• Buquê de 9 flores, Foeniculum, Calêndula Silvestre, Ruta, Lavandula, Malus, Millefolium.

Austrália
• Spinifex, Mountain Devil.

Saint Germain
• Amygdalus.

GARGANTA

(Segmento anterior do pescoço contendo as vias que levam da boca e do nariz, respectivamente, ao estômago e aos pulmões.)

Representa o lugar por onde entram a realidade e a vida; portanto, reflete o conflito na aceitação da própria existência e em assimilar a experiência que ela proporciona.

É a porta de entrada e saída de sentimentos e tem a ver com o negar ou aceitar a realidade pela dor que esta produz.

Inflamação nessa área denota raiva reprimida que está insistindo para ser liberada.

Bach
• Crab Apple + Cerato.

Minas
• Calêndula Silvestre, Origanum, Aristoloquia, Emilia, Phyllanthus, Impatiens, Verbenacea, Arnica Campestre, Mirabilis, Vervano, Malus, Taxaracum, Dianthus, Imunis (Ffl).

Austrália
• Flannel Flower, Bush Fuchsia, Bush Iris, Mountain Devil, Old Man Banksia, Turkey Bush.

Saint Germain
• Afecção – Amygdalus + Verbena + Limão + Allium.
• Congestão – Limão + Allium + São Miguel.
• Dor – Limão + Amygdalus + Allium.
• Inflamação – Leucantha + Amygdalus + Limão + Verbena + Rosa Rosa + Allium + São Miguel.
• Faringite – Jasmim Madagascar + Limão + Sapientum + Amygdalus + Capim Luz.
• Engasgos – Jasmim Madagascar.

Obs.: ver itens referentes.

GASTRITE
(Inflamação aguda ou crônica do estômago.)
Expressa incerteza prolongada e sensação de condenação.

Bach
• Impatiens, Willow, Red Chestnut, White Chestnut, Agrimony.

Minas
• Verbenacea, Sálvia, Vervano, Impatiens, Calmim, Ficus, Dianthus, Psidium, Aristoloquia, Foeniculum, Metabilis (Ffl), Serenium (Ffl), Argila Medicinal (uso interno).

Austrália
• Kapok Bush.

Saint Germain
• Sapientum + Erianthum + Limão + Cidreira + Aloe + Melissa + Leucantha + Allium + São Miguel + Ipê Roxo + Unitatum + Ameixa.
• Gastroenterite – Goiaba.

Gengiva

(Tecido fibroso fixado aos maxilares e à mandíbula que tem membrana mucosa subjacente, estendendo-se entre os dentes, a cujos colos adere firmemente.)

Representa o alicerce da vitalidade e da agressividade, da confiança primordial e da autossegurança.

Problemas na – incapacidade de sustentar decisões. Vacilação.

Piorreia – raiva com a incapacidade de manter decisões.

Hemorragia na – está relacionada a um período de insegurança, quando o solo em que as raízes estão enterradas foi abalado por um evento fora do seu controle e que pode levar à perda do poder. Falta de alegria na vida, sensação de que a autoconfiança corre o risco de se escoar e se perder, mesmo diante da mínima exigência à vitalidade.

Bach
- Em geral – Crab Apple, Cerato, Centaury, Holly.
- Inflamação e hemorragia – Vervain + Crab Apple + Rock Rose.

Minas
- Em geral – Origanum, Ficus, Calêndula Silvestre, Malus, Phyllanthus, Ruta, Millefolium, Plantago, Matricaria, Rosmarinus.
- Inflamação e sangramento – Malus + Icaro (bochecho), Imunis (Ffl) (também em bochecho).

Austrália
- Peach-flowered Tea-tree, Jacaranda, Kapok Bush.
- Bolhas na – Dagger Hakea, Mountain Devil.

Saint Germain
- Inflamação – Limão + Begônia + Goiaba + Verbena.
- Piorreia – Limão + Goiaba + Ipê Roxo + Gerânio.
- Tonifica as – Cocos + Anis ou massagear as gengivas com três a quatro gotas da solução estoque, em meio copo d'água, das essências – Arnica Campestre + Buquê de 9 flores + Linum + Millefolium + Rosmarinus (Minas) + Star of Bethlehem (Bach).

Glaucoma

(Doença ocular caracterizada por hipertensão intraocular, resultando no endurecimento do globo ocular.)

Antes da manifestação da doença, a pessoa pode ter sentido necessidade de controlar o meio ambiente por causa de uma insegurança básica, que a levou a parecer dogmática, crítica e limitada mentalmente, o que mais tarde se reflete no problema físico.

Indica também uma pressão psíquica exercida por lágrimas não vertidas, mágoas duradouras e ressentimentos.
Bach
• Crab Apple, Star of Bethlehem, Agrimony, Willow.
Minas
• Dianthus, Fuchsia, Silene, Jasminum, Madressilva, Luceris (pressão ocular), Malus, Foeniculum (colírio).
Austrália
• Waratah (não só interrompe como reverte o processo) ou Mountain Devil, Wild Potato Bush.

GLICOSE
Saint Germain
• Na urina – Limão + Erbum.
• No sangue – Erbum.
Obs.: ver diabetes.

GOTA
(Forma hereditária de artrite, caracterizada por hiperuricemia e recidivas paroxísticas agudas, e que ocorre, em geral, em uma única articulação periférica, seguindo-se remissão completa do fenômeno clínico.)
Mostra grande necessidade de dominar, impaciência, raiva e frustração.
Bach
• Holly, Rock Water, Willow, Crab Apple, Impatiens, Chicory.
Minas
• Taxaracum, Phynanthus, Malus, Thumbergia, Chicorium, Vervano, Impatiens, Verbenacea, Sálvia, Limpidus, Efluvium (Ffl).
Austrália
• Gymea Lily, Mulla Mulla, Mountain Devil, Black-eyed Susan.
Saint Germain
• Amygdalus + Limão + Tuia + Verbena + Sapientum + Boa Sorte + Canela.

GRAVIDEZ
Bach
• Em geral – Centaury, Cherry Plum, Chicory, Crab Apple, Red Chestnut, Walnut, Scleranthus.
• Cansaço nas pernas, varizes, dor nas cadeiras, falta de força de expulsão para o parto – Hornbeam.
• Mulheres de alto risco, inchaço, hipertensão gravídica – ajuda a contração e dilatação uterina – Rescue Remedy.

- Eclâmpsia ou convulsões – Rescue Remedy + remédios alopáticos.
- Muito carente, ciumenta, controladora, muito sensível – Walnut + Chicory.
- Para as que desvalorizam seu estado (sofreram decepções) – para dar a força da falta do papel masculino durante a gestação – Larch + Hornbeam.
- Quando captam negativismo externo e ficam muito sensíveis – Walnut.
- Muito eufóricas, sofrem cãibras, dores musculares ou de cabeça – Vervain + Walnut.
- Não aceitam a gravidez e as mudanças do corpo (a cabeça quer e o corpo não) e enjoam até os três meses – Scleranthus + Walnut + Chestnut Bud.
- Se enjoam até o final – Walnut + Chestnut Bud + Holly.
- Dar equilíbrio e limpar os medos – pré, durante e após o parto – Walnut + Rescue Remedy (usar também na banheira para a mãe relaxar).
- Pré-parto – Rescue Remedy + Vervain + Elm + Hornbeam + Walnut.
- Pós-parto – Rescue Remedy + Crab Apple, a cada hora.

Minas
- Para gestantes em geral – Millefolium + Lilium + Ficus.
- Equilíbrio emocional – Calêndula Silvestre, Psidium.
- Autoconfiança – Emilia.
- Aceitação do corpo – Malus, Ignea, Buquê da Trasformação.
- Conflito entre profissão e maternidade – Lilium.
- Enjoo e náuseas – Millefolium, Ficus, Foeniculum.
- Receptividade ao bebê – Myosotis.
- Excesso de preocupação – Trimera.
- Tônico para o parto – Buquê de 9 flores, Fórmula de Exame, Ruta, Aristoloquia.
- Fórmula de preparação para o parto – Fórmula de Exame + Ruta + Aristoloquia + Tonarion + Myosotis + Millefolium.
- Favorece um parto tranquilo e sereno – Buquê de 9 flores + Passiflora + Mimosa + Bipinatus + Foeniculum + Agave (continuar a tomar por mais uma semana).
- Aceitação da gravidez – Millefolium, Myosotis, Buquê de Transformação.
- Proteção espiritual – Millefolium.
- Sentimento de incapacidade durante ou após – Basilicum.

- Tendências abortivas, parto prematuro – Mysotis, Rosmarinus, Buquê de 9 flores.
- Proteção contra contaminação – Millefolium, Malus, Imunis (Ffl).
- Antes, durante e após o parto – Buquê de 9 flores.

Austrália
- Restrição e limitação física no final da, e ajuda também o bebê com sua restrição física dentro do útero – Wild Potato Bush.
- Sentimento de inadequação e desencorajamento na, asssim como para as mudanças – Bottlebrush.
- Para varrer o passado e ter aceitação do bebê – Bottlebrush.
- Aceitação do corpo – Billy Goat Plum.
- Confiança para enfrentar a nova situação – Confid Essence (Dog Rose + Five Corners + Southern Cross + Sturt Desert Rose).
- Enjoo matinal – Crowea + Dagger Hakea + Dog Rose + Paw Paw.
- No último trimestre da, para proteger de influências negativas – Fringed Violet (passar na moleira do bebê após o nascimento).
- Para comunicar com o ser antes de encarnar – Green Spider Orchid.
- Antes, durante e após o parto – Dynamis Essence (Old Man Banksia + Banksia Robur + Macrocarpa + Crowea) ou Emergency Essence (Waratah + Grey Spider Flower + Fringed Violet + Crowea + Sundew) – principalmente se for um parto difícil.
- Evitar parto prematuro – Emergency Essence (Waratah + Fringed Violet + Grey Spider Flower + Sundew + Crowea) ou She Oak + Yellow Cowslip Orchid.
- Ajuda a mulher que tenha dificuldade de passar do primeiro para o segundo estágio do parto – Bauhinia + Bottlebrush + Crowea.
- Entre uma contração e outra – Crowea.
- Para os estágios médios do parto, quando há sensação de desistir – Kapok Bush.
- Para os seios – Bottlebrush, Bush Iris, Banksia Robur, Philotheca.
- Agem sobre os hormônios que influenciam as glândulas mamárias e as contrações uterinas – Bush Fuchsia, She Oak, Yellow Cowslip Orchid.
- Na cicatrização de uma cesariana – Slender Rice Flower.

Saint Germain
- Tônico para a – Sapientum + Leucantha + Pepo + Dulcis + Goiaba + Patiens + Gerânio + Ipê Roxo + Allium + Abricó + São Miguel + Limão.
- Enjoo e vômito – Pepo + Leucantha + Cocos.
- Proteção na – Allium + São Miguel + Melissa + Leucantha.

- Tônico para o parto – Leucantha + Goiaba + Sapientum + Pepo + Dulcis + Cidreira + Melissa + Ipê Roxo + Laurus Nobilis + Mangífera.
- Pós-parto – Fórmula Emergencial.
- Retenção da placenta pós-parto – Algodão.

GRIPE E RESFRIADO

(Gripe – doença infecciosa de origem viral que produz febre, cefaleia, mal-estar e manifestações respiratórias, tais como irritação nasofaríngea, laríngea e espirros. Resfriado – processo inflamatório causado por vírus ou por estes associados a outros microrganismos ou, ainda, de natureza alérgica, que se caracteriza por congestão das vias aéreas superiores, coriza, calafrios, discreta elevação da temperatura corporal e mal-estar geral.)

Expressão da elaboração de conflitos, reação a situações frequentes de excesso de tensão, corriqueiras, mas importantes para a psique. Limpeza que prepara para novo estado de consciência.

Bach
- Rescue Remedy + Crab Apple + Gentian + Olive ou + Hornbeam ou Rescue Remedy + Crab Apple + Elm + Olive + Agrimony + Hornbeam.
- Congestão – Elm.

Minas
- Lantana, Guttagnello, Sálvia, Malus, Ruta, Jasminum, Millefolium, Lavandula, Madressilva, Ventilian (Ffl), Imunis (Ffl).

Austrália
- Paw Paw, Black-eyed Susan, Jacaranda, Bush Iris, Flannel Flower, Illawarra Flame Tree, Mulla Mulla.

Saint Germain
- Em geral – Allium + Limão + São Miguel + Capim Seda + Purpureum + Ipê Roxo + Madressilva SG (quatro gotas solução estoque) ou Allium, quatro gotas da solução estoque, de 15 em 15 minutos até atenuar os sintomas.
- Com dor de garganta – expectorante – Limão + Amygdalus + Allium.
- Para gripe comum e aviária – SARS (tomar 20 gotas da solução estoque) – Algodão + Allium + Amygdalus + Capim Seda + Incensum + Ipê Roxo + Limão + Saint Germain + São Miguel + Bambusa + Rosa Rosa + Flor Branca + Lótus/Magnólia.
- Descongestionante – Erianthum + Purpureum.

Obs.: ver itens referentes.

Halitose
(Mau hálito.)

Manifestação de pensamentos reprimidos de raiva, desconfiança e vingança.

Bach
- Crab Apple, Holly.

Minas
- Artemisia, Malus, Taxaracum, Foeniculum, Aristoloquia, Origanum, Sálvia, Calêndula Silvestre, Metabilis (Ffl).

Austrália
- Black-eyed Susan, Crowea, Jacaranda, Mountain Devil, Paw Paw, Peach-flowered Tea-tree, Rough Bluebell ou Mountain Devil + Crowea + Paw Paw.

Saint Germain
- Limão + Focum + Anis.

Hanseníase (lepra)
(Infecção crônica, contagiosa, que produz lesões na pele, mucosas e nervos periféricos, que se deve a uma microbactéria.)

Expressa incapacidade total de lidar com a vida e a crença duradoura em não ser limpo ou bom o bastante.

Bach
- Crab Apple, Larch.

Minas
- Artemisia, Malus, Jasminum, Plantago, Ruta, Millefolium, Linum, Calêndula Silvestre, Althaea, Aristoloquia, Foeniculum, Arnica Campestre, Imunis (Ffl), Gel de Flores (uso externo).

Austrália
- Billy Goat Plum, Fringed Violet, Spinifex.

Saint Germain
- Limão + Arnica Silvestre + Allium + São Miguel + Algodão + Unitatum + Melissa + Tuia + Ipê Roxo + Sapientum + Embaúba + Flor Branca.

Hemangioma
(Tumor formado pela proliferação de vasos sanguíneos.)

Saint Germain
- Allium + Leucantha + São Miguel + Tuia (também uso tópico).

Hematoma
(Extravasamento localizado de sangue, que se encapsula por tecido conjuntivo.)

A fragilidade do tecido conjuntivo indica falta de estrutura, tendência à submissão e falta de força de coesão interior. Não assimila pequenos contratempos da vida.
Envolve também sentimentos de autopunição.

Bach
- Crab Apple + Elm + Pine + Beech + Agrimony ou Rescue Remedy e massagem com Creme de Bach + Elm.

Minas
- Buquê de 9 flores, Arnica Campestre, Millefolium, Phyllanthus, Gel de Flores (uso externo).

Austrália
- Bluebell, Five Corners, Flannel Flower.

Hemofilia
(Condição hemorrágica hereditária que incide quase sempre no homem e, excepcionalmente, na mulher, caracterizada por hemorragias precoces, abundantes e prolongadas, que se repetem espontaneamente, ou por ocasião de traumatismos mínimos subcutâneos, submucosos, musculares, articulares, viscerais, etc.)

Reflete a desarmonia e conflitos internos decorrentes da desunião de figuras parentais.

Austrália
- Boab, Kapok Bush.

Saint Germain
- Limão + Allium + São Miguel + Saint Germain.

Hemoptise
(Expectoração sanguínea ou sanguinolenta proveniente da laringe, traqueia, dos brônquios ou dos pulmões.)

Minas
- Cauliflora.

Saint Germain
- Limão + Allium + São Miguel.

Hemorragia
(Derramamento de sangue para fora de vasos, quer por diapedese, pelas paredes intactas, quer por fluxo, pela rotura das paredes).

Manifesta a anulação do ego a favor da adaptação de situações da vida, em detrimento do próprio prazer e alegria.

Bach
- Rock Rose.

Minas
- Millefolium, Pastoris, Ruta, Foeniculum, Buquê de 9 flores.

Austrália
- Emergency Essence (Waratah + Fringed Violet + Sundew + Grey Spider Flower + Crowea).
- Hemostase – Bauhinia, Crowea, Old Man Banksia.

Saint Germain
- Embaúba + Gerânio + Limão + Sapientum + Amygdalus + Algodão + Allium + São Miguel.

Hemorragia nasal (epistaxe)

Sintoma de tensão interior, da necessidade de reconhecimento e da busca infrutífera de amor. Uma demanda direta de pedido para ser atendido e cuidado.

Bach
- Em geral – Rock Rose.
- Se for pelo ritmo acelerado – Impatiens + Rock Rose.
- Se tem medo de morrer – Cherry Plum + Rock Rose.

Minas
- Millefolium, Ruta, Foeniculum, Buquê de 9 flores.

Austrália
- Illawarra Flame Tree, Fringed Violet.

Saint Germain
- Limão + Embaúba + Gerânio + Allium + São Miguel + Amygdalus + Algodão + Sapientum.

Hemorragia uterina

Demonstra raiva, frustração e perda de alegria durante a vida.

Bach
- Rock Rose.

Obs.: não usar Crab Apple em mulheres que tenha menstruações hemorrágicas ou miomas.

Minas
- Aristoloquia, Millefolium, Ruta, Anil.

Austrália
- She Oak.

Saint Germain
• Sapientum + Allium + São Miguel + Gerânio + Limão + Goiaba + Amygdalus + Algodão + Arnica Silvestre.

HEMORROIDA
(Estado dilatado e varicoso das veias da porção inferior do reto e dos tecidos perianais.)

Desejo de manter reprimido certo conteúdo emocional que não se permite soltar. A origem pode estar na natureza agressiva desses afetos contidos e nas tendências possessivas sufocadas.

Bach
• Chicory + Crab Apple + Hornbeam ou Honeysuckle + Vine + Hornbeam. e Creme de Bach (uso local).

Minas
• Foeniculum, Mimosa, Orellana, Passiflora, Plantango, Verbenacea, Malus, Arnica Campestre, Trimera, Zinnia, Aristoloquia, Movius (Ffl), Gel de Flores (uso local), Argila Medicinal (uso externo).

Austrália
• Mountain Devil, Black-eyed Susan, Dagger Hakea, Bottlebrush, Sturt Desert Rose.

Saint Germain
• Limão + Sapientum + Pepo + Aloe + Amygdalus + Boa Deusa + Laurus Nobilis + Poaia Rosa.

HEPATITE
(Inflamação do fígado.)

Expressa resistência a mudanças, medo e raiva.

Bach
• Holly, Beech, Willow, Vine, Rock Water.

Minas
• Ficus, Vervano, Taraxacum, Foeniculum, Mirabilis, Phyllanthus.

Austrália
• Em geral – Dagger Hakea, Mountain Devil, Southern Cross.
• Tipo C – Billy Goat Plum, Dagger Hakea, Freshwater Mangrove, Mountain Devil, Rough Bluebell.

Saint Germain
• Limão + Erianthum.

Hérnia

(Passagem, parcial ou total, de um ou mais órgãos ou formações anatômicas, por orifício patológico ou tornado patológico, de sua localização normal para outra anormal.)

Indica tensão por sobrecarga emocional e falha na expressão criativa.

Hérnia de disco – sensação de desamparo pela vida, necessidade urgente de resolver um problema, aceitando a ajuda e o apoio que forem necessários. Falta de elasticidade e flexibilidade.

Hérnia de hiato – sugere falta de firmeza na área do plexo solar relacionada à baixa autoestima e a sentimentos de não "merecer ser amada". Quando preocupações extras e culpa somam-se a essa questão, mas não se manifestam, a pressão aumenta e é vivida como um refluxo.

Bach
- Star of Bethlehem, Impatiens, Elm, Walnut.

Minas
- Ficus, Tagetes, Arnica Campestre, Impatiens, Millefolium, Vervano, Calêndula Silvestre, Origanum, Cassia, Sustentav (Ffl).

Austrália
- Em geral – Black-eyed Susan, Crowea ou Dagger Hakea + Mountain Devil + Jacaranda.
- De hiato ou refluxo gástrico – Jacaranda.
- De disco – Mint Bush.

Saint Germain
- De disco (dor insuportável) – Piper. Na crise – 10 ml de solução estoque, em meio copo de água, tomar de uma vez e continuar o tratamento com quatro gotas, quatro vezes ao dia.
- De hiato, com engasgos – Jasmim Madagascar.

Herpes

(Dermatose inflamatória caracterizada pela formação de pequenas vesículas que se apresentam em grupo.)

A pessoa se sente de forma indireta atacada emocionalmente, amarrada, e busca, conscientemente ou não, proteção em relação às próprias emoções.

Com frequência, arquétipos arcaicos ou cármicos, provocados por comportamento expiatório e ideias de culpa, têm seu papel. A impressão é de que sua máscara de proteção não é suficiente.

Em geral – choque emocional. Fases lunares deixam a ferida mais irritante (lua cheia, lua negra ou quadraturas da lua).

Genital – está relacionada à insegurança e medo de rejeição, e é vista em pessoas cujas atividades sexuais estão ligadas à busca de relacionamento e aceitação.

Labial – maledicência. Medo de expressar a raiva em palavras.
Zóster – medo e tensão. Hipersensibilidade.
Bach
• Em geral – Rescue Remedy + Crab Apple + Vine + Elm, a cada meia hora ou
Mimulus + Chestnut Bud + Walnut + Holly.
• Genital – Crab Apple + Pine.
• Labial ou genital de repetição – Elm + Agrimony + Chestnut Bud ou Elm + Water Violet + Chestnut Bud.
Minas
• Em geral – Mirabilis, Aristoloquia, Matricaria, Artemisia, Lavandula, Malus, Origanum, Cassia, Sálvia, Limpidus, Exsultat Liquor (Ffl), Imunis (Ffl), Gel de Flores (uso externo).
• Genital – Mirabilis, Aristoloquia, Artemisia, Lavandula, Imunis (Ffl), Gel de Flores (uso externo).
Austrália
• Em geral – Billy Goat Plum, Mulla Mulla, Spinifex, Sturt Desert Rose ou Sturt Desert Rose + Spinifex + Billy Goat Plum + Rough Bluebell.
• Labial – Mulla Mulla + Spinifex (uso interno e tópico).
• Zóster – Spinifex + Billy Goat Plum + Five Corners + Black-eyed Susan.
Saint Germain
• Algodão + Amygdalus + Limão.

HIDRATANTE
Saint Germain
• Cocos.

HIDROCELE
(Coleção líquida limitada que se localiza, principalmente, em túnica vaginal testicular ou ao longo do cordão espermático.)
Saint Germain
• Limão.

HIDROPISIA
(Acumulação anormal de líquido seroso em tecidos ou em cavidades do corpo.)
Minas
• Aristoloquia, Cassia.

Saint Germain
- Limão + Patiens + Erianthus + Embaúba.

HIPERMETROPIA

(Estado dos meios refratores do olho no qual, com acomodação interrompida, o foco dos ramos luminosos paralelos está atrás da retina, o que confere um poder refrator subnormal dos meios refratores.)

Necessidade de ajustar o foco, trazendo-o das fantasias sobre o futuro ou remorsos do passado e ver o que está bem diante dos olhos.

Não vê os detalhes da vida. Medo do presente.

Bach
- Chestnut Bud, Clematis, Honeysuckle, Crab Apple.

Minas
- Taxaracum, Sálvia, Jasminum, Phyllanthus, Luceris, Malus, Ficus, Rosmarinus, Plantago.

Austrália
- Dog Rose, Bush Fuchsia, Sundew, Red Lily.

HIPOGLICEMIA

(Estado consequente a um nível baixo de glicose no sangue; resultante do excessivo consumo da glicose ou a interferência com a formação de glicose no fígado.)

Expressa a sobrecarga pelas responsabilidades da vida, desânimo e a sensação de que a energia se esvaiu por ter se doado demais. Mostra uma vivência de muita pressão que torna a pessoa fechada, sem forças para reagir e com pena de si mesma.

Costuma ocorrer em pessoas extremamente analíticas e que acham difícil fazer uma coisa de cada vez.

Bach
- Wild Rose, Centaury, Gorse, Olive, Elm, Gentian.

Minas
- Rosmarinus, Ruta, Rosa Canina, Aleluia, Tagetes, Arnica Campestre, Passiflora, Impatiens, Sonchus, Tonarion ou Passiflora + Impatiens + Sonchus + Ficus.

Austrália
- Kapok Bush, Paw Paw, Peach-flowered Tea-tree.

Saint Germain
- Erbum.

ICTERÍCIA

(Síndrome caracterizada por excesso de bilirrubina no sangue e deposição de pigmento biliar na pele e membranas mucosas, do que resulta a coloração amarela na pele.)

Minas
• Em geral – Anil.
Austrália
• Em geral – Dagger Hakea, Mountain Devil.
• Hemolítica – Pink Mulla Mulla.
Saint Germain
• Sapientum + Erianthum + Limão + Cocos.

IMPIGEM (IMPETIGEM)
(Moléstia da pele, contagiosa aguda, caracterizada por formação de vesículas, pústulas e crostas amareladas.)
Austrália
• Billy Goat Plum, Dagger Hakea, Spinifex, Green Essence (uso tópico).
Saint Germain
• Allium + Ipê Roxo + Limão (também uso tópico).

IMPOTÊNCIA SEXUAL
(Incapacidade do homem adulto em realizar satisfatoriamente o ato sexual. Pode ser orgânica – distúrbio nervoso ou deficiência hormonal; ou psicológica – bloqueio da reação a um estímulo apropriado.)

Revela medo da própria masculinidade e medo da feminilidade, da agressividade e de ter de assumir a virilidade. Pode ocorrer por tensão sexual, culpa, desgaste físico e mental.

Há também ligação com padrões sociais e medo da figura materna.
Bach
• Em geral – Hornbeam +Lach + Pine ou Larch + Mimulus + Gentian + Pine.
• Por medo de se entregar ao outro – Rock Rose + Larch.
Minas
• Hibiscus, Basilicum, Lavandula, Aristoloquia, Foeniculum, Lilium, Sambucus, Pinus, Rosmarinus, Sempiternu, Thumbergia, Hymenaea, Victris-H (Ffl), Homine-H (Ffl).
Austrália
• Crowea + Flannel Flower + Five Corners + Boronia + Wedding Bush.
Saint Germain
• Limão + Sapientum + Tuia + Gloxínia + Embaúba + Piper + Allium + São Miguel.
Obs.: ver sexualidade.

INCHAÇO
Sensação de estar preso aos mesmos padrões de pensamento e a ideias dolorosas que, por medo de expressá-las, ficam retidas.

Bach
- Em geral – Rescue Remedy + Crab Apple + Honeysuckle + Rock Water.
- Causado por trauma – Rescue Remedy via oral e em compressas.

Minas
- Jasminum, Madressilva, Sempervivum, Malus, Lilium, Lacrima, Arnica Campestre, Artemisia, Phyllanthus, Efluvium (Ffl), Magnificat Liquor (Ffl).

Austrália
- Isopogon, Bottlebrush, Black-eyed Susan.

Saint Germain
- Em geral – Pepo.
- Nas pernas – Goiaba.

Obs.: ver edema, retenção de líquidos.

INCONTINÊNCIA

(Incapacidade para manter, dentro de limites normais, a evacuação natural de um órgão.)

Expressa a sensação de estar fora do controle e a falta de autonutrição. É uma descarga emocional por anos e anos de controle das emoções.

Demonstra também estados de abatimento, dos quais não se toma consciência.

Bach
- Em geral – Cherry Plum, Rock Water, Oak, Rescue Remedy.

Minas
- Urinária – Piperita, Sambucus, Phyllanthus, Madressilva, Psidium.
- Sexual – Lilium, Origanum.

Austrália
- Bottlebrush, Five Corners, Hibbertia, Crowea, Dog Rose, Dog Rose of the Wild Forces.

Saint Germain
- Urinária – Goiaba.

INFARTO

(Região de necrose de tecido por causa da interrupção do fluxo sanguíneo, geralmente resultante da oclusão da artéria supridora ou, raramente, da oclusão da veia evacuadora.)

É uma energia agressiva, reprimida pelo autocontrole, que se descarrega. Pode estar mostrando os afetos que postergamos dos entes queridos, aos quais não damos suficiente carinho e atenção.

Atribui-se também à hostilidade crônica que se crê tratar de rejeição aos demais, quando na realidade consiste em desprezo por si mesmo. Rigidez, desejo de poder.

Os ataques do coração guardam relação com o conhecimento que temos de nós mesmos, a respeito de nossa capacidade de sentir e expressar o amor.

Bach
• Holly, Chicory, Oak.

Minas
• Orellana, Borragine, Camelli, Agave, Rosmarinus.

Austrália
• Waratah, Sunshine Wattle, Kapok Bush, Old Man Banksia, Black-eyed Susan, Bauhinia, Tall Yellow Top, Tall Mulla Mulla.

Saint Germain
• Embaúba + Melissa + Ipê Roxo + Allium + São Miguel.

INFECÇÃO

(Penetração, desenvolvimento e multiplicação de agentes patogênicos, especificamente microrganismos, no organismo de um hospedeiro de que podem resultar, para este, consequências variadas, habitualmente nocivas.)

Representa uma luta ou um conflito que o plano mental leva ao corpo, implicando sentimentos de irritação, raiva e aborrecimentos sobre aspectos da vida.

Virótica e bacterial – falta de alegria. Amargura.

Urinária – raiva do sexo oposto ou do parceiro. Tendência a culpar os outros.

Bach
• Em geral – Crab Apple + Rescue Remedy.
• Virais – Crab Apple + Rescue Remedy + Vine.

Minas
• Urinárias – Mirabilis, Hibiscus, Millefolium, Aristoloquia, Phyllanthus, Malus, Artemisia, Efluvium (Ffl), Imunis (Ffl).
• Do trato respiratório superior – ver itens referentes.
• Viróticas – Zinnia, Pinus, Aristoloquia, Mirabilis, Malus, Artemisia, Millefolium, Lavandula, Cassia, Plantago, Imunis (Ffl).
• Bacteriais – Matricaria, Mirabilis, Imunis (Ffl).

Austrália
• Bacteriais e virais – Dagger Hakea, Mountain Devil, Black-eyed Susan, Spinifex, Sturt Desert Pea, Illawarra Flame Tree.
• Com pus – Red Grevillea.
• Por fungos e parasitas – Spinifex, Peach-flowered Tea-tree, Green Essence.

- Do ouvido – Bush Fuchsia + Bush Iris + Spinifex.
- Dos folículos pilosos – Spinifex + Tall Mulla Mulla.
- Urinárias – Mountain Devil, Spinifex, Dagger Hakea, Dog Rose ou Bottlebrush e Peach-flowered Tea-tree – internamente e adicionada no banho.

Saint Germain
- Em geral – Leucantha + Gerânio + Limão + Allium + São Miguel + Laurus Nobilis + Anis + Cocos.
- Viróticas – Aloe + Gerânio + Limão + Ipê Roxo + Saint Germain + Allium.
- Bacteriais – Limão + Poaia Rosa.

INFERTILIDADE
(Incapacidade de reproduzir.)

Reflete medo e resistência ao processo da vida. Na mulher, revela uma resistência inconsciente à gravidez, conflitos conjugais ou jogo de poder.

No homem, expressa o medo da responsabilidade e do compromisso.

Bach
- Em geral – Clematis, Mimulus, Pine, Chicory, Walnut ou Walnut + Clematis.

Minas
- Rosmarinus, Plantago, Lilium, Myosotis, Origanum, Hibiscus.

Austrália
- Para dissolver bloqueios cármicos que possam estar impedindo a concepção – She Oak ou She Oak + Turkey Bush + Flannel Flower.

Obs.: She Oak deve ser tomada durante quatro semanas, fazer um intervalo de duas semanas e repetir esse mesmo procedimento por seis meses. Se não ocorrer a gravidez, acrescentar Flannel Flower + Turkey Bush.

Nos intervalos, tomar Detox Essence (Bush Iris + Bottlebrush + Dagger Hakea + Dog Rose + Wild Potato Bush), para limpeza e purificação.

- Em razão da baixa contagem de espermatozoides ou a qualquer outra causa originada do homem – Flannel Flower.
- Para os casos de problemas de incompatibilidade entre o ph do esperma e o da secreção vaginal – Flannel Flower + She Oak + Red Grevillea + Dagger Hakea + Slender Rice Flower.
- Por causa física ou emocional (reidrata o útero e regula os hormônios) – She Oak.
- Por causa de cicatrizes nas trompas de Falópio provocadas por clamídias – Spinifex.
- Em razão de culpa por ter feito abortos – Sturt Desert Rose.
- Por medo da responsabilidade de cuidar de outro ser – Illawarra Flame Tree.

- Por medo desconhecido, causado por traumas desde a primeira encarnação – Pink Mulla Mulla.
- Por medo de não poder sustentar o filho – Abund Essence (Bluebell + Boab + Five Corners + Philotheca + Southern Cross + Sunshine Wattle).
- Casais que passam por processo de fertilização, perdem a espontaneidade – Little Flannel Flower.

Obs.: em caso de vasectomia revertida, não deve engravidar nos primeiros três meses, porque os espermatozoides não estão vitalizados.

Saint Germain
- Em geral – Limão + Leucantha + Allium + São Miguel + Sapientum.

INFLAMAÇÃO

(Reação protetora, localizada, produzida por tipos diferentes de agressão – física, química, alérgica, bacteriana – e que se destina a destruir, diluir ou isolar tanto o agente agressor quanto o tecido lesado. Caracteriza-se por calor, tumor, rubor e dor.)

Simboliza medo, estado colérico e modo de pensar exaltado.

Bach
- Vervain + Crab Apple.

Minas
- Em geral – Vervano, Verbenacea, Malus, Phyllanthus, Madressilva, Calêndula Silvestre, Buquê de 9 flores, Imunis (Ffl).
- Nos órgãos sexuais – Aristoloquia, Artemisia, Lilium Verbenacea, Malus, Arnica Campestre, Imunis (Ffl).
- Das vias digestivas – Linum, Imunis (Ffl), Metabilis (Ffl).

Austrália
- Em geral – Mountain Devil, Dagger Hakea, Black-eyed Susan, Mulla Mulla.
- Pélvica – Wisteria + Fringed Violet ou Billy Goat Plum, Spinifex.

Saint Germain
- Allium + Verbena + Sapientum + Amygdalus + Ipê Roxo + Pepo + Boa Sorte.

INTESTINOS

(Víscera integrante do tubo digestivo, que se estende do piloro ao ânus, admitindo duas grandes divisões: intestino grosso e intestino delgado.)

Distúrbios no intestino delgado mostram o medo da vida, análise e crítica excessiva dos fatos.

O intestino grosso corresponde ao inconsciente, "ao lado sombrio", e as fezes correspondem aos conteúdos do inconsciente.

Irritação do intestino – "cólon espasmódico ou irritável" – está associada às questões de relações afetivas, principalmente entre pais e filhos, em que há um desejo inicial de convidar os outros a ocupar seu espaço e, depois, ressentimento, quando eles não realizam suas expectativas.

Bach
• Rock Rose.

Minas
• Em geral – Foeniculum, Ageratum, Malus, Matricaria, Myosotis, Plantago, Psidium.

Austrália
• Em geral – Paw Paw, Bauhinia, Bottlebrush, Kapok Bush.
• Delgado – Bauhinia, Crowea, Paw Paw, Peach-flowered Tea-tree.
• Grosso – Bottlebrush (principal), Kapok Bush.
• Cólon – Bottlebrush, Kapok Bush, Peach-flowered Tea-tree, Spinifex.

Saint Germain
• Afecção – Allium + Amygdalus.
• Constipação – Allium + Aloe + Amygdalus + Sapientum + Pepo.
• Toxinas – Allium.
• Ativação – Aloe + Amygdalus + Purpureum.
• Atonia – Patiens.
• Regula o peristaltismo – Allium.
• Contração nervosa dos – Anis.
• Irritação do cólon – Aloe.
• Gases – Anis.

Obs.: ver constipação e outros itens referentes.

INTOLERÂNCIA ALIMENTAR
Bach
• ou qualquer outra substância – Wild Oat + Agrimony + Rescue Remedy e + Holly se não tiver aceitação da vida.

Minas
• Foeniculum, Taraxacum, Malus, Artemisia, Sálvia, Ageratum, Arnica Campestre, Buquê de 9 flores.

Austrália
• Crowea + Paw Paw.

INTOXICAÇÃO
(Envenenamento causado por droga, soro, álcool ou qualquer substância venenosa.)

Alimentar – sugere uma pessoa que permite que os outros assumam o controle de sua vida e que se sente indefesa.

Bach

• Por alimentos, plantas, picadas de insetos, espinhos, etc. – Agrimony, duas gotas da solução estoque, em água mineral por uns dias para limpar os efeitos negativos. Depois completar com – Rescue Remedy + Agrimony.

• Venenos que podem ser eliminados pelo estômago e intestino – Crab Apple + Agrimony.

• Intestinal – Crab Apple + Olive + Rescue Remedy + Rock Rose.

• Para os efeitos colaterais de antibióticos ou anestesias – Rescue Remedy + Crab Apple.

Minas

• Em geral – Artemisia, Limpidus, Buquê de 9 flores, Imunis (Ffl), Efluvium (Ffl).

Austrália

• Em geral – Dagger Hakea, Mountain Devil, Slender Rice Flower, Spinifex.

• Por alimentos – Crowea + Paw Paw ou Dagger Hakea + Fringed Violet + Kapok Bush.

• De metais pesados – Detox Essence (Bottlebrush + Bush Iris + Dagger Hakea + Dog Rose + Wild Potato Bush).

• Fermentos, mofo e parasitas (limpar e purificar o sistema dos) – Green Essence três vezes ao dia, cinco minutos antes das refeições por duas semanas.

Saint Germain

• Em geral – Limão + Allium + São Miguel + Purpureum + Erianthum + Tuia.

• Atua contra envenenamento – Limão + Sapientum + Bambusa.

• Por metais – Canela.

JOELHOS

(Segmento de membro inferior que compreende a articulação de coxa com perna e todas as partes moles que a circundam.)

Representam o orgulho e o ego. O orgulho está ligado ao excesso de autoestima, pela falta de reconhecimento da insignificância desses atos de personalidade diante da alma. Precisa resgatar a humildade.

Bach

• Rock Water + Water Violet + Mimulus ou Beech.

Minas
• Tropaeolum, Mirabilis, Lavandula, Pinus, Ficus, Millefolium, Arnica Campestre, Phyllanthus, Sustentav (Ffl).
Austrália
• Bauhinia, Freshwater Mangrove, Gymea Lily, Isopogon, Macrocarpa, Wild Potato Bush.
Saint Germain
• Problemas, água, tendinite, no – Mimozinha ou
Water Violet (Bach) + Arnica Campestre (Minas), via oral e local em creme.

LABIRINTOPATIA
(Patologia do labirinto, popularmente chamada de "labirintite", cujos sintomas são tontura e/ou vertigem, sensação de mal-estar, como se estivesse caindo ou flutuando, acompanhados ou não de náuseas, vômitos, sudorese, palidez, taquicardia...)

Representa a necessidade de liberdade para pensar e agir. Denota sensação de falta de amor, sentimento de solidão e desamparo, dificuldade para expressar-se, pensamentos confusos e teimosia em continuar por caminhos que não dão certo. Medo de não ter controle sobre si mesmo.
Bach
• Elm + Scleranthus + Walnut.
Minas
• Ficus, Millefolium, Basilicum, Movius (Ffl), Idale (Ffl), Ginkgo Extrato (Ffl).
Austrália
• Sundew, Kangaroo Paw, Fringed Violet.
Saint Germain
• Triunfo.

LARINGITE, DISFONIA
(Inflamação da laringe.)

Expressa a luta entre o temor que impede a expressão de sentimentos de ira e o desejo de fazê-lo. Crença de não poder falar sobre si mesmo e pedir aquilo de que precisa.

Vincula-se também a sentimentos de vergonha, culpa, medo, aversão a si mesmo e, em alguns casos, a bloqueios na criatividade.
Bach
• Rescue Remedy + Olive e + Holly, Agrimony, Gentian, Vervain, Crab Apple ou Star of Bethlehem.

Minas
• Aristoloquia, Origanum, Lavandula, Malus, Verbenacea, Guttagnello, Taraxacum, Sálvia, Vernonia, Arnica Campestre, Imunis (Ffl), Thimus (Ffl), Garlic (Ffl).
Austrália
• Bush Fuchsia, Red Helmet Orchid, Flannel Flower, Mountain Devil.
• Crupe – Dagger Hakea.
Saint Germain
• Limão + Sapientum + Verbena.
• Afonia – Limão.
• Disfonia – Limão + Tuia + Allium + São Miguel + Aveia Selvagem.

LER (LESÃO POR ESFORÇO REPETITIVO)
Representa ressentimento ligado à tarefa que estimula repetidamente essa articulação e seus ligamentos.

Apesar da raiva, há também medo de mudança e da possibilidade de fracassar, que prolongam a agonia. Com a dor, o corpo expressa seu anseio por liberdade criativa que, quando aceito, permite que o desconforto diminua.
Austrália
• Crowea, Red Grevillea, Silver Princess, Southern Cross.

LEUCEMIA
(Doença maligna dos órgãos hematopoiéticos, de que há vários tipos, e que tem como característica a proliferação e desenvolvimento de leucócitos e de células precursoras deles, no sangue e na medula óssea.)

Muitos casos se desenvolvem após a perda de um ente querido, que deixa no psiquismo não somente a dor, mas também frustração. Isso leva a pessoa a uma atitude de contenção e retraimento de seus afetos, tornando-se desconfiada e terminando por expressar seus bloqueios em câncer no sangue.
Bach
• Coadjuvante na – Gorse + Willow + Crab Apple + Rock Rose.
Minas
• Aristoloquia, Calêndula Silvestre, Momordica, Zinnia, Malus, Anil, Origanum, Millefolium, Limpidus, Imunis (Ffl).
Austrália
• Bottlebrush, Bluebell.
Saint Germain
• Allium + Alcachofra + Ipê Roxo + Purpureum + Flor Branca + Limão + São Miguel.
Obs.: ver câncer.

LEUCORREIA

(Corrimento vaginal branco, muco-purulento, da vagina ou do útero.)
Crença na impotência feminina diante dos homens. Raiva do parceiro.

Bach
• Cherry Plum + Wild Rose + Crab Apple.

Minas
• Cassia, Artemisia, Aristoloquia, Malus, Pinus, Zante, Hibiscus, Rosa Canina, Lilium, Limpidus, Hormina (Ffl).

Austrália
• She Oak.

Saint Germain
• Ipê Roxo + Allium + São Miguel + Limão + Sapientum + Embaúba + Leucantha.

LIPOTIMIA

(Perda temporária de consciência em virtude de má perfusão sanguínea encefálica, que pode ser por causas diversas. Tontura, sensação desagradável de perturbação das relações com os objetos circunvizinhos.)

Reflete desequilíbrio em alguma área da vida. Necessidade de aprender a aceitar e acompanhar as mudanças da vida com flexibilidade, confiança e fé. Pensamentos dispersivos, difusos e recusa em ver o que não lhe convém.

Bach
• Em geral – Rescue Remedy, Scleranthus, Clematis, Hornbeam.

• Por desequilíbrio energético dos que não têm fé – Gentian + Wild Oat + Oak + Mustard.

• Por dificuldade de optar por causa de muitas opiniões – Cerato + Aspen + Pine + Vine + Crab Apple.

• Por muitas solicitações – Centaury + Vine + Olive + Cherry Plum.

• Por ter de tomar decisões – Scleranthus + Olive + Aspen + Larch + White Chestnut.

• Por fraco elo com o consciente – Clematis + Aspen + Oak + Walnut + Wild Oat.

• Por medo de não corresponder às demandas de pessoas dominadoras – Mimulus + Larch + Walnut + Cherry Plum + Red Chestnut + White Chestnut + Vine + Wid Oat.

• Por angústia interna – Agrimony + Cherry Plum + Larch + Crab Apple + White Chestnut + Red Chestnut.

Minas
• Ficus, Ruta, Foeniculum, Rosmarinus, Anil, Buquê de 9 flores, Movius (Ffl).

Austrália
- Jacaranda, Bush Fuchsia, Crowea, Hibbertia, Pink Mulla Mulla, Yellow Cowslip Orchid, Southern Cross, Kapok Bush, Five Corners, Sundew.

Saint Germain
- Goiaba + Melissa + Allium + São Miguel + Varus.

LUPUS ERITEMATOSO SISTÊMICO

(Doença crônica, remitente, recidivante, inflamatória multissistêmica do tecido conjuntivo, de início agudo e caracterizada principalmente por comprometimento da pele, articulações, rins e membranas serosas. Possui etiologia desconhecida, porém se admite que seja um reflexo da incapacidade do sistema autoimune que deveria sustentar a autotolerância e impedir o corpo de atacar suas próprias células e componentes internos.)

Expressa culpa, consciente ou não, ligada a experiências passadas que sente vergonha de recordar. Ódio a si mesmo, autocastigo e incapacidade de perdoar-se. Tudo isso diz respeito à existência de instâncias morais e censuradoras muito sádicas e cruéis.

Bach
- Em geral – Centaury, Vine, Rock Water, Pine, Crab Apple.
- Para despertar e buscar a fonte geradora do conflito – Star of Bethlehem.

Minas
- Cassia, Pinus, Aristoloquia, Artemisia, Malus.

Austrália
- Confind Essence (Five Corners+ Dog Rose + Sturt Desert Rose + Southern Cross) ou Sturt Desert Rose, Spinifex, Fringed Violet.

Saint Germain
- Limão + Purpureum + Unitatum + Tuia + Sapientum + Ipê Roxo + Flor Branca.

LUXAÇÃO

(Deslocamento das superfícies que compõem uma articulação e que, assim, perdem suas relações anatômicas normais. Pode originar-se de traumatismo, má-formação ou de outras lesões.)

Reflete a resistência e a raiva em tomar uma determinada direção na vida.

Bach
- Rescue Remedy + Vervain + Rock Water.

Minas
• Arnica Campestre, Verbenacea, Vervano, Artemisia, Phyllanthus, Buquê de 9 flores, Sustentav (Ffl).
Austrália
• Emergency Essence (Waratah + Fringed Violet + Sundew + Grey Spider Flower + Crowea).
Saint Germain
• Unitatum + Arnica Silvestre + Verbena.

Machucado
Denota raiva de si mesmo e sentimento de culpa.
Bach
• Rescue Remedy, Impatiens, Vervain, Crab Apple.
Minas
• Artemisia, Arnica Campestre, Verbenacea, Vervano, Buquê de 9 flores.
Austrália
• Emergency Essence (Waratah + Fringed Violet + Sundew + Grey Spider Flower + Crowea) ou Isopogon.
Saint Germain
• Em geral – Unitatum + Arnica Silvestre + Allium + São Miguel + Ipê Roxo.
• Ferimentos muito profundos – Arnica Silvestre + Embaúba, três doses únicas de sete gotas da solução estoque, uma a cada dia, e passar Arnica Silvestre no chacra cardíaco.

Malária
(Infecção causada por protozoários, caracterizada por febre, esplenomegalia, astenia e anemia.)
Reflete desequilíbrio com a natureza e a vida.
Bach
• Rescue Remedy.
Minas
• Buquê de 9 flores.
Austrália
• Green Essence, Mulla Mulla, Spinifex, e passar Paw Paw ao longo do meridiano do pulmão.
Saint Germain
• Allium + Limão.

MAMAS

Estão vinculadas aos sentimentos afetivos de identidade e autovalorização. Representam alimentação e cuidados maternais.

Nódulos, sensibilidade, cistos – recusa em nutrir o eu. Superproteção, excessos na atuação maternal ou atitudes dominadoras e despóticas. Podem significar também ressentimento profundo em relação à pessoa que desempenha o papel simbólico de pai, tais como marido, sogro ou cunhado (em japonês, a palavra *titi* significa: seios, pai, marido e leite materno).

Câncer de – indica atitudes mentais profundas, geralmente incutidas desde a infância, sobre o que significa socialmente ser mulher e a liberdade de expressar esses sentimentos. Reflete também supressão da raiva e a tendência de dedicar todas as energias a alimentar e encorajar os outros e o não reconhecimento destes, levando ao ressentimento e mágoa raramente expressos.

Cisto benigno de – correlaciona-se à sensação de que todo alimento dado a essa mulher foi repleto de críticas, expectativas e vergonha, tendo como resultado o fato de ela nunca ter se sentido amada verdadeiramente e, por isso, ser difícil de confiar nos outros.

Mama esquerda – vincula-se a sentimentos da aceitação como mulher, à condição de mãe ou às sensações pessoais e internas a respeito de ser mulher.

Mama direita – tem maior relação com o ser mulher no mundo, com o que se exige desta, e com os seios em um sentido mais externo. Pode estar vinculado aos sentimentos de vergonha e autorrejeição.

Câncer de mama no homem – relaciona-se com os sentimentos de autocrítica, de ser aceito e de ser incapaz de expressar o aspecto feminino, de cuidado e nutrição inerente a todos os seres. Está conectado a si mesmo com o conflito de ser homem – poderiam existir desejos ocultos ou reprimidos de ser mulher.

Bach
• Floral celular (Rock Rose + Cherry Plum + Star of Bethlehem + Crab Apple) ou Holly, Chicory, Larch, Centaury, Willow, Pine, Red Chestnut, Olive, Vine.

Minas
• Cistos, nódulos e outros problemas – Matricaria, Trimera, Chicorium, Lilium, Pinus, Malus, Calêndula Silvestre, Aristoloquia, Phyllanthus, Efluvium (Ffl).

Austrália
• Em geral – Dagger Hakea, Banksia Robur, Sturt Desert Rose, lllawarra Flame Tree, Philoteca, Bottlebrush, Alpine Mint Bush, Bluebell, Flannel Flower.

• Câncer de – limpar os intestinos fazendo lavagem com Bottlebrush (para sair o estrogênio e os componentes carcinogênicos) e tomar

Detox Essence (Bush Iris + Bottlebrush + Dagger Hakea + Dog Rose + Wild Potato Bush).

Obs.: – drenagem linfática na região para eliminar toxinas e o inchaço das extremidades – Bush Iris + vaselina líquida.

• Displasia – Bottlebrush.

• Ginecomastia – Dagger Hakea, Mountain Devil.

Saint Germain

• Nódulos – Pectus + Allium + São Miguel + Embaúba + Aloe.

• Ingurgitamento das glândulas mamárias – Leucantha.

• Catarro nas glândulas mamárias – Anis.

MANDÍBULA

(Osso único, em forma de ferradura, que constitui o maxilar inferior.)

Tensão nos maxilares denota insegurança, falta de coragem e uma personalidade controladora e contida, sem habilidade para se soltar. Raiva, ressentimento e desejo de vingança também fazem parte dos distúrbios da mandíbula.

Bruxismo – conduta para expressar uma agressividade impotente.

Bach

• ATM (articulação temporo-mandibular), bruxismo, tensão na boca, hábito de morder os lábios – White Chestnut + Olive + Beech + Cherry Plum ou Rock Water + Cerato + Willow + Impatiens + Beech + Mimulus.

• Quando tem muita dor nos músculos e rigidez no pescoço –
White Chestnut + Olive + Holly.

Minas

• Cerradas – Mirabilis, Vervano, Impatiens, Thumbergia, Dianthus.

• Problemas na – Mirabilis, Vervano, Impatiens, Thumbergia, Camelli, Orellana, Artemisia, Momordica, Phyllanthus, Icaro.

• Bruxismo – Guttagnello, Passiflora, Sambucus, Psidium, Mirabilis, Serenium (Ffl), Bonus Somnus (Fes).

Austrália

• Em geral – Mountain Devil, Dagger Hakea, Tall Yellow Top, Five Corners.

• ATM e bruxismo – Dagger Hakea, Mountain Devil, Red Grevillea, Heartsong Essence (Bush Fuchsia + Turkey Bush + Red Grevillea + Crowea + Flannel Flower).

• Corrige qualquer desequilíbrio da ATM – Red Grevillea.

Saint Germain

• Cerradas – Allium + São Miguel + Cidreira + Verbena + Embaúba + Limão + Saint Germain + Mimozinha + Abricó.

• Bruxismo – Allium + São Miguel + Focum + Goiaba + Panicum + Saint Germain + Arnica Silvestre + Algodão + Laurus Nobilis.

Mãos

Simbolizam o meio para a ação ofensiva ou defensiva do ego. Revelam o nível de aspiração do indivíduo, sua confiança, agressividade, eficiência e sua culpa ou conflito a respeito das relações interpessoais. Revelam comportamento que traduzem medo, timidez, amor ou hostilidade.

Bach
• Frias – Clematis.
Austrália
• Em Geral – Bush Fuchsia, Flannel Flower, Kapok Bush.
• Frias – Tall Mulla Mulla.

Mastoidite

(Inflamação das células da apófise mastoide.)

Expressa raiva, frustração, desejo de não ouvir e medo, afetando a compreensão.

Bach
• Holly, Walnut, Vervain, Mimulus.
Minas
• Viola, Camelli, Calêndula Silvestre, Plantago, Verbenacea.
Austrália
• Bush Gardenia, Kangaroo Paw.

Medula espinhal

(Parte do sistema nervoso central, contida na coluna vertebral.)

Representa nossas mais profundas ideias sobre o eu e também o modo como nos cuidamos e nos amparamos. Relaciona-se com o que cremos que somos.

Austrália
• Distúrbios oriundos da – Five Corners.

Meningite

(Inflamação das membranas do cérebro ou medula espinhal.)

Reflete uma vida em uma atmosfera de raiva e medo, com intenso tumulto interior. Sensação de desamparo e falta de apoio. Pode sinalizar uma situação de extrema discórdia na família.

Bach
• Quadros agudos – Rescue Remedy.
• Sequelas da – Clematis + Larch + Chestnut Bud + Star of Bethlehem.
Minas
• Quadros agudos – Buquê de 9 flores.

• Sequelas, lentidão sensorial e psíquica – Piperita + Tagetes + Arnica Campestre + Lavandula + Rosmarinus + Sálvia.

Austrália

• Quadros agudos – Emergency Essence (Waratah + Fringed Violet + Sundew + Grey Spider Flower + Crowea) ou

Illawarra Flame Tree + Mulla Mulla

• Sequelas – Isopogon, Bush Fuchsia, Sundew, Fringed Violet.

Saint Germain

• Fórmula Emergencial + Arnica Silvestre + Verbena.

Menopausa

(Cessação fisiológica da menstruação.)

Reflete um complexo afetivo cujo núcleo é a desvalorização, a sensação de não ser mais desejada e o medo de envelhecer. Autorrejeição.

Fogachos – Preocupação excessiva com a família, ocasionando tensão emocional duradoura, pela falta de confiança nas forças do Universo e da vida.

Expressa também a tentativa de demonstrar que o fim da menstruação não significa uma perda compulsória de feminilidade no sentido sexual.

É a forma pela qual o corpo procura descarregar o excesso de energia criativa que não está sendo usado ativamente pela mulher.

Pode ter a impressão de que seu amor está sendo ignorado pelo parceiro, porém reprime o ciúme.

Bach

• Em geral – Chicory, Honeysuckle, Walnut, Wild Oat ou Rescue Remedy + Walnut + Gorse + Mustard.

• Excesso de calor no corpo, ritmo acelerado de metabolismo – Wild Rose + Impatiens + Walnut.

• Fogachos em geral – Heather + Walnut + Cherry Plum + Mustard + Rescue Remedy.

• Pela carência afetiva ou insatisfação sexual – Walnut + Heather + Chicory.

• Osteoporose e deformações ósseas – Wild Oat + Hornbeam + Walnut.

• Nas fases de desequilíbrios circulatórios ou se já retirou órgãos, fogachos – Walnut + Chicory.

• Com problemas anteriores e se estiverem muito insatisfeitas – Chicory + Walnut + Heather.

• Mulheres que não aceitam as mudanças do corpo e se revoltam ou se magoam – Walnut + Holly ou + Willow, Heather ou Chicory.

• Se precisam de autoconfiança ou de ajuda no ritmo hormonal – Walnut + Larch

- Quando faltam forças para a mudança de fase ou se a mulher está muito cansada – Walnut + Hornbeam.
- Quando está apática, sem brilho – Walnut + Wild Rose.
- Mulheres tipo Rock Water, com osteoporose da menopausa – Rock Water + Wild Oat + Mimulus + Walnut.
- Depressão da menopausa – Walnut + Vervain + Wild Oat + Gentian.

Minas
- Transtornos da – Feminalis, Millefolium, Lilium, Aristoliquia, Madressilva, Matricaria, Margarites, Hormina, Transfor (Fes).

Austrália
- Em geral – Femin Essence (Billy Goat Plum + Bottlebrush + Crowea + Mulla Mulla + Old Man Banksia + Peach-flowered Tea-tree + She Oak).
- Para aceitar a mudança do corpo e da psique – Bottlebrush.
- Medo de rejeição por parte do parceiro – Illawarra Flame Tree.
- Para reforçar a ação das suprarrenais que produzem pequenas quantidades de estrogênio – Macrocarpa.
- Fogachos – Mulla Mulla.
- Equilibra os hormônios femininos e ovários, mantendo níveis suficientes de estrogênio para evitar a osteoporose e aumentar a secreção vaginal – She Oak.
- Alternativa para a terapia de reposição hormonal (TRH) – She Oak.
- Manutenção do nível do cálcio – She Oak + Hibbertia.
- Para que a pituitária e a pineal produzam os hormônios sexuais em razão da pouca produção dos ovários – She Oak + Meditation Essence (Fringed Violet + Bush Fuchsia + Bush Iris + Angelsword + Red Lily).

Obs.: modo de usar She Oak na TRH – tomar a essência por um mês e descansar duas semanas. Repetir o procedimento duas vezes até a dosagem ideal, isto é, tomar durante duas semanas a cada dois meses.

Saint Germain
- Transtornos da – fórmula para Menopausa / Andropausa / TPM ou Gerânio + Bom Dia + Gloxínia + Melissa + Cidreira + Allium + São Miguel + Embaúba + Goiaba + Ipê Roxo + Pepo.
- Reposição hormonal – Gerânio + Poaia Rosa.

MENSTRUAÇÃO
(Perda fisiológica de sangue de origem uterina, de caráter cíclico, que se manifesta na vida da mulher da puberdade à menopausa.)

Distúrbios da menstruação indicam rejeição da feminilidade, culpa ou medo e cólera contra impotência e servidão, além da crença de que os órgãos genitais são sujos ou pecaminosos.

Menorragia, ou fluxo excessivamente abundante – representa "lágrimas" reprimidas, ligadas à sensação de falta de apoio e de amor. No entanto, mesmo quando qualquer tipo de apoio lhes é oferecido, essas mulheres têm dificuldade em aceitar, colocando-se em último lugar para receber cuidados.

Bach
- Menarca – Willow + Crab Apple (para as mudanças corporais).
- Anemia e estresse por fluxo muito longo – Vervain + Walnut.
- Pouco fluxo menstrual – Walnut + Hornbeam.
- Cólicas, inchaço – Rescue Remedy + Star of Betlhehem + Elm + essências individuais ou Centaury + Holly + Vine ou Rescue Remedy + Impatiens + Gorse + Cherry Plum + Sweet Chestnut.
- Cólicas, enxaqueca, dores musculares e grande irritabilidade – Vervain + Cherry Plum + Walnut ou Holly + Rescue Remedy.
- Cólicas fortes (mulheres que não aceitam algum aspecto seu ou de sua vida – vai contra a vida, contra a catarse. Meses de mais contrariedade, menstruação mais dolorosa) – Pine + Walnut + Holly + Impatiens + Vervain.
- Todas as hemorragias ginecológicas – Walnut + Rock Rose.
- Regular o ciclo menstrual, o ritmo hormonal – Larch + Walnut + Chicory + Scleranthus.

Minas
- Tensão antes da – Aristoloquia, Lilium, Millefolium, Ficus, Feminalis, Calmim, Hormina (Ffl).
- Tensão após a – Myosotis, Lavandula, Lilium, Matricaria, Feminalis, Hormina (Ffl).
- Cólicas na – Aristoloquia, Feminalis, Arnica Campestre e Imunis (Ffl) + Hormina (Ffl).
- Depressão e sensação de abandono – Feminalis, Lilium, Aristoloquia.
- Desequilíbrio menstrual – Ruta, Aristoloquia, Lavandula, Feminalis, Hormina Ffl).
- Irritabilidade pré-menstrual – Ficus, Aristoloquia, Lilium, Matricaria, Feminalis.
- Irritabilidade pós-menstrual – Lilium, Ficus, Lavandula, Hormina (Ffl).

Austrália
- Tensão pré-menstual e demais transtornos da – Femin Essence (Billy Goat Plum + Bottlebrush + Crowea + Mulla Mulla + Old Man Banksia + Peach-flowered Tea-tree + She Oak).
- Retenção de líquidos durante a – She Oak.
- Seios sensíveis na – Bottlebrush.

Saint Germain
- Atrasada – Allium + Gerânio.
- Dolorosa – Algodão + Amygdalus + Piper + Limão + Purpureum + Allium + Gerânio.
- Irritação na – Purpureum + Grevílea.
- Enxaqueca na – Gerânio + Erianthum + Cidreira + São Miguel + Purpureum + Ipê Roxo + Allium+ Anis + Coronarium.
- Regulador da – Aloe + Amygdalus + Gerânio + Allium.
- Tensão pré-menstrual – Purpureum + Allium + São Miguel.
- Cólicas – Anis + Laurus Nobilis + Purpurem.
- Ausência de – Algodão + Aloe + Amygdalus + Gerânio + Allium + Laurus Nobilis.

Obs.: ver síndrome pré-menstrual e itens referentes.

MICOSE
(Infecção causada por fungos.)

Indica bloqueio na evolução dos pensamentos e recusa em libertar-se do passado.

Bach
- Rescue Remedy + Crab Apple + Walnut.

Minas
- Aristoloquia, Mirabilis, Artemisia, Linum, Sálvia, Exsultat Liquor (Ff.), Imunis (Ffl), Gel de Flores (uso externo).

Austrália
- Peach-flowered Tea-tree, Spinifex, Kangaroo Paw.

Saint Germain
- Flor Branca + Ipê Roxo + Limão + Tuia + Leucantha + Gerânio (também uso tópico).

MIOMA
(Tumor de tecido muscular, tanto liso como estriado.)

Sugere sentimento de não ser amada, frustrações, grandes preocupações, tristeza oculta, decepções e problemas com o parceiro. Mostra uma pessoa que esconde as dores no íntimo e externaliza imagem de felicidade.

Bach
- Floral celular (Rock Rose + Star of Bethlehem + Cherry Plum + Crab Apple) ou Agrimony, Centaury, Heather, Willow.

- Miomas que causam cansaço no baixo-ventre, dores nas "cadeiras" – Hornbeam.
- Com os sintomas anteriores, se já retiraram órgãos – Hornbeam + Chicory.

Minas
- Calêndula Silvestre, Lavandula, Origanum, Millefolium, Matricaria, Phyllanthus, Malus.

Austrália
- She Oak.

Saint Germain
- Pectus + Gerânio + Ipê Roxo + Aloe + Limão + Embaúba.

Miopia

(Anomalia óptica, geralmente resultante de excessiva distância ântero-posterior do globo, em virtude do que a imagem focal é formada diante da retina.)

Demonstra subjetividade intensa, que vê apenas o próprio mundo limitado e, mesmo com esse âmbito tão restrito de visão externa, não consegue obter o autoconhecimento. Sugere também a recusa em olhar para si mesmo, medo do futuro e falta de confiança no que está à frente.

Bach
- Chestnut Bud, Mimulus, Rock Rose, Clematis, Crab Apple.

Minas
- Margarites, Sálvia, Jasminum, Phyllanthus, Mimosa, Ficus, Malus, Rosmarinus.

Austrália
- Dog Rose, Slender Rice Flower, Bush Fuchsia.

Mononucleose (febre glandular)

(Doença infecciosa aguda, produzida pelo vírus Epstein-Barr, e que se apresenta com febre, mal-estar geral, faringite, distúrbio funcional hepático, linfadenopatia, hepatesplenomegalia e, no hemograma, linfócitos atípicos; na convalescença, observa-se importante astenia.)

Ocorre quando ainda há grande pesar e tristeza e, de várias formas, ajuda a limpar a passagem que leva a uma vida nova. Quando o processo não se completa, principalmente quando a autoestima é baixa, a doença pode se tornar crônica.

Envolve também um componente de raiva por não receber amor e atenção, depreciação da vida e autocrítica.

Bach
- Larch, Walnut, Crab, Apple, Chicory, Centaury.

Minas
• Artemisia, Ruta, Lavandula, Aristoloquia, Malus, Sempervivum, Foeniculum, Millefolium, Tabebuia.

Austrália
• Detox Essence (Bottlebrush + Bush Iris + Dagger Hakea + Dog Rose + Wild Potato Bush) ou Sturt Desert Pea, Peach-flowered Tea-tree, Macrocarpa, Waratah, Banksia Robur, Bottlebrush, Five Corners, Illawarra Flame Tree, Mulla Mulla, Mountain Devil.

MUCOSA
(Túnica de revestimento interno.)
Saint Germain
• Excrescências – Tuia + Allium + São Miguel + Algodão + Alcachofra.

MUCOSIDADE
(Secreção anormal que tem aspecto, natureza de muco, geralmente acompanhada de descamações epiteliais.)
Saint Germain
• Limão + Allium + São Miguel + Algodão + Alcachofra.
• Quando excessiva – 22 gotas da solução estoque de Alcachofra em meio copo d'água.

MÚSCULOS
(Órgãos com poder de contração e relaxamento, e que se destinam a realizar movimentos diversos, dependentes ou não da vontade.)

Representam nossa habilidade de agir diante das diferentes situações da vida.

Flácidos – mostram a somatização de um padrão mental de acomodação e inércia nas situações da vida.

Problemas ou dores nos – resistência a novas experiências.

Bach
• Em geral – Vervain, Rock Water.
• Musculatura flácida – Hornbeam.
• Auxílio ao sistema muscular – Hornbeam.

Minas
• Enrijecimento dos – Taraxacum, Phyllanthus, Verbenacea, Vervano, Millefolium, Sustentav (Ffl).

Austrália
• Para aumentar a força física, força para músculos e tendões – Crowea.
• Lesões de tendões – Crowea.
• Cãibras – Bottlebrush, Crowea, Grey Spider Flower, Tall Yellow Top.
• Problemas nos, em geral – Crowea, Gymea Lily, Wild Potato Bush, Black-eyed Susan, Bauhinia.

- Distensão – Emergency Essence (Waratah + Grey Spider Flower + Fringed Violet + Crowea + Sundew).

Saint Germain
- Ajuda na formação dos – Pepo + Cocos.
- Tônico muscular – Sapientum + Cocos.
- Soltura da couraça muscular – Piper.
- Astenia (perda da força do) – Limão.
- Ataxia (incoordenação da ação do) – Limão.
- Antiespasmódico – Cidreira.

NANISMO

(Forma de hipodesenvolvimento corporal acentuado, atribuível a causas diversas – endócrinas, circulatórias –, que pode ou não apresentar desproporcionalidade entre as várias porções constituintes do corpo.)

Austrália
- Yellow Cowslip Orchid, Boab.

Saint Germain
- Sapientum.

NARCOLEPSIA

(Doença caracterizada por períodos de sono breves, repetidos e incontroláveis.)

Indica medo extremo e incapacidade para enfrentar a vida. Desejo de afastar-se de tudo.

Bach
- Clematis, Cherry Plum, Rock Rose, Rescue Remedy.

Minas
- Rosmarinus, Sambucus, Bipinatus, Lactuca, Buquê de 5 Flores.

Austrália
- Emergency Essence (Waratah + Sundew + Grey Spider Flower + Fringed Violet + Crowea) ou Red Lily, Dog Rose of the Wild Forces.

NÁUSEA

(Sensação de desconforto na área epigástrica, com aversão a alimentos e tendência ao vômito.)

Expressa medo, recusa de ideias ou experiências novas e consciência abarrotada com elementos incompatíveis, sem condições para digeri-los.

Bach
- Rescue Remedy + Scleranthus + Mimulus e + Agrimony, Aspen ou Clematis.

Minas
• Em geral – Buquê de 9 flores ou Ficus + Foeniculum + Piperita + Matricaria.
• Provocadas por movimentos bruscos – Ficus, Foeniculum, Buquê de 9 flores, Movius (Ffl).
• Durante a gravidez – Ficus, Foeniculum, Buquê de 9 flores, Kintoki (Ffl).
• Durante a digestão – Aristoloquia, Sálvia, Foeniculum, Metabilis (Ffl).
Austrália
• Paw Paw, Crowea, Dagger Hakea, Dog Rose, Jacaranda, Bush Fuchsia.
Saint Germain
• Em geral – Aloe + Erianthum.
• De gravidez – Pepo + Leucantha.
Obs.: ver enjoos.

NEFRITE
(Inflamação do rim.)
Reflete uma reação exagerada diante de desapontamentos e fracassos. Sentimentos de não ser bom o bastante.
Bach
• Crab Apple, Rock Water, Willow, Beech, Walnut.
Minas
• Phyllantus, Madressilva, Sempervivum, Malus, Mirabilis, Millefolium, Psidium, Lilium, Dianthus, Zinnia, Sambucus, Agave, Artemisia, Efluvium (Ffl).
Austrália
• Emergency Essence (Waratah + Grey Spider Flower + Fringed Violet + Crowea + Sundew) ou Five Corners, Waratah, Dog Rose, Grey Spider Flower, Mulla Mulla.
Saint Germain
• Limão + Sapientum + Allium + São Miguel + Alcachofra.

NEVRALGIA
(Dor paroxística, que se estende ao longo do trajeto de um ou mais nervos – neuralgia.)
Implica autocastigo por culpa, angústia relacionada com a comunicação e falta de confiança na vida.
Bach
• Rescue Remedy + Elm + Star of Bethlehem ou Rescue Remedy + Pine + Holly.

Minas
• Aristoloquia, Cassia, Pinus, Icaro, Bipinatus, Verbenacea, Arnica Campestre, Sambucus, Ventilian (Ffl).
Austrália
• Sturt Desert Rose, Flannel Flower.
Saint Germain
• Amygdalus + Ipê Roxo + Limão + Verbena + Sapientum + Boa Sorte + Laurus Nobilis.
Obs.: ver dores.

NÓDULO, GÂNGLIO
(Corpúsculo sem cápsula encontrado como formação isolada no tecido conjuntivo frouxo de diversos órgãos.)
Reflete ressentimento, frustração e mágoa, relacionados consigo mesmo ou com a carreira profissional.
Bach
• Em geral – Pine, Willow.
• Nas costas – Honeysuckle.
Minas
• Zinnia, Pinus, Calêndula Silvestre, Lilium.
Austrália
• Southern Cross, Sturt Desert Rose.

OBESIDADE
(Deposição excessiva de gordura no organismo, levando a um peso corporal que ultrapassa em 15%, ou mais, o peso ideal.)
Sugere supersensibilidade, medo, necessidade de proteção, insegurança e autorrejeição.
O medo pode esconder raiva e resistência em perdoar.
Indica também uma provável compensação da carência afetiva por meio da alimentação.
Bach
• Agrimony + Cherry Plum + Gentian + Mustard + Crab Apple + Walnut ou
Agrimony + Chicory + Willow + Vine + Mustard + Holly ou Agrimony + Cherry Plum + Crab Apple + Heather + Olive + Walnut.
Minas
• Levitate, Ambrosia, Artemisia, Calêndula Silvestre, Ruta, Malus, Aristoloquia, Helianthus, Lilium, Madressilva, Pinus, Taraxacum, Jasminum, Chicorium, Fortificata, Cauliflora, Fuchsia, Dianthus, Solanis, Magnificat Liquor (Ffl).

Austrália

• Em geral – Old Man Banksia, Wild Potato Bush, Mulla Mulla, Dog Rose, Fringed Violet, Five Corners, Billy Goat Plum, Grey Spider Flower, Bluebell, Bush Iris, Crowea.

• Comportamento destrutivo e raiva direcionada a si mesmo – Dagger Hakea, Mountain Devil, Rough Blebell.

Saint Germain

• Em geral – Allium + Limão + São Miguel + Erianthum + Cidreira + Abundância + Dulcis + Alcachofra.

• Excesso de apetite – Dulcis.

ODOR CORPORAL

Relaciona-se ao medo dos outros, necessidade de proteger-se dos contatos e a autorrejeição (sente-se vítima).

Bach

• Crab Apple, Mimulus, Larch, Aspen, Hornbeam, Wild Oat.

Minas

• Malus, Mimosa, Viola, Plantago.

Austrália

• Dog Rose, Five Corners, Billy Goat Plum, Bush Iris.

Saint Germain

• Focum + Limão + Incensum + Arnica Silvestre.

OLHOS

Representam a capacidade de ver claramente o passado, o presente e o futuro.

Problemas nos olhos – relacionam-se com o não gostar do que vê em sua vida.

Pontos negros nos – essas particulazinhas que flutuam pelo campo visual estão associadas a problemas de fígado, portanto, com supressão da raiva, que precisa ser liberada.

Daltonismo – representa a manifestação da mente rebelde que não consegue acolher com imparcialidade "todas as cores", todas as pessoas e todas as coisas.

Vermelhos – significam irritação com o que está vendo ao redor e pelo convívio com pessoas que o contrariam.

Tumefação e inchaço na região acima dos – indica descontentamento ou revolta contra alguém hierarquicamente superior.

Bach

• Em geral – Clematis, Star of Bethlehem, Rock Rose.

• Olhos cansados, irritados – soro fisiológico ou água boricada + Hornbeam, em colírio ou compressas.

- Colírio – soro fisiológico + Rescue Remedy + Hornbeam ou Rescue Remedy + Crab Apple.
- Quando tem coceira por alergia – Rescue Remedy + Agrimony.
- Processos oculares crônicos (catarata, glaucoma ou perda da visão por outros processos) – compressas de Rescue Remedy e Rescue Remedy + essências individuais, via oral.
- Olheiras – Centaury, Gorse.
- Terçol – Walnut.

Minas
- Oftalmias em geral – Luceris, Taraxacum, Margarites, Malus, Ficus, Phyllanthus, Foeniculum, Jasminum, Rosmarinus, Calêndula Silvestre.
- Auxiliar no tratamento das conjuntivites, olhos cansados e irritados e em casos de limpeza – Phyllanthus + Foeniculum + Malus + Verbenacea (inflamação e irritabilidade) + Impatiens (irritabilidade e coceira).

Austrália
- Sunshine Wattle, Bush Fuchsia, Fringed Violet, Freshwater Mangrove, Mountain Devil, Red Suva Frangipani, Waratah.

Saint Germain
- Afecção – Verbena + Sapientum + Aloe + São Miguel + Indica + Allium + Cocos + Rosa Rosa.
- Dor nos – Amygdalus + Piper + Purpureum + Allium + São Miguel + Ipê Roxo.
- Paralisia das pálpebras – Ipê Roxo.
- Visão embaçada – Allium + São Miguel.
- Oftalmia – Aloe + Cocos + Verbena + Rosa Rosa.
- Oftalmia purulenta – Limão.
- Olheiras (vampirismo) – Limão.

Obs.: ver itens referentes.

OLIGASTENOSPERMIA IDIOPÁTICA

(Patologia caracterizada por deficiências no número e na vitalidade dos espermatozoides presentes no sêmem ejaculado, em razão de causas desconhecidas: baixa fertilidade masculina.)

Austrália
- Flannel Flower.

OMBROS

(Segmento mais alto de cada membro superior, representando o local por que cada membro superior se une ao tórax.)

Representam a capacidade de carregar as experiências da vida com alegria e leveza.

Caídos – carregando os fardos da vida. Impotência e desesperança.

Paralisados – ressentimento acumulado por ter de assumir responsabilidades por outras pessoas. Sensação de estar sobrecarregado.

Bach
- Oak, Olive, Elm, Crab Apple, Gorse, Centaury.

Minas
- Jasminum, Arnica Campestre, Basilicum, Agave, Ruta, Phyllantus, Vervano.

Austrália
- Problemas nos – Paw Paw, Dog Rose, Sunshine Wattle, Waratah, Kapok Bush.
- Caídos – Waratah, Dog Rose, Sunshine Wattle, Five Corners.
- Imobilizados – Dagger Hakea, Little Flannel Flower, Paw Paw, Sunshine Wattle, e uso tópico de Emergency Essence (Waratah + Grey Spider Flower + Fringed Violet + Sundew + Crowea).

Órgãos genitais

Bach
- Crab Apple + Pine.

Minas
- Aversão aos próprios – Zante, Aristoloquia, Malus.
- Vistos como partes impuras – Aristoloquia, Lilium.
- Supervalorizados – Lilium, Ignea.
- Patologias em geral nos – Aristoloquia, Malus, Buquê de 9 flores.

Saint Germain
- Afecção em geral – Amygdalus + Pepo + Aloe + Tuia + Sapientum.
- Fístulas nos – Tuia + Arnica Silvestre + Pepo + Sapientum.
- Inflamação dos testículos – Limão + Verbena + Tuia + Pepo.
- Afecção dos testículos – Pepo + Gerânio.

Ossos

(Cada uma das diversas peças formadas por tecido rígido, composto de células incluídas em material conjuntivo duro e constituídas, principalmente, de colágeno e fosfato de cálcio.)

Representam no corpo o princípio da firmeza e dos preceitos básicos. Refletem a estrutura por meio da qual dispomos de apoio.

Simbolizam nossas conquistas espirituais que deveriam ser definitivas e servir para nossa realização humana ou como base de apoio para novos saltos evolutivos.

Problemas nos – implicam mapas emocionais ligados à rigidez, ao desamor e a fortes carências afetivas na primeira infância.

Deformidades nos – tensão, pressão mental e perda da agilidade mental. Quando a mente se satura e se acomoda na posição em que está, o corpo perde a personalidade original (estrutura da vida).

Fraturas – mostram com clareza a necessidade crescente de dar fim a algum processo que está em andamento e que ignoramos, visto que o corpo deve "romper" uma velha ordem a fim de provocar a irrupção da nova. A fratura interrompe o caminho anterior, cuja característica era a atividade e movimento. Geralmente ocorre em momentos em que o apoio ou o sentimento de segurança está sendo ameaçado por circunstâncias fora do controle do indivíduo. Mostra que passou dos limites.

Bach

• Deformação óssea causada por desvio no eixo corporal (falta o equilíbrio para a pessoa ser centrada) – Scleranthus + Gentian + Hornbeam + Wild Oat.

• Qualquer deformação óssea – Rescue Remedy + Hornbeam.

• Deformação postural de coluna, ossos que crescem em lugares atípicos, esporões – Hornbeam.

• Fraturas que não estão se calcificando bem – Rescue Remedy e + Holly (se tiver dor).

• Firmeza ao esqueleto – Wild Oat + Hornbeam + Gentian ou Wild Oat + Scleranthus + Gentian.

• Auxílio ao sistema ósseo – Hornbeam.

Minas

• Em geral – Sustentav (Ffl), Taraxacum.

• Deformações ósseas – Calêndula Silvestre, Phyllanthus, Millefolium, Arnica Campestre, Verbenacea, Impatiens, Sustentav (Ffl).

• Fraturas ocorrendo com frequência – Phyllanthus, Millefolium, Tagetes, Arnica Campestre, Pinus, Vernonia, Thumbergia, Sustentav (Ffl).

Austrália

• Deformações ósseas – Isopogon, Yellow Cowslip Orchid.

• Fraturas – Red Helmet Orchid, Fringed Violet, Gymea Lily, Sturt Desert Rose.

• Sistema ósseo – Mint Bush, Slender Rice Flower, Gymea Lily, Sturt Desert Rose.

• Enfraquecimento dos – Hibbertia.
Saint Germain
• Ajuda na formação – Pepo + Boa Deusa.
• Fraturas – Sapientum + Pepo + Boa Deusa.

OSTEOMELITE
(Inflamação da medula óssea.)
Reflete sentimentos de raiva e frustração contra a estrutura da própria vida. Sente-se desamparado e sem apoio.
Bach
• Holly, Willow.
Minas
• Mirabilis, Camelli, Zinnia, Imunis (Ffl).
Austrália
• Southern Cross.
Saint Germain
• Pepo + Sapientum + Boa Deusa.

OSTEOPOROSE
(Aumento dos espaços ósseos, com o que é produzida uma aparência porosa. A perda de substância óssea resulta em fragilidade dos ossos.)
Demonstra desamparo e medo da vida.
Ocorre geralmente em pessoas que tiveram muitos períodos de insegurança na primeira infância, como mudanças frequentes de casa, pobreza crônica, dissolução da família ou perdas afetivas, pois os ossos carregam as lembranças de nossa história de vida.
Bach
• Com medo de desestruturar-se – Wild Oat + Mimulus.
• Osteoporose e deformação óssea ou osteoporose da menopausa – Wild Oat + Hornbeam.
Obs.: osteoporose grave em pessoa com baixa energia vital – não se deve dar Hornbeam porque ativa muito.
Minas
• Taraxacum, Calêndula Silvestre, Lavandula, Arnica Campestre, Luceris, Tagetes, Phyllanthus, Sustentav (Ffl).
Austrália
• Em geral – Southern Cross, Fringed Violet, Gymea Lily, Hibbertia, She Oak, Tall Yellow Top.
• Equilibra os ovários mantendo o nível de estrógeno, para evitar a –She Oak.

Ouvidos

A capacidade de ouvir é a expressão corporal da obediência e da humildade.

Problemas nos – sugere egocentrismo, inflexibilidade, intolerância, dificuldade para obedecer e para assimilar o que ouve.

Dor nos – demonstra raiva. "Não quer ouvir e não quer obedecer."

Bach
• Em geral – Beech, Impatiens, Vervain, Clematis, Water Violent, Star of Bethlehem.
• Otites – Clematis + Crab Apple.
• Ouvido interno – Scleranthus + Star of Bethlehem.

Minas
• Otites, dores frequentes – Mirabilis, Verbenacea, Millefolium, Vervano, Plantago, Arnica Campestre, Imunis (Ffl).
• Diminuição auditiva – Mirabilis, Phyllanthus, Sinapsis, Rosmarinus, Ficus, Tagetes.
• Zumbido nos – Matricaria, Fícus.

Austrália
• Em geral – Bush Fuchsia, Kangaroo Paw, Bush Gardênia.
• Infecção crônica – Bush Fuchsia.
• Diminuição auditiva – lllawarra Flame Tree, Isopogon, Kangaroo Paw, TallYellow Top, Green Spider Orchid, Bush Fuchsia, Black-eyed Susan.
• Infecções nos – Emergency Essence (Waratah + Grey Spider Flower + Fringed Violet + Crowea + Sundew) ou
Bush Fuchsia + Bush Iris + Spinifex.
• Zumbido nos – Bush Fuchsia.
• Obstruídos (tampados) – Bush Fuchsia + Bush Iris.

Saint Germain
• Afecção – Algodão + Laurus Nobilis + Sergipe.
• Supurado – São Miguel + Allium + Cidreira + Goiaba + Melissa + Panicum + Algodão.
• Dor nos – Pepo + Allium + Piper + Purpureum + São Miguel.
• Anomalias dolorosas – Algodão + Limão + Ipê Roxo + Piper + Purpureum + Rosa Rosa.
• Zumbido nos – Limão + Allium + São Miguel + Goiaba + Algodão.
• Zumbido por interferência astral – Limão + Allium + São Miguel + Lírio da Paz + Chapéu de Sol + Laurus Nobilis + Boa Sorte + Boa Deusa + Lírio Real + Myrtus + Carrapichão + Cocos + Bambusa.
• Diminuição auditiva – Algodão + Laurus Nobilis + Rosa Rosa.
• Som confuso – Algodão + Abricó.
• Qualquer problema no – Sergipe.

Ovários

(Órgão par glandular sexual da mulher, o qual produz óvulos e se situa de cada lado do útero.)
Simbolizam o ponto da criação.
Cisto ovariano – representa um bloqueio da energia criadora que se acumula e forma um cisto. A causa do bloqueio costuma ser o medo de fracassar ou de ter sucesso.
Câncer ovariano – indica pouco senso de identidade, sentimento de menos valia, além da raiva reprimida que suprime a energia criadora.

Bach
• Em geral – Larch, Gentian, Wild Rose, Walnut.
• Cistos nos – Floral Celular (Rock Rose + Star of Bethlehem + Crab Apple + Cherry Plum).

Minas
• Em geral – Origanum, Calêndula Silvestre, Matricaria, Aristoloquia, Cassia, Artemisia, Ruta, Lavandula, Tropaeolum, Phyllanthus, Feminalis, Hormina (Ffl).
• Cistos, lipomas, fibromas – Pinus, Aristoloquia, Malus, Ficus, Zinnia, Calêndula Silvestre, Momordica, Camelli, Limpidus, Imunis (Ffl).

Austrália
• Em geral – She Oak, Turkey Bush.
• Cistos nos – Dagger Hakea, Mountain Devil, She Oak, Sturt Desert Rose.

Saint Germain
• Doenças – Ipê Roxo + Pepo.
• Inflamação – Algodão + Pepo + Verbena + Ipê Roxo.
• Hérnia – Limão.
• Ovariocele – Limão.

Oxigenação dos tecidos

Austrália
• Dog Rose, Mulla Mulla, Tall Mulla Mulla.

Pâncreas

(Grande órgão glandular situado por trás do estômago e que mantém relação anatômica com o duodeno e com o baço. É glândula exócrina e endócrina, com acentuada influência tanto na digestão quanto em processos metabólicos, especialmente em relação aos glicídios. Elabora importante função interna, a insulina, pelas ilhotas de Langerhans.)
Representa a doçura da vida.
Pancreatite – mostra sentimentos de rejeição, de raiva e de frustração, porque a vida parece ter perdido sua doçura.

Bach
• Crab Apple, Chicory, Scleranthus.
Minas
• Vervano, Chicorium, Malus, Ficus, Fortificata, Trimera, Arnica Campestre, Calêndula Silvestre, Verbenacea, Ageratum, Ruta, Taraxacum.
Austrália
• Peach-flowered Tea-tree.
Saint Germain
• Afecção – Erbum + Allium.

PARALISIA

(Perda da função muscular ou da sensibilidade por lesão dos nervos, por destruição dos neurônios e também por trauma psicológico.)

Simboliza medo, terror, fuga e resistência a uma vivência que provoca muita dor.

Bach
• Star of Bethlehem + Rescue Remedy + Rock Rose.
Minas
• Em geral – Tagetes, Lavandula, Buquê de 9 flores.
• Momentâneas – Tagetes, Bipinatus, Buquê de 9 flores.
• Ao acordar de madrugada – Bipinatus, Buquê de 5 flores.
• Crônica e congênita – Aleluia.
• Cerebral – Fórmula de Aprendizado, Sambucus, Anil, Nigrum.
• Em virtude de choque – Buquê de 5 flores.
Austrália
• Em geral – Bush Fuchsia, Bauhinia, Grey Spider Flower, Wild Potato Bush.
• Cerebral – Bush Fuchsia + Crowea + Fringed Violet + Spinifex.
• Imediatamente após acidente ou trauma – Emergency Essence (Waratah + Grey Spider Flower + Fringed Violet + Sundew + Crowea).
Saint Germain
• Em geral – Limão + Leucantha + Focum + Goiaba + Allium + São Miguel + Piper + Varus + Cidreira + Melissa + Ipê Roxo + Triunfo ou Lótus/Magnólia + Abricó.
• Hemiplegia – Limão + Triunfo + Lótus/Magnólia.
• Facial – Triunfo + Lótus Magnólia.

PARASITO

(Organismo que, pelo menos em uma fase de seu desenvolvimento, se encontra ligado à superfície ou ao interior de outro organismo,

conhecido como hospedeiro, do qual obtém a totalidade ou parte de seus nutrientes.)

Indica que a pessoa está delegando o poder aos outros, deixando-os assumir o controle de sua vida.

Bach
• Crab Apple, Walnut, Red Chestnut.

Minas
• Millefolium, Ruta, Artemisia, Trimera, Malus, Imunis (Ffl).

Austrália
• Southern Cross, Five Corners, Kapok Bush, Billy Goat Plum, Bottlebrush, Green Essence, Peach-flowered Tea-tree, Rough Bluebell, Spinifex.

Saint Germain
• Vermífugo em geral, até para animais – Allium + Amygdalus + Leucantha + Pepo + Boa Deusa + Cocos + Mangífera + Laurus Nobilis.
• Expele as lombrigas (*Ascaris lumbricoides,* parasito do intestino do homem) – Limão + Allium + Amygdalus + Leucantha + Pepo.

PARESTESIA (FORMIGAMENTO)

(Distúrbio em que o paciente acusa sensações anormais – formigamento, picada, queimadura – não causadas por estímulo exterior do corpo. Sintoma comum nas doenças da medula e dos nervos periféricos.)

Bach
• Hornbeam + Clematis.

Minas
• Rosmarinus, Foeniculum, Anil, Movius (Ffl).

Austrália
• Yellow Crowslip Orchid.

Saint Germain
• Lótus/Magnólia + Cocos + Sapientum.

PELE

(Órgão que recobre o corpo humano externamente, constituído de epiderme e derme, situado sobre tecidos subcutâneos.)

É a conexão entre o mundo interno e o externo, a fonte de sensações, e estabelece o limite. Vincula-se a nossas crenças acerca de como os outros nos veem, as inseguranças, as incertezas e as preocupações.

Reflete nossos pensamentos e sentimentos íntimos; é a capa de proteção do nosso mundo interior que não expressamos. Sugere também a presença de problemas com a identidade.

Manchas na – significam o medo da invasão na sua vida ou a iminência de alguma ameaça.

Manchas brancas nos braços – simbolizam a sensação do comprometimento da individualidade por figuras parentais, bem como o sentimento de não ser amado.

Alergia na – sugere uma vivência de irritabilidade, envolvendo pessoas próximas que dificultam sua evolução pessoal ou profissional.

Rugas – reproduzem passo a passo a história de uma vida.

Papeira – representa o medo da crítica alheia, o sentimento de rejeição e a sensação de menos-valia.

Bach

• Manchas da pele ou senis – Rescue Remedy + Crab Apple + Honeysuckle (em creme).

• Marcas de expressão – Rescue Remedy + Honeysuckle + Olive + Wild Rose.

• Cansada – Creme de Bach + Centaury ou + Pine.

• Envelhecimento precoce da – Honeysuckle + Olive.

• Cosmético – Creme de Bach + Vine.

• Irritação, erupção, comichão – Rescue Remedy, Impatiens, Agrimony, Cerato, Scleranthus, Honeysuckle, Pine, Crab Apple, Mimulus.

• Bolhas na – Crab Apple, Walnut.

• Sensíveis ao sol – Creme de Bach + Walnut + Elm.

Minas

• Para nutrir, limpar, tonificar e hidratar – Gel de Flores (Ffl) + Malus + Pastoris + Linum + Millefolium + Foeniculum + Verbenacea + Aristoloquia + Mirabilis + Buquê de 9 flores – uso tópico.

• Manchas – Malus, Momordica, Foeniculum, Linum, Passiflora, Exultat Liquor (Ffl), Gel de Flores (uso externo), Argila Medicinal (uso externo).

• Sardas – Vernonia, Momordica, Malus, Rosmarinus, Pastoris.

• Rugas – Madressilva, Malus, Jasminum, Millefolium, Exsultat Liquor (Ffl), Gel de Flores (uso externo).

• Dermatose em geral – Malus, Foeniculum, Zinnia, Pastoris, Millefolium, Passiflora, Impatiens, Mirabilis, Momordica, Exsultat Liquor (Ffl), Gel de Flores (uso externo).

• Bolhas na – Artemisia, Millefolium, Linum.

• Restaurador da – Foeniculum.

• Estrias – Sustentav (Ffl).

• Proteção dos efeitos dos raios ultravioleta – Creme + Orellana.

Austrália

• Problemas em geral – Wisteria, Five Corners, Billy Goat Plum, Bottlebrush, Fringed Violet, Jacaranda, Old Man Banksia, Rough Bluebell, Spinifex, Mulla Mulla, Detox Essence (Bottlebrush + Bush Iris + Dagger Hakea + Dog Rose + Wild Potato Bush).

• Seca – Dog Rose, Old Man Banksia, She Oak.

• Envelhecida – Mulla Mulla, She Oak.

• Rugas – Dagger Hakea, Mountain Devil ou Dog Rose + Little Flannel Flower + Peach-flowered Tea-tree (também em creme).

• Irritação – Rough Bluebell, Spinifex.

• Impetigo – Billy Goat Plum, Dagger Hakea, Spinifex e uso tópico de Green Essence.

• Tirar toxina da – Detox Essence (Bottlebrush + Bush Iris + Dagger Hakea + Dog Rose + Wild Potato Bush) ou Rough Bluebell.

• Bolhas na – Fringed Violet, Spinifex.

Saint Germain

• Afecções da – Tuia + Sapientum + Algodão + Leucantha + Limão + Begônia + Arnica Silvestre + Allium + São Miguel + Ipê Roxo + Aloe + Laurus Nobilis + Canela.

• Fortalece a – Thea + Aloe + Algodão + Leucantha + Sapientum + Tuia.

• Rachaduras da – Limão + Arnica Silvestre + Algodão + Allium + São Miguel + Aloe.

• Coceiras – Leucantha + Ipê Roxo.

• Amacia a – Leucantha + Cocos + Mimozinha.

• Clareia a – Limão.

• Sardas – Limão + Begônia.

• Excrescências da – Tuia + Aloe + Leucantha.

• Inflamação, em geral, na – Leucantha + Aloe + Verbena + Tuia + Sapientum.

• Inflamação bacteriana na, – Limão.

• Lesão – Limão + Arnica Silvestre + Tuia + Algodão.

• Manchas – Allium + Limão + Begônia.

• Reconstrução de camadas profundas – Sapientum + Arnica Silvestre + Allium + São Miguel + Ipê Roxo.

• Tuberculose – Limão + Ipê Roxo.

• Tumores e furúnculos – Leucantha.

• Nódoas de frutas na – Begônia.

• Cravos – Algodão + Limão + Patiens + Erianthum + Embaúba + Flor Branca.

- Pústulas – Limão + Leucantha + Allium + São Miguel + Algodão + Aloe + Arnica Silvestre.

Obs.: ver dermatites, pruridos, alergias.

PELOS

(Cada um dos apêndices filamentosos da pele, compostos de ceratina.)

Bach

- Excesso de, na mulher – Impatiens.

Minas

- Excesso de, na mulher – Althaea, Hormina (Ffl).

Austrália

- Infecção dos folículos pilosos – Spinifex + Tall Mulla Mulla.

Saint Germain

- Excesso de, na mulher – Gerânio.

PERNAS

(A parte de cada um dos membros inferiores do corpo humano, compreendida entre o joelho e o tornozelo.)

Membro facilitador da marcha, permite aproximações, facilita os contatos. Reverte-se, portanto, de conotação social. Relaciona-se ao ir para a frente na vida.

Problemas nas pernas significam que o caminho pode não estar correto ou está sendo bloqueado por alguém ou por uma situação complicada.

Parte superior (coxas) – simboliza o passado. Problemas nas coxas relacionam-se a ressentimentos, dores emocionais ou traumas da infância.

Parte inferior (pernas) – rege o futuro. Problemas nas pernas simbolizam sentimentos de inadequação, deficiência ou limitação no caminhar da vida, o não querer ir em frente.

Bach

- Cansaço nas pernas e para pessoas que fazem muitos hematomas – Hornbeam via oral e massagem com Creme de Bach +Hornbeam.

Minas

- Buquê de 9 flores, Arnica Campestre.
- Pernas inchadas – Agave, Foeniculum, Efluvium (Ffl), Movius (Ffl).

Austrália

- Waratah, Spinfex, Bottlebrush, Kapok Bush, Red Grevillea, Sundew, Sunshine Wattle.

Saint Germain

- Boa Deusa.

PÉS

Simbolizam o local em que o espírito se encontra com a matéria. Representam a compreensão de nós mesmos, da vida e dos outros.

Problemas nos – medo do futuro e de ir em frente na vida.

Pés frios – são presentes nos indivíduos que enxergam o mundo como um lugar no qual não se pode confiar nos outros. O fato de sentir insegurança o faz manter defesas contra esse mundo.

Joanetes – sugere alguém que acata a opinião dos outros em vez de tomar as próprias decisões e assumir o próprio poder. A causa mais comum dos joanetes é o desejo de usar os calçados "da moda", o que mostra o controle que a tribo exerce sobre os instintos do indivíduo.

Gota (em geral afeta o dedão) – representa frustração e medo do movimento.

Unha encravada – indica raiva e também relutância em tomar uma iniciativa.

1º artelho – dedão – está ligado ao meridiano do fígado e é o dedo que nos empurra para a frente. Quando tem algum problema, significa raiva ou ressentimentos reprimidos, indicando que algo está impedindo a pessoa de seguir em frente por conta própria. O meridiano do baço/pâncreas também começa no dedão, e enfatiza que pensamentos precisam ser liberados para se seguir em frente.

2º e 3º artelhos – estão relacionados com o estômago e indicam dificuldade em digerir ou aceitar alguma coisa.

4º artelho – relacionado com a vesícula biliar. Indica que há decisões que a pessoa não consegue tomar por causa da necessidade de agradar aos outros. Ressentimento.

5º artelho – mindinho – relacionado aos rins e à bexiga. Mostra insegurança, indecisão e ansiedade.

Bach
- Em geral – Honeysuckle, Mimulus, Larch.
- Frios – Clematis.

Minas
- Em geral – Buquê de 9 flores, Madressilva, Mimosa, Lavandula, Millefolium.

Austrália
- Em geral – Red Grevillea, Sundew, Sunshine Wattle, Bauhinia, Dog Rose, Silver Princess, Bottlebrush.
- Frios – Tall Mulla Mulla.
- Rachados – Bottlebrush + Kapok Bush e uso tópico de Spinifex.
- De atleta – Bush Iris, Spinifex.
- Joanetes – Boab, Hibbertia ou Emergency Essence (Waratah + Grey Spider Flower + Fringed Violet + Crowea + Sundew) + Bottlebrush.

Saint Germain
- Laurus Nobilis.

Pescoço

É o anexo de união ou desconexão entre o corpo mental e o físico. Controla a organização corporal e serve como ligação entre os impulsos instintivos do corpo e o controle exercido pelo cérebro.

Representa flexibilidade e a capacidade de ter uma compreensão total das coisas, inclusive de ver o que está lá atrás.

Dor no – simboliza a dificuldade de coordenação dos aspectos intelectuais e instintivos; inflexibilidade, afastamento da vida emocional ou ansiedade.

Bach
- Rock Water, Vervain, Star of Bethlehem, Beech, Willow, Holly.

Minas
- Rigidez ou atrofia nos movimentos do – Camelli, Verbenacea, Orellana, Phyllanthus, Taraxacum, Tagetes, Zinnia, Mirabilis, Sustentav (Ffl).

Austrália
- Kangaroo Paw, Five Corners, Isopogon, Brush Fuchsia.

Peso, variação do

Perda – perda de si mesmo, perda amorosa, perda do senso de realidade. Aquisição – desejo mal dirigido de proteção.

Para quem tem tendências mediúnicas – o aumento do peso pode simbolizar a necessidade de enraizamento para equilibrar o contato.

Obs.: ver itens referentes.

Picada de inseto

Bach
- Em geral – Rescue Remedy + Agrimony.
- De abelhas – Rescue Remedy + Agrimony + Heather.

Minas
- Buquê de 9 flores, Arnica Campestre, Artemisia, Gel de Flores (uso externo).

Austrália
- Emergency Essence (Waratah + Grey Spider Flower + Fringed Violet + Crowea + Sundew) ou Mountain Devil, Spinifex.

Saint Germain
- De abelhas – Allium + Sapientum.
- De animais venenosos – Allium + Sapientum.
- De escorpião – Scorpius.

Piolho

(Inseto malófago mastigador e anopluro sugador, ectoparasito de vertebrados, desprovido de asas.)

Saint Germain
- Algodão + Anis.

PNEUMONIA
(Inflamação dos pulmões.)

Manifesta-se quando a pessoa se sente aflita e não pode respirar por circunstâncias que precisa enfrentar. Representa o desespero, o cansaço da vida, a depressão, a irritação, a frustração e o temor da solidão.

Simboliza ferimentos emocionais que não recebem permissão para sarar.

Bach
• Em geral – Chicory, Wild Oat, Heather, Crab Apple, Pine ou
Rescue Remedy + Olive + Crab Apple +Aspen + Wild Oat ou
Rescue Remedy + Gorse + Sweet Chestnut.
• Nas pessoas tristes – + Pine.
• Nas alegres – + Agrimony.

Minas
• Distúrbios do pulmão em geral – Guttagnello, Eucalyptus, Malus, Fuchsia, Millefolium, Foeniculum, Sempervivum, Plantago, Psidium, Ventilian (Ffl), Imunis (Ffl).

Austrália
• Em geral – Waratah, Sturt Desert Pea, Macrocarpa, Black-eyed Susan, Mountain Devil ou
Banksia Robur + Paw Paw + Sturt Desert Pea ou
Sturt Desert Pea + Boronia + Black-eyed Susan + Mountain Devil + Dagger Hakea.

Saint Germain
• Leucantha + Sapientum + Allium + São Miguel ou Algodão + Allium + Amygdalus + Capim Seda + Incensum + Ipê Roxo + Limão + Saint Germain + São Miguel + Bambusa + Rosa Rosa + Flor Branca + Lótus/Magnólia.

Obs.: ver sistema respiratório.

POLIOMILITE
(Inflamação da substância cinzenta da medula espinhal.)

Austrália
• Jacaranda.

Saint Germain
• Fómula Emergencial + Verbena.

PÓLIPO
(Módulo pedunculado composto de tecido neoplásico ou de outra estrutura encontrada especialmente nas mucosas.)

Reflete o acúmulo de ressentimentos alimentando velhas mágoas.

Bach
• Willow, Pine, Crab Apple.

Minas
- Pinus, Aristoloquia, Malus, Ficus, Zinnia, Calêndula Silvestre, Camelli, Momordica, Limpidus, Imunis (Ffl).

Austrália
- Southern Cross, Spinifex.

Saint Germain
- Limão + Pectus + Aloe + Pepo + Sapientum + Tuia + Leucantha.

PRESBIOPIA

(Defeito ocular que geralmente ocorre em idade avançada, caracterizado pela incapacidade de distinguir objetos próximos.)

A preocupação com a expectativa do futuro dificulta a capacidade para distinguir objetos próximos.

Tratando-se de pessoas mais idosas, esse distúrbio simboliza a dificuldade de viver plenamente o agora, graças à preocupação com o tempo que lhes falta para acabar a jornada terrena.

Bach
- Chestnut Bud, Clematis, Crab Apple.

Minas
- Luceris, Anil, Taraxacum, Foeniculum, Malus.

Austrália
- Bush Fuchsia.

PRESSÃO ARTERIAL

(Pressão exercida nas paredes arteriais pela onda sanguínea, dependendo da força do batimento cardíaco, da elasticidade das paredes vasculares, resistência do leito capilar e do volume e viscosidade do sangue. A pressão sistólica depende da sístole ventricular e a diastólica, da diástole. A diferença entre a pressão sistólica e a diastólica é a pressão do pulso.)

Representa a expressão do dinamismo de um ser humano.

Alta – Reside na falta de confiança, no temor e na sensação de angústia em estado flutuante. Mostra, por um lado, aparente passividade diante da agressividade (não descarregada pela ação) reprimida pelo autocontrole. São indivíduos bastante obsessivos, rígidos e perfeccionistas. Temem falta de afeto e, às vezes, têm episódios traumáticos no passado, que não foram drenados e permanecem vivos dentro do mundo interno.

Bach
- Em geral – Holly, Rock Water, Agrimony, Scleranthus, Centaury, Impatiens, Vervain, Vine, Cherry Plum, Rescue Remedy ou Rescue Remedy + Vine + Holly + Vervain ou Vervain + Agrimony + Willow + Holly.

- Hipertensos e cardíacos com cansaço e desânimo – Rescue Remedy + Gentian ou + Gorse, Red Chestnut ou + Wild Rose (essências que equilibram o coração).
- Crises hipertensivas – Rescue Remedy (se a pessoa for Impatiens, acrescentar essa essência).

Minas
- Impatiens, Vervano, Verbenacea, Thumbergia, Lavandula, Psidium, Sambucus, Fuchsia, Dianthus, Orellana, Taraxacum, Calmim, Buquê de 9 flores, Serenium (Ffl).

Austrália
- Five Corners, Crowea, Mountain Devil, Bluebell, Hibbertia, Little Flannel Flower, Mulla Mulla.
- Pressão na cabeça – Boronia + Crowea.

Saint Germain
- Cidreira + Verbena + Allium + São Miguel + Embaúba.
- Descontrole (alta / baixa) – Amygdalus + Allium + São Miguel.

Baixa – Além de relacionar-se a sentimentos de derrotismo, expressa a experiência de falta de amor sofrida na infância. Denota a incapacidade de enfrentar obstáculos e de assumir as próprias responsabilidades. É uma retração da própria autoridade, uma renúncia ao poder pessoal.

Bach
- Em geral – Wild Rose, Chicory, Olive, Hornbeam, Gorse, Star of Bethlehem, Clematis, Rescue Remedy ou

Rescue Remedy + Olive + Hornbeam + Wild Rose.

Minas
- Plantago, Tagetes, Rosa Canina, Rosmarinus, Mimosa, Aleluia, Sonchus, Sempervivum, Tonarion.

Austrália
- Kapok Bush, Five Corners, Crowea, Southem Cross, Tall Mulla Mulla.

Saint Germain
- Allium + Amygdalus.

PRÓSTATA

(Glândula própria do sexo masculino que circunda o colo vesical e parte da uretra.)

Representa o princípio masculino.

Problemas na – sugere a presença de medo que enfraquece a masculinidade, de desistência, de culpa e de pressão sexual. Crença no envelhecimento.

Bach
- Aspen + Pine + Crab Apple + Gentian.

Minas
- Distúrbios, crescimento anormal da – Aristoloquia, Aleluia, Arnica Campestre, Pinus, Lilium, Madressilva, Phyllanthus, Calêndula Silvestre, Momordica, Imunis (Ffl).

Austrália
- Em geral – Flannel Flower, Billy Goat Plum, Freshwater Mangrove, Fringed Violet, Flannel Flower, Kapok Bush, Surt Desert Rose.
- Pouca formação de esperma – Flannel Flower.

Saint Germain
- Afecção da – Tuia + Pepo.
- Fortalece a – Tuia + Pepo + Sapientum + Ipê Roxo.
- Hipertrofia da – Tuia + Pepo.
- Inflamação da – Pepo + Limão + Verbena + Aloe + Allium + Amygdalus + Sapientum + São Miguel + Ipê Roxo + Boa Sorte.

PRURIDO

(Sensação desagradável peculiar, em razão da irritação de terminações nervosas sensitivas periféricas, por enfermidade ou agente irritante -, que leva o indivíduo a coçar-se à procura de alívio.)

Simboliza o desejo de ser descoberto e de expressar as emoções. Presença da sensação do eu indefeso que não pode resolver ou enfrentar uma situação frustrante. É uma insatisfação interior por causa da recusa de uma situação de vida para a qual não encontra solução.

Bach
- Em geral – Agrimony, Holly, Rock Water ou

Rescue Remedy + Impatiens + Holly + Crab Apple ou

Centaury + Agrimony + Cherry Plum + Beech + Holly + Impatiens.

Minas
- Malus, Foeniculum, Linum, Pastoris, Millefolium, Passiflora, Impatiens, Momordica, Exsultat Liquor (Ffl), Gel de Flores (uso externo).

Austrália
- Five Corners, Billy Goat Plum, Tall Mulla Mulla, Black-eyed Susan, Dagger Hakea, Fringed Violet, Red Grevillea, Rough Bluebell ou

Red Grevillea + Black-eyed Susan.

Saint Germain
- Ipê Roxo + Leucantha + Melissa.

Obs.: ver dermatites, pele, alergias.

Psoríase

(Doença de etiologia desconhecida, de evolução crônica, sujeita a remissões e recidivas, caracterizada pela presença de eritema e escamas, produzindo-se eflorescências avermelhadas semelhantes a discos, com escamas prateadas. Compromete, geralmente, o couro cabeludo, superfícies extensoras dos membros, principalmente nos cotovelos, nos joelhos e em pele situada anteriormente à borda anterior de cada tíbia.)

A função protetora da pele é transmutada em função de armadura – a pessoa estipula limites em todas as direções, por medo de ser magoada. Pode ser desencadeada por uma experiência que não permite à pessoa expressar plenamente seus sentimentos, que ficam então reprimidos atrás de uma fachada dura, impedindo que alguém chegue perto para que não a machuque novamente. É como se estivesse amortecendo os sentimentos e o eu.

A pessoa sente a fantasia de estar em carne viva, de ter perdido a proteção que a pele oferece. Por outro lado, a troca de pele pode ser lida como uma intenção de troca de identidade.

Representa também certa resistência em abandonar velhas condutas, modelos mentais ou aspectos da personalidade que já não servem.

Bach
• Rock Rose + Aspen + Cherry Plum + Olive + Star of Bethlehem + Chestnut Bud + Gorse + Chicory + Larch + Walnut e + Mimulus, Holly ou Willow ou Rescue Remedy + Impatiens + Pine ou Walnut + Heather + Crab Apple + Mimulus ou Aspen + Rock Rose.

Minas
• Malus, Momordica, Althaea, Pastoris, Mirabilis, Arnica Campestre, Linum, Tropaeolum, Limpidus, Foeniculum, Imunis (Ffl), Exsultat Liquor (Ffl), Gel de Flores (uso externo), Argila Medicinal (uso externo), Tabenia (Ffl) ou.

• Pastoris + Tropaeolum + Mirabilis e Exsultat Liquor (Ffl).

• Aplicação tópica – creme Universal Merck + uma ampola de Arovit.

• Origanum – inverno/1997 – Psoríase –

• Alimentação – dieta rica em sucos centrifugados, tendo como base um suco preparado com três laranjas, três cenouras e uma maçã. A esse suco básico (não pode ser usado por diabéticos e por pessoas com problemas renais graves), acrescentam-se um ou dois vegetais – couve, brócolis, nabo, rabanete, pepino, repolho, salsinha, salsão, beterraba. Tomar quatro a seis copos todos os dias.

• Florais – Malus + Momordica + Althaea + Pastoris + Arnica Campestre + Linum + Tropaeolum.

• Creme – um tubo de Creme Universal Merck, um tubo de Bepantol Roche (vit.B6), duas ampolas de Aderogil D3 (vit.A e D), um fio de

mel de abelhas e mais quatro gotas (solução estoque) das essências usadas por via oral – passar na pele três a de seis vezes ao dia.
Austrália
• Little Flannel Flower, Flannel Flower, Green Essence, Pink Mulla Mulla, Peach-flowered Tea-tree (se for componente de fermento), Billy Goat Plum (também uso tópico).
Saint Germain
• Limão + Tuia + Algodão + Aloe + Allium + São Miguel + Flor Branca + Myrtus + Leucantha.

QUADRIL

(Cada uma de duas regiões, uma de cada lado da pelve, em que se situa a articulação de fêmur com o ilíaco.)

Carrega o corpo em perfeito equilíbrio e é o impulso mais importante no avanço. Indica situações nas quais o que está em jogo é a estabilidade durante o movimento.

Problemas no – medo e falta de interesse em avançar, por acreditar que nada o espera ou por depender de decisões importantes. Medo de mudanças, insegurança e necessidade de controlar o meio ambiente.

Artrose no – revela alguém que, inconscientemente, está aterrorizado, com o medo da mudança e com a perda da segurança pessoal.

Bach
• Rock Water, Gentian, Mimulus, Larch, Gorse.
Minas
• Arnica Campestre, Lavandula, Phyllanthus, Sonchus, Aleluia, Mimosa.
Austrália
• Sundew, Sunshine Watle, Dog Rose, Old Man Banksia, Mint Bush.

QUEIMADURA

(Lesão, de intensidade variável, produzida por agente físico [calor, eletricidade, radiação, etc.] ou por agente químico, como, por exemplo, ácido sulfúrico.)

Reflete a fúria que explode por atrito com pessoas próximas.

Bach
• Rescue Remedy + Star of Bethlehem + Impatiens + Rock Rose – no soro fisiológico ou água mineral, em compressas, para hidratação nos três primeiros dias. Depois usar Creme de Bach para terminar a cicatrização. Manter Rescue Remedy ou Rescue Remedy + Wild Oat via oral.
• Queimaduras de sol – Rescue Remedy, Rock Rose.

Minas
• Buquê de 9 flores, Foeniculum, Linum, Gel de Flores (uso externo).
Austrália
• Mountain Devil + Dagger Hakea + Mulla Mulla uso interno e tópico, aspergida diretamente na pele ou sobre as roupas ou
Mulla Mulla em 100 ml de água mineral mais 3,5 gramas de sal marinho.
• Queimaduras de sol – Mulla Mulla (uso interno e tópico, antes e depois da exposição ao sol).
• Cicatrizes de – Mulla Mulla (uso interno e tópico em creme, duas vezes por dia durante duas semanas, depois uma vez por dia enquanto for necessário).
Saint Germain
• Aloe + Pepo + Algodão + Sapientum + Arnica Silvestre + Allium + São Miguel + Poaia Rosa (também uso tópico).

QUIMIOTERAPIA / RADIOTERAPIA

(Quimioterapia – tratamento por meio de agentes químicos que, além de poder interferir de modo favorável, embora variável, sobre uma doença, são passíveis de causar efeitos tóxicos, de maior ou menor intensidade, no organismo do paciente.
Radioterapia – tratamento de doenças pelos raios X, pelo rádio e outras substâncias radioativas.)

Bach
• Floral celular (Star of Bethlehem + Rock Rose + Crab Apple + Cherry Plum) + Walnut.
• Fórmula de Andrey Westlake – em 100 ml de água mineral mais 3,5 gramas de sal marinho, colocar: Cherry Plum + Star of Bethlehem + Rock Rose + Vine + Gentian + Walnut + Wild Oat – tomar quatro gotas a cada 30 minutos, depois ir espaçando.
• Pacientes que se submetem à hemodiálise ou qualquer tratamento agressivo – Rescue Remedy + Gorse.
Obs.: indicado para profissionais que trabalham com energia radioativa, pois causam destruição de suas células normais – Mustard + Gorse + Agrimony.

Minas
• Malus, Artemisia, Millefolium, Linum, Taraxacum, Calêndula Silvestre, Anil, Origanum, Limpidus, Imunis (Ffl).
Austrália
• Radiation Essence (Bush Fuchsia + Crowea + Paw Paw + Fringed Violet + Mulla Mulla + Waratah).

- Depois da quimioterapia – Detox Essence (Bush Iris + Bottlebrush + Dagger Hakea + Dog Rose + Wild Potato Bush).

Saint Germain
- Ipê Roxo – antes das aplicações, quatro gotas de hora em hora.

RAQUITISMO
(Doença da infância causada pela carência de vitamina D e que se manifesta, sobretudo, por deformidades e outras alterações do esqueleto – ossificação distrófica.)

Minas
- Plantago, Camelli, Lavandula, Althaea, Millefolium, Tabebuia, Tornarion, Ventilian (Ffl).

Saint Germain
- Limão + Ipê Roxo + Patiens + Tuia + Verbena + Pepo + Sapientum + Dulcis + Allium + Gerânio.

REFRIGERANTE
Saint Germain
- Begônia.

REGENERATIVO
Saint Germain
- Gerânio + Sapientum + Arnica Silvestre + Algodão.

RESSACA
(Indisposição de quem bebeu, após passar a bebedeira.)

Bach
- Crab Apple + Pine + Hornbeam ou Crab Apple de 30 em 30 minutos.

Minas
- Malus, Foeniculum, Pinus ou Cassia ou Limpidus + Sempervivum.

Austrália
- Sturt Desert Rose.

RETENÇÃO DE LÍQUIDOS
Demonstra os desejos que a pessoa julga ser incapaz de realizar ou o medo de perder algo.

Os médiuns ou aqueles que fazem trabalhos psíquicos podem reter líquidos para aumentar o peso e criar um equilíbrio físico.

Bach
- Rescue Remedy, Vervain, Rock Water, Crab Apple, Water Violet.

Aspen – para condição mediúnica.

Minas
- Madressilva, Artemisia, Arnica Campestre, Lacrima, Lilium, Sempervivum, Tropaeolum, Phyllanthus, Malus, Efluvium (Ffl).

Austrália
• She Oak, Bottlebrush, Bush Iris, Dog Rose, Philotheca, Pink Mulla Mulla.
Saint Germain
• Cidreira + Purpureum + Leucantha + Erianthum + Allium + Embaúba + Madressilva SG + Canela + Mimozinha.
Obs.: ver edema, inchaço.

REUMATISMO
(Designação imprecisa comum a várias doenças que se caracterizam por inflamação, degeneração ou distúrbios metabólicos de tecido conjuntivo, principalmente articulações, músculos, bolsas sinuviais e tendões. Clinicamente, observam-se dor e diminuição de movimentos das partes comprometidas.)

Expressa sentimento de vítima, de carência de amor, de amargura e de ressentimentos crônicos. Implica a presença de intensa autocrítica, de ira, de falta de amor-próprio e de agressividade reprimida.

Bach
• Rescue Remedy + Hornbeam + Willow + Holly e + Elm ou Rock Water ou
Centaury + Pine + Olive + Willow + Chicory + Holly + Mimulus.
Minas
• Em geral – Verbenacea, Phyllanthus, Arnica Campestre, Icaro, Millefolium, Artemisia, Zinnia, Thumbergia, Tagetes, Malus, Tropaeolum, Taraxacum, Limpidus, Sustentav (Ffl), Imunis (Ffl), Argila Medicinal (uso interno) ou
Impatiens + Phyllanthus + Tropaeolum + Thumbergia + Verbenacea e Sustentav (Ffl) + Imunis (Ffl).
Austrália
• Isopogon, Yellow Cowslip Orchid, Southern Cross, Dagger Hakea, Bluebell.
Saint Germain
• Em geral – Amygdalus + Limão + Cidreira + Goiaba + Leuncantha + Verbena + Piper + Varus + Laurus Nobilis + Myrtus + Alcachofra + Canela.
• Blenorrágico – Tuia + Laurus Nobilis.

RIGIDEZ MUSCULAR
Reflete o autoritarismo consciente e relaciona-se com profunda insegurança e medo inconscientes.

Bach
• Rock Water, Vervain, Water Violet, Vine, Beech, Impatiens, Holly, White Chestnut.

- Rigidez de postura – Wild Oat + Holly ou + Willow ou + Rescue Remedy.

Minas

- Nos braços e mandíbulas – Mirabilis, Verbenacea, Vervano, Taraxacum.
- Muscular em geral – Phyllanthus, Taraxacum, Sustentav (Ffl).
- Nas articulações, artroses – Phyllanthus, Taraxacum, Millefolium, Imunis (Ffl).
- Nos órgãos de percepção sensorial – Phyllanthus, Rosmarinus, Taraxacum, Piperita, Movius (Ffl).
- Corpórea ao dormir – Vervano, Phyllanthus, Fuchsia, Impatiens, Momordica, Taraxacum ou

Impatiens + Phyllanthus + Tropaeolum + Thumbergia.

Austrália

- Pink Mulla Mulla, Yellow Crowslip Orchid, Turkey Bush, Hibbertia, Bauhinia, Isopogon, Little Flannel Flower.

Saint Germain

- Cidreira.

Rinite alérgica

(Inflamação da mucosa nasal causada por substâncias alérgicas.)

Vincula-se à sobrecarga emocional. Sugere profunda irritação com figuras parentais ou do convívio social; medo ligado a compromissos sociais; sensação de perseguição e sentimentos de culpa.

Obs.: ver alergias.

Rins

(Cada um dos dois órgãos produtores da urina, situados um de cada lado do segmento lombar da coluna vertebral, estando o direito um pouco mais abaixo que o esquerdo.)

Distúrbios renais sugerem medo e insegurança em relação à vida presente e futura. Manifestam-se também nos relacionamentos conflituosos entre parceiros, quando sentimentos de irritabilidade, desapontamentos, fracassos, crítica destrutiva e vergonha fazem parte do contexto.

Bach

- Comprometimento no sistema renal – Rock Water, Rock Rose, Crab Apple, Beech ou

Aspen + Olive + Wild Oat + Crab Apple.

- Hematúria – Beech.

Minas
• Phyllanthus, Madressivlva, Malus, Sempervivum, Mirabilis, Dianthus, Mimosa, Taraxacum, Trimera, Millefolium, Psidium, Efluvium (Ffl).
Austrália
• Em geral – Dog Rose, Red Grevillea, Grey Spider Flower, Five Corners, Waratah, Peach-flowered Tea-tree.
• Ativar o funcionamento dos – Detox Essence (Bottlebrush + Bush Iris + Dagger Hakea + Dog Rose + Wild Potato Bush).
• Drenagem e estimulação dos – Dog Rose.
Saint Germain
• Afecção – Pepo + Goiaba + Leucantha + Allium + Embaúba + Amygdalus + Thea + Boa Deusa.
• Afecção crônica – Pepo.
• Inflamação – Pepo + Verbena.
• Deficiência – Leucantha + Pepo + Embaúba + Goiaba + Allium.
• Cálculos – Allium + Piper + Limão + Verbena + Leucantha + Embaúba.
• Cólicas – Embaúba + Piper.
• Desobstruente – Leucantha.
• Desobstruente do conduto urinário – Erianthum + Ipê Roxo + Allium + São Miguel + Algodão.
Obs.: ver itens referentes.

RONCO
(Som áspero, ruidoso, causado ou não por secreções dos brônquios ou da traqueia.)
Recusa em abandonar velhos padrões.
Bach
• Honeysuckle + Crab Apple.
Minas
• Madressilva, Malus.
Austrália
• Old Man Banksia + Isopogon + Bush Iris + Dagger Hakea + Fringed Violet + Bottlebrush + Tall Mulla Mulla.

RUBOR
(Reação vasomotora anômala, manifestada por vermelhidão prolongada e difusa da pele. Ocorre nos estados emocionais, no hipertireoidismo, nas inflamações locais, na pirexia e nos estados de nutrição deficiente da pele.)

Bach
- Mimutus + Larch.

Minas
- Mimosa, Lavandula.

Austrália
- Five Corners + Dog Rose + Sturt Desert Rose.

Sacro

Em geral – simboliza a flexibilidade nas mudanças. As pessoas que apresentam problemas nessa região geralmente vivem presas ao passado e não aceitam o "novo", porque este é visto como uma ameaça sobre o controle de seu próprio poder. Não querem a mudança, porque esta implica abrir mão do "velho".

Relação – osso do quadril e nádegas.
Efeito – dores nessa região e desvios na coluna.
Vínculo – raiva antiga e persistente. Perda do poder.

Salivação

(Secreção excessiva de saliva, produzida pelo mercúrio, pela pilocarpina e por distúrbios nervosos).

Bach
- Intensa – Scleranthus, Vervain, Beech.

Minas
- Intensa – Ficus, Mirabilis, Verbenacea.

Austrália
- Intensa – Yellow Cowslip Orchid.

Saint Germain
- Ativa a – Leucantha.

Sangue

(Tecido líquido que circula através do coração, artérias, capilares e veias, suprindo de oxigênio e alimento os outros tecidos do organismo, e deles tirando bióxido de carbono e os produtos de desintegração metabólica.)

Símbolo da vida e expressão da individualidade. Representa a alegria fluindo livremente pelo corpo.

Bach
- Em geral – Rock Rose.
- Hemofilia – Rock Rose + Honeysuckle + Walnut.
- Nas crises – Rock Rose + Rescue Remedy.

Minas
- Dificuldade de coagulação do – Ruta, Millefolium, Linum.

- Fluidificar a circulação – Movius (Ffl).
- Má circulação – Movius (Ffl).

Austrália
- Desordens do – Bottlebrush, Bluebell, Dog Rose, Little Flannel Flower, Pink Mulla Mulla.
- Hemofilia – Boab, Kapok Bush.

Saint Germain
- Atua no centro de formação do – Allium.
- Na formação de glóbulos vermelhos – Pepo.
- Depurativo do – Allium + Limão + São Miguel + Piper + Varus + Ipê Roxo + Tuia + Purpureum + Verbena + Patiens + Flor Branca + Canela.
- Hemofilia – Limão + Allium + São Miguel + Saint Germain.
- Pletora (congestão generalizada) – Limão.
- Degeneração dos vasos sanguíneos – Allium.
- Depurativo do – Abricó + Alcachofra + Arnica Silvestre.

SAPINHO (EM CRIANÇAS)

(Forma de monilíase caracterizada por pequenas manchas esbranquiçadas nos bordos e ponta da língua, assim como na mucosa bucal.)

Saint Germain
- Abricó.

SARAMPO

(Doença infecciosa aguda caracterizada por erupção e inflamação das conjuntivas e vias aéreas.)

Saint Germain
- Limão + Tuia + Sapientum.

SEBORREIA

(Desordem funcional das glândulas sebáceas caracterizada por secreção excessiva de sebo, que se coleta na pele sob a forma de camada oleosa ou de crostas e escamas.)

Bach
- Impatiens.

Minas
- Impatiens, Exsultat Liquor (Ffl).

Austrália
- Spinifex, Black-eyed Susan, Crowea, Tall Mulla Mulla.

Saint Germain
• Tuia.

SEPTICEMIA

(Doença sistêmica produzida pela presença de microrganismo e/ou suas toxinas na corrente sanguínea.)
Saint Germain
• Limão.

SÍNDROME DE ALZHEIMER

(Doença pré-senil, de origem discutível, em que se podem observar, além de grande perturbação da memória, instabilidade emocional, perda da integridade pessoal, delírios, desorientação temporal e espacial, afasia, apraxia, agnosia, crises epiléticas, etc., causando, após alguns anos, caquexia e morte. A pessoa pode ficar infantil ou agressiva e precisar de orientação e vigilância constantes.)

Simboliza as pessoas que acumulam informações ou conhecimentos sem transformá-los em sabedoria, criando um sistema cujo banco de dados fica repleto, o que ocasiona o comprometimento da memória recente.

Acomete também os que são analíticos, minuciosos e controladores, com medo de expressar seus pensamentos e ideias e, talvez, de se lembrar de humilhações ou fracassos.

Expressa a recusa em encarar a vida como ela é, sentindo-se indefeso, desesperançado e com raiva.

Bach
• Clematis, Hornbeam, Chestnut Bud, Star of Bethlehem, Gorse, Rock Rose, Wild Rose.

Minas
• Rosmarinus, Foeniculum, Anil, Plantago, Tagetes, Bipinatus, Buquê de 9 flores.

Austrália
• Cognis Essence (Paw Paw + Sundew + Bush Fuchsia + Isopogon) ou Isopogon, Dog Rose, Little Flannel Flower, Peach-flowered Tea-tree, Red Lily, Rough Bluebell, Sundew.

Saint Germain
• Triunfo + Thea + Pepo + Allium + Coronário + Sapientum + Abricó.

SÍNDROME DE FADIGA CRÔNICA (OU FIBROMIALGIA)

(Caracteriza-se por letargia ou exaustão extrema, perturbação no sono: sonolência diurna e insônia noturna; músculos sensíveis, doloridos e pesados; perturbação do ritmo intestinal, do sistema urinário

e da menstruação; dificuldade de concentração, falta de memória e indecisão; muita sensibilidade a ruídos, luzes e odores; depressão, fobias e ansiedade.)

Reflete alguém que está percorrendo um caminho que não é seu, tentando agradar uma figura de autoridade, chegando a um ponto em que a tensão entre a distância das necessidades da própria alma e as da personalidade fica grande demais.

Os sintomas representam a distância entre a energia do eu interior e a energia do eu exterior que pedem para ser reconhecidos, a fim de poder implementar mudanças.

Bach
• Olive + Hornbeam + Wild Rose + Wild Oat.

Minas
• Sempervivum, Foeniculum, Rosa Canina, Tonarion, Victris-M (Ffl), Victris-H (Ffl), Almin (Fes).

Austrália
• Dynamis Essence (Old Man Banksia + Macrocarpa + Crowea + Banksia Robur).
• Pós-viral – Detox Essence (Bottlebrush + Bush Iris + Dagger Hakea + Dog Rose + Wild Potato Bush) ou Banksia Robur, Fringed Violet.

Saint Germain
• Carrapichão + Arnica Silvestre + Allium + Ipê Roxo + Dulcis.

Síndrome de Parkinson

(Doença do sistema nervoso central, resultante da redução na produção do neurotransmissor dopamina, que leva a uma comunicação precária entre a parte do cérebro que tem a ideia e a parte que a manifesta em atos. Caracteriza-se por tremores, primeiro nos dedos, depois nas mãos, braços e, quando os tremores ficam generalizados, o corpo torna-se insensível e os movimentos se afrouxam. Acompanham outros sintomas: redução da escrita, diminuição da voz, obstipação, retenção urinária, etc.)

Medo e intenso desejo de controlar tudo e todos.

Manifesta-se quando a pessoa depende de uma autoridade (principalmente de uma autoridade divina) e não consegue entender a importância dessas interações com esse processo curativo; torna-se um recipiente rígido e inexpressivo do fluxo de energia.

É comum entre os que se entregaram a Deus ou se dedicaram a servir a humanidade sem primeiro desenvolver o senso de identidade. Também se apresenta nos que cederam seu poder a outro, sem reconhecer a importância de traduzir suas próprias ideias em ação.

Bach
- Vine, Cherry Plum, Larch, Oak, Impatiens, Chicory, Scleranthus.

Minas
- Thumbergia, Ficus, Anil, Sambucus, Arnica Campestre, Artemisia, Ruta, Lavandula, Impatiens, Bipinatus, Chicorium.

Austrália
- Isopogon, Gymea Lily, Yellow Cowslip Orchid ou Bush Fuchsia + Crowea + Dog Rose + Jacaranda.

Saint Germain
- Embaúba.

SÍNDROME DE POLL

Saint Germain
- Limão.

SÍNDROME PRÉ-MENSTRUAL (SPM) OU TENSÃO PRÉ-MENSTRUAL (TPM)

(Conjunto de sintomas pré-menstruais que podem ser agrupados em cinco classes: SPM-A – ansiedade, tensão nervosa, mudanças de humor, irritabilidade. SPM-H – hiper-hidratação, ganho de peso, inchaço nas extremidades do corpo, tensões ou dores nos seios, cólicas abdominais. SPM-C – desejo incontrolável por doces, apetite exagerado, palpitações, fadiga, tonteiras. PMS-H – depressão, falhas de memória, choro fácil, confusão mental, insônia. SPM-B – dismenorreia espasmódica (cólicas menstruais), dores de cabeça, dores nas costas e dores no corpo em geral.)

Expressa uma rejeição de ser mulher, não aproveitando a chance de transformar em espiritualidade esse processo orgânico natural feminino.

Indica também uma mente confusa que dá poder a influências externas, mostra a falta de alegria de viver e certa tendência a fazer prejulgamentos sociais.

Bach
- Star of Bethlehem + Impatiens + Aspen + Mimutus + Cherry Plum + Willow + Holly + Scleranthus ou Mustard + Sweet Chestnut + Scleranthus + Cherry Plum + Beech + Impatiens + Olive + Walnut ou Aspen + Chicory.

Minas
- Feminalis, Hormina (Ffl).

Obs.: ver menstruação – Minas.

Austrália
• Femin Essence (Billy Goat Plum + Bottlebrush + Crowea + Mulla Mulla + Old Man Banksia + Peach-flowered Tea-tree + She Oak) ou She Oak + Peach-flowered Tea-tree + Crowea + Flannel Flower.

Saint Germain
• Fórmula para Menopausa / Andropausa / TPM ou Purpureum + Allium + São Miguel + Verbena.

SÍNDROME DO TÚNEL DO OSSO CARPO
Austrália
• Bottlebrush, Crowea, Southern Cross.

SÍNDROME DE WEST
Austrália
• Red Lily.

SINUSITE
(Inflamação dos seios paranasais.)
Expressa a sensação de estar emocionalmente esgotado, em razão de conflitos que descarregam afetos negativos, frutos de problemas de comunicação. É uma clara manifestação de brigas e irritações com familiares ou com os mais próximos.

Bach
• Em geral – Agrimony, Chicory, Holly, Elm, Willow ou Rescue Remedy + White Chestnut + Crab Apple + Cherry Plum ou Holly + Beech + Cherry Plum + Rescue Remedy.
Creme de Bach no local.

Minas
• Em geral – Mirabilis, Millefolium, Malus, Sálvia, Zinnia, Jasminum, Tagetes, Lavandula, Verbenacea, Artemisia, Limpidus, Ventilian (Ffl), Imunis (Ffl) ou Jasminum + Malus + Artemisia + Guttagnello e Ventilian (Ffl), Imunis (Ffl).
Obs.: Aplicar nas narinas – Verbenacea + Sálvia + Eucalyptus + Impatiens + Mirabilis diluídas em soro fisiológico.

Austrália
• Mountain Devil, Dagger Hakea, Tall Mulla Mulla ou Emergency Essence (Waratah + Fringed Violet + Grey Spider Flower + Crowea + Sundew) + Dagger Hakea ou Bush Iris + Dagger Hakea + Fringed Violet.

Saint Germain
• Limão + Allium + Purpureum + Grevílea.

Sistema circulatório

Vincula-se muito estreitamente à energia afetiva (livre circulação dos afetos). O sangue também se associa com a identidade.

As patologias desse sistema assinalam o estado do nosso mundo emocional, o que contemos, deixamos fluir ou reprimimos.

Bach
• Clematis, Hornbeam, Wild Rose.

Minas
• Ativar o – Foeniculum, Anil, Rosmarinus, Phyllanthus, Taraxacum, Sinapsis, Rosa Canina, Persicaria, Movius (Ffl).

• Fragilidadade nos vasos do – Ruta, Millefolium, Arnica Campestre, Persicaria, Movius (Ffl).

Austrália
• Em geral – Banksia Robur, Little Flannel Flower, Bluebell, Mulla Mulla, Flannel Flower.

• Bloqueios do – Tall Mulla Mulla, Pink Mulla Mulla, Five Corners.

Saint Germain
• Ativa – Thea + Tuia.

• Deficiente por desalinho dos corpos – Varus.

• Coagulação deficiente – Limão.

Sistema digestivo

Os alimentos são substitutivos do amor e do afeto. Desde pequeno, o homem foi associando satisfação com ser querido, frustração com ser rejeitado.

Obs.: ver itens referentes ao sistema digestivo.

Sistema endocrinológico

As glândulas representam nossas referências. Simbolizam as iniciativas.

Bach
• Rock Rose.

Minas
• Psidium, Matricaria, Lantana, Foeniculum, Aristoloquia, Ruta, Vervano.

• Ativar o sistema glandular masculino – Homine-H.

Austrália
• Pineal – Bush Fuchsia.

• Pituitária – Yellow Cowslip Orchid.

• Adrenais – Macrocarpa.

• Tireoide – Old Man Banksia.

• Timo – Illawarra Flame Tree.

• Suprarrenais – Macrocarpa.

- Pâncreas – Peach-flowered Tea-tree.
- Ovários – She Oak.
- Testículos – Flannel Flower.
- Paratireoides – Hibbertia (metabolismo do cálcio e fósforo).
- Hipotálamo – Bush Fuchsia.

Saint Germain
- Fórmula Emergencial + Gerânio + Alcachofra.

Obs.: ver timo, tireoide.

SISTEMA IMUNOLÓGICO
Dificuldade de preservar-se na vida, crise de identidade.

Bach
- Olive, Gorse, Centaury, Wild Rose, Hornbeam, Crab Apple, Walnut, Beech, Clematis, Star of Bethlehem, Vervain.

Minas
- Sálvia, Artemisia, Mirabilis, Matricaria, Lavandula, Millefollium, Limpidus, Imunis (Ffl).

Austrália
- Macrocarpa, Bush Iris, Philotheca ou Illawarra Flame Tree + Southern Cross.

Saint Germain
- Gerânio + Saint Germain + Allium + São Miguel + Limão + Dulcis + Sapientum + Pepo + Goiaba + Ipê Roxo + Tuia + Verbena + Erianthum + Laurus Nobilis + Cocos.

SISTEMA LINFÁTICO
Possibilita-nos entrar em situações novas com relativa facilidade, desde que tenhamos nos liberado da dependência do passado.

Bach
- Crab Apple, Olive.

Minas
- Limpidus, Imunis (Ffl).

Austrália
- Em geral – Bush Iris, Philotheca, Rough Bluebell.
- Estimular o – Detox Essence (Bottlebrush + Bush Iris + Dagger Hakea + Dog Rose + Wild Potato Bush).

Saint Germain
- Hipertrofia – Limão.
- Inflamação – Limão + Verbena.
- Linfagite – Limão.
- Linfatismo – Limão.

Sistema nervoso central
Austrália
- Em geral – Bush Fuchsia, Crowea.
- Danos nas terminações nervosas em qualquer parte do corpo – Spinifex.

Saint Germain
- Afecção do – Cidreira + Melissa + Alium + São Miguel + Goiaba + Focum + Panicum.
- Descoordenação motora por doenças do – Limão + Piper + Varus.

Sistema respiratório
A inalação do oxigênio contém a vida, a falta – a morte. Esse sistema representa, em nosso mundo psíquico, um símbolo de independência e individualidade.

As patologias que nele aparecem se relacionam com a falta de desejo de viver, de interesse ou prazer pela vida (depressão, lástima, tristeza).

O ritmo de respiração (tomar e dar de modo regular), se alterado, mostra dificuldade em compartilhar, dar, entregar ou medo de assimilar. A respiração começa no nariz e abaixa progressivamente. Esse processo, psicologicamente, expressa uma descida da consciência, um contato com o inconsciente, um mergulho nas nossas sombras e obscuridades.

Bach
- Comprometimento em geral – Aspen + Olive + Wild Oat + Crab Apple + Agrimony.

Obs.: qualquer doença pulmonar, não respira, sente a morte – Aspen.

Minas
- Em geral – Guttagnello, Eucalyptus, Malus, Sálvia, Foeniculum, Mirabilis, Fuchsia, Bipinatus, Psidium, Plantago, Millefolium, Sempervivum, Ventilian (Ffl).
- Pleurite – Linum, Verbenacea, Orellana.
- Inalação – sete gotas de Guttagnello em 5 cc de soro fisiológico.

Austrália
- Em geral – Sunshine Wattle, Five Corners, Tall Yellow Top, Pink Mulla Mulla, Red Suva Frangipani, Sturt Desert Pea, Boronia ou Tall Mulla Mulla + Sundew.
- Esclarecer os problemas respiratórios e remover bloqueios de energia do – Tall Mulla Mulla.
- Dificuldade respiratória – Sturt Desert Pea ou Tall Mulla Mulla + Sundew + Tall Yellow Top + Five Corners + Crowea.
- Respiração curta – Black-eyed Susan + Jacaranda + Tall Mulla Mulla.
- Apneia – Sundew + Tall Mulla Mulla.
- Atua no diafragma – Crowea.

- Pleurisia – Sturt Desert Pea, Red Suva Frangipani.
- Infecções por bactérias no – Spinifex.

Saint Germain
- Afecção do – Perpétua + Capim Luz + Capim Seda + Allium + São Miguel + Sorgo + Embaúba + Leucantha + Gerânio + Monterey + Rosa Rosa + Ameixa + Madressilva SG.
- Purificador do – Capim Seda + Capim Luz + Sorgo + Allium.
- Pleurisia – Mimozinha.
- Tuberculose – Amygdalus + Limão + Goiaba + Gerânio + Sapientum + Allium + São Miguel + Leucantha.
- Catarro – em geral – Algodão + Limão + Allium + Aveia Selvagem.
- Catarro – bronquial agudo e crônico – Allium + Algodão + Limão + Anis.
- Expectorante – Embaúba + Limão + Allium + Algodão + Amygdalus + Aveia Selvagem + Madressilva SG.
- Expectoração, com sangue – Algodão + Limão + Allium + Embaúba + Amygdalus.

Obs.: ver itens referentes.

Soluço
(Inspiração compulsiva causada pela contração do diafragma e do fechamento espasmódico da glote.)
Representa uma conduta inútil.

Bach
- Rescue Remedy.

Minas
- Buquê de 9 flores.

Austrália
- Paw Paw + Black-eyed Susan + Crowea.

Sudorese
(Suor excessivo.)
Envolve dores, preocupações, medos, decepções que não foram aceitas. Processo de desintoxicação, de eliminação, em consequência, depuração. Plexo solar desequilibrado.

Bach
- Aspen, Mimulus, Rock Rose, Crab Apple, Sweet Chestnut.

Minas
- Em geral – Passiflora, Mimosa, Bipinatus, Artemisia.
- Suor noturno – Myosotis.

Austrália
- Fringed Violet, Dog Rose, Grey Spider Flower.

Saint Germain
- São Miguel + Allium + Cidreira + Goiaba + Melissa + Panicum + Algodão.
- Falta de transpiração – Canela.

SUPRARRENAIS

(Glândulas endócrinas situadas na parte superior da face interna dos rins, compostas de duas porções distintas: o córtex, que elabora hormônios esteroides – hormônios corticais –, e a medula, que elabora a adrenalina.)

Expressa derrotismo e ansiedade. Não cuida mais de si.

Bach
- Rock Rose, Mimulus, Olive, Crab Apple, Larch, Pine, Star of Bethlehem, Oak, Elm.

Minas
- Passiflora, Mimosa, Sempervivum, Tonarion, Pinus, Tagetes, Basilicum, Malus, Agave, Ruta, Arnica Campestre, Hormina (Ffl).

Austrália
- Macrocarpa (principal), Black-eyed Susan, Dog Rose, Kapok Bush.

Saint Germain
- Gerânio + Alcachofra + Goiaba + Pepo.

SURDEZ

É uma ordem para ouvir o íntimo, para receber a voz interior. Expressa tendência ao isolamento, desejo de não escutar, de não ser molestado. De um modo ou de outro, resulta em uma defesa contra uma realidade que é vivida como hostil.

Bach
- Clematis + Hornbeam.

Minas
- Anil, Mirabilis, Phyllanthus, Tagetes, Foeniculum, Basilicum, Rosmarinus, Sempervivum.

Austrália
- Illawarra Flame Tree, Isopogon, Tall Yellow Top, Black-eyed Susan, Bush Fuchsia, Green Essence, Red Grevillea.

TAQUICARDIA

(Aumento do número de batimentos cardíacos por minuto.)

Modo de descarga da agressividade.

Bach
• Rescue Remedy, Cherry Plum, Holly, Vervain, Impatiens, Rock Rose, Agrimony.
Minas
• Buquê de 9 flores, Mimosa, Dianthus, Ruta, Orellana, Sambucus, Bipinatus, Impatiens, Vervano, Calmim, Serenium (Ffl).
Austrália
• Emergency Essence (Waratah + Sundew + Fringed Violet + Grey Spider Flower + Crowea) ou
Bluebell, Waratah, Jacaranda, Bush Fuchsia, Crowea, Tall Mulla Mulla, Black-eyed Susan, Macrocarpa.
Saint Germain
• Melissa + Embaúba + Allium + São Miguel + Rosa Rosa + Pectus + Aloe.

TENDINITE
(Inflamação de tendão.)
Austrália
• Crowea.
Saint Germain
• Mimozinha (também uso tópico).

TÊNIA
(O gênero-tipo dos teniídeos, que abrange várias espécies de parasitos do intestino).
Saint Germain
• Cocos + Mimozinha.

TENSÃO
(Estado em que há sensação de retesamento ou em que se é levado além de um limite normal de emoção. Grande concentração física e/ ou mental.)
Bach
• No corpo – Impatiens, Vervain, Rock Water, Oak, Vine, Water Violet, Elm.
• Nas costas – Impatiens, Centaury, Vervain, Elm, Vine.
• Braços – Beech.
• Garganta – Star of Bethlehem.

- Mãos – Beech.
- Maxilar – Impatiens, Beech, Rock Rose, White Chestnut.
- Muscular – Water Violet, Vervain, Vine, Elm, Oak, Impatiens.
- Nuca e pescoço – Impatiens, Vervain, Oak.
- Ocular – Vervain, Impatiens.
- Ombros – Centaury, Vervain, Elm, Oak, Impatiens.
- Peito – Beech, Vine, Agrimony.

Minas
- Indicados para quase todos tipos de – Serenium (Ffl), Tranquillus (Fes).
- Corpo – Impatiens, Taraxacum, Vervano, Phyllanthus, Serenium (Ffl).
- Muscular – Impatiens, Taraxacum, Vervano, Phyllanthus.
- Nas juntas e articulações – Millefolium, Verbenacea, Phyllanthus.
- Maxilar e pescoço – Mirabilis, Viola, Silene.
- Nuca e ombros – Verbenacea, Vervano, Impatiens, Agave.
- Na região do plexo solar – Tagetes, Linum, Calmim, Serenium (Ffl).
- No peito e garganta – Fuchsia, Dianthus, Eucalyptus, Borragine.
- Na cabeça e face – Ficus, Psidium, Lavandula, Artemisia.

Austrália
Obs.: ver dor.

Saint Germain
- Pelos corpos desalinhados – Varus + Verbena + Cocos.

Terçol

(Pequeno tumor inflamatório na borda das pálpebras.)
Raiva de uma determinada situação.

Bach
- Walnut.

Minas
- Verbenacea, Vervano, Camelli, Mirabilis, Zinnia, Malus, Aristoloquia (também em colírio ou compressas).

Austrália
- Fringed Violet, Spinifex, Southern Cross, Mountain Devil.

Testículos

(Órgãos ovoides situados na bolsa escrotal, que produzem espermatozoides e, em células especializadas, testoterona.)

Problemas nos testículos manifestam medo, insegurança e dúvida a respeito da condição masculina. Medo de estar perdendo a virilidade.

Bach
• Aspen, Crab Apple, Pine.
Minas
• Aristoloquia, Verbenacea, Malus, Arnica Campestre, Buquê de 9 flores.
Austrália
• Flannel Flower. She Oak (se não resolver com Flannel Flower).
Saint Germain
Obs.: ver órgãos genitais.

TIFO

(Doença infecciosa aguda caracterizada principalmente por erupção em petéquias, acentuados sintomas neurológicos e febre alta.)
Saint Germain
• Allium + Limão + São Miguel.

TIMO

(Órgão situado no mediastino, que se desenvolve até a puberdade, iniciando-se, a partir dessa fase, a sua involução, e desenvolve importante papel na transmissão neuromuscular e em processos imunológicos.)

Está relacionada com a falha na capacidade de defender-se e proteger-se de forma eficaz para vencer lutas internas, sem necessidade de recorrer à ajuda exterior.

Bach
• Holly + Mimulus.
Minas
• Tabebuia.
Austrália
• Illawarra Flame Tree (principal), Confid Essence (Five Corners + Dog Rose + Sturt Desert Rose + Sounthern Cross) ou Mountain Devil, Illawarra Flame Tree, Sountern Cross.
Saint Germain
• Hipertrofia – Limão.

TIQUE NERVOSO

(Contração muscular involuntária, mais ou menos localizada, de tipo convulsivo, que aparece periodicamente, de frequência variável, sendo dependente de fatores psíquicos e podendo chegar a incluir emissões verbais impulsivas.)

Ato impulsivo e motriz que se repete involuntariamente. Representa um equivalente simbólico de descarga de agressão reprimida.

Bach
• Em geral – Cherry Plum, Impatiens, Chestnut Bud, Vervain ou Crab Apple + Cherry Plum + Vervain + Impatiens.

Minas
• Sambucus, Artemisia, Ruta, Aristoloquia, Psidium, Tranquillus (Fes).

Austrália
• Black-eyed Susan, Jacaranda.

Saint Germain
• Piper + Goiaba + Focum + Allium + São Miguel + Cidreira + Panicum.

TIREOIDE

(Glândula endócrina situada na porção ântero-inferior do pescoço, formada, habitualmente, por dois lobos unidos por um istmo e que desempenha importantes funções metabólicas.)

Hipotireoidismo – (redução na produção de tiroxina).
Vontade de desistir de tudo. Sente-se irremediavelmente sufocado. Medo que gira em torno de mudanças, necessidade de plantar a semente criativa, abandonando crenças desgastadas que já não alimentam o eu.

Hipertireoidismo – (produção excessiva de tiroxina).
Extremo desapontamento por não ser capaz de fazer o que quer. Sempre agradando aos outros e não a si mesmo. O problema de "não ser aceito" e "não ser grande coisa" torna-se a força motivadora da vontade do indivíduo, impelido a realizar mais, a trabalhar mais ou dar mais amor, na esperança de que isso lhe traga as recompensas desejadas.

Cistos e câncer da – o chacra da garganta é a sede da expressão, o que sugere que pessoas com qualquer desses diagnósticos reprimiram sentimentos durante longos anos e, no caso do câncer, a raiva.

Bach
• Distúrbios em geral – Star of Bethlehem, Cerato, Gentian, Gorse, Hornbeam, Scleranthus.
• Hipotireoidismo – Wild Rose.
• Hipertireoidismo – Vervain, Impatiens.

Minas
• Distúrbios agudos da – Fórmula de Exame, Vervano, Millefolium, Persicaria.
• Distúrbios crônicos da – Vervano, Aristoloquia, Lavandula, Mirabilis, Verbenacea, Millefolium.
• Hipertireoidismo – Impatiens, Verbenacea, Vervano.

Austrália
- Em geral – Old Man Banksia, Sounthern Cross.
- Hipertireoidismo – Black-eyed Susan + Jacaranda + Old Man Banksia.

TOFO
(Cada um dos depósitos de uratos que, no curso da gota, se formam em diversas partes do corpo.)
Saint Germain
- Limão.

Ou Mustard (Bach) + Pervinca (Minas) + Red Lily + Sundew + Boronia (Austrália).

TÓRAX
(Conjunto que compreende a cavidade torácica, órgãos nela contidos e paredes que circunscrevem essa cavidade, situando-se entre o pescoço e o abdome.)

É uma zona vinculada à relação do indivíduo consigo mesmo; portanto, o que ocorre nesse espaço corporal tem a ver com os sentimentos e ideias que formamos sobre nossos atos e desempenhos.

Obs.: ver itens referentes ao tórax.

TORCICOLO
(Contração do músculo esternocleidomastoídeo, geralmente de um lado, resultando em posição anormal da cabeça.)

Indica teimosia, inflexibilidade e incapacidade de encarar os desafios e as exigências da vida. Fuga do confronto.

Bach
- Rock Water, Star of Bethlehem, Vervain, Willow, Beech, Holly, Impatiens.

Minas
- Phyllanthus, Taraxacum, Tagetes, Zinnia, Mirabilis, Orellana, Verbenacea, Camelli.

Austrália
- Bush Fuchsia.
- Torsão dural – Tall Yellow Top.

Saint Germain
- Limão + Varus + Piper.

Obs.: ver pescoço e músculos.

TORÇÃO
(Lesão dos ligamentos articulares por causa da distensão ou torção brusca, sem deslocamento das superfícies articulares – entorse.)

Bach
- Rescue Remedy, Vervain, Elm.

Minas
- Arnica Campestre, Buquê de 9 flores, Icaro, Verbenacea, Vervano.

Austrália
- Emergency Essence (Waratah + Fringed Violet + Grey Spider Flower + Sundew + Crowea) + Crowea.

Saint Germain
- Arnica Silvestre + Verbena + Algodão + Ipê Roxo.

TORNOZELOS

(Cada uma de duas regiões do corpo que reúne a perna e o pé homolaterais, e compreende duas articulações: prônio com a tíbia e da tíbia com o tarso.)

Representam a "liberdade de direção" e são frequentemente lesados quando, em nossa vida, nos sentimos incapazes de tomar a decisão certa.

Inchados – simbolizam o bloqueio do fluxo dos pensamentos em razão da raiva ou do medo.

Austrália
- Em geral – Flannel Flower, Isopogon, Sturt Desert Rose.
- Inchados – Bush Iris, Dog Rose, Philotheca, She Oak, Wild Potato Bush.

TOSSE

(Expulsão súbita e ruidosa de ar pela boca, visando, habitualmente, à eliminação de matéria estranha presente em vias aéreas.)

Expressa tanto a vontade de ser escutado como também de quem tem algo que não consegue engolir.

Vincula-se à frustração, irritação e a uma atitude de oposição ativa ao mundo. Sugere também uma necessidade de domínio, de expressar cólera e o mau humor.

Bach
- Em geral – Rescue Remedy, Star of Bethlehem, Cherry Plum, Agrimony, Impatiens, Crab Apple ou Rescue Remedy + Crab Apple + Walnut.

Minas
- Em geral – Guttagnello, Foeniculum, Impatiens, Lantana, Malus, Tagetes, Vernonia, Viola, Ventilian (Ffl).
- Compulsivas e rebeldes, coqueluche – Buquê de 9 flores, Malus, Eucalyptus, Guttagnelo, Lantana, Ventilian (Ffl).
- Nervosas e crônicas – Impatiens, Fuchsia, Dianthus, Malus, Serenium (Ffl).
- Alérgicas – Mirabilis, Matricaria, Pastoris, Malus, Sálvia, Guttagnello, Ventilian (Ffl).

- Como sintoma retroativo de trauma – Tagetes, Malus, Linum.
- Com catarro – Foeniculum, Lantana, Madressilva.

Austrália
- Dagger Hakea, Illawarra Tree, Red Helmet Orchid, e Emergency Essence (Waratah + Fringed Violet + Grey Spider Flower + Crowea + Sundew) – esfregada atrás do entalhe do esterno.

Saint Germain
- Em geral – Allium + Amygdalus + Goiaba + Limão + Perpétua + Verbena + São Miguel + Sorgo + Embaúba +Aveia Selvagem.
- Asmática – Verbena.
- Coqueluche – Amygdalus + Gerânio + Embaúba + Allium.
- Expectorante – Aveia Selvagem.

Obs.: ver sistema respiratório.

TOXEMIA
(Presença de produtos tóxicos na corrente sanguínea, seja produzidos pelo próprio organismo, seja em virtude de desenvolvimento de microrganismos.)

Bach
- Crab Apple.

Minas
- Artemisia, Malus.

Austrália
- Detox Essence (Bush Iris + Bottlebrush + Dagger Hakea + Dog Rose + Wild Potato Bush).

Saint Germain
- Allium + Limão.

TRAQUEÍTE
(Inflamação da traqueia.)

Saint Germain
- Cocos.

Obs.: ver anti-inflamatórios.

TREMOR
(Agitação convulsiva dos músculos voluntários, compreendendo movimentos rítmicos do músculo todo ou apenas de algumas fibras.)

Bach
- Scleranthus (qualquer origem), Impatiens (Mal de Parkinsom), Cherry Plum, White Chestnut.

Minas
- De origem nervosa – Sambucus, Psidium, Lavandula, Impatiens, Calmim, Serenium (Ffl).

- Na velhice – Sempiternu, Sambucus, Anil, Foeniculum, Impatiens.
Austrália
- Black-eyed Susan, Boronia ou Bush Fuchsia + Crowea + Dog Rose + Jacaranda + Spinifex.
Saint Germain
- Varus + Piper + Arnica Slivestre.

Treponema pertênue
(Gênero de microrganismos da família dos treponematáceos; algumas espécies são patogênicas e parasitam o homem e outros animais.)
Saint Germain
- Algodão.

Trismo
(Alteração motora dos nervos trigêmeos que impossibilita a abertura da boca, constituindo sinal característico e precoce do tétano.)
Saint Germain
- Mimozinha.

Trombose coronariana
(Coágulo sanguíneo localizado em um ramo ou artéria coronária.)

Expressa um bloqueio na circulação dos afetos, especialmente do amor. Pode ocorrer em um período em que a pessoa se sente ignorada, abandonada, quando parece que a despojaram de amor ou impediram sua expressão. É tanto uma barreira a amar-se como um obstáculo a amar os outros e receber amor.

Bach
- Holly, Chicory, Willow, Cherry Plum.

Minas
- Camelli, Orellana, Fortificata, Psidium, Matricaria, Borragine, Movius (Ffl).

Austrália
- Black-eyed Susan, Old Man Banksia, Little Flannel Flower, Bluebell, Red Helmet Orchid, Red Grevillea, Sunshine Wattle, Tall Mulla Mulla.

Saint Germain
- Limão + Allium + São Miguel.

Trombose venal
(Coágulo sanguíneo localizado em um ramo ou artéria coronária).
Austrália
- Bluebell, Five Corners, Little Flannel Flower, Red Grevillea, Sunshine Wattle, Tall Mulla Mulla.

TUBA UTERINA
(Cada um dos dois canais que se estendem do útero ao ovário homolateral.)
Bach
• Wild Rose, Walnut.
Minas
• Feminalis, Hormina (Ffl).
Austrália
• She Oak, Spinifex.

TUBERCULOSE PULMONAR
(Doença infecciosa causada pelo bacilo de Koch, localizada nos pulmões.)

O tuberculoso é um faminto de amor que se abandona à proteção, à dependência e à vida parasitária. Quando quer lutar contra essa tendência, consome-se na hiperatividade sem medida, espécie de suicídio orgânico.

É comum a tuberculose surgir depois de o indivíduo ter sofrido uma perda que lhe deixou uma ferida anímica muito importante.

Há também a hipótese de que a tuberculose atua como defesa contra depressão.

Bach
• Agrimony, Sweet Chestnut, Gorse Apple, Olive, Aspen.
Minas
• Guttagnello, Fuchsia, Tagetes, Eucalyptus, Myosotis, Imunis (Ffl).
Austrália
• Red Helmet Orchid, Bush Gardenia, Sturt Desert Pea, Sunshine Wattle, Waratah.
Saint Germain
• Amygdalus + Limão + Goiaba + Gerânio + Sapientum + Allium + São Miguel + Leucantha + Monterey + Rosa Rosa.

TUMOR
(Massa constituída pela multiplicação de células de tecido, sem estrutura dos processos inflamatórios ou parasitários conhecidos. Pode ser benigno ou maligno, conforme apresente ou não tendência a estender-se, a produzir metástase ou a recidivar após ablação.)

Vincula-se a pautas mentais que se têm ignorado durante muito tempo, que já não são mais adequadas e que tendem a se expressar por essa via, tomando corpo. Pode ser resultado de antigo traumatismo que deixou uma ferida que segue drenando e que permanentemente está advertindo a falta de solidez e segurança do eu.

Bach
- Em geral – Vervain + Crab Apple.
- Uterinos, se forem malignos – Vervain + Holly + Elm.

Minas
- Cistos, linfomas, miomas, fibromas – Pinus, Aristoloquia, Malus, Ficus, Zinnia, Phyllanthus, Calêndula Silvestre, Momordica, Camelli, Limpidus, Imunis (Ffl).
- Formações celulares patológicas e estranhas – Calêndula Silvestre, Arnica Campestre, Malus, Imunis (Ffl).

Austrália
- Em geral – Grey Spider Flower, Dog Rose, Red Grevillea.
- No cérebro – Cognis Essence (Paw Paw + Sundew + Bush Fuchsia + Isopogon) + Bush Iris + Dagger Hakea.
- Na pituitária – Yellow Cowslip Orchid.

Saint Germain
- Em geral – Aloe + Limão + Erianthum + Ipê Roxo (também uso tópico).
- Internos – fórmula anterior e Ipê Roxo – de hora em hora (de quando acorda até a hora de dormir).
- Gangrenoso – Pepo + Ipê Roxo.
- Interno e de pele – Erianthum + Aloe + Limão + Ipê Roxo + Leucantha.
- No abdome – Erianthum + Aloe + Limão + Ipê Roxo + Pepo.

Obs.: ver outros itens referentes – abscessos, câncer, mamas, etc.

ÚLCERA

(Solução de continuidade, aguda ou crônica, de uma superfície cutânea ou mucosa produzida por desintegração ou necrose dos tecidos, e que é acompanhada de processo inflamatório.)

É uma chaga por onde o ulceroso sangra seu rancor.

Geralmente aparece em pessoas que padeceram de falta de amor na primeira infância. Apresentam uma incapacidade de expressar o ressentimento diante das frustrações às quais são submetidas e têm uma tendência de dirigir os sentimentos para dentro, em vez de para fora.

A fome psíquica leva a pessoa a conduzir-se como se realmente lhe faltasse alimento; digere a mesma – autodescarnação.

Úlcera gástrica – tende a se manifestar nos extrovertidos que costumam se preocupar muito. Exteriormente, parecem nervosos e inquietos, com rugas profundas de preocupação na testa.

Úlcera duodenal – afeta mais comumente aqueles que escondem seus problemas, preferindo parecer estar no controle da situação. No entanto, de madrugada, todos os problemas do dia emergem do fundo do inconsciente, e a dor da úlcera acorda essa pessoa para a ansiedade que ela está tentando evitar.

Bach
• Gentian, Centaury, Holly, Impatiens, Vervain, Vine, Willow, Crab Apple, Mimulus, Rescue Remedy ou Rescue Remedy + Star of Bethlehem (uso oral e tópico).

Minas
• Em geral – Arnica Campestre, Foeniculum, Aristoloquia, Zinnia, Camelli, Vervano, Impatiens, Mimosa, Lavandula, Ruta, Sálvia, Taraxacum, Calêndula Silvestre, Metabilis (Ffl).
• Varicosas – ou Banhar – com a mistura de: um vidro de Exsultat Liquor (Ffl) + um vidro de Imunis (Ffl) + um vidro de Movius (Ff.). Colocar em um vidro de 500 ml e completar com água mineral. Limpar a ferida com água oxigenada e banhar de uma a três vezes ao dia.
Via oral – sete gotas da solução estoque das essências: Madressilva + Calêndula Silvestre + Arnica Campestre + Artemisia e Imunis (Ffl).

Austrália
• Péptica, intestinal e/ou duodenal – Crowea + Paw Paw.

Saint Germain
• Em geral – Aloe + Tuia + Allium + São Miguel + Laurus Nobilis.
• Gástrica – Ipê Roxo + Limão + Allium + São Miguel + Goiaba + Erianthum + Rosa Rosa + Amygdalus + Embaúba.
• Intestinal – Amygdalus.
• Na boca – Gerânio.
• Varicosa – Leucantha + Patiens + Tuia + Ipê Roxo.
• Interna – Erianthum.
• Purulenta – Allium.
• Cancerosa – Embaúba + Ipê Roxo.
• Cutânea – Tuia.
• Gangrenosa – Embaúba + Ipê Roxo.

UNHAS
Representam as próprias armas e ao mesmo tempo podem simbolizar autoproteção, força e vitalidade.

Encravadas – preocupação e culpa sobre o direito de avançar.

Roer unhas – insegurança, frustração e medo da própria agressividade (também dirigida para si mesmo). É um desgaste simbólico das próprias armas.

Micose nas – representa extrema sensibilidade e insegurança a respeito de seu lugar na Terra, sentindo ser este um ambiente hostil.

Bach
- Roer as – em geral – Cherry Plum, Crab Apple, Walnut, Impatiens, Larch, Chicory ou Agrimony + Vine + Pine.
- Fracas – Creme de Bach ou Rescue Remedy + Crab Apple.

Minas
- Roer as – Millefolium, Plantago, Lavandula, Calêndula Silvestre, Psidium, Sambucus, Zinnia, Impatiens, Dianthus, Vervano.
- Fortalecimento das – Exsultat Liquor (Ffl).

Austrália
- Em geral – Green Essence, Peach-flowered Tea-tree, Spinifex, Fringed Violet.
- Roer as – Boronia + Crowea + Bottlebrush + Dog Rose.

Saint Germain
- Tônico para as – Ipê Roxo + Patiens + Tuia + Verbena + Pepo + Sapientum + Dulcis + Limão + Cocos + Allium + Gerânio + Goiaba + São Miguel + Saint Germain + Erianthum + Abricó + Anis + Laurus Nobilis (tônico floral de Saint Germain).
- Roer as – Piper + Cidreira + Focum + Panicum + Allium + São Miguel + Goiaba.

URETRA
(Canal pelo qual a urina passa da bexiga para o exterior e que, no homem, conduz o sêmem a ser eliminado.)

Saint Germain
- Inflamação – Pepo + Limão + Verbena.
- Obstrução do canal da – Erianthum.

Obs.: ver bexiga.

URTICÁRIA
(Reação vascular cutânea caracterizada pela presença transitória de placas lisas e pouco salientes, mais vermelhas ou mais pálidas que a pele adjacente, e muitas vezes acompanhadas de intenso prurido.)

A erupção está vinculada a temores ocultos e à tendência de dramatizar pequenos eventos.

Bach
- Em geral – Rescue Remedy, Impatiens, Crab Apple, Cherry Plum ou Centaury + Agrimony + Cherry Plum + Beech + Holly + Impatiens ou Cherry Plum + essências individuais, via oral e uso local.

Minas
- Helianthus, Malus, Millefolium, Silene, Plantago, Mimosa, Foeniculum, Taraxacum, Imunis (Ffl), Gel de Flores (uso tópico), Argila Medicinal (uso tópico).

Austrália
- Detox Essence (Bottlebrush + Bush Iris + Dog Rose + Dagger Hakea + Wild Potato Bush) ou Fringed Violet, Dog Rose, Dagger Hakea, Green Essence, Rough Bluebell, Billy Goat Plum ou Red Grevillea + Black-eyed Susan.
- Por calor – Dagger Hakea + Mulla Mulla.

Saint Germain
- Limão + Leucantha + Tuia + Sapientum + Allium.

ÚTERO

(Órgão da estação que recebe e mantém o ovo fertilizado durante a vida fetal e se torna o principal agente de expulsão no trabalho de parto.)

É a matriz que representa no corpo a identidade feminina e sua capacidade criativa. Desse modo, os transtornos e disfunções, nessa área, indicam a presença de conflitos como ser mulher, sentimentos de angústia e a vivência de feminilidade como um pesado fardo.

Bach
- Crab Apple, Wild Rose, Larch, Walnut.
- Miomas – Floral Celular (Rock Rose + Crab Apple + Star of Bethlehem + Cherry Plum).

Minas
- Calêndula Silvestre, Lavandula, Origanum, Millefolium, Lilium, Matricaria, Malus, Feminalis, Hormina (Ffl).

Austrália
- She Oak, Turkey Bush, Crowea.

Saint Germain
- Doenças do – Ipê Roxo + Pepo + Algodão + Limão + Sapientum + Allium + São Miguel.
- Fibroma – Limão + Sapientum + Erianthum + Pepo + Ipê Roxo + Gerânio.
- Hemorragia – Sapientum + Allium + São Miguel + Gerânio + Limão + Goiaba + Amygdalus + Algodão + Arnica Silvestre.
- Inflamação – Limão + Algodão + Pepo + Verbena + Ipê Roxo + Gerânio.
- Tumor – Erianthum + Pepo + Ipê Roxo.
- Corrimento – Carrapichão +Aloe + Allium.
- Para contração na retenção da placenta – Algodão.

VAGINA

(Canal que se estende do colo do útero à vulva. Vaginite – inflamação da vagina.)

Vaginite – expressa aborrecimento, repulsa ao parceiro, culpa sexual e autopunição.

Secura vaginal – falta de receptividade do parceiro, no ato sexual, aos desejos femininos. Conflitos com o parceiro, sobretudo os que envolvem a fidelidade quebrada e o ciúme, trazem como consequencia uma relação "ressecada".

Pode indicar também medo do ato sexual.

Bach

• Crab Apple + Pine + Walnut + Rescue Remedy (também em creme).

• Vulvo – vaginite com descamação na vagina – Rescue Remedy + Walnut via oral e Creme de Bach uso local.

• Secura vaginal – Aspen, Crab Apple, Holly, Rescue Remedy.

Minas

• Em geral – Verbenacea, Lilium, Aristoloquia, Origanum, Malus, Cassia, Hibiscus, Calêndula Silvestre, Pinus, Artemisia, Homina (Ffl).

Austrália

• Em geral – Dagger Hakea, Surt Desert Rose, Billy Goat Plum, Wisteria, She Oak

• Ardência – Mulla Mulla.

• Corrimentos, parasitas – Green Essence.

• Secura vaginal – She Oak.

Saint Germain

• Corrimento vaginal – Leucantha + Ipê Roxo + Limão + Sapientum + Embaúba + Allium + Carrapichão + São Miguel.

• Lavagem – Goiaba.

VÁLVULA ILEOCECAL

(Separa o intestino grosso do intestino delgado. Mantém o quimo no intestino delgado até que esteja bem processado e os nutrientes absorvidos, para só então liberar o restante para o intestino grosso, no qual mais água será absorvida desse resto e diferentes bactérias trabalharão nele até a eliminação como fezes.)

Austrália

• Bauhinia, Red Grevillea.

VARICELA

(Doença infecciosa causada por vírus, contagiosa, de ordinário benigna, e que se caracteriza por febre acompanhada de máculas transparentes que evoluem para pequenas bolhas, posteriormente surgindo crostas. Surgem em surtos sucessivos, em diferentes partes do corpo.)

Saint Germain
• Limão.

VARICOCELE
(Dilatação das veias do plexo pampiniforme do cordão espermático formando uma tumefação mole e elástica.)

O sistema venoso vincula-se aos aspectos afetivos do processo de recordar e, ao reviver emoções, as veias retraem-se.

Bach
• Rescue Remedy, Hornbeam, Oak, Crab Apple, Clematis.

Minas
• Foeniculum, Basilicum, Taraxacum, Malus, Phyllanthus, Rosmarinus, Verbenacea, Anil, Movius (Ffl).

Austrália
• Paw Paw, Red Grevillea, Banksia Robur.

VARÍOLA
(Doença infectocontagiosa caracterizada por erupção papuliforme generalizada. A erupção passa sucessivamente pelas fases de mácula, vesícula, pústula e crosta. Após essa fase, a pele aparece marcada por depressões cutâneas.)

Saint Germain
• Limão.

VARIZES
(Dilatação de vaso arterial, linfático ou venoso, e que resulta em tortuosidade em seu trajeto.)

Expressam apatia, cansaço e peso. Isso se traduz na falta de elasticidade, de ânimo e de valor para enfrentar desafios. Indica que a pessoa está sobrecarregada e com dificuldade em aceitar a realidade tal como ela é.

Bach
• Rescue Remedy + Hornbeam + Oak (também em compressas e cremes).
• Úlceras varicosas – Crab Apple + Cherry Plum + Rock Rose + Star of Bethlehem (também em compressas e creme).

Minas
• Foeniculum, Basilicum, Taraxacum, Malus, Phyllanthus, Rosmarinus, Verbenacea, Anil, Movius (Ffl), Gel de Flores (uso externo).

Austrália
• Tall Mulla Mulla, Banksia Robur, Five Corners, Paw Paw, Red Grevillea.

Saint Germain
- Tuia + Goiaba + Allium + Poaia Rosa.

VEIAS
(Vasos sanguíneos cujas paredes são formadas por três camadas distintas e que conduzem o sangue, o qual, com baixo teor de oxigênio, retorna ao coração, sendo as veias pulmonares as únicas que conduzem sangue com alto teor de oxigênio.)

Bach
- Insuficiência circulatória nas – Hornbeam.

Austrália
- Five Corners, Tall Mulla Mulla.

Saint Germain
- Inflamação – Limão + Allium + Tuia + Verbena.
- Hemorragia – Limão + Allium + São Miguel + Tuia + Goiaba.
- Dilatação das, do cordão espermático – Limão.

VERRUGA
(Excrescência cutânea causada pela invasão de um vírus.)
Sugere algumas manifestações de ódio, crença na feiúra e autodesgosto.
Verruga plantar (olho de peixe) – raiva muito profunda e sentimento de crescente frustração em relação ao futuro.

Bach
- Uso tópico – Crab Apple + Olive + Gorse e + Willow ou Wild Rose e Crab Apple – via oral ou Cherry Plum + Pine + Crab Apple ou Crab Apple – solução estoque no local e diluída via oral.
- Verruga ou cravo plantar (olho de peixe) – Elm ou 30 ml de vaselina estéril + Crab Apple + Rescue Remedy (uso local).

Minas
- Em geral – Calêndula Silvestre, Malus, Jasminum, Gel de Flores (uso externo).
- Cravo plantar – Urtix (Ffl).

Austrália
- Five Corners, Billy Goat Plum.

Saint Germain
- Pepo + Sapientum + Allium + Tuia + Embaúba (também uso tópico).
- Cravo e planta (olho de peixe) – Sapientum (extirpa no início).

VESÍCULA BILIAR
(Órgão situado sob o fígado e aderente a ele, e que serve de reservatório para a bile.)

Pedras na vesícula – sugerem impulsos fossilizados de agressividade, raiva, amargura, depressão, ansiedade e mau humor. Comum em pessoa que se sente dividida entre o desejo de ver o lado bom de todos e seu ressentimento por ser usada.

As situações que se transformam em obrigação da qual não consegue se livrar fazem com que as energias se agreguem e se petrifiquem.

Bach
• Aspen, Cherry Plum, Mimulus, Red Chestnut, Rock Rose, Willow, Rock Water.

Minas
• Inflamação e cálculos – Zinnia, Phyllanthus, Sambucus, Basilicum, Psidium, Malus, Taraxacum, Verbenacea, Mirabilis, Foeniculum, Metabilis (Ffl).

Austrália
• Em geral – Grey Spider Flower, Dog Rose, Southern Cross.

• Cálculos – Dagger Hakea, Illawarra Flame Tree, Slender Rice Flower, Southern Cross.

Saint Germain
• Em geral – Allium + Amygdalus + Aloe.

• Cólica da – Emergencial – 17 gotas da solução estoque em água – tomar de uma só vez.

Ou: Incensum + Erianthum + Limão (Saint Germain) + Paw Paw + Crowea + Dog Rose (Austrália).

VIAGEM, TRANSTORNO DE

Bach
• Mudança de fuso horário – Wild Oat.
• Enjoos de – Rescue Remedy + Scleranthus.

Minas
• Enjoos de – Fórmula de Exame, Buquê de 9 flores, Ficus.

Austrália
• Jet lag – harmonia corporal, clareza mental, enjoos – Travel Essence (Sundew + She Oak + Fringed Violet + Wild Potato Bush + Bottlebrush + Macrocarpa + Bush Fuchsia + Crowea + Banksia Robur).

• Mudanças de fuso horário – Bush Iris.

• Reduz o efeito da vibração do motor do avião, que enfraquece os sistemas endócrino, imunológico, nervoso e linfático – Fringed Violet + Red Lily.

Obs.: ver enjoos, náuseas.

VÍCIOS

(Defeito grave que torna uma pessoa inadequada para certos fins ou funções.)

Expressa a fuga de si mesmo, medo e desejo de não enfrentar a realidade e os sentimentos dolorosos causados por traumas (inclusive por abuso sexual).

A codependência (filho ou cônjuge de dependentes) implica um trabalho cármico de amor e compreensão da condição de viciado.

Tabagismo – relaciona-se com uma tentativa de encontrar satisfação de necessidades não definidas, de preencher os vazios existenciais, assim como retrata a incapacidade de gostar de si mesmo.

Bach

• Em geral – Agrimony, Aspen, Chestnut Bud, Clematis, Crab Apple, Heather, Larch, Olive, Star of Bethlehem ou Rescue Remedy + Agrimony + Clematis + Heather + Chicory + Chestnut Bud + Vine + Olive + Wild Oat.

• Para romper a estrutura do hábito produzido por anfetamina, tranquilizante, ansiolítico – Chestnut Bud + Cherry Plum + Aspen.

• Para descontrole da abstinência, trabalhando sobre a impulsividade, agressividade, rigidez muscular, cãibras e sofrimento físico e mental – desarticula o quadro e é o remédio de resgate – Rock Water.

• Psicoses tóxicas – reverter os rasgos psicóticos – Elm + Crab Apple.

• Fenômenos alucinatórios, psicodepressivos, alucinação viso-olfativa-gustativa-cinestésica – Elm +Agrimony.

• Delírio persecutório – Holly.

• Empobrecimento da linguagem, interpretação do pensamento, posições autistas – Crab Apple.

• Na recuperação – Olive + Wild Oat + Hornbeam + essências que levaram ao vício.

• Desintoxicação de drogas ou álcool – para o controle e para não voltar atrás – Cherry Plum.

• Para os que já estão irradiando morte – Rescue Remedy + Mustard + Gorse, e depois para tirar o veneno – Mustard + Agrimony.

• Drogados na fase de desintoxicação podem ver seu lado sombra e ficam Aspen; ajudar com – Crab Apple + Aspen + Wild Oat.

• Viciados que não fixam o olhar, fogem de sua própria consciência. Para desintoxicar – Agrimony + Vine.

• Limpeza e purificação – Agrimony + Gorse.

• Dependência de drogas, comida, álcool e fumo – Agrimony + Chicory + Wilow.

• Tabagismo – Red Chestnut.

• Depois do uso de drogas, para o propósito e regeneração – Wild Oat.

Minas

• Em geral – Ruta + Psidium + Nicociana + Ipomea + Lavandula + Buquê de 9 flores + Xamanis + Incensus e Imunis (Ffl), Serenium (Ffl). ou Sochus + Arnica Campestre + Malus + Guinea + Artemisia + Passiflora + Millefolium + Origanum + Lavandula + Ipomea.

• Querendo se libertar dos – Millefolium, Ruta, Nicociana, Origanum.

• Na recuperação do alcoolismo – Aristoloquia, Luceris, Millefolium, Vitis.

• Na recuperação das drogas – Millefolium, Ipomea, Origanum, Nicociana.

• Tabagismo – Milefolium, Fuchsia, Nicociana, Dianthus, Impatiens ou Nicociana + Millefolium + Ipomea + Fuchsia.

• Libertação do, de chocolates (chocólatra) – Inga + Solanis + Sálvia.

• Purificador auxiliar – Malus, Artemisia, Nicociana, Linum.

• Libertando-se das más influências – Millefolium, Guinea.

• Restaurando sequelas dos – Linum, Luceris, Aristoloquia, Nicociana, Pinus, Malus.

• Com forte componente de ansiedade – Fuchsia, Vervano, Impatiens, Lavandula, Psidium, Calmim, Levitate.

• Autodestruição manifestada em forma de vícios – Calêndula Silvestre + Ipomea + Psidium + Origanum.

• Restaurando sistema nervoso abalado – Arnica Campestre, Linum, Luceris, Aristoloquia, Sustentav (Ffl), Serenium (Ffl).

• Irritabildade durante a abstenção – Millefolium, Luceris, Linum, Ruta, Lavandula, Guinea.

• Ferimento moral, sentimento de exclusão – Althaea, Arnica Campestre, Linum, Origanum.

• Falta de força para libertar-se – Guinea + Ruta + Origanum + Millefolium + Jasminum.

• Busca de êxtase e transcendência – Ipomea, Incensus.

• Como fragilidade psíquica – Ficus, Lavandula, Origanum, Jasminum.

• Uso de psicotrópico e ansiolítico – Millefolium, Jasminum, Malus, Sonchus.

• Para reanimar durante as recaídas – Sonchus, Lavandula, Impatiens, Buquê de Transformação.

• Elevando o padrão vibratório em grupos – Lantana, Artemisia, Linum, Origanum, Ruta, Fórmula Ecológica.

Austrália
- Em geral – Bottlebrush + Boronia + Monga Waratah ou Waratah, Five Corners, Bottlebrush, Flannel Flower, Red Lily, Sundew.
- Quando o, é um padrão familiar – Boab.
- Tabagismo – Boronia + Bottlebrush + Wedding Bush + Wild Potato Bush.
- Por evasão da realidade – Sundew.
- De açúcar e de chocolates – Peach-flowered Tea-tree.
- De sexo, drogas – Bush Iris.
- Ancoragem depois de alucinógenos – Red Lily, Sundew.
- Compromisso de quebrar o – Wedding Bush.
- Desespero no período de abstinência – Waratah.
- Remover toxinas – Detox Essence (Bottlebrush + Bush Iris + Dog Rose + Dagger Hakea + Wild Potato Bush).
- Codependentes (familiares) – Monga Waratah.

Saint Germain
- Em geral – Amygdalus + Saint Germain + Allium + São Miguel + Cidreira + Curculigum + Mangífera + Vitória + Arnica Silvestre + Algodão + Ipê Roxo + Embaúba + Abricó.
- Controle dos desejos (os que estão presos no mundo das ilusões) – Amygdalus – acrescentar em todas as fórmulas.
- Álcool (compulsão) – Cidreira + Embaúba + São Miguel + Saint Germain.
- Para abandonar – Saint Germain + Allium + São Miguel + Cidreira + Embaúba + Melissa + Ipê Roxo + Arnica Silvestre + Algodão + Panicum + Goiaba + Lírio da Paz + Abricó + Curculigum + Laurus Nobilis + Mangífera + Vitória ou

Algodão + Arnica Silvestre.
- Para os que usaram – Arnica Silvestre + Algodão + Allium + São Miguel + Embaúba + Goiaba + Panicum + Ipê Roxo + Vitória + Laurus Nobilis + Abricó.
- Abuso físico ou psíquico por álcool e/ou drogas – Varus + Arnica Silvestre + Allium + Algodão + São Miguel + Ipê Roxo + Rosa Rosa + Embaúba + Vitória ou Allium + Saint Germain + Embaúba + Melissa + São Miguel + Ipê Roxo + Arnica Silvestre + Algodão + Panicum + Goiaba.

VITAMINA

(Designação comum a diversas substâncias orgânicas não relacionadas entre si, presentes em quantidades pequenas em muitos tipos de alimentos

e que desempenham importante papel em vários processos metabólicos, podendo ser hidrossolúveis ou lipossolúveis.)
Saint Germain
- Vitamina A – Sapientum + Pepo.
- Vitamina B1 – Limão.
- Vitamina C – Allium + Limão + Goiaba + Rosa Rosa.
- Ferro – Pepo.
- Magnésio – Allium.
- Ácido salicílico – Allium.
- Sais minerais – Cocos.
- Potássio – Allium.
- Nitrato de sódio – Allium.
- Mineralizante – Sapientum.

VITILIGO
(Doença cutânea caracterizada por acromia adquirida, em áreas de vários tamanhos e aspectos. Há quase que ausência completa de pigmento nessas áreas, cujos bordos são hiperpigmentados. As lesões são mais acentuadas nas áreas expostas à luz solar.)

Reflete baixa autoestima, acompanhada da sensação de não pertencer ao mundo ou de não ser parte integrante de nenhum grupo.
Bach
- Holly + Crab Apple + Star of Bethlehem + Rescue Remedy – via oral e em creme.

Minas
- Althaea, Pastoris, Viola, Chicorium, Malus, Helianthus, Jasminum, Lavandula, Linum, Exsultat Liquor (Ffl), Gel de Flores (uso externo).

Austrália
- Bush Iris, Tall Yellow Top, Mulla Mulla.

Saint Germain
- Tuia + Flor Branca + Leucantha.

VÔMITO
(Matéria expelida pelo estômago.)

Expressão evidente de resistência e recusa. É a rejeição e expulsão do que não quer assimilar.
Bach
- Em geral – Rescue Remedy, Aspen, Scleranthus.
- Que não param – duas gotas de Scleranthus (solução estoque) direto na boca.
- Quando a pessoa está desidratada – Rescue Remedy + Scleranthus + Agrimony + Hidratante (sais).

Obs.: não dar Crab Apple, pois aumenta a catarse.
Minas
• Ficus, Rosmarinus, Foeniculum, Matricaria, Piperita, Buquê de 9 flores Metabilis (Ffl).
Austrália
• Paw Paw, Bauhinia, Bottlebrush, Crowea.
Saint Germain
• Em geral – Pepo + Limão + Aloe + Erianthum + Madressilva SG.
• Com sangue – Limão + Pepo + Aloe + Erianthum + Allium + São Miguel.
• De gravidez – Amygdalus + Thea + Allium + São Miguel + Pepo + Cocos.

Corpos Mental, Emocional e Espiritual

Abandono (desamparo)
   Bach
   • Sensação de – Chicory, Rock Rose, Sweet Chestnut...
   • Na infância – Cerato, Chicory, Heather.
   Minas
   • Familiar ou social – Althaea, Pastoris.
   • Afetivo – Chicorium, Lilium, Guinea.
   • Com mágoas – Tagetes, Zinnia.
   • Em asilos – Borragine.
   Austrália
   • Sensação de – Wild Potato Bus...
   Illawarra Flame Tree, Sturt Des...
   Saint Germain
   • Na infância – Unitatum + M...
   + Gloxínia + Leucantha + P...
   Boa Deusa + Rosa Rosa.
   • Com mágoas – Embaúba...
   Melissa + São Miguel + U...
   • Em asilos – Bom Dia + ...
   São Miguel + Rosa Rosa.

Abatimento
   (Diminuição acentuada d...
   Bach
   • Com depressão – Musta...
   • Por culpa – Pine.
   • Por demora na cura – C...

- Por dificuldades – Gorse.
- Por doença – Oak.
- Por inadequação – Elm.
- Por más notícias – Star of Bethlehem.
- Por reveses – Gentian.
- Por tratamento falho – Crab Apple.
- Total – Sweet Chestnut.

Minas
- Heliotropium, Sinapsis, Aleluia, Rosa Canina, Basilicum, Pervinca, Heliofolius, Leonotis, Melindre, Nigrum, Palicores, Tonarion, Victris-M (Ffl), Victris-H (Ffl), Estimilis (Fes), Almin (Fes).

Austrália
- Em geral – Old Man Banksia, Peach-flowered Tea-tree.
- Para sair do – Banksia Robur.
- Por não alcançar as metas – Silver Princess.
- Por amargura – Southern Cross.
- Por angústia – Crowea.
- [...] Macrocarpa.
- [...]ança – Confid Essence (Five Corners + Dog Rose + Southern Cross).

[...] Bom Dia + Rosa Rosa + Laurus Nobilis.

[...] + Melissa + Rosa Rosa.
[...] universais – Embaúba + Rosa Rosa.
[...]nsum + Varus + Thea + Rosa Rosa.
[...] Melissa + Embaúba + Piper + Rosa
[...] Melissa + Rosa Rosa + Cocos.

Minas
- Agave, Fuchsia, Dianthus, Zinnia, Malus, Origanum, Chicorium, Sonchus, Lavandula, Rosa Canina.

AUSTRÁLIA
- Paw Paw, Peach-flowered Tea-tree, Bottlebrush, Illawarra Flame Tree, Kapok Bush, Macrocarpa.

Saint Germain
- Por doença – Ipê Roxo + Embaúba + Gerânio + São Miguel + Allium + Saint Germain + Cocos + Patiens.
- Com a vida – Bom Dia + Embaúba + Melissa + Allium + São Miguel + Tuia.

ABUNDÂNCIA

Bach
- Gentian.

Minas
- Ambrosia, Fórmula da Opulência.

Austrália
- Abund Essence (Bluebell + Boab + Five[...] Southern Cross + Sunshine Watter).

Saint Germain
- Fórmula da Prosperidade ou Abundân[...]

ACEITAÇÃO

Bach
- Dos sentimentos – Agrimony.
- Do amor – Holly.
- Do corpo – Crab Apple.
- De imposições – Centaury.

Minas
- Da liberdade alheia – Chic[...]
- Da própria sexualidade – [...]
- Da opinião alheia – La[...] Phyllanthus, Coleus.
- Das próprias emoções – F[...]
- Do próprio valor – Ruta, Ja[...]
- Do ritmo alheio – Impatie[...]
- Das outras pessoas – Mi[...]
- Das adversidades – Mille[...]
- Da graça da vida – Zinn[...]

• Aceitação e transformação da vida com harmonia – Harmonium (Fes), Transfor (Fes).

Austrália

• Da alegria no presente – Sunshine Wattle.
• Do corpo – Billy Goat Plum.
• Do novo – Bauhinia.
• No meio das experiências – Red Suva Frangipani.
• Da morte – Bottlebrush, Bush Iris, Bush Gardenia.
• Dos outros – Bauhinia, Yellow Cowslip Orchid.
• De novas ideias, conceitos – Slender Rice Flower, Freshwater Mangrove.

Saint Germain

• Da liberdade alheia – Verbena + Piper + Thea + Scorpius + Grandiflora.
• Da própria responsabilidade – Melissa + Unitatum + Allium + São Miguel + Sapientum + Vitória + Myrtus + Bambusa.
• [D]as próprias emoções – Embaúba + Melissa + Aloe + Pectus + [...] + São Miguel.
• [...] – Verbena + Sorgo + Limão + Vitória + Piper.
• [... Vitó]ria + Myrtus.
• [...] – Limão + Piper.
• [...] – Gloxínia + Aloe + Pectus + Curculigum + [... São] Miguel + Vitória + Laurus Nobilis + Myrtus.

[...]cede a infância. Começa com a puberda[...] de mudanças corporais e psicológicas [...d]os 12 aos 20 anos).

[...c]orpo, reclamam de tudo –

[... nã]o o aceitam –

[...] e de coluna –

[... transpi]ração excessiva – fases hormonais [...] + Wild Rose.

[... p]ara aflorar – processo crônico –

[...] por namorar, sair –

• Ajuda no princípio da ordem e organização de seus objetos materiais e higiene corporal – Hornbeam.
• Desorganização, acnes e cravos – Hornbeam + Crab Apple.
• Indecisão sexual – Scleranthus + Wild Oat.
• Masturbação excessiva – Heather.
• Mudança de voz – Larch + Walnut.
• Que têm livres ações e não querem seguir regras – Wild Oat.
• Meninas com grande irritabilidade, ansiedade e agitação – para dar plenitude e sua doação afetiva – Chicory.
• Menarca – se ficam carentes, têm cólicas fortes e irritadas demais – Chicory + Holly ou Wanut + Crab Apple + Willow (mudanças corporais).
• Menstruação tardia – para desabrochamento e trazer a luz do feminino – Wild Rose + Larch.
• Muito agressivas, revoltadas, com raiva do mundo ou que não aceitam a menstruação – Chicory + Holly.

Minas
• Em geral – Fórmula do Adolescente, Harmonium (Fes), Transfor (Fes).
• Acnes, autoaversão – Malus, Jasminum, Ignea, Imunis (Ffl), Homina (Ffl).
• Agressividade verbal, autoafirmação – Calêndula Silvestre.
• Insatisteitos com tudo – Zinnia + Mirabilis + Impatiens + Inga + Chicorium.
• Más influências externas – Millefolium, Ruta.
• Complexos com o corpo físico, vergonhas – Malus, Jasminum.
• Timidez excessiva – Mimosa, Viola.
• Complexo de inferioridade – Lavandula.
• Narcisismo, autoadoração – Jasminum, Helianthus, Ignea, Lilium.
• Indefinição com a futura carreira – Origanum.
• Rebeldia e desobediência – Vernonia, Vervano, Nicociana.
• Falsa autoimagem – Jasminum, Buquê de Transformação.
• Apatia, alienação – Rosa Canina.
• Dificuldades de se enturmar – Viola, Pastoris, Althaea.
• Sentimento de alienação social – Althaea + Heliofolius + Pastoris.
• Tensão no relacionamento familiar – Lantana, Amaranthus.
• Fascinação com drogas e estimulantes – Ipomea, Fuchsia, Millefolium.
• Vivendo no mundo da lua – Rosmarinus, Lactuca.
• Muita introversão – Helianthus.
• Imaturidade, infantilismo – Lavandula.

- Início da menstruação – Millefolium, Aristoloquia, Ficus, Lilium.
- Mudanças bruscas de humor – Lavandula, Ficus, Origanum.
- Aversão e intolerância com os pais – Mirabilis.
- Agitação psicomotora – Vervano, Psidium, Impatiens, Nicociana.
- Mudança de voz nos garotos – Millefolium.
- Mudança do corpo físico – Millefolium.
- Falsa identidade – Silene, Ruta.
- Medo de ser autêntico – Silene, Ruta.
- Para reforçar nos, os valores éticos e morais adquiridos na infância – Fórmula Ecológica + Plantago + Silene + Cammeli.
- Para ajudar a criar empatia com os outros e estimular o respeito ao próximo – Fórmula Ecológica + Lantana + Amaranthus + Vernonia.
- Ambivalência nas polaridades sexuais – Zante.
- Potência erótica ampliada – Origanum, Aristoloquia.
- Masturbação compulsiva – Origanum, Aristoloquia, Lilium, Sambucus, Helianthus.
- Querendo afirmação sexual – Lilium, Origanum.
- Ilusões e fetiches – Jasminum, Millefefolium.
- Sexualidade equilibrada – Lilium, Helianthus, Aristoloquia, Origanum.

Austrália
- Em geral – Adol Essence (Billy Goat Plum + Boab + Five Corners + Bottlebursh + Dagger Hakea + Flannel Flower + Kangaroo Paw + Red Helmet Orchid + Southern Cross + Sunshine Wattle + Tall Yellow Top).
- Angústia dos, que tornam insuportável a vida dos pais e professores – Gymea Lily + Rough Bluebell + Mountain Devil + Dagger Hakea.
- Mudanças da – Bottlebrush.
- Agressividade, complexos, comportamento imaturo – Kangaroo Paw.
- Que se comportam violentamente para obter o que querem – Rough Bluebell.
- Comportamento violento ou antissocial que surge da falta de senso de pertencer a um grupo familiar ou a uma comunidade – Tall Yellow Top.
- Rebeldia que resulta em confusão com a autoridade – Red Helmet Orchid.
- Raiva que geralmente conduz os adolescentes – Mountain Devil.
- Autoestima – Confid Essence (Dog Rose + Five Corners + Southern Cross + Sturt Desert Rose).
- Aos que se sentem rejeitados – Illawarra Flame Tree.
- Para bom relacionamento com o pai – Red Helmet Orchid.
- Para bom relacionamento com a mãe – Bottlebrush.

- Ajuda nos estudos – Cognis Essence (Bush Fuchsia + Isopogon + Paw Paw + Sundew).
- Estabelecer limites saudáveis – Flannel Flower.
- Para o senso de direção da vida – Silver Princess.
- Contra culpa sexual – Sturt Desert Rose.
- Alienação, isolamento – Tall Yellow Top.

Saint Germain
- Útil na – Allium + São Miguel + Curculigum + Tuia + Thea + Melissa + Embaúba + Sapientum + Sorgo + Boa Sorte + Rosa Rosa + Myrtus.
- Com sentimento de inferioridade – Vitória.
- Autenticidade – Vitória.
- Com sentimento de vazio, carência afetiva ou muito calado – Vitória + Sorgo + Mimozinha.
- Mal-humorados – Erianthum.
- Masturbação excessiva – Flor Branca.
- Na escolha de carreira – Pau Brasil + Allium + São Miguel + Varus + Incensum + Thea + Arnica Silvestre + Algodão + Melissa + Boa Sorte + Myrtus + Laurus Nobilis.

AFLIÇÃO
(Estado de grande desalento, de profunda tristeza, mágoa, preocupação ou inquietação.)

Bach
- Star of Bethlehem, Agrimony, White Chestnut.

Minas
- Em geral – Heliotropium, Heliofolius, Momordica, Fuchsia, Dianthus, Nigrum, Serenium (Ffl), Tranquillus (Fes) ou
Fuchsia + Impatiens + Verbenacea + Psidium + Calmim.
- Aflição ao dormir – acrescentar – Bonus Somnus (Fes).

Austrália
- Boronia, Sturt Desert Pea, Waratah.

Saint Germain
- Fórmula para Nervosismo/Agitação, Fórmula para Insônia/Preocupação/Ansiedade ou São Miguel + Saint Germain + Embaúba + Patiens + Pinheiro-Libertação.
- Sem motivo aparente – Pinheiro-Libertação.

Obs.: ver ansiedade, angústia.

AGITAÇÃO
(Atividade motora exagerada, desordenada e incoerente, com excitação ou confusão mental.)

Bach
- Por pensamentos – Vervain + Impatiens + White Chestnut.
- Noturna – Agrimony + Vervain + White Chestnut.
- Física e mental – Agrimony + Impatiens + Vervain + White Chestnut.
- Postural – Impatiens + Scleranthus + Vervain.
- Psicomotora infantil – Vervain + Impatiens + Cherry Plum.

Obs.: é interessante usar sempre Scleranthus nos quadros de agitação (completando as fórmulas).

Minas
- Em geral – Sambucus, Nicociana, Vervano, Impatiens, Psidium, Calmim, Serenium (Ffl), Tranquillus (Fes).
- Psicomotora infantil – Sambucus, Nicociana, Vervano, Impatiens, Psidium, Calmim, Serenium (Ffl), Tranquillus (Fes).
- Noturna – Psidium, Sambucus, Passiflora, Lavandula, Calmim, Serenium (Ffl), Tranquillus (Fes), Bonus Somnus (Fes).
- Por drogas ou alcoolismo – Sambucus, Aristoloquia, Linum, Millefolium, Artemisia, Tranquillus (Fes).
- Euforia – Fuchsia, Sambucus, Impatiens, Melindre, Tranquillus (Fes).

Austrália
- Jacaranda, Black-eyed Susan, Dog Rose of the Wild Forces.

Saint Germain
- Em geral – Fórmula para nervosismo/agitação ou Cidreira + Allium + São Miguel + Patiens + Gloxínia + Goiaba + Melissa + Scorpius.
- Noturna – Allium + São Miguel + Goiaba + Focum + Saint Germain + Cidreira + Melissa + Panicum.
- Psicomotora – Varus + Piper + Allium + São Miguel + Limão + Coronarium + Abricó.
- Interna – Erbum + Coronarium + Laurus Nobilis + Scorpius.

AGRESSIVIDADE

(Disposição para o desencadeamento de condutas hostis, destrutivas, fixadas e alimentadas pelo acúmulo de experiências frustradoras.)

Bach
- Em geral – Holly, Cherry Plum, Impatiens, Vervain, Vine, Wilow.
- Para se impor – Vine.
- Autoagressão – Cherry Plum + Vine.

Minas
• Em geral – Impatiens + Mirabilis + Camelli + Sálvia + Orellana ou Camelli + Calêndula Silvestre + Psidium + Prunus + Vervano + Impatiens + Sambucus, Serenium (Ffl), Tranquillus (Fes).
• Física – Camelli, Orellana, Psidium, Sambucus, Artemisia, Origanum.
• Psíquica e verbal – Calêndula Silvestre, Camelli, Orellana, Psidium, Mirabilis.
• Querendo impor as ideias – Thumbergia, Vitis.
• Na sexualidade – Thumbergia, Vitis.
• Para conseguir ascensão – Icaro.
• Para defender seus interesses – Helianthus, Camelli, Cauliflora.
• Autoritarismo – Thumbergia, Impatiens, Vitis.
• Para corrigir – Vervano.
• Por sobrecarga familiar – Lilium, Amaranthus.
• Por se sentir acuado – Buquê de 5 flores.

Austrália
• Em geral – Red Helmet Orchid, Mountain Devil, Dagger Hakea, Dog Rose of the Wild Forces, Rough Bluebell.
• Por medo de ser ferido – Pink Mulla Mulla.

Saint Germain
• Em geral – Melissa + Allium + São Miguel + Embaúba + Patiens + Verbena + Sorgo + Grandiflora + Scorpius + Rosa Rosa + Grevílea + Myrtus.
• Por intolerância ou impaciência – Patiens + Limão + Grandiflora + Verbena + Scorpius + Rosa Rosa.
• Por falta de amor – Unitatum + Embaúba + Melissa + Rosa Rosa.
• Por vingança – Embaúba + Tuia + Focum + Allium + São Miguel + Panicum + Rosa Rosa.
• Capta dos outros – Allium + São Miguel + Melissa + Curculigum + Grevílea + Myrtus.
• Verbal – Scorpius + Verbena + Rosa Rosa + Grandiflora.
• Falta de – Sapientum + Curculigum + Goiaba + Embaúba + Piper.

ALEGRIA
(Sentimento de felicidade, contentamento e satisfação.)
Bach
• Falta de – Willow.
• Falsa – Agrimony.
• Alterna com depressão – Mustard, Scleranthus.

Minas
- Falsa – Fuchsia.
- Espontânea – Lacrima.
- Medo da – Plantago, Pastoris, Zinnia.
- Instalada no peito – Borragine, Villaresia.
- Senso de humor, jovialidade – Zinnia.
- O passado não mais oprime – Cassia, Pinus.
- Ao estabelecer novos vínculos – Madressilva, Guinea.
- Como gratidão à vida – Camelli.
- Vencendo os traumas – Tagetes.
- Luz e esperança – Aleluia, Sinapsis, Heliotropium, Palicores.

Austrália
- Falta de – Alpine Mint Bush, Five Corners.
- Medo de aceitar a – Little Flannel Flower, Bluebell.
- Otimismo, alegria do presente – Sunshine Wattle.
- Por saber que é o filho amado de Deus – Red Lily.
- Energia e entusiasmo – Banksia Robur.

Saint Germain
- Perda da, (coluna desalinhada) – Varus.
- Traz a – Melissa + Embaúba + Incensum + Varus + Cidreira + Tuia + Allium + São Miguel.
- Falsa – Cidreira.
- Perderam a capacidade de sorrir – Melissa + Embaúba + Abricó + Allium + São Miguel + Unitatum + Monterey + Rosa Rosa.
- E conforto – Boa Sorte.

ALIENAÇÃO

(Tipo de reconhecimento defeituoso do meio ambiente, em que as coisas e pessoas conhecidas se apresentam ao indivíduo como desconhecidas ou estranhas.)

Bach
- Por devaneios – Clematis.
- Por estar preso ao passado – Honeysuckle.
- Por orgulho – Water Violet.
- Por ser crítico – Beech.

Minas
- Por devaneios – Rosmarinus, Lactuca.
- Por se sentir rejeitado – Althaea.
- Por se sentir frágil – Viola.
- Por orgulho – Tropaeolum.
- Por ser crítico – Mirabilis.

- Sentindo-se um estranho no mundo – Tagetes, Althaea, Nigrum.
- Dos padrões sociais – Ipomea, Althaea.
- Por psicoses – Jasminum, Artemisia, Sambucus.

Austrália
- Em geral – Sundew, Red Lily.
- Sensação de não pertencer a nada – Tall Yellow Top.

Saint Germain
- Em geral – Sorgo + Varus + Saint Germain + São Miguel + Bom Dia + Unitatum + Embaúba + Cidreira + Melissa + Gerânio + Ipê Roxo.
- Estar alerta sem tensão – Patiens + Verbena + Cidreira + Thea + Goiaba + Allium + Indica.

ALTRUÍSMO
(Amor ao próximo.)

Bach
- Desperta o – Holly, Willow, Chicory, Beech, Vine, Water Violet, Pine.
- Por carência – Chicory.
- Ao liderar um grupo – Vine.

Minas
- Na doação de energias amorosas – Chicorium, Camelli, Villaresia.
- Ao compartilhar o pão – Cauliflora.
- Solidariedade ao liderar um grupo – Thumbergia.
- Como padrão coletivo – Lantana.
- Compreendendo as limitações – Matricaria, Mirabilis, Lantana.
- Amor incondicional por todos – Camelli, Lacrima, Villaresia.
- Confundido com submissão – Ruta, Guinea.

Austrália
- Mountain Devil, Dagger Hakea, Southern Cross, Slender Rice Flower, Bluebell, Gymea Lily, Rough Bluebell, Yellow Cowslip Orchid.

Saint Germain
- Desperta o – Embaúba + Abundância + Leucantha + Rosa Rosa + Amygdalus + Pepo.
- Desperta o, quando há ânsia de poder sobre os outros – Verbena + Limão + Grandiflora + Allium + São Miguel + Rosa Rosa + Triunfo + Myrtus.
- Desperta o, quando há ânsia de poder – Grandiflora + Limão + Rosa Rosa + Triunfo + Myrtus.
- Desperta o, quando há ânsia de poder e posse – Wedélia + Grandiflora + Limão + Triunfo.

• Desperta o, quando há ganância – Wedélia + Triunfo + Allium + São Miguel.

Amargura
(Sentimento arraigado de dor e ressentimento.)
Bach
• Holly, Willow, Gentian, Sweet Chestnut.
Minas
• Zinnia, Camelli, Tagetes, Heliotropium, Nigrum, Villaresia, Harmonium (Fes).
Austrália
• Moutain Devil, Pink Mulla Mulla, Southern Cross, Dagger Hakea, Isopogon.
Saint Germain
• Com ressentimento – Embaúba + Limão + Melissa + Focum.
• Pessoa amarga – Limão.

Amor
(Sentimento de dedicação absoluta e afeto de um ser a outro ser ou a uma coisa.)
Bach
• Altruísta – Pine.
• Condicional, possessivo, egoísta – Chicory.
• Universal – Holly.
• Com preocupação – Red Chestnut, Pine.
• Romper laços doentios de – Cherry Plum + Chicory + Honeysuckle + Walnut.
Minas
• Favorece a transmutação e sublimação do sentimento egoísta de apego, em ascensão ao amor universal – Harmonium (Fes).
• Altruísta – Camelli, Chicorium, Trimera, Pastoris, Matricaria, Orellana, Villaresia.
• Incondicional – Matricaria, Chicorium, Camelli, Harmonium (Fes).
• Laços doentios de – Millefolium, Trimera, Chicorium, Ruta, Artemisia, Guinea, Inga.
• Possessivo – Chicorium, Fortificata.
• Romper laços de – Millefolium, Guinea.
• Saudades do antigo – Madressilva, Myosotis.
• Mágoa de – Tagetes.
• Falta de – Camelli, Orellana.

- À natureza e à vida – Luceris, Lacrima, Rosa Canina, Bougainvillea, Splendens.
- Que vem do fundo da alma – Camelli, Lacrima.
- Familiar balanceado – Chicorium, Matricaria, Amaranthus.

Austrália
- Despertar o, incondicional – Rough Bluebell, Sidney Rose.
- E compaixão (todos são iguais) – Sidney Rose.
- Falta de – Tall Yellow Top, Mountain, Devil, Dagger Hakea.
- Reprimido – Isopogon, Little Flannel Flower.
- Abrir o coração ao amor e à partilha – Bluebell.
- Expressar o, com segurança – Flannel Flower.
- Para não evitar o, de medo de ser ferido – Pink Mulla Mulla.
- Aceitar o, e o reconhecimento dos outros e do Grande Espírito – Philotheca.
- Vibração do, destruindo preconceitos – Freshwater Mangrove.
- Laços de, entre os filhos e os pais – Bottlebrush (com a mãe) e Red Helmet Orchid (com o pai).

Saint Germain
- Divino – Amygdalus + Begônia + Curculigum + Pepo + Vitória + Rosa Rosa.
- Paz e misericórdia – Focum + Panicum.
- Trabalha o – Embaúba + Melissa + Rosa Rosa.
- Laços doentios de – Aloe + Pectus + Curculigum + Ipê Roxo + Allium + São Miguel + Embaúba + Melissa + Leucantha + Rosa Rosa + Lírio da Paz.
- Possessivo – Erbum + Leucantha + Anis + Melissa + Verbena + Myrtus + Limão + Grandiflora + Rosa Rosa + Lírio da Paz + Embaúba.
- E caridade – Mangífera.
- Incondicional, desperta o – Rosa Rosa + Poaia Rosa.
- Falta de afetividade por desconfiança – Sorgo + Embaúba + Melissa + Aloe + Curculigum + Unitatum.
- Incapacidade de compreender a afetividade – Grandiflora + Limão + Thea + Tuia + Sapientum + Scorpius + Rosa Rosa.

ANCORAMENTO

(Manter-se estável, alerta, protegido e amparado nas várias situações.)

Bach
- Na terra, no aqui e agora – Clematis.
- Em situações de crises – Rescue Remedy.

Minas
- Em geral – Almin (Fes), Cogitat (Fes).
- Na terra – Rosmarinus, Lactuca.
- Maternal – Matricaria, Mater-Paternarum.
- Nos tratamentos florais – Millefolium.
- Nas situações traumáticas – Buquê de 9 flores, Buquê de 5 flores, Tagetes, Nigrum.
- Nas doenças irreversíveis – Tabebuia, Buquê de 9 flores.
- Nos estados fora do corpo – Lacrima, Tagetes, Bipinatus, Linum.
- Nas expansões de consciência – Bipinatus, Linum, Tagetes.
- Na libertação de vícios e maus hábitos – Millefolium, Bipinatus, Phyllanthus, Ruta.
- Para vencer a letargia – Rosa Canina, Almin (Fes).
- Nos primeiros dias de vida – Buquê de Lactentes.
- Na velhice – Anil, Foeniculum, Sempiternu.
- Na sociedade – Althaea.
- No propósito do grupo – Lantana, Coerentia (Fes).
- Nas viagens astrais – Linum, Incensus.

Austrália
- Da mente (visualização criativa) – Boronia.
- Com Deus, na espiritualidade – Red Lily.
- No aqui e agora – Sundew.
- Para perseguir o próprio crescimento pessoal – Gymea Lily.
- Quando as energias estão dispersas – Jacaranda.
- Nas viagens astrais – Crowea + Red Lily.

Saint Germain
- Nas expansões de consciência – Goiaba + Allium + São Miguel + Gerânio.
- Nas doenças inevitáveis – Ipê Roxo + Allium + Monterey + São Miguel + Embaúba + Varus + Anis + Patiens.
- Nas viagens astrais – Allium + São Miguel + Goiaba + Anis.
- No aqui e agora (traz) – Thea + Gerânio + Myrtus + Abricó.

ANGÚSTIA

(Cria e mantém uma série de sentimentos paralisantes e pessimistas, como sensação de inquietude, apreensão, perplexidade, desencorajamento, pavor, associados a distúrbios somáticos, tais como sudorese,

taquicardia, etc. É vivenciada como um pesadelo obsessivo, isto é, ela é irreal, parecendo ao indivíduo provir de um drama interior, de um conflito inconsciente do qual ele percebe a exigência e o caráter artificial. A revolta da pessoa diante desse perigo vago ou iminente proporciona uma desorganização de sua capacidade de ordenar suas perspectivas.)

Bach
• Agrimony, Chicory, Vervain, Sweet Chestnut, Aspen, Red Chestnut, Cherry Plum, Star of Bethlehem, Elm, Rock Rose, Scleranthus.

Minas
• Heliotropium, Sinapsis, Borragine, Tagetes, Pinus, Sonchus, Supplerium, Melindre, Tranquillus (Fes). ou Millefolium + Heliotropium + Luceris + Borragine + um tipo de fitofloral.

Austrália
• Red Grevillea, Crowea, Dog Rose, Waratah, Black-eyed Susan, Flannel Flower, Fringed Violet, Jacaranda, Red Suva Frangipani, Tall Yellow Top, Sturt Desert Pea, Pink Mulla Mulla, Flannel Flower.

Saint Germain
• Saint Germain + Ipê Roxo + São Miguel + Allium + Embaúba + Melissa + Pinheiro-Libertação.
• Sem motivo aparente – Pinheiro-Libertação.

ANSIEDADE

(Sensação de receio e de apreensão, suscitada pela suspeita ou previsão de um perigo para a integridade da pessoa, e à qual se agregam fenômenos somáticos como taquicardia, sudorese, etc.)

Bach
• Em geral – Agrimony, Rock Rose, Vervain, Aspen, Cherry Plum, Sweet Chestnut, Mimulus, Red Chestnut, Walnut, Larch, Elm ou Impatiens + Vervain + Rock Rose.
• Hipocondríaca – Chicory, Clematis, Heather.
• Antes de provas – Rescue Remedy, Gentian, Clematis, Rock Rose.
• Histérica – Cherry Plum, Chicory.
• Pela cura – Impatiens.
• Por antecipação – Aspen, Red Chestnut, Larch, Rock Rose, Walnut, Pine, Elm, Mimulus.
• Pelo futuro – Agrimony, Aspen, Chestnut Bud, Impatiens, Sweet Chestnut, Walnut.
• Religiosa, pela salvação – Aspen, Rock Water.
• Súbita – Aspen.

Minas

• Em geral – Fuchsia, Dianthus, Vervano, Verbenacea, Ipomea, Impatiens, Psidium, Sambucus, Calmim, Serenium (Ffl), Tranquillus (Fes) ou Passiflora + Impatiens + Verbenacea + Fuchsia + Heliotropium + Psidium ou Fuchsia + Impatiens + Verbenacea + Psidium.

• Que leva à compulsão – Calmim + Levitate + Ambrosia + Solanis + Melindre.

Austrália

• Confid Essence (Five Corners + Dog Rose + Sturt Desert Rose + Southern Cross) ou Crowea, Black-eyed Susan, Dog Rose, Sturt Desert Rose, Dog Rose of the Wild Forces, Dog Rose.

Saint Germain

• Em geral – Fórmula para Insônia/ Preocupação/ Ansiedade ou Cidreira + Allium + São Miguel + Gerânio ou Amygdalus + Aloe + Allium + Embaúba.

• Que leva à compulsão – Allium + Cidreira + Gerânio + Varus + Limão.

• Com os recursos materiais que dispõe – Abundância + Cidreira + Allium + São Miguel + Lírio da Paz + Mangífera.

• Por causa da ambição – Grandiflora + Wedélia + Triunfo.

• Por cura rápida – Patiens.

• Por sentimento de incapacidade – Gerânio + Gloxínia + Allium + São Miguel.

• No dia a dia – Gerânio + Cidreira + Allium + São Miguel + Embaúba + Melissa + Gloxínia.

APATIA

(Estado de impassibilidade, indiferença, indolência e insensibilidade emotiva. Pode ser, com frequência, sintoma de condição patológica.)

Bach

• Em geral – Wild Rose, Gorse, Honeysuckle, Clematis, Hornbeam, Mustard, Olive, Mustard, Water Violet.

• Com lentidão – Chestnut Bud.
• Por desesperança – Gorse.

Minas

• Em geral – Guaraná (Ffl), Almin (Fes), Estimilis (Fes), Transfor (Fes).
• Com desesperança – Aleluia, Rosa Canina, Capsicum.
• Precisando de um impulso – Tagetes, Solanis.
• Por esforço excessivo – Sempervivum.
• Com solidão – Tabebuia.

- Com angústia – Heliotropium.
- Por lentidão – Piperita.
- Com fraqueza física – Foeniculum, Sempervivum, Tonarion.
- Com monotonia na expressão facial – Rosa Canina, Aleluia, Tagetes.
- Não concretiza as ideias – Lavandula, Eucalyptus.
- Repetindo experiências de fracasso – Sálvia, Mater-Paternarum.
- Estagnado em velhos padrões – Millefolium, Buquê de Transformação.
- Aprisionado no vício e no erro – Sálvia, Millefolium, Ipomea.
- Parado na senda espiritual – Ageratum, Persicaria.
- Sem criatividade artística – Origanum, Lavandula, Bougainvillea.
- Aprisionado por dilemas emocionais – Lilium.
- Pela vida – Pervinca, Rosa Canina.

Austrália

- Dynamis Essence (Old Man Banksia + Macrocarpa + Crowea + Banksia Robur) ou Kapok Bush, Old Man Banksia, Red Grevillea, Silver Princess.

Saint Germain

- Com fraqueza física – Bom Dia + Embaúba + Ipê Roxo + Sapientum + Patiens + Tuia + Verbena + Pepo + Dulcis + Limão + Allium + Gerânio + Laurus Nobilis.
- Sem motivo – Embaúba.

APEGO

Bach
- Falta de – Clematis.
- Ao material – Chicory.
- Ao passado – Honeysuckle.
- Às pessoas em geral – Heather.

Minas
- Em geral – Harmonium (Fes), Transfor (Fes).
- À falsa imagem de si – Jasminum, Buquê de Transformação.
- Ao passado – Madressilva.
- Às pessoas queridas – Chicorium, Guinea.
- Às pessoas em geral – Helianthus.
- A padrões e hábitos destrutivos – Ipomea, Calêndula Silvestre.
- Por posses, ganância – Cauliflora, Ignea.
- Pelo bem-estar alheio – Trimera, Ruta.
- Por carência afetiva – Chicorium, Inga.
- Ao sexo – Origanum, Lilium.
- Aos outros por ansiedade interna – Fuchsia, Helianthus.
- Aos vícios, drogas e psicotrópicos – Millefolium, Ipomea, Fuchsia,

Dianthus, Artemisia, Aristoloquia, Malus, Ruta.
Austrália
- Falta de – Bush Gardenia, Sunshine Wattle.
- Ao material – Bush Iris.
- Às coisas que não necessita mais – Bottlebrush.
- Às do corpo etérico ao físico – Lichen Essence.

Saint Germain
- Ao luxo – Triunfo + Wedélia + Helicônia.
- Aos bens materiais – Pepo + Wedélia + Triunfo + Allium + São Miguel + Laurus Nobilis.
- Forte aos entes queridos – Erianthum + Perpétua + Anis + Curculigum + Leucantha + Laurus Nobilis + Myrtus.
- Ao conservador – Varus + Piper + Thca + Laurus Nobilis.
- A velhas amarras (libertar-se) – Pectus + Aloe + Curculigum + Embaúba + Laurus Nobilis + São Miguel + Allium + Tuia + Boa Sorte + Lírio da Paz + Myrtus.
- Às coisas arraigadas do passado, quando há necessidade de atualização dos conceitos – Alcachofra.
- Ao passado, em geral – Madressilva.

APERTO NA GARGANTA

Implica medo e falta de confiança no processo da vida. Também diz respeito à tristeza e às lágrimas que foram engolidas, mas só chegaram até a garganta, sem terem sido completamente eliminadas.

Bach
- Rock Rose, Star of Bethlehem.

Minas
- Bipinatus, Tagetes.

Austrália
- Grey Spider Flower, Fringed Violet.
- Nó na garganta – Boronia.

Saint Germain
- Em geral – Panicum + Goiaba + Focum.
- Por engolir "sapos" – Jasmim Madagascar.

APERTO NO PEITO

Bach
- Agrimony, Gorse, Vine, Oak.

Minas
- Borragine, Agave, Fuchsia, Dianthus, Melindre, Tranquillus (Fes).

Austrália
• Waratah, Dog Rose, Crowea.
Saint Germain
• Pectus + Embaúba + Rosa Rosa + Monterey + Pinheiro/Libertação.
• Sem motivo aparente – Pinheiro-Libertação.
Obs.: ver angústia, abafamento.

APREENSÃO
(Sensação de medo, preocupação e insegurança.)
Bach
• Red Chestnut, Mimulus, Rock Rose, Aspen, Agrimony.
Minas
• Trimera, Fuchsia, Mimosa, Plantago, Bipinatus, Passiflora, Ambrosia, Serenium (Ffl), Tranquillus (Fes).
Austrália
• Diante de nova experiência – Illawarra Flame Tree.
• Pelos outros – Dog Rose.
Saint Germain
• Em geral – Cidreira + Melissa + Allium + São Miguel + Incensum + Goiaba + Myrtus.
• Quando sabe que só pode contar consigo mesmo – Alcachofra.
• Por medo de falar o que sente ("engole sapos") – Jasmim Madagascar.
• Sem motivo aparente – Pinheiro-Libertação.

APRENDIZADO
(Ato de tomar conhecimento de algo, retê-lo na memória, em consequência de estudo, observação, advertência ou experiência.)
Bach
• Dificuldades de aprendizado – Rescue Remedy + Cerato + Chestnut Bud ou Rescue Remedy + Clematis + Chestnut Bud.
• Coordenação dos movimentos (para serem mais suaves) – Larch.
• Oscilação ao escrever (letras grandes e pequenas), para dar sentido de proporção – Scleranthus + Crab Apple.
• Muitos erros na escrita ou na fala, porque não aprendem ou nasceram com problemas, e é preciso despertar as capacidades latentes –
Chestnut Bud + Larch.
• Deficientes físicos, principalmente os visuais (visão interior) – Larch.
• Aprendizado de línguas – Chestnut Bud + Larch.
• Bloqueios de expressão escrita – erros ortográficos e dificuldade de se expressar pela palavra (vencer a estagnação e desbloqueio da palavra) – Scleranthus + Heather + Cerato.

- No trabalho de aprendizado individual – Chestnut Bud + Walnut + essência individual.
- Aprender a desenvolver a consciência do limite do corpo – Chestnut Bud + Oak.
- Melhorar a capacidade associativa mental, clareza de ideias e despertar o potencial de sensibilidade – Larch + Walnut + Chestnut Bud.
- Pensamento global associativo – Crab Apple + Walnut.
- Pensamento analítico e associativo – Clematis + Walnut.
- Abertura da individualidade e conexões intercerebrais – Walnut + Elm.
- Completar o aprendizado e memorização – Walnut.

Obs.: nas pessoas rígidas, trabalhar primeiro White Chestnut para o aprendizado da mente e depois Chestnut Bud.

Minas
- Em geral – Sálvia, Fórmula de Aprendizado, Cogitat (Fes).
- Difícil por causa de agitação – Impatiens, Calmim, Vervano, Psidium, Nicociana.
- Dificuldade de, por falta de memória, atenção ou concentração – Rosmarinus + Tabebuia + Momordica + Lactuca.
- Distúrbio de, por imaturidade – Lavandula.
- Por lentidão – Piperita.
- Por readaptações – Foeniculum.
- Globalização e informações, síntese – Margarites, Sálvia.

Austrália
- Distúrbios de – Cognis Essence (Paw Paw + Sundew + Bush Fuchsia + Isogopon) ou Bush Fuchsia.
- Dificuldades de, por traumas no nascimento – Bush Fuchsia + Fringed Violet + Sundew.
- Regula distúrbios que possam ocorrer ao nível dos craniais – Boab + Bush Fuchsia.
- Integração dos hemisférios cerebrais – Bush Fuchsia.
- Assimilando muitas informações e integrando os conhecimentos –Paw Paw.
- Dificuldade de ter o, com experiências (melhora a memória) – Isopogon.
- Lembrança de, antigo – Cognis Essence (Paw Paw + Sundew + Bush Fuchsia + Isopogon).
- Para ajudar na coordenação, na fala, na leitura e em todas as habilidades de aprendizado – Bush Fuchsia.
- Para as crianças se adaptarem ao ensino tradicional (pouco interesse) – Bush Fuchsia.

- Dislexia – Bush Fuchsia, Jacaranda, Sundew, Tall Yellow Top.
- Atenção aos detalhes – Sundew.
- Para os que trabalham com maquinários ou tecnologia – Kapok Bush.
- Reaparecimento contínuo de qualquer doença ou quadro de sintomas (não aprendeu o que a vida quis ensinar) – Spinifex.
- Para fazer a conexão de como as palavras, pensamentos e ações voltam na criação da própria realidade – Southern Cross.
- De música (ritmo, clareza vocal, timbre, coordenação para aprender e tocar instrumentos) – Bush Fuchsia.
- Ajuda a voz e criatividade na música – Heartsong Essence (Bush Fuchsia + Turkey Bush + Red Grevillea + Crowea + Flannel Flower).

Obs.: indicação para crianças que tomam "Ritalina" – Cognis Essence (Paw Paw + Bush Fuchsia + Sundew + Isopogon) + Black-eyed Susan + Jacaranda.

Saint Germain
- Eficiente auxiliar do, em geral – Fórmula do Estudante ou Thea + Myrtus + Carrapichão + Allium + Sapientum + Coronarium + Abricó + Anis + Canela.
- Com erros passados – Thea + Sapientum + Canela.
- Traz clareza de raciocínio – Cidreira + Allium + São Miguel + Abricó + Capim Luz + Canela.
- Auxiliar para o estudante – Thea + Allium + São Miguel + Gloxínia + Sapientum + Patiens + Anis + Canela.
- Aumenta a capacidade intelectual – Saint Germain + Thea + Sapientum + Varus + Abricó + Canela.
- Assimilação de novas ideias – Piper + Thea + Varus + Allium + São Miguel + Erianthum + Abricó.
- Visão global – Patiens + Gloxínia + Abricó + Canela.
- Síntese de todas as informações recebidas – Patiens + Gloxínia + Sorgo + Abricó + Canela.
- Dificuldade auditiva (som confuso) – Abricó + Algodão.
- Integração dos hemisférios cerebrais – Triunfo.
- Organização mental – Gloxínia.

ARROGÂNCIA, SOBERBA
(Postura que se manifesta por atitudes altivas e desdenhosas.)

Bach
- Beech, Chicory, Rock Water, Vervain, Vine, Water Violet, Crab Apple.

Minas
- Tropaeolum, Thumbergia, Vervano, Verbenacea, Helianthus, Mirabilis, Impatiens.

Austrália
- Isopogon, Yellow Cowslip Orchid, Tall Mulla Mulla, Gymea Lily, Hibbertia, Slender Rice Flower, Rough Bluebell.

Saint Germain
- Verbena + Grandiflora + Scorpius + Allium + São Miguel.

ATENÇÃO

(Processo psicológico mediante o qual concentramos a nossa atividade psíquica sobre o estímulo que a solicita, seja este uma sensação, percepção, representação, afeto ou desejo, a fim de fixar, definir e selecionar as percepções, as representações, os conceitos e elaborar o raciocínio. Não é uma função psíquica, autônoma, encontra-se de tal modo vinculada à consciência.)

Bach
- Falta de – Clematis, Chestnut Bud, Vervain, Water Violet, Honeysuckle.
- À importância do global – Crab Apple.
- Exigência de, para si – Heather, Chicory.

Minas
- Falta de – Rosmarinus, Tabebuia, Momordica, Cogitat (Fes) ou Rosmarinus + Momordica + Lactuca.
- Exigência de, para si – Chicorium, Helianthus.
- À importância do global – Margarites.

Austrália
- Concentração e foco – Sundew, Red Lily.
- Falta de, por comportamentos impacientes (Transtorno de Déficit de Atenção e Hiperatividade – TDAH) – Black-eyed Susan.
- Esclarece bloqueios craniossacrais causados por imunização – Bush Fuchsia + Boab.
- Para pouca concentração, dispersão – Jacaranda.
- Busca de, para si – Gymea Lily, Illawarra Flame Tree.

Saint Germain
- Em geral – Thea + Tuia + Gerânio + Abricó + Aveia Selvagem.
- À importância do global – Canela.

AURA

(Conjunto dos corpos sutis que envolvem o corpo físico.)

Bach
- Proteção e limpeza da – Walnut + Crab Apple.
- Proteção e para impedir perda da energia da – Star of Bethlehem.

Minas
- Proteção da – Linum, Millefolium, Luceris, Guinea.
- Restauração da – Linum, Millefolium, Luceris, Tagetes, Arnica Campestre.

Austrália
- Em desalinho – Crowea.
- Danificada – Fringed Violet + Angelsword.
- Afetada por radiação magnética (proveniente de torres de transmissão e cabos de eletricidade) – Fringed Violet + Crowea + Waratah + Bush Fuchsia ou Radiation Essence (Mulla Mulla + Waratah + Fringed Violet + Paw Paw + Bush Fuchsia + Crowea).
- Energização e limpeza da – Angelsword.

Saint Germain
- Limpeza da – Fórmula de Proteção ou Incensum + Allium + São Miguel + Abricó.
- Rompida – Arnica Silvestre + Algodão + Sapientum + Ipê Roxo + Allium + São Miguel ou Arnica Silvestre + Algodão + Curculigum.

AUTISMO

(Fenômeno patológico caracterizado pelo desligamento da realidade exterior e criação mental de um mundo autônomo. Há uma forma primitiva de pensamento em que se utiliza material subjetivo ou subjetivizado, em grande parte proveniente do inconsciente. É uma das características usualmente observadas na sintomatologia esquizofrênica).

Bach
- Clematis + Chestnut Bud.

Minas
- Rosmarinus, Tabebuia, Buquê de 5 flores, Buquê de 9 flores, Fórmula de Aprendizado, Sálvia, Lactuca.

Austrália
- Bluebell + Boronia + Bush Fuchsia + Flannel Flower + Red Lily + Sundew + Green Spider Orchid.

Saint Germain
- Sorgo + Unitatum + Thea + Allium + São Miguel + Ipê Roxo + Embaúba + Varus + Saint Germain + Arnica Silvestre + Panicum + Focum + Sapientum + Piper + Algodão.

AUTOAVERSÃO

(Antipatia, repugnância ou repulsa por si mesmo.)

Bach
• Crab Apple.
Minas
• Malus, Ignea, Jasminum, Zante, Solanis.
Austrália
• Billy Goat Plum.
Saint Germain
• Vitória + Tuia + Limão + Gloxínia + Unitatum + Melissa + São Miguel + Allium.

AUTOCOMPAIXÃO
(Piedade de si mesmo.)
Bach
• Chicory, Heather, Willow, Gentian, Pine.
Minas
• Chicorium, Helianthus, Mimosa, Sonchus, Pinus, Inga, Zinnia.
Austrália
• Peach-flowered Tea-tree, Boronia, Isopogon, Illawarra Flame Tree, Southern Cross ou Confid Essence (Five Corners + Dog Rose + Sturt Desert Rose + Southern Cross).
Saint Germain
• Sente-se vítima – Melissa + Embaúba + Limão + Vitória + Abricó.
• Perdoar-se – Leucantha + Piper + Varus + Monterey + Vitória + Abricó.
• Com autorrenúncia – Curculigum + Allium + São Miguel + Aloe + Pectus + Vitória.

AUTOCONFIANÇA
(Segurança íntima do próprio procedimento.)
Bach
• Cerato, Chestnut Bud, Larch, Scleranthus, Mimulus, Gentian, Elm, Gorse.
Minas
• Emilia, Lavandula, Sonchus, Mimosa, Ficus, Basilicum, Sálvia, Estimilis (Fes), Examin (Fes), Securitat (Fes) ou Lavandula + Sonchus + Mimosa + Jasminum.
Austrália
• Confid Essence (Five Corners + Dog Rose + Sturt Desert Rose + Southern Cross) ou Dog Rose, Flannel Flower, Hibbertia, Bush Fuchsia, Five Corners, Illawarra Flame Tree, Isopogon, She Oak.

Saint Germain
- Em geral – Gloxínia + Ipê Roxo + Aloe + Melissa + Embaúba + Unitatum + Allium + São Miguel + Vitória + Abricó.
- Para expor seus conhecimentos espirituais – Alcachofra.
- Para falar em público – Algodão.
- Para falar o que sente, sem medo – Jasmim Madagascar.

Autocrítica

(Reconhecimento de que a conduta da própria pessoa não está em conformidade, no todo ou em parte, com os padrões por ela adotados. Capacidade de reconhecimento realista das qualidades e defeitos do próprio caráter.)

Bach
- Pine, Rock Water, Crab Apple.

Minas
- Pinus, Phyllanthus, Cassia, Aristoloquia, Malus.

Austrália
- Sturt Desert Rose.

Saint Germain
- Piper + Melissa + Cidreira.

Autocura

(Restabelecimento da saúde por recursos próprios.)

Bach
- Gorse, Olive, Wild Rose, Rescue Remedy.

Minas
- Aglutinando forças para a – Tabebuia, Aleluia, Buquê de 9 flores.

Austrália
- Emergency Essence (Waratah + Fringed Violet + Sundew + Grey Spider Flower + Crowea) ou Waratah.

Saint Germain
- Impulso para a – Ipê Roxo + Arnica Silvestre + Laurus Nobilis + Abricó.

Autodisciplina

(Observância rigorosa de preceitos e normas elaborados por si mesmo.)

Bach
- Rock Water.

Minas
- Phyllanthus.

Austrália
- Excessso – Hibbertia.
- Falta de – Wedding Bush.

Saint Germain
- E concentração – Thea + Cidreira + Allium + São Miguel + Sergipe.
- E controle em situações especiais – Ipê Roxo + Goiaba + Panicum + Allium + São Miguel + Focum + Cidreira + Gloxínia + Boa Sorte + Abricó.
- E automartírio – Piper + Tuia + Curculigum + Allium + São Miguel + Cidreira + Ipê Roxo + Varus + Sapientum + Pectus + Aloe + Abricó.
- Desenvolver a – Sergipe.

AUTOESTIMA
(Sentimento de importância, de valor, de consideração e respeito por si mesmo.)

Bach
- Em geral – Crab Apple, Larch, Mimulus, Centaury, Gentian.
- Se não aceita o corpo – Crab Apple + Holly.
- Reclama do corpo e não faz nada para mudar – Crab Apple + Willow.

Minas
- Em geral – Estimilis (Fes).
- Perda de – Lilium, Tagetes, Jasminum, Arnica Campestre.
- Rebaixada – Malus, Helianthus, Althaea, Lavandula ou Lavandula + Mimosa + Jasminum + Sonchus.
- Tônico da – Ruta.
- Para expressar-se – Taraxacum.
- Nas situações sociais – Pastoris, Viola, Althaea.
- Na solidão – Borragine.
- Na própria manifestação – Lavandula.
- Confiando nas próprias ideias – Emilia.
- Nas decisões – Emilia, Ficus.
- Na viuvez, na velhice – Sonchus, Borragine.

Austrália
- Baixa em geral – Confid Essence (Five Corners + Dog Rose + Sturt Desert Rose + Southern Cross) ou Illawarra Flame Tree, Kapok Bush, Spinifex.
- Em relação ao corpo – Five Corners, Billy Goat Plum.
- Por ações do passado – Sturt Desert Rose.
- Excesso – Hibbertia.

Saint Germain
• Baixa – Gloxínia + Ipê Roxo + Aloe + Melissa + Embaúba + Unitatum + Allium + São Miguel + Leucantha + Pectus + Abricó + Vitória.
• Anulam-se – Piper + Allium + São Miguel + Gloxínia + Vitória + Curculigum.
• Supervalorizam a aparência – Triunfo + Limão + Helicônia + Wedélia.

AUTORRECONHECIMENTO
(Admitir-se como bom, verdadeiro ou legítimo.)
Bach
• Não se sente bom o bastante – Pine, Centaury, Crab Apple.
Minas
• Não se sente bom o bastante – Pinus, Malus, Cassia, Aristoloquia.
Austrália
• Não se sente bom o bastante – Philoteca, Bluebell, Five Corners, Macrocarpa.
Saint Germain
• Negação de si mesmo – Aloe + Gloxínia + Melissa + Unitatum + Allium + São Miguel + Embaúba + Vitória + Monterey.

AUTORREJEIÇÃO
(Desprezar, desaprovar ou repelir a si mesmo.)
Bach
• Centaury, Pine, Rock Water, Crab Apple.
Minas
• Malus, Jasminum, Zante, Solanis, Ruta, Pinus, Cassia, Aristoloquia.
Austrália
• Illawarra Flame Tree.
Saint Germain
• Piper + Allium + São Miguel + Curculigum + Gloxínia + Vitória.

AUTORIDADE
(Representante do poder.)
Bach
• Vine, Chicory, Beech, Vervain.
Minas
• Conflitos com – Vernonia, Thumbergia, Vitis.
• Dependência da, alheia – Ruta, Guinea.

- Sem noção de autoridade interna – Emilia, Ruta.
- Impondo a sua própria, sobre os outros – Thumbergia, Vervano, Verbenacea, Vitis.
- Tornar-se independente da, alheia – Millefolium, Ruta, Guinea.

Austrália
- Conflitos com a – Red Helmet Orchid.
- Excesso de uso do poder – Gymea Lily.
- Ressentimento com a – Bush Fuchsia.

Saint Germain
- Impondo a sua – Limão + Grandiflora + Curculigum + Verbena.
- Com dominação – Grandiflora + Limão + Piper + Melissa + Verbena.

AVAREZA
(Excessivo e sórdido apego a bens materiais, falta de generosidade.)

Bach
- Chicory.

Minas
- Em geral – Cauliflora, Icaro, Chicorium, Ambrosia, Fórmula da Opulência ou Chicorium + Cauliflora + Ambrosia + Icaro.

Austrália
- De amor – Rough Bluebell.
- Por apego material – Bush Iris.
- Por temer a carência – Bluebell.

Saint Germain
- Em geral – Pepo + Rosa Rosa + Abundância + Triunfo.

AVERSÃO
(Repugnância ou repulsa a determinadas coisas ou situações.)

Bach
- À amamentação – Crab Apple.
- Às brigas – Agrimony, Vine.
- Às companhias – Clematis, Impatiens, Mimulus, Water Violet.
- À solidão – Agrimony, Mimulus, Heather, Chicory.
- À falsidade – Rock Rose.
- À multidão – Mimulus.
- Ao contato físico – Crab Apple.
- Ao trabalho – Chestnut Bud.

- A ruídos – Agrimony, Beech, Mimulus.
- A si próprio – Crab Apple.

Minas
- À própria identidade sexual – Zante.
- Aos órgãos sexuais – Hymenaea.
- Às secreções sexuais – Hymenaea, Malus.
- A alguma pessoa – Mirabilis, Camelli.
- A si mesmo – Jasminum, Solanis, Malus.

Austrália
- Ao toque físico – Flannel Flower.
- Aos órgãos sexuais, ao ato sexual, ao próprio corpo – Billy Goat Plum.

Saint Germain
- Por todos – Melissa + Embaúba + Unitatum + Limão + Allium + São Miguel + Rosa Rosa + Piper.
- Pelo ideal dos outros – Limão + Piper + Verbena + Rosa Rosa.

BEBÊS E CRIANÇAS

Bach
- Recém-nascidos – Star of Bethlehem + Walnut.
- Bebês que nascem muito ictéricos, quietos e sem reação (se a mãe o rejeitou ou o matou ainda na gestação) – Mustard.
- Muito sensíveis a receber visitas ou mudanças de ambiente, que se irritam em certos horários do dia ou conforme o clima – Walnut.
- Que tiveram sofrimento fetal (dar para a mãe e na água do banho do bebê) – Cherry Plum + Star of Bethlehem ou Rescue Remedy.
- Que perdem o fôlego – Cherry Plum.
- Bebê que perde a mãe ou o pai, percebe isso a seu nível – Star of Bethlehem.
- Que não recebeu aleitamento materno e é desarmônico ou tem baixa defesa – Mustard, Gentian ou Wild Rose – para mãe e filho.
- Para ajudar no desmame (largar a chupeta, fraldas, abandonar hábitos e dependências) – Chicory (mãe e filho) ou Chicory + Heather + Chestnut Bud + Hornbeam + Cherry Plum.
- Grudadas na mãe, custam no desmame (Chicory não resolveu) – sentem carência e falta de luz – Chicory + Gentian (mãe e filho).
- Que começa a andar e tropeça demais – Wild Oat + Chestnut Bud.
- Criança muito Chicory, dar Chicory para a mãe também.

- Que nasceu com problemas cardíacos, má-formação ou alteração no ritmo – Gentian.
- Criança alegre, quer agradar a todos, não fica sozinha – Agrimony.
- Com intestino preso – medo de perder o afeto e o controle – Chicory + Crab Apple.
- Tipo Wild Rose, com pais exigentes – pais que matam sua vontade de vida – Mustard.
- Aparência imatura, dificuldade de desenvolvimento estrutural e intelectual, dificuldade de expressar carinho e de comunicação – Cerato.
- Fechadas, vivem em um mundo próprio, semelhante a Clematis, não se relacionam – Water Violet + Mimulus.
- Com infecções de repetição ou verminose que não curam, medo noturno, apresentando sonhos relacionados com isolamento – Water Violet.
- Frágeis, inseguras – Wild Oat; quando tímidas – Wild Oat + Mimulus.
- Que gostam de brincar com lâmpadas, mexer com eletricidade, ficam elétricas com tudo, começam muitas coisas e não terminam nada – Wild Oat.
- As que brincam muito com videogame, para trazê-las para a realidade, dar-lhes chão – Wild Oat.
- Que não comem por falta de apetite, de interesse, por anemia ou fraqueza – Wild Oat + Olive + Wild Rose.
- Adotivas – para preencher o vazio da gestação e sentir o prazer do mundo – Hornbeam + essências individual.
- Com má-formação genética, atraso motor ou de fala – Hornbeam + Chestnut Bud.
- Crianças abandonadas – Hornbeam + Chicory.
- Com hábito de roer unhas, chupar dedo, enurese – Chicory + essência da criança.
- Ciúme excessivo, agressivo – Chicory + Holly; se tem mágoa – Chicory + Willow.
- Com dificuldade para ir para cama:
– Se por medo – Rescue Remedy + Mimulus + White Chestnut.
– Se por manha manipuladora – Chicory + Heather + Beech.
– Se por desproteção – Gentian + Mimulus + Aspen + Heather + White Chestnut.
- Quando os pais estão se separando, mesmo que não demonstrem estar sofrendo – Star of Bethlehem + Cherry Plum.
- Controladoras, cruéis, geram doenças para atingir objetivos – Vine.

• Egoístas, insatisfeitas, excessiva masturbação, falam muito e ansiosamente – Heather.
• Tristes, com problemas respiratórios, baixa resistência – Gentian + Olive + Crab Apple.
• Com problemas respiratórios e que reclamam muito – Gentian + Willow.
• Tristes, filhas de pais tristes ou de gravidez depressiva – Gentian + Honeysuckle.
• Com medo de escuro, pais sem religião; pais não passam fé; criança sem luz – Gentian.
• Pesadelos causados por medos infantis – Mimulus + White Chestnut + Cherry Plum + Cerato.
• Terror noturno – Rock Rose + Mustard + Aspen + Cherry Plum + Cerato.
• Fragilidade das vias urinárias, que têm má-formação (meninas com refluxo urinário) ou infecções de repetição – Gentian + Wild Rose.
• Tristes, que têm sempre verminoses e falta de apetite – Gentian.
• Que nasceram com problemas genéticos, deficiência mental ou com deformação física (dá lucidez para que superem e transformem seu padrão corporal, para que não aceitem que são doentes e lutem para as mudanças) – Gorse + Honeysuckle.
• Crianças defeituosas, rejeitadas na gravidez ou de mães que não sentiram participação do amor no ato gerador – Hornbeam.
• As que tomam anticonvulsivantes, fazem quimioterapia ou usam drogas pesadas de efeito colateral – Gorse.
• Parecem Agrimony, amareladas, não reagem no corpo físico, entregando-se a doenças ou infecções de repetição, tristes por dentro – Agrimony + Gorse.
• Medrosas (podem ser Mimulus ou Rock Rose), com medo da escuridão, sonham que caem em buracos escuros ou no vazio – Gorse + essências do medo.
• Eufóricas, não respeitam sua casa nem a dos outros, sem limites – Vervain.
• Criança que não tem respeito pelo seu próprio espaço e que permite ser invadida pelos outros:
– para respeitarem seu espaço, vencendo a submissão – Vervain + Centaury.
– para respeitarem seu espaço, mantendo sua individualidade – Vervain + Walnut.
• Tímidas e extrovertidas, conforme o ambiente – Scleranthus.

• Sérias, amadurecem antes do tempo porque no fundo têm consciência de que terão um papel coletivo; para serem mais alegres, mais soltas e brincarem – Elm.
• Para despertar o senso de responsabilidade – Elm.
• Amadurecidas e apáticas – Elm + Wild Rose.
• Amadurecidas e fechadas – Elm + Water Violet.
• Amadurecidas, para serem mais alegres – Elm + Agrimony.
• Primeiros dias de escola – Walnut + Honeysuckle + Mimulus + Olive.
• Para suportar o ritmo escolar – Oak.

Minas
• Recém-nascidos – Buquê de Lactentes.
• Cólicas do recém-nascido – Buquê de Lactentes, Matricaria, Foeniculum, Chicorium.
• Bebê impaciente, irritado – Impatiens, Calmim, Serenium (Ffl).
• Que estranha o ambiente encarnatório – Buquê de Lactentes, Plantago, Myosotis, Millefolium, Linum, Tagetes, Nigrum.
• Fechado – Dianthus.
• Medroso – Mimosa.
• Chorão, não fica só – Chicorium.
• Tenso e hiperquinético – Calmim, Verbenacea, Impatiens, Vervano, Sambucus, Serenium (Ffl) (na moleira ou dez gotas no banho).
• Mal-humorado – Zinnia.
• Gases intestinais – Buquê de Lactentes.
• Prematuro – Nigrum, Tagetes, Linum, Buquê de Lactentes.
• Com problemas mentais – Fórmula de Aprendizado, Sambucus.
• Sem coordenação motora – Fórmula de Aprendizado, Sambucus.
• Que tiveram gestação ou parto traumáticos – Buquê de Lactentes,-Tagetes, Linum, Millefolium, Lavandula, Ruta, Guttagnello, Nigrum.
• Com traumas de parto – Tagetes, Nigrum, Buquê de Lactentes, Linum.
• Com problemas respiratórios – Guttagnello, Ventilian (Ffl).
• Com atraso no desenvolvimento – Lavandula.
• Na dentição – Buquê da Transformação, Millefolium, Matricaria, Impatiens, Foeniculum ou
Buquê da Transformação + Matricaria.
• Rejeitado, abandonado – Myosotis + Althaea + Nigrum.
• Para deixar a chupeta – Buquê da Transformação + Chicorium + Lavandula.

- Crianças abandonadas – Guttagnello, Tagetes, Althaea, Lavandula.
- Para se sentir mais amada – Plantago + Chicorium + Nigrum.
- Que sofrem com a separação dos pais – Millefolium, Tagetes.
- Que se automutilam, nervosíssimas – Psidium, Sambucus, Calêndula Silvestre, Calmim, Guttagnello, Serenium (Ffl).
- Birras, para chamar atenção – Chicorium, Helianthus.
- Insatisfeitas com tudo – Zinnia + Mirabilis + Impatiens + Inga + Chicorium.
- Com supersensibilidade alérgica – Millefolium, Matricaria, Mirabilis, Sálvia, Guttagnello, Ventilian (Ffl), Imunis (Ffl).
- Com problemas intestinais – Ageratum, Mimosa, Lavandula, Sálvia, Plantago, Foeniculum, Metabilis (Ffl).
- Com ambiente familiar adverso – Millefolium, Guttagnello.
- Com carência afetiva – Chicorium, Fortificata, Athaea.
- Com distúrbios respiratórios – Guttagnelo, Ventilian (Ffl) e inalação com sete gotas de Guttagnello em 5 cc de soro fisiológico.
- Com sono agitado, enurese noturna – Passiflora, Psidium, Sambucus, Lavandula, Guttagnello, Calmim, Serenium (Ffl).
- Com agitação psicomotora – Nicociana, Vervano, Impatiens, Psidium, Sambucus, Serenium (Ffl), ou Verbenacea + Impatiens + Nicociana + Fórmula do Aprendizado.
- Com asma – Guttagnello, Ventilian (Ffl).
- Convulsões em – Ruta, Artemisia, Sambucus, Lavandula, Rosmarinus, Psidium, Guinea.
- Com dificuldades de convivência mútua – Lantana, Vernonia, Pastoris, Tropaeolum, Guttagnello, Amaranthus.
- Respeito ao próximo – Fórmula Ecológica + Lantana + Vernonia + Amaranthus.
- Com dificuldade em expressar a própria vontade – Ruta.
- Inseguras à noite – Passiflora, Bipinatus, Guttagnello.
- Somatizando drama familiar – Millefolium, Plantago, Buquê de Lactentes, Guttagnello, Amaranthus.
- Para se livrar da superproteção dos pais – Chicorium + Lavandula + Mimosa.
- Com medo de escuro e fantasma – Passiflora, Guttagnello, Bipinatus.
- Com pesadelos e bruxismo – Passiflora, Bipinatus, Psidium, Sambucus, Guttagnello.

• Com traumas e recordações dolorosas – Tagetes, Millefolium, Linum, Dianthus, Nigrum.

• Muito nervosas e agressivas – Psidium, Sambucus, Camelli, Impatiens, Vervano, Guttagnelo, Calmim, Serenium (Ffl).

• Cujos pais são agressivos – Millefolium, Linum, Malus, Artemisia, Ruta, Lavandula, Mater-Paternarum.

• Pouco apetite, apáticas e desanimadas – Rosa Canina, Fortificata, Aristoloquia, Foeniculum, Plantago, Tonarion, Victris-M (Ffl), Victris-H (Ffl).

• Chocólatras (viciadas em chocolate) – Solanis + Inga + Sálvia.

• Que se machucaram demais – Nicociana, Vervano, Impatiens, Psidium, Rosmarinus.

• Que procuram a cama dos pais à noite – Guttagnello, Chicorium, Guinea.

• Que ficam tristes na escola – Madressilva, Millefolium, Myosotis, Guinea.

• Especiais – Rosmarinus, Sálvia, Margarites, Taraxacum, Nigrum, Fórmula de Aprendizado.

• Que fazem chantagem emocional com os pais para impor sua vontade; ansiosas, querem tudo na hora – Impatiens + Verbenacea + Fuchsia.

• Para quebrar hábitos cristalizados – Buquê da Transformação + Piperita + Sambucus + Guttagnello + Lavandula.

Austrália

• Para trazer o espírito para dentro do corpo apropriadamente – Fringed Violet + Sundew (aplicar na moleira no nascimento ou mais tarde).

• Trauma do nascimento – Emergency Essence (Waratah + Fringed Violet + Grey Spider Flower + Crowea + Sundew) ou Fringed Violet.

• Bebê de parto difícil – Wild Potato Bush.

• Bebê mole, com pouca coordenação – Bush Fuchsia.

• Na iniciação motora – Wild Potato Bush.

• Para a frustração do bebê, por não ser capaz de controlar ou usar seu corpo como gostaria – Wild Potato Bush.

• Para deixar a chupeta – Illawarra Flame Tree.

• Para deixar as fraldas – Red Helmet Orchid + Dog Rose + Billy Goat Plum.

• Criança adotiva – Tall Yellow Top.

• Com padrões de comportamento compulsivo – Boronia.

• Hiperativas – Cognis Essence (Bush Fuchsia + Paw Paw + Isopogon + Sundew) + Black-eyed Susan ou Black-eyed Susan + Bush Fuchsia.

- Dispersivas – Cognis Essence (Bush Fuchsia + Paw Paw + Isopogon + Sundew) + Jacaranda.
- Frustradas – Southern Cross.
- Enredadas nas desavenças dos pais – Boab.
- Preguiçosas – Sundew + Flannel Flower.
- Desligadas – Sundew + Flannel Flower.
- Com tendências a vícios (jogos, comida, etc.) – Bottlebrush + Boronia.
- Que ficam no controle, verificam tudo – Hibbertia.
- Que querem muita tecnologia – Little Flannel Flower.
- Que procrastinam tudo – Sundew.
- Rebeldes – Red Helmet Orchid.
- Problemas de temperamento e comportamento violento – Dagger Hakea + Dog Rose of the Wild Forces + Fringed Violet + Mountain Devil.
- Acanhada e medrosa ou solitária – Dog Rose + Five Corners + Pink Mulla Mulla + Tall Mulla Mulla.
- Que andam nas pontas dos pés – Bush Fuchsia + Sundew.
- Que não compartilham brinquedos – Bluebell.
- Sérias, tristes – Little Flannel Flower.
- Após a morte de um ou de ambos os pais ou separação – Emergency Essence (Waratah + Fringed Violet + Grey Spider Flower + Sundew + Crowea) ou Red Suva Frangipani, Sturt Desert Pea, Sturt Desert Rose.
- Que sofreu abuso sexual – Fringed Violet, Flannel Flower, Sturt Desert Rose, Wisteria.
- Para a que rejeita novo tipo de alimento, sem sequer experimentar Freshwater Mangrove.
- Quando substitui os pais – Fringed Violet.
- Para pesadelos ou terrores noturnos – Grey Spider Flower + Green Spider Orchid.
- Excluídas das turmas na escola (sensação de rejeição) – Illawarra Flame Tree.
- Para a que não tenta alguma coisa nova por achá-la muito difícil – Kapok Bush.
- As que crescem rápido demais, assumindo o papel do chefe da casa – Little Flannel Flower.
- Para ter contato mais claro com seus anjos – Sundew + Little Flannel Flower.

Saint Germain
- Dificuldade de adaptação da alma no ambiente encarnatório – Focum + Abricó.

- Bebês agitados e nervosos – Focum + Allium + São Miguel + Goiaba + Cidreira.
- Angustiados (sem motivo aparente) – Focum + Allium + São Miguel + Melissa + Abricó.
- Que se assustam com movimentos bruscos – Goiaba + Allium + São Miguel + Melissa.
- Rejeitados pelos pais no nascimento – Fórmula Leucantha (Leucantha + Melissa + Unitatum + Sapientum + Sorgo + Embaúba + Grevílea + Rosa Rosa + Pau Brasil + Perpétua) ou

Unitatum + Melissa + Embaúba + Allium + Rosa Rosa + Abricó + Leucantha.
- Com dificuldade em deixar as fraldas – Sapientum + Thea + Goiaba.
- Com atraso na fala – Sapientum + Thea.
- Com atraso para andar – Sapientum + Piper + Goiaba.
- Dependentes da chupeta – Leucantha + Melissa + Embaúba + Goiaba + Allium + Unitatum.
- Agitadas – Focum + Goiaba + Melissa + Cidreira.
- Inseguras – Leucantha + Melissa + Allium + São Miguel + Gloxínia + Embaúba + Cocos + Sapientum + Abricó ou Fórmula Leucantha (Leucantha + Melissa + Unitatum + Sapientum + Sorgo + Embaúba + Grevílea + Rosa Rosa + Pau Brasil + Perpétua).
- Para criança especial – estimula a autoconfiança em seu potencial – Leucantha + Melissa + Allium + Begônia + Anis + Sapientum.
- Encoraja a criança especial – Allium + Goiaba + Ipê Roxo + Melissa + Abricó.
- Que os pais se separaram – Embaúba + Unitatum + Melissa + Perpétua + Allium + São Miguel.
- Medrosa – Goiaba + Focum + Panicum + Melissa + Allium + São Miguel + Dulcis ou Goiaba + Laurus Nobilis + Alcachofra.
- Com pesadelos – Goiaba + Panicum + Allium + São Miguel + Saint Germain.
- Rebeldes, Birrentas – Leucantha + Melissa + Allium + São Miguel + Embaúba + Unitatum + Purpureum.
- Rejeitadas – Unitatum + Melissa + Leucantha + Allium + São Miguel + Arnica Silvestre + Embaúba + Abricó ou Fórmula Leucantha (Leucantha + Melissa + Unitatum + Sapientum + Sorgo + Embaúba + Grevílea + Rosa Rosa + Pau Brasil + Perpétua).

- Ajuda a se sentir mais amada – Sorgo + Embaúba + Grevillea + Melissa + Leucantha.
- Muito agarrada à mãe – Leucantha ou Fórmula Leucantha (Leucantha + Melissa + Unitatum + Sapientum + Sorgo + Embaúba + Grevílea + Rosa Rosa + Pau Brasil + Perpétua).
- Com imaturidade no desenvolvimento (físico ou mental) – Melissa + Sapientum.
- Que precisam ficar longe da mãe durante o dia ou dias – Perpétua.
- Regressão emocional – Sapientum.
- No início das atividades grupais – Sorgo.
- Que fazem chantagem emocional com os pais para impor sua vontade – Fórmula Leucantha + Grandiflora + Verbena + Scorpius + Piper + Wedélia.
- Consumistas compulsivas – Fórmula Leucantha + Amygdalus + Indica.
- Submetidas à violência de adultos – Grandiflora + Jasmim Madagascar.
- Ferida emocional e mentalmente – Unitatum + Embaúba + Melissa + Arnica Silvestre + Algodão + Rosa Rosa + Abricó + Jasmim Madagascar.
- Com pais alcoólatras – Embaúba + Unitatum + Melissa + Curculigum + Goiaba + Focum + Panicum + Allium + São Miguel + Rosa Rosa + Vitória + Jasmim Madagascar.
- Crianças (e adultos) adotivos – Fórmula Leucantha (Leucantha + Melissa + Unitatum + Sapientum + Sorgo + Embaúba + Grevílea + Rosa Rosa + Pau Brasil + Perpétua) ou Unitatum + Embaúba + Allium + São Miguel + Melissa + Tuia + Sapientum + Sorgo + Rosa Rosa.
- Proteção para – São Miguel + Goiaba + Lótus/Magnólia.

CARÊNCIA AFETIVA
(Sintomas que aparecem no ser por falta de amor, atenção ou afeto.)
Bach
- Em geral – Chicory, Heather, Rock Rose, Sweet Chestnut, Willow.
- Suprir a – Chicory + Gentian ou + Hornbeam.
- Na infância – Cerato, Chicory, Heather.
- Carente pelo instintivo – Centaury.
- Carente do espiritual – Gentian.
- Desejo de doces ou chocolates por carência afetiva – Centaury ou Chicory.
- Desejo de alimentos ou doces por carência afetiva e espiritual – Centaury ou Chicory + Gentian.

Minas
• Fortificata, Chicorium, Lilium, Althaea, Inga, Harmonium (Fes) ou Chicorium + Inga + Camelli + Zinnia.
Austrália
• Em geral – llawarra Flame Tree, Tall Yellow Top.
• Carência paterna – Red Helmet Orchid.
Saint Germain
• Sentimento de separatividade – Sorgo + Embaúba + Unitatum + Melissa + Rosa Rosa + Vitória.

CATALISADOR (POTENCIALIZANDO OUTRAS ESSÊNCIAS)
Bach
• Star of Bethlehem.
Minas
• Arnica Campestre, Tabebuia.
Austrália
• Waratah.
Saint Germain
• Algodão.

CATARSE
(Efeito salutar provocado pela conscientização de algo fortemente emocional e/ou traumatizante, até então reprimido – purificação.)
Bach
• Emocional – Agrimony.
• Catarse no depressivo – Mustard.
• De sentimentos ruins – Holly.
• De conflitos – Cherry Plum.
• Catarse da mente e do corpo – Crab Apple.
• Com secreção – Crab Apple.
• Sem secreção – Gorse ou Agrimony.
• Catarse dos intestinos – Rock Rose.
Obs.: para fortalecer as catarses – Star of Bethlehem + Crab Apple ou Wild Rose + Cherry Plum.
Minas
• De raivas – Vervano.
• De emoções ocultas – Dianthus, Fuchsia.
• Para vencer a estagnação – Rosa Canina, Solanis, Pervinca.
• Para atingir autocura – Tabebuia.
• De choques e traumas passados – Tagetes, Nigrum.
• Para harmonizar a liberação – Millefolium.

Austrália
• Das emoções agitadas dos outros – Dog Rose of the Wild Forces.
• Das perturbações e confusões durante mudanças tumultuadas – Mint Bush.
• Do que é antigo e pesado – Bottlebrush.
• Libera o choque após uma experiência catártica – Fringed Violet.
• Lidar com qualquer trauma associado à catarse – Emergency Essence (Waratah + Sundew + Fringed Violet + Grey Spider Flower + Crowea).

Saint Germain
• Dos corpos físicos e suprafísicos – São Miguel + Allium + Limão + Begônia + Piper + Varus + Focum + Purpureum + Ipê Roxo + Tuia + Sapientum + Flor Branca + Abricó.
Obs.: ver limpeza, purificação.

CHACRAS
(Em sânscrito, significa "roda ou vórtices de energia". São pontos de captação de energia; estão localizados ao longo do corpo humano e são responsáveis pelo equilíbrio físico e emocional.)

1° **Chacra – Básico** – Segurança. Ligado ao Corpo Etérico.
Relaciona-se com a energia física, com a sustentação, com a posição diante do mundo e com o instinto de preservação. Favorece o enraizar, a ligação e a atuação do indivíduo no tempo e no espaço, promovendo a adaptabilidade na vida. É onde nasce a "Kundalini", a energia vital que sobe pela coluna. Vibração da ligação com a matéria e toda a preocupação com o mundo sexual.

Elemento – Terra.
Nota musical – Dó.
Sentido – olfato.
Cor – vermelho – vitalidade. Ativador da circulação e do sistema nervoso. Estimula a sensualidade, a paixão e ativa o metabolismo.
Glândulas endócrinas – suprarrenais.
Hormônio – cortisona.
Localização – base da coluna, entre o ânus e os órgãos genitais, e é ligado ao cóccix, abrindo para baixo.
Aspecto espiritual – percepção de si mesmo como ser humano.
Tema – enraizamento e integração.
Necessidade básica – segurança, coragem e confiança.
Emoções – medo e coragem.
Órgãos associados – rins, bexiga, reto, quadris e coluna vertebral.
Patologias associadas – constipação; hemorroidas; colite ulcerativa; diarreia; Mal de Crohn; apendicite; hipertensão; hipotensão; acidente vascular cerebral; hemorragia nasal (epistaxe); pés e mãos frios; micção frequente; enurese; cistite; incontinência urinária; cálculos renais; impotência; vaginismo; candidíase; herpes vaginal; osteoartrose do quadril;

problemas congênitos nos pés; osteoporose; ataques de pânico; insônia e anemias.

2º Chacra – Sacral ou Sexual – Prazer/Sensualidade. Ligado ao Corpo Emocional.

Rege as sensações, os sentimentos, o que se recebe do mundo. Comanda as atitudes criativas nos relacionamentos, no sexo e na reprodução (por onde se gera vida na fisicalidade, uma forma de realizar um aspecto da nossa divindade). É o portal por meio do qual se adquire a sensibilidade de perceber as emanações sutis e vibrações dos seres e do ambiente.

Elemento – Água.
Nota musical – Ré.
Sentido – paladar.
Cor – laranja – prosperidade. Energizador. Estimula as energias vitais, ativa a digestão e a fertilidade.
Glândulas endócrinas – ovários e testículos.
Hormônios – sexuais (estrógeno, progesterona e testosterona).
Localização – baixo abdome, ao nível do sacro.
Aspecto espiritual – autorrespeito.
Tema – o mundo das sensações e da sexualidade.
Necessidade básica – criatividade nas relações afetivas.
Emoções – possessividade e comunhão.
Órgãos associados – ovários, útero, intestino grosso, próstata e testículos.
Patologias associadas – síndrome de irritação do intestino, lombalgia; problemas relacionados com o sistema reprodutivo: infertilidade, amenorreia, endometriose, cistos ovarianos, câncer ovariano, tensão pré-menstrual, fibromas, menorragia, problemas na menopausa, doença testicular, doenças da próstata; erosão cervical, cervicite e câncer cervical.

3º Chacra – Plexo Solar ou Umbilical – Poder. Ligado ao Corpo Mental.

É o centro do poder e da posse, da competição, da determinação, da autoridade, da vontade e do humor. Expressa o modo como nos colocamos no mundo (ação, ponto de ligação com as outras pessoas, uso do seu poder). É a partir desse chacra que se harmoniza o corpo dos desejos, desenvolvendo o nosso Amor-Sabedoria-Poder para a escolha consciente do que criamos.

Desenvolve o equilíbrio entre a passividade e a atividade, assim como a capacidade de entrar em sintonia com o todo.

Pela combustão, rege a assimilação do alimento e das ideias.
Elemento – Fogo.
Nota musical – Mi.
Sentido – visão.
Cor – amarelo – criatividade. Reativador. Estimula a capacidade mental e elimina as impurezas físicas e mentais.

Glândula endócrina – pancreática.
Hormônio – insulina.
Localização – epigástrio, abaixo das costelas.
Aspecto espiritual – autoestima, noção do próprio valor.
Tema – poder (ligado à fagulha divina).
Necessidade básica – valorizar as necessidades do eu.
Emoções – raiva, ressentimento, sensação de que não tem valor e culpa.
Órgãos associados – baço, pâncreas, vesícula biliar, estômago, fígado e intestino delgado.
Patologias associadas – diabetes; hipoglicemia; indigestão; úlceras pépticas; câncer no intestino; hérnia de hiato; doença do celíaco; doenças do fígado: gota, veias varicosas, cálculos na vesícula, cirrose do fígado, hepatite, alcoolismo, doenças na garganta; problemas de tireoide; torcicolo; tensão nos músculos do pescoço; tensão na articulação temporo-mandibular (ATM); problemas oculares; problemas nos ligamentos; degeneração das suprarrenais (fadiga e fraqueza); enjoo de viagem e doenças do baço.

4° Chacra – Cardíaco – Compaixão/Amor. Ligado ao Corpo Astral.
É o templo sagrado no qual cintila a chama trina do Amor, Sabedoria e Poder. Quando expandido, esse centro energético potencializa a capacidade de amar incondicionalmente e promove a liberação que abrange tudo e todos, sem julgamentos, medo ou culpa. É a consciência de Cristo, o eu-presença, interferindo no sentido da compaixão, sentimentos, emoções, afeto, sensibilidade e doação ao próximo.
Transmuta a energia dos chacras inferiores.
Elemento – Ar.
Nota musical – Fá.
Sentido – tato.
Cor – verde – esperança. Energia de limpeza. Estimula e equilibra as emoções, ativa o poder de cura e crescimento.
Glândula endócrina – timo.
Hormônio – timosina.
Localização – ao nível do esterno, centro do peito.
Aspecto espiritual – amor por si mesmo.
Tema – coração – emoção.
Necessidade básica – dar e receber incondicionalmente.
Emoções – alegria, mágoa e amargura.
Órgãos associados – coração, mamas, sistema circulatório e nervo vago.
Patologias associadas – todas as doenças do coração e dos vasos sanguíneos: infarto do miocárdio, pericardite, doença arterial; doenças do sistema imunológico: alergias, hipersensibilidade, AIDS, câncer em geral, câncer de mama, cisto na mama; doenças autoimunes: artrite reumatoide, poligamia reumática, esclerose sistêmica, lupus eritematoso sistêmico, diabetes, doença de Raynaud, esclerose múltipla, trombocitopenia idiopática,

vitiligo, síndrome da fadiga crônica, fribromialgia, mononucleose, leucemia, linfoma (Mal de Hodgkin), gripe; anorexia e bulimia.

5° Chacra – Laríngeo – Criatividade. Ligado ao Corpo Celestial.

É o ponto da criatividade e comunicação, expressão, expansão, receptividade e disponibilidade (voz interior, introjeções, captação de influências astrais, exteriorização). É a passagem, o caminho que as emoções contidas no coração necessitam atravessar para serem harmonizadas, levando à expressão de seu poder e vontade.

Elemento – Madeira e Luz.

Nota musical – Sol.

Sentido – audição.

Cor – azul-celeste – harmonia. Forte sedativo. Estimula a compreensão, neutraliza as energias negativas e diminui a ansiedade.

Glândula endócrina – tireoide.

Hormônio – tiroxina.

Localização – ao nível da garganta.

Aspecto espiritual – autoexpressão e criatividade.

Tema – criatividade.

Necessidade básica – capacidade de aceitar mudanças.

Emoções – frustração, liberdade.

Órgãos associados – nariz, boca, ouvidos, olhos, traqueia, garganta, pulmões e intestinos.

Patologias associadas – tirotoxicose; hipotireoidismo; cistos e câncer na tireoide; doenças da garganta: amigdalite, inflamação e dor de garganta, laringite, aperto na garganta; doenças do ouvido: surdez, tinidos; doenças dos pulmões: asma, bronquite, enfisema pulmonar, tabagismo, sinusite, catarro e coriza nasal; problemas relacionados à boca: úlceras bucais, herpes labial, problemas nos dentes e gengivas; esclerose múltipla (envolve muitos chacras).

6° Chacra – Frontal ou Terceiro Olho – Compreensão. Ligado ao Corpo Celestial.

Sede da mente. Rege o controle da personalidade pelo pensamento. É o ponto da intuição, conhecimento, razão, clarividência e premonição (percepção extrassensorial, percepção de aspectos sutis das emoções).

Confere a capacidade de visualizar e compreender conceitos mentais (inteligência) e pôr em prática as ideias, isto é, faz a concretização do que se idealiza. É um portal para a percepção de planos multidimensionais de existência.

Elemento – Alpha (a substância primordial da Luz).

Nota musical – Lá.

Centro de comando.

Cor – azul-índigo – sabedoria. Limpa as correntes mentais. Estimula as faculdades psíquicas.

Glândula endócrina – hipófise (ou pituitária).

Hormônios – estimula a produção de vários hormônios que regulam o crescimento e o metabolismo.
Localização – entre as sobrancelhas.
Aspecto espiritual – responsabilidade por si mesmo.
Tema – clareza.
Necessidade básica – visão e equilíbrio.
Emoções – confusão e clareza.
Órgãos associados – parte inferior do cérebro, nariz, olhos, ouvidos e sistema nervoso.
Patologias associadas – problemas visuais: miopia, hipermetropia, astigmatismo, estrabismo, glaucoma, catarata, pontos negros, degeneração muscular da retina, olhos vermelhos, conjuntivite, hemorragias conjuntivais, irite, olhos secos; dores de cabeça provocadas por tensão; enxaquecas; tontura; vertigem, Mal de Menière; dislexia.

7º Chacra – Coronário – Intuição. Ligado ao Corpo Ketérico.
Ponto de conexão do Eu Superior com o Universo, com a consciência cósmica, a experiência oceânica, com o estado de Nirvana (segundo Buda).
Representa a integração da personalidade com o eu crístico, a vida na fisicalidade com os aspectos espirituais de ser. Por meio dele, a Luz e o Amor Cósmico fluem para os outros centros magnéticos que distribuem para todos os órgãos.
Centro de criação das sensações e experiências universais. Integra todos os demais chacras.
Nota musical – Si.
Cor – violeta-púrpura – espiritualidade. Sedativo para os nervos motores e o sistema linfático. Estimula a expansão da consciência, purifica a aura e elimina as impurezas astrais.
Glândula endócrina – pineal.
Hormônio – melatonina
Localização – alto da cabeça.
Aspecto espiritual – consciência de si mesmo.
Tema – comunhão e união com Deus.
Necessidade básica – aceitação.
Emoções – desespero e paz.
Órgão associado – cérebro.
Patologias associadas – depressão; transtorno afetivo bipolar; Mal de Alzheimer; Mal de Parkinson; esquizofrenia; psicoses; epilepsia e tumor cerebral.

Bach
• Energia para todos os – Elm.
• Básico – Crab Apple, Elm, Larch, Oak, Olive, Sweet Chestnut, Pine, Star of Bethlehem ou Elm + Hornbeam.
• Sacro – Beech, Chicory, Rock, Vervain, Vine.

• Plexo Solar – Aspen, Cherry Plum, Mimulus, Red Chestnut, Rock Rose.

• Cardíaco – Agrimony, Centaury, Holly, Walnut, Wild Rose, Mustard, Willow.

• Laríngeo – Cerato, Gentian, Gorse, Hornbeam, Scleranthus, Wild Oat.

• Frontal – Chestnut Bud, Clematis, Honeysuckle, White Chestnut.

• Coronário – Impatiens, Water Violet ou Elm + Larch.

Minas

• Integração dos fluxos energéticos nos – Lantana, Margarites, Millefolium, Anil, Helianthus, Vervano, Hormina (Ffl).

• Básico – Fórmula do Primeiro Chacra (Mimosa + Plantago + Pervinca + Aristoloquia + Ambrosia + Rosmarinus + Fragaria + Leonotis).

• Sacro – Fórmula do Segundo Chacra (Lilium + Aristoloquia + Origanum + Hibiscus + Lactuca + Hymenaea).

• Plexo Solar – Fórmula do Terceiro Chacra (Sálvia + Vitis + Ruta + Millefolium + Ficus + Lippia + Solanis + Chicorium).

• Cardíaco – Fórmula do Quarto Chacra (Rosa Canina + Orellana + Eucalyptus + Dianthus + Typha + Mirabilis + Persicaria + Splendens + Villaresia).

• Laríngeo – Fórmula do Quinto Chacra (Calêndula Silvestre + Taraxacum + Verbenacea + Helianthus + Bougainvillea + Margarites).

• Frontal – Fórmula do Sexto Chacra: Luceris + Phyllanthus + Ficus + Leonurus + Rosmarinus).

• Coronário – Fórmula do Sétimo Chacra (Ficus Kracatoa + Origanum + Basilicum + Incensus + Lacrima + Melindre).

Obs.: aplicação tópica dos óleos florais.

Austrália

• Básico – Bush Iris, Waratah, Red Lily.

• Sacro – She Oak, Flannel Flower, Billy Gaot Plum, Turkey Bush.

• Plexo Solar – Peach-flowered Tea-tree, Macrocarpa, Waratah, Five Corners, Crowea.

• Cardíaco – Bluebell, Rough Bluebell, Waratah, Illawarra Flame Tree.

• Laríngeo – Old Man Banksia, Flannel Flower, Bush Fuchsia, Mint Bush.

• Frontal – Bush Iris, Green Spider Orchid, Boronia.

• Coronário – Red Lily, Angelsword, Bush Iris, Waratah.

• Superiores – 11 e 12 relacionados com a consciência crística e búdica – Sidney Rose.

• Abertura e harmonização dos três chacras superiores, acima do chacra coronário – Red Lily + Kapok Bush + Green Spider Orchid.

Saint Germain
• Harmonizar os – Varus + Goiaba + Lírio da Paz + Abricó + Lótus do Egito + Pinheiro-Libertação.
• Balanceamento dos – Varus + Goiaba + Lírio Real + Boa Deusa + Coronarium + Abricó.
• Libertar e reorganizar os – Lírio Real + Abricó.
• Coordenar e limpar os – Lírio da Paz + Boa Sorte.
• Básico – Pepo + Lótus do Egito.
• Básico, preso por magia – Lírio Real.
• Sacro – Tuia + Amygdalus.
• Plexo Solar – Goiaba + Lótus/Magnólia.
• Cardíaco – Rosa Rosa + Embaúba + Abricó + Lótus/Magnólia.
• Laríngeo – Leucantha + Piper + Lótus/Magnólia + Jasmim Madagascar + Capim Luz + Amygdalus.
• Frontal – Indica + Triunfo.
• Coronário – Coronarium + Triunfo + Abricó + Lótus/Magnólia.
• Acelera o poder do fluxo energético dos – Poaia Rosa.

CHORO
Bach
• Fácil – Chicory, Willow, Heather.
• Não chora – Star of Bethlehem, Water Violet.
• Por exaustão – Olive.
• Por ingratidão, para chamar atenção e/ou por contrariedades – Chicory.
• Sem razão – Rock Rose, Cherry Plum.

Minas
• Acordar em pânico com – Passiflora, Bipinatus, Psidium, Sambucus, Millefolium, Linum.
• Contido – Dianthus, Psidium, Fuchsia, Tagetes, Borragine, Duranta.
• Fácil – Chicorium, Lilium, Psidium, Madressilva, Myosotis, Inga.

Austrália
• Depois de cirurgia cardíaca, para liberar as emoções bloqueadas – Bluebell.
• Para liberar dor e sofrimento aos que se mantêm fechados – Sturt Desert Pea.

Saint Germain
• Emocionalidade exarcebada – Coronarium.

Ciúmes

(Sentimento doloroso de suspeita, posse, cuidado em relação a uma pessoa ou coisa.)

Bach
• Holly, Willow, Chicory, Cherry Plum, White Chestnut (como complementar).
• Doentios – Holly + Scleranthus + Willow + Mimulus + Cherry Plum + White Chestnut + Cerato.

Minas
• Em geral – Harmonium (Fes).
• Doentios – Artemisia + Guinea + Camelli + Chicorium + Orellana + Momordica + Inga + Zinnia.
• Dos entes queridos – Chicorium + Camelli + Inga.
• Das propriedades materiais – Ignea, Cauliflora, Pastoris.
• Como padrão de conduta – Chicorium, Fortificata, Orellana, Camelli, Inga.
• Associado com agressividade – Camelli, Orellana.
• Inveja da sorte alheia – Zinnia + Camelli
• Desconfiança da fidelidade alheia – Pastoris + Camelli.
• Possessividade sobre bens materiais – Cauliflora.
• Possessividade sobre sentimentos – Chicorium + Inga + Camelli + Zinnia.

Austrália
• Slender Rice Flower, Mountain Devil.

Saint Germain
• Em geral – Limão + Embaúba + Melissa.
• Obsessivo – Allium + Cidreira + Arnica Silvestre + Myrtus.
• Com agressividade – Fórmula Emergencial + Verbena + Grandiflora + Scorpius.

Clareza mental

(Lucidez da mente.)

Bach
• Em geral – White Chestnut, Elm, Cerato, Scleranthus.
• Para enxergar os caminhos e agir – White Chestnut + Wild Oat + Gorse + Hornbeam + Walnut.

Minas
• Em geral – Emilia, Ficus, Momordica, Basilicum, Tranquillus (Fes).
• Para ver os caminhos e agir – Fórmula de Exame + Heliofolius + Margarites + Xamanis + Rosa Canina + Bipinatus.

Austrália
• Em geral – Boronia, Mint Bush, Jacaranda, Sundew.
• Para ver os caminhos e agir – Boronia + Silver Princess + Kapok Bush + Old Man Banksia.
Saint Germain
• Em geral – Capim Luz.
• De raciocínio – Cidreira + Allium + São Miguel + Abricó + Capim Luz.
• De visão – Algodão.
• Dos pensamentos (quando usou drogas) – Allium + São Miguel + Saint Germain + Embaúba + Cidreira + Unitatum + Capim Luz + Abricó + Ameixa.
• Organização mental – Gloxínia + Sergipe.
• Distanciamento dos problemas para análise – Gloxínia + Cidreira.
• Enxergar a ilusão na matéria – Triunfo + Abricó.
• Traz lucidez – Saint Germain + Abricó + Coronarium + Capim Seda.
• Sonho de realidade no viver diário – Varus.
• Ideias fixas – Verbena + Cidreira + Allium + São Miguel + Piper + Myrtus.
• Aclarar as ideias – Allium + São Miguel + Cidreira + Thea + Gloxínia + Gerânio + Myrtus + Ameixa.
• Mente congestionada – Gloxínia + Allium + São Miguel + Coronarium + Cidreira + Varus.
• Mente perturbada – Allium + São Miguel + Melissa + Cidreira + Gloxínia + Goiaba + Arnica Silvestre + Coronarium + Incensum + Ameixa.
• Revigora a mente – Anis.
• Organização de informações recebidas – Patiens + Gloxínia.
• Organização mental – Patiens + Thea + Gloxínia + Allium + São Miguel + Abricó.
• Organização das prioridades – Gloxínia + Sergipe.
• Enxergar os caminhos e agir – Saint Germain + Coronarium + Thea + Sergipe.

CLARIAUDIÊNCIA

(Faculdade mediante a qual o médium ouve vozes proferidas pelos espíritos e sons produzidos por estes, bem como outros, ligados à própria natureza.)
Austrália
• Ouvir as palavras dos anjos e o Eu Superior com clareza – Angelsword.

- Ouvir em níveis superiores – Black-eyed Susan.
- Alinhar-se com aprendizados e percepções superiores, telepatia, sintonização com outros reinos – Green Spider Orchid.

CLARISCIÊNCIA
Austrália
- Aguça a intuição, abre ao próprio conhecimento interior, para ficar em contato com os ritmos da terra e da natureza – Bush Fuchsia, Meditation Essence (Angelsword + Bush Fuchsia + Fringed Violet + Bush Iris + Red Lily).
- Para quem tem muita empatia, que sabe o que os outros sentem ou pensam – Fringed Violet.
- Dá apoio a quem tem intuição muito forte (útil à espiritualidade da mulher) – Old Man Banksia.

CLARIVIDÊNCIA
(É a visão suprafísica e pode ser de três tipos:
De ambiente ou local – é aquela que se opera no ambiente em que se encontra o médium, atingindo fatos que ali mesmo se desenrolam, e pode ser considerada como sendo a faculdade em seus primeiros estágios.
No espaço – é aquela em que o médium vê cenas, quadros, sinais ou símbolos, em pontos distantes do local do trabalho.
No tempo – o médium vê cenas representando fatos a ocorrer ou já ocorridos em outros tempos.)
Austrália
- Abre o terceiro olho – Bush Iris, Meditation Essence (Angelsword + Buch Fuchsia + Fringed Violet + Bush Iris + Red Lily).
- Para casos de raio criativo profético – Turkey Bush.
- Para casos em que se vê e revive em sonhos, geralmente em pesadelos, uma vida passada – Green Spider Orchid.

CLEPTOMANIA
(Impulso essencialmente psicopatológico para a prática de furtos.)
Bach
- Agrimony.

Minas
- Silene.

Austrália
- Rough Bluebell.

Saint Germain
- Indivíduos que – Wedélia + Purpureum.
- Corruptos – Wedélia + Grandiflora.

COMPETITIVIDADE (RIVALIDADE)
Bach
- Holly, Beech.

Minas
- Em geral – Ambrosia + Thumbergia.
- Mental, como padrão de conduta – Coffea.
- Física, como padrão de conduta – Nicociana.
- Querendo subir a qualquer custo – Icaro, Coffea.
- Dominando os outros com mãos de ferro – Thumbergia, Vitis.
- Exigindo demais de si – Phyllanthus.
- Visão estatística da vida – Taraxacum, Sálvia.

Austrália
- Por ciúme, agressividade – Mountain Devil.
- Quando é prejudicada por sentimentos de superioridade – Slender Rice Flower.
- Quando a motivação subliminar é dada por um senso de que não existe para todos – Bluebell.
- Para os que fazem esforço além dos próprios limites – Black-eyed Susan.
- Para os que têm ressentimento contra quem os tenha derrotado ou que faça algo melhor que eles – Dagger Hakea.
- Para quem precisa ser visto sempre como o melhor – Gymea Lily.
- Para os fanáticos em ser os melhores – Hibbertia.
- Para os que querem vencer a qualquer custo – Rough Bluebell.

Saint Germain
- Com ganância – Wedélia + Triunfo + Allium + São Miguel.
- Com ânsia de poder – Grandiflora + Limão + Rosa Rosa + Triunfo + Myrtus + Wedélia.
- Ascensão social a qualquer custo – Wedélia + Triunfo + Helicônia.
- Cobiça das coisas alheias – Amygdalus.
- Com corrupção – Wedélia.
- Deslealdade aquisitiva – Wedélia + Purpureum.

COMPROMISSOS
Bach
- Não assume – Cerato.

Minas
• Fuga dos – Nicociana, Althaea, Ipomea, Vernonia, Tropaeolum, Lactuca.
• Assoberbado por – Millefolium, Silene, Ruta, Origanum.

Austrália
• Dificuldade de assumir relacionamentos, dietas, treinamento esportivo, etc. – Wedding Bush.
• Para completar as coisas começadas – Peach-flowered Tea-tree.
• Para não desistir quando as coisas parecem muito difíceis – Kapok Bush.
• Para terminar uma tarefa sem se distrair – Jacaranda.
• Força e coragem para honrar e cumprir seus objetivos, mesmo que fiquem à margem do fluxo da sociedade – Gymea Lily.

Saint Germain
• Atrasam nos – Gloxínia + Sapientum + Thea + Abricó.
• Assumem muitas atividades ao mesmo tempo – Verbena + Gloxínia + Patiens.
• Não terminam o que iniciam – Patiens + Embaúba + Gloxínia + Goiaba + Cidreira + Sapientum + Abricó + Thea + Sergipe.

COMUNICAÇÃO

(Processo de transmissão e recepção de informações, sinais, mensagens ou códigos, de um organismo para outro, mediante gestos, palavras ou outros símbolos. Para que haja comunicaçação, os meios de transmissão têm de ser inteligíveis para ambos os organismos, o emissor e o receptor.)

Bach
• Comunicadores, terapeutas, professores, com dificuldade de se expressar ao outro – Heather.
• Cansaço vocal, voz fraca por muito esforço – ativa o músculo laríngeo – Olive.
• Perda da voz de repetição – Olive + Chestnut Bud.
• Fala em tonalidade oscilante – Scleranthus.
• Fala demais e não diz nada – Scleranthus + Heather.
• Loquacidade repetitiva – White Chestnut + Heatlher.
• Linguagem da comunicação interna com o eu superior – intuição – Cerato.
• Linguagem de expressão para outro – Heather (verbo).

- Confiança para falar em público – Rock Rose ou Mimulus + Cherry Plum + Larch + Aspen + Rock Water + Rescue Remedy ou Mimulus + Rock Rose + Elm + Larch + Red Chestnut + Vine + Cherry Plum.
- Afasia – Cerato + Elm + Chestnut Bud + Clematis.

Minas

- Em geral – Estimilis (Fes), Meditatio (Fes), Securitat (Fes), Harmonium (Fes).
- Desenvolvendo uma voz curativa – Calêndula Silvestre.
- Compartilhar o calor interno – Viola.
- Dificuldades na expressão verbal – Taraxacum, Lavandula.
- Liderança e carisma – Verbenacea.
- Sem agressividade – Calêndula Silvestre, Vervano, Psidium.
- Equilibrada – Helianthus.
- Compatível com o grupo – Lantana.
- Compartilhando sentimentos – Dianthus.
- Com sinceridade – Silene.
- Sem timidez – Mimosa, Viola, Pastoris, Lavandula.
- Confiança para falar em público – Fórmula de Exame.
- Afasia – Anil + Piperita + Arnica Campestre.

Austrália

- Confiança e clareza para falar em público – Bush Fuchsia.
- Medo que paralisa diante da audiência – Grey Spider Flower.
- Corrige o desequilíbrio da articulação temporomandibular, possibilitando boa abertura bucal e projeção da voz – Red Grevillea ou Heartsong Essence (Bush Fuchsia + Turkey Bush + Red Grevillea + Crowea + Flannel Flower) ou Bush Fuchsia + Five Corners + Sundew + Red Grevillea + Crowea + Turkey Bush ou Dog Rose + Fiver Corners + Philotheca + Turkey Bush.
- Distúrbios de linguagem em geral – Bush Fuchsia.
- Favorece a, telepática – Green Spider Orchid.
- Favorece a, com animais, devas, etc. – Green Spider Orchid.
- Fortalece a, em uma situação familiar – Bush Gardenia.
- Dificuldade de, com alguém a quem se sente atraído, mas com vergonha de um determinado aspecto próprio – Billy Goat Plum.
- Dificuldade de, por acanhamento – Dog Rose.

- Para os que se sentem desajeitados ou ineptos quando falam (deixam passar a oportunidade) – Kangaroo Paw.
- Gagueira – Five Corners, Bush Fuchsia, Dog Rose, Kangaroo Paw.

Saint Germain
- Confiança para falar em público – Curculigum + Goiaba + Mimozinha + Algodão.
- Organização mental – Gloxínia.
- Para expor seus conhecimentos espirituais – Alcachofra.
- Para expressar o que sente, sem medo de represálias – Jasmim Madagascar.

CONCENTRAÇÃO

(Atenção exclusiva e persistente em um objeto limitado ou um determinado aspecto de um objeto.)

Bach
- Falta de – Clematis, Scleranthus, White Chestnut, Chestnut Bud, Cerato, Pine, Red Chestnut.

Minas
- Em geral – Cogitat (Fes), Examin (Fes).
- Falta de – Rosmarinus + Momordica + Lactuca.
- Porque fica fantasiando – Rosmarinus.
- Por ficar recordando o passado – Madressilva.
- Por excesso de preocupações – Momordica.
- Rapidez e alerta na percepção e vigilância – Piperita.
- De forças para se obter a recuperação – Tabebuia.
- Para extrair as lições importantes – Sálvia.
- Para concluir o que começou – Lavandula.

Austrália
- Falta de, aos detalhes – Sundew.
- Para a espiritualidade e a conexão com Deus – Red Lily.
- Nos casos em que as energias são dispersas – Jacaranda.
- Para seguir o próprio crescimento pessoal – Gymea Lily.
- Perda da, após muito contato com aparelhos eletrônicos – Bush Fuchsia.

Saint Germain
- Em geral – Fórmula do Estudante ou Thea + Gloxínia + Allium + São Miguel + Varus + Sapientum + Abricó.
- Enfraquecimento da capacidade intelectual – Thea + Pepo + Sapientum + Saint Germain.

• Concretizar a ação – Piper + Leucantha + Gloxínia + Embaúba + Bambusa + Abricó + Aveia Selvagem.

• Por causa dos corpos desalinhados por traumas – Varus.

• Falta de, por manipulações trevosas, por ingestão ou absorção de resíduos químicos pela pele – Ameixa.

Confiança

(Segurança íntima de procedimento.)

Bach

• Falta de – Elm, Cerato, Larch, Gentian, Gorse, Holly, Mimulus, Olive, Rock Rose, Scleranthus.

• Perda momentânea – Elm.

Minas

• Em geral – Estimilis (Fes), Examin (Fes), Securitat (Fes) ou Lavandula + Mimosa + Sonchus + Jasminum.

• Falta de, medrosos – Mimosa, Bipinatus, Passiflora, Plantago.

• Falta de, quando na presença de muitos – Lavandula + Sonchus + Mimosa + Viola + Plantago + Jasminum.

• Falta de, na providência divina – Ambrosia.

• Fé na recuperação – Aleluia.

• Nas forças internas de cura – Tabebuia.

• Falta de, nas próprias habilidades – Lavandula.

• De que as coisas podem dar certo – Sonchus, Leonotis.

• Na fidelidade do cônjuge – Chicorium.

• Nas boas intenções alheias – Pastoris.

• Na proteção e segurança dos entes queridos – Trimera.

• No perdão divino – Pinus, Cassia, Aristoloquia.

• Falta de, na própria intuição – Emilia, Silene, Ficus.

• Em situações desesperadoras – Aleluia, Bipinatus, Buquê de 5 flores, Buquê de 9 flores.

Austrália

• Não confia em nada – Mountain Devil.

• Não confia na própria criatividade – Turkey Bush.

• Falta de – Five Corners, Pink Mulla Mulla.

• No próprio conhecimento – Hibbertia.

• Para ser homem – Flannel Flower.

• Em ser mulher – Wisteria.

• Na habilidade de pôr em prática seus planos – Kapok Bush.

• Para os que são influenciados pela crítica – Red Grevillea.

• De que as coisas irão melhorar – Sunshine Wattle.

• Para resolver a indecisão, entrando em contato com o Eu Superior –Paw Paw.

• Quando se tem a sensação de vazio, à medida que vai emergindo um novo nível espiritual – Mint Bush.

Saint Germain

• Na providência divina – Abundância + Allium + São Miguel + Mangífera.

• Nas pessoas – Sorgo + Melissa + Unitatum + Embaúba + Allium + São Miguel + Abricó.

• No grupo – Sorgo + Abricó.

• Para expressar o que sente, sem medo de represálias – Jasmim Madagascar.

Confusão

(Falta de ordem ou método nas ações.)

Bach

• Mental – White Chestnut, Chestnut Bud, Red Chestnut, Scleranthus, Chicory, Heather, Rescue Remedy.

Minas

• Mental – Momordica, Basilicum, Ficus, Psidium, Tranquillus (Fes).

Austrália

• Emocional – Red Suva Frangipani.

• Mental – Waratah, Jacaranda, Paw Paw.

• Espiritual – Mint Bush, Angelsword.

Saint Germain

• Interna por acúmulo de afazeres – Gloxínia.

• Mental por causa de corpos em desalinho – Varus + Coronarium + Abricó.

• Emocional – Leucantha + Coronarium + Abricó + Ameixa.

• Mental e emocional, por manipulações trevosas, por ingestão ou absorção de resíduos químicos pela pele – Ameixa.

• Mental e/ou emocional sem motivo aparente – Pinheiro-Libertação.

Convicção

Bach

• Falta de – Cerato, Scleranthus, Larch, Centaury.

Minas

• Fraca – Emilia, Ruta, Artemisia, Guinea, Almin (Fes), Examin (Fes).

Austrália

• Confid Essence (Five Corners + Dog Rose + Sturt Desert Rose + Southern Cross).

Saint Germain
• Desenvolver a autodeterminação – Goiaba + Gloxínia + Aloe + Embaúba + Piper + Curculigum + Allium + São Miguel + Cocos + Aveia Selvagem.

Coração
Bach
• Abre o – Holly.
• Dores do – Chicory + Willow + Walnut.

Minas
• Dinamiza as energias emocionais e espirituais ligadas ao coração e ao pulmão – Harmonium (Fes).
• Ausente da realidade – Rosmarinus.
• Peso e sofrimento no – Borragine, Villaresia, Melindre.
• Desamor já o compromete – Orellana, Fortificata, Palicores.
• Abusou das forças do – Agave.
• Amor universal brotando do – Camelli, Villaresia.
• Oferecendo o, para nutrir e sustentar – Matricaria.
• Desistência instalada no – Rosa Canina, Pervinca.
• Partido com o término de uma relação – Tagetes, Palicores, Guinea.
• Partido com a desencarnação de ente querido – Myosotis.
• Focalizado nas alegrias do passado – Madressilva.
• Com ódio e vingança – Camelli, Palicores, Villaresia.
• Entristecido pelos atos errados – Pinus, Cassia, Aristoloquia.
• Congelou o, para a vida – Rosa Canina, Pervinca.

Austrália
• Abre o – Bluebell.
• Abre o, aos outros quando houve preconceito mental contra eles – Freshwater Mangrove.
• Abre o, ao perdão – Mountain Devil, Dagger Hakea.
• Abre o, ao amor e à expressão criativa – Heartsong (Bush Fuchsia + Turkey Bush + Red Grevillea + Crowea + Flannel Flower).
• Abre o, a experimentar a vibração interior e a expressão do amor – Rough Bluebell.
• Partido – Boronia + Sturt Desert Pea.

Saint Germain
• Abre o – Rosa Rosa.

CORAGEM
Bach
• Mimulus, Rock Rose, Larch, Gentian.
Minas
• Mimosa, Bipinatus, Plantago, Viola, Lavandula, Sonchus, Securitat (Fes), Examin (Fes).
Austrália
• Dog Rose, Grey Spider Flower, Five Corners, Pink Mulla Mulla, Tall Mulla Mulla, Waratah.
Saint Germain
• Traz – Goiaba + Boa Sorte + Dulcis.

• Covardia por imaturidade – Sapientum + Allium + São Miguel + Abricó.

• Para poder contar apenas consigo mesmo – Alcachofra.

• Para falar o que sente, sem medo de represálias – Jasmim Madagascar.

CRIANÇA INTERIOR
Bach
• Contatar a – Cerato.
Minas
• Contatar a – Guttagnello + Plantago.
Austrália
• Contatar a – Little Flannel Flower.

• Que sofreu injustiças – Southern Cross.

• Ferida – Sturt Desert Pea.

• Para vínculo com a mãe e o pai da – Bottlebrush + Red Helmet Orchid.

• Amor-próprio e aceitação – Five Corners.

• Que aprendeu a enfrentar o trauma ou o abuso, saindo do corpo – Sundew.
Saint Germain
• Contatar a, interna – Melissa + Abricó + Embaúba.

• Trabalhar a – Rosa Rosa + Melissa + Piper + Allium + Patiens.

• Ferida – Unitatum + Melissa + Allium + São Miguel + Embaúba + Abricó + Jasmim Madagascar.

CRIATIVIDADE
Bach
• Clematis, Larch, Oak.

Minas
• Bloqueios da, em geral – Calêndula Silvestre, Origanum, Tropaeolum, Lavandula, Bougainvillea, Splendens.
• Bloqueios da, na sexualidade – Hibiscus, Phyllanthus, Lilium, Aristoloquia.
• Despertar a, artística – Tropaeolum, Origanum, Boungainvillea.
• Despertar a, profissional – Origanum, Margarites, Plantago, Phyllanthus.
• No relacionamento sexual – Hibiscus.
• Inspiração espiritual – Lacrima, Incensus, Typha.
• No padrão de comportamento coletivo – Lantana.
• Na expressão verbal – Calêndula Silvestre.
• Bloqueada por agitação motora – Nicociana, Vervano, Sambucus, Psidium, Impatiens.

Austrália
• Bloqueio na – Turkey Bush + Bush Fuchsia + Bluebell ou Old Man Banksia.
• Inspiração para os artistas – Turkey Bush.
• Melhora a visualização criativa, para manifestar e criar o que se quer – Boronia.
• Sintonia com a própria intuição, para a coordenação entre as mãos e os olhos e para a expressão das ideias – Bush Fuchsia.
• Autoconfiança nas próprias habilidades – Five Corners, Confid Essence (Dog Rose + Five Corners + Southern Cross + Sturt Desert Rose).
• Acreditar que é seguro liberar e expressar os sentimentos íntimos – Flannel Flower.
• Ajuda a lidar com as críticas – Red Grevillea + Fringed Violet.
• Para liberar a crença de pobreza de alguns artistas – Southern Cross + Sunshine Wattle.

Saint Germain
• Bloqueio na – Amygdalus + Piper + Leucantha + Abricó.
• Desenvolver a – Leucantha + Abricó.
• Aciona a ação criativa – Leucantha + Piper + Amygdalus + Varus.

CRISES

Bach
• Rescue Remedy, Sweet Chestnut, Gorse, Gentian.

Minas
• Em geral – Harmonium (Fes), Tranquillus (Fes), Almin (Fes), Examin (Fes), Serenium (Ffl).
• Nos momentos de – Bipinatus + Linum + Tagetes + Heliotropium + Aristoloquia + Jasminum + Origanum.

• Crises e provações – Palicores + Lacrima + Leonotis.

• De comportamento, na adolescência – Jasminum, Origanum, Ruta, Silene, Millefolium, Lavandula.

• Psicofisiológicas, transições da idade – Millefolium, Madressilva, Phyllanthus, Tagetes, Origanum.

• De inadequação e incapacidade – Basilicum, Foeniculum, Tabebuia.

• Conjugais – Lilium, Hibiscus, Mirabilis, Basilicum, Amaranthus.

• Durante a escalada espiritual – Agerantum, Lacrima, Jasminum, Incensus, Typha.

Austrália

• Emergency Essence (Waratah + Fringed Violet + Sundew + Grey Spider Flower + Crowea) ou Waratah.

Saint Germain

• Em geral – Fórmula Emergencial + Allium + São Miguel + Curculigum + Tuia + Thea + Melissa + Embaúba + Sapientum + Sorgo + Boa Sorte + Rosa Rosa + Myrtus.

• Na escolha da profissão – Pau Brasil + Allium + São Miguel + Varus + Incensum + Thea + Arnica Silvestre + Algodão + Melissa + Boa Sorte + Myrtus + Laurus Nobilis.

• Ajuda a suportar os infortúnios – Patiens + Cidreira + Goiaba + Melissa + Allium + São Miguel + Gloxínia + Embaúba.

CRÍTICA

Bach

• Aos outros – Beech, Holly, Rock Water, Chicory, Impatiens, Willow.

• A si mesmo – Pine, Rock Water.

• Às limitações ou ritmo do outro – Impatiens.

Minas

• Fácil ao comportamento moral alheio – Mirabilis, Phyllanthus.

• Compulsiva, intolerância – Mirabilis, Coleus.

• Ao egoísmo das outras pessoas – Matricaria.

• Destrutivas – Calêndula Silvestre.

• Ao ritmo alheio – Impatiens.

• Às ideias dos outros – Verbenacea, Vervano.

• Em função de fanatismo religioso – Phillanthus, Verbenacea, Vervano, Millefolium.

• Invejosa – Mirabilis, Zinnia, Vernonia.

• Como atitude de defesa – Pastoris, Fuchsia, Dianthus.

• Ao próprio comportamento – Pinus, Cassia, Aristolaquia.

- Por não ser perfeito – Phillanthus.

Austrália
- Em geral – Yellow Cowslip Orchid, Hibbertia, Dagger Hakea, Pink Mulla Mulla, Slender Rice Flower, Freshwater Mangrove.
- Afetado pela – Red Grevillea.

Saint Germain
- Aos outros – Scorpius + Limão.
- Com palavras cruéis – Scorpius.

CRUELDADE

Bach
- Beech, Cherry Plum, Holly, Chicory, Impatiens, Vervain, Vine.

Minas
- Thumbergia, Vitis, Vervano, Camelli, Orellana, Psidium, Sambucus, Prunus.

Austrália
- Fere deliberadamente – Rough Bluebell.
- Comportamento cruel – Mountain Devil.
- Para pessoa ruim, venenosa, que não compartilha com os outros – Bluebell.
- Para os imaturos que não têm consciência da sua – Kangaroo Paw.
- Para os que são cruéis nas palavras ou ações, para sua defesa – Pink Mulla Mulla.
- Comportamento destrutivo – Mountain Devil + Rough Bluebell.

Saint Germain
- Infringem castigo aos outros – Verbena + Limão + Grandiflora + Scorpius + Abricó.
- Emitem sempre palavras cruéis – Scorpius + Grandiflora + Allium + São Miguel.
- Atormentam os outros com palavras cruéis – Scorpius + Cidreira + Limão + São Miguel + Allium + Rosa Rosa.
- Torturador físico, emocional e mental – Grandiflora + Scorpius + Verbena.
- Hábito de falar mal dos outros – Limão + Triunfo.

CULPA

(Compreensão de que se violou um princípio ético ou moral, combinada com sentimento de desclassificação pessoal resultante dessa violação. A culpa inconsciente manifesta-se por meio de várias atitudes indiretas, embora a pessoa possa negar o cometimento da

ação ofensiva. A culpa imaginária serve de tela a alguma culpa profundamente reprimida.)
Bach
• Em geral – Pine, Larch, White Chestnut, Rock Water, Honeysuckle, Crab Apple.

• Antiga, de formação religiosa – quando os núcleos são muitos arraigados, difíceis de quebrar – Pine + Honeysuckle – dez gotas, uma vez ao dia, de manhã ou à tarde.

Minas
• Relativa a um episódio passado – Pinus.

• Obsessiva, que atinge limites extremos – Aristoloquia.

• De origem religiosa – Aristoloquia.

• Pelas atitudes sociais condenáveis – Cassia, Malus, Artemisia.

• Pelas atitudes egoístas – Cauliflora.

• Vaga, sensação de dívida – Pinus, Aristoloquia.

• De ordem sexual – Lilium, Aristoloquia, Pinus.

Austrália
• Confid Essence (Five Corners + Dog Rose + Sturt Desert Rose + Southern Cross) ou Sturt Desert Rose, Billy Goat Plum, Bluebell, Jacaranda, Kapok Bush, Philoteca, Boab.

Saint Germain
• Em geral – Tuia + Amygdalus + Varus + Saint Germain + Monterey + Abricó.

• Arrependimento com muitas frustrações – Saint Germain + Tuia + Allium + São Miguel + Varus + Embaúba + Monterey.

• Com autoflagelação – Myrtus.

DEMÊNCIA
(Grave deteriorização mental caracterizada pelo declínio patológico das capacidades orgânicas ou funcionais.)
Bach
• Cherry Plum, Gorse, Honeysuckle, Wild Rose, Clematis.

Minas
• Medo da própria – Psidium, Basilicum.

• Psicopatologias – Basilicum, Sambucus, Psidium, Artemisia, Ruta, Origanum, Vernonia, Dianthus, Guinea, Nigrum.

Austrália
• Sundew, Red Lily, Isopogon, Yellow Cowslip, Moutain Devil, Peach-flowered Tea-tree.

Saint Germain
- Coronarium + Sapientum + Thea + Allium + Abricó + São Miguel + Ameixa.

DEPENDÊNCIA

(Forma extrema de obliteração do eu, em que se observa necessidade compulsiva de entrega emocional e união total com uma pessoa mais forte.)

Bach
- Centaury, Cerato, Chicory, Walnut, Red Chestnut.

Minas
- Doentia entre duas pessoas – Trimera, Ruta, Lilium, Millefolium, Artemisia, Chicorium, Guinea.
- Da opinião alheia – Emilia.
- Da autoridade de outros – Ruta.

Austrália
- Em geral – Confid Essence (Five Corners + Dog Rose + Sturt Desert Rose + Southern Cross) ou Red Grevillea, Red Helmet Orchid, Kangaroo Paw.
- Dificuldade de se separar dos outros – Autumn Leaves + Bottlebrush + Bush Iris + Lichen + Mint Bush ou Surt Desert Pea.

Saint Germain
- Emocional – Leucantha + Sapientum + Allium + São Miguel + Abricó.

DEPRESSÃO

(Síndrome psicopatológica caracterizada por abatimento físico ou moral – tristeza, desolação, perda de interesse, perda de amor-próprio, múltiplas queixas somáticas; insônia, fadiga, anorexia, atraso motor ou agitação e sentimentos de abdicação que são frequentemente acompanhados de ideias agressivas ou tentativas de suicídio.)

Sugere que a conexão espiritual, por meio do chacra coronário, está tênue e precisa ser fortalecida.

Bach
- Crises – Rescue Remedy + Gorse + Gentian + Cherry Plum + Sweet Chestnut + Mustard + Pine + Star of Bethlehem.
- Por falta de resposta vital ou estresse – Vervain + Wild Oat + Wild Rose.
- Cujo núcleo é o problema com o feminino ou com a mãe (tanto no homem como na mulher) – Aspen.

- Para mobilizar o estado crônico e dar direção na vida – Hornbeam + Wild Oat.
- Da meia-idade – Wild Oat + Vervain + Walnut.
- Pós-parto – Chicory.
- Endógena, de início para limpar a impregnação – Gorse + Mustard; depois para consciência celular ao corpo – Mustard + Chestnut Bud.
- Após depressão, quando tomou muita medicação alopática, para encontrar o real propósito da vida e ter fé para não se deprimir – Wild Oat + Gentian.

Minas
- Em geral – Almin (Fes), Estimilis (Fes), Harmonium (Fes) e Sonchus + Sinapsis + Aleluia + Sempervivum + Madressilva + Mormodica + Lavandula + Heliotropium + Rosa Canina + Buquê de 9 flores.
- Com causa conhecida ou exógena – Sonchus, Supplerium.
- Durante as perdas – Tagetes, Buquê de 5 flores.
- Sem causa conhecida ou endógena – Sinapsis, Heliotropium.
- Com angústia – Heliotropium, Melindre.
- Esgotamento ou excesso de esforços – Agave, Sempervivum, Suplerium.
- Por fracassos e desapontamentos – Tagetes, Sonchus.
- Por submissão – Ruta.
- Após parto – Myosotis.
- Por conflito relativo à sexualidade – Lilium, Aristoloquia, Zante.
- Por pensamentos obsessivos – Mormodica, Artemisia.
- Uma gota de esperança – Aleluia.
- Dissipando as nuvens negras – Heliotropium.
- Atravessando a ponte da fé – Pinus, Aristoloquia, Sonchus.
- Enterrando o passado doloroso – Tagetes, Nigrum.
- Bebendo do arco-íris divino – Sinapsis, Lacrima.

Austrália
- Confid Essence (Five Corners + Sturt Desert Rose + Dog Rose + Southern Cross) ou
Waratah + Sunshine Wattle + Tall Yellow Top + Black-eyed Susan + Red Grevillea ou Waratah + Turckey Bush + Kapok Bush + Flannel Flower + Red Gravillea + Sturt Desert Pea ou Waratah + Kapok Bush + Tall Yellow Top.
- Dor profunda – Sturt Desert Pea.

- Noite escura da alma – Warath.
- Associada com raiva não expressa – Dagger Hakea + Bluebell.
- Por desgaste motivado por compaixão – Alpine Mint Bush.
- Pelo fim do relacionamento – Red Suva Frangipani + Sturt Desert Pea.
- Por não ter objetivo na vida – Kapok Bush.
- Por não alcançar os objetivos – Silver Princess.
- Por não gostar de ser tocado – Flannel Flower.
- Por se sentir fisicamente restrito – Wild Potato Bush.
- Pela estagnação da vida – Red Grevillea.
- Por rejeição de si mesmo ou pelos outros – Illawarra Flame Tree.
- Pós-parto – Peach-flowred Tea-tree + Fringed Violet + Waratah + She Oak.
- Pós-parto, se for profunda – Waratah + Tall Yellow Top.

Saint Germain
- Combate a – Fórmula da Depressão ou Thea + Bom Dia + Saint Germain + Embaúba + Allium + São Miguel + Melissa + Grandiflora + Perpétua + Leucantha + Abricó + Gerânio.
- Camuflada (dificuldade de acordar) – Bom Dia + Embaúba.
- Sem motivo aparente – Pinheiro-Libertação.
- Por sentimento de incapacidade – Gerânio + Embaúba + Gloxínia + Abricó.
- Por culpa – Saint Germain + Sapientum + Allium + São Miguel + Embaúba + Varus + Tuia + Abricó.
- Por sobrecarga – Gloxínia + Patiens + Ipê Roxo + Sapientum + Gerânio + Saint Germain.
- Severa – Saint Germain + Embaúba + Gerânio + Allium + São Miguel.
- Paz solar e conforto – Abricó + Mimozinha.

DERROTISMO
(Pessimismo daqueles que só acreditam em fracassos.)

Bach
- Larch, Crab Apple, Gentian, Gorse.

Minas
- Malus, Lavandula, Sonchus, Borragine, Aleluia, Almin (Fes), Estimilis (Fes).

Austrália
- Five Corners.

Saint Germain
- Thea + Sapientum + Allium + São Miguel + Embaúba + Pepo + Goiaba + Ipê Roxo + Bom Dia + Laurus Nobilis + Cocos + Abricó.

DESAJEITADO
Bach
- Mimulus, Larch.

Minas
- Mimosa, Lavandula, Viola, Plantago.

Austrália
- Em geral – Five Corners, Dog Rose.
- Socialmente inapto – Kangarro Paw.

Saint Germain
- Mimozinha + Cidreira.

DESALENTO, DESÂNIMO
Bach
- Elm, Gentian, Wild Oat, Larch, Willow, Olive, Oak, Gorse, Sweet Chestnut, Star of Bethlehem, Mustard, Crab Apple, Pine, Clematis.

Minas
- Em geral – Almin (Fes), Estimilis (Fes).
- Diante de obstáculos – Sonchus, Leonotis.
- Não se acha bom o bastante – Lavandula, Jasminum.
- Como padrão de comportamento – Aleluia, Hilaris (Ffl).
- Instalado no peito – Borragine.
- "Será que vale a pena?" – Aleluia, Eucalyptus, Pervinca.
- Crônico – Aleluia, Rosa Canina, Tagetes, Borragine, Lavandula.
- Sentindo-se dentro de um corpo escuro – Heliotropium, Palicores.
- Perdeu a capacidade de sonhar – Heliotropium, Bougainvillea.
- Com recaídas na senda espiritual – Lacrima.
- Com as manifestações paranormais – Luceris, Linum, Artemisia.
- Por sentir dores físicas – Ficus, Basilicum, Icaro, Buquê de 9 flores.
- Por não encontrar forças externas – Tabebuia, Buquê de 9 flores.

Austrália
- Em geral – Dynamis Essence (Old Man Banksia + Macrocarpa + Crowea + Banksia Robur).
- Depois que, por cuidar e tratar dos outros, a vitalidade acaba – Alpine Mint Bush.
- Temporário – Banksia Robur.

- Que acontece no começo de cada ciclo menstrual das mulheres que querem engravidar – She Oak.
- Nos casos em que se sente injustiçado, por incidentes ou obstáculos – Southern Cross.
- Que traz a sensação de que tudo está muito difícil ou problemático – Kapok Bush.
- Por cansaço físico – Macrocarpa.
- Por servir demais aos outros – Old Man Banksia.
- Por não saber que rumo tomar – Silver Princess.
- Ao pensar no futuro (sempre sombrio) – Sunshine Wattle.
- Que não permite livre expressão – Turkey Bush.

Saint Germain
- Thea + Sapientum + Allium + São Miguel + Embaúba + Pepo + Goiaba + Ipê Roxo + Bom Dia + Laurus Nobilis + Cocos + Abricó + Melissa + Boa Sorte + Sergipe.

DESARMONIA
Bach
- Em grupo – Holly + Walnut + Crab Apple.

Minas
- Em geral – Harmonium (Fes), Coerentia (Fes), Conjuntio (Fes).
- Periódicas – Sálvia, Momordica.
- Em grupo – Lantana, Fórmula Ecológica.
- Familiar – Amaranthus + Fórmula Ecológica.

Austrália
- Em grupo – Slender Rice Flower, Yellow Cowslip Orchid, Gymea Lily.
- Familiar – Bush Gardenia.

Saint Germain
- Em grupo – Sorgo + Abricó + Sergipe.
- Familiar – Fórmula da Família.
- Na posição, não se acomoda – Varus.
- Conflitos – Lírio da Paz + Pinheiro-Libertação.
- Interior, sem motivo aparente – Pinheiro-Libertação.

Obs.: ver limpeza e purificação.

DESCONEXÃO DA REALIDADE
Bach
- Clematis.

Minas
• Rosmarinus, Lactuca, Cogitat (Fes).
Austrália
• Red Lily, Sundew.
Saint Germain
• Em geral – Varus + Gerânio + Thea + Abricó.
• Desligados das atividades que exercem – Gerânio + Abricó.
• Dificuldade de acompanhar o ritmo, desconectados – Abricó + Erbum.
Obs.: ver ancoramento.

Desconfiança
Bach
• Das pessoas – Mimulus, Cerato, Scleranthus, Holly.
• De si mesmo – Larch, Gentian, Elm, Mimulus, Scleranthus.
Minas
• Em geral – Harmonium (Fes) e Pastoris + Viola + Fragaria.
• Das intenções alheias – Pastoris, Camelli.
• Das atitudes alheias – Fragaria.
• Em ambientes desconhecidos – Plantago, Bipinatus.
• De si mesmo – Emilia, Ficus, Lavandula.
Austrália
• Mountain Devil, Dagger Hakea, Dog Rose, Hibbertia, Wisteria, Tall Mula Mulla, Pink Mulla Mulla.
Saint Germain
• Sensação de que foram traídos – Unitatum + Embaúba + Melissa + Sorgo + Aloe.
• Foram realmente traídos – Aloe + Unitatum + Melissa + Gloxínia + São Miguel + Allium.

Descontentamento
Bach
• Com irrealizações – Oak, Pine.
• Com os outros – Beech, Chicory, Oak, Willow.
• Consigo mesmo – Crab Apple, Oak, Pine, Wild Oat, Rock Water.
• Profissional – Wild Oat.
• Por doenças – Oak.
• Por ambições frustradas – Oak, Walnut.
• Sem saber por quê – Holly.

Minas
- Com o trabalho ou rumo da vida – Origanum, Melindre.
- Com as próprias limitações pessoais – Phyllanthus.
- Com o comportamento das pessoas – Mirabillis.
- Com a falta de retorno afetivo – Chicorium, Inga.
- Com a própria identificação sexual – Zante.
- Com a falta de realização pessoal – Lavandula, Melindre.
- Sentindo-se impuro e desprezado – Ageratum.
- Com a vida em geral, tédio – Zinnia, Melindre, Leonurus.

Austrália
- Consigo – Crowea, Banksia Robur, Kapok Bush, Southern Cross.
- Com os outros – Slender Rice Flower.

Saint Germain
- Solidão profunda – Abricó.
- Sem motivação da vida – Embaúba + Vitória + Abricó.
- Conflitos – Lírio da Paz.

DESENCORAJAMENTO
Bach
- Centaury, Elm, Gentian, Gorse, Larch, Wild Rose.

Minas
- Ruta, Tonarion, Basilicum, Aleluia, Sonchus, Lavandula, Rosa Canina, Almin (Fes), Estimilis (Fes).

Austrália
- Old Man Banksia, Kapok Bush, Banksia Robur.

Saint Germain
- Ipê Roxo + Allium + São Miguel + Embaúba + Goiaba + Carrapichão + Perpétua + Sergipe.

Obs.: ver apatia.

DESESPERANÇA
Bach
- Em geral – Gorse, Elm, Cherry Plum, Larch, Mustard, Sweet Chestnut, Wild Rose, Willow, Olive.
- Com a vida – Rescue Remedy, Rock Rose, Gorse, Wild Rose.
- Pela cura – Gentian, Gorse, Wild Rose, Crab Apple.

Minas
- Em geral – Almin (Fes), Estimilis (Fes), Harmonium (Fes).
- Com apatia – Sinapsis, Aleluia, Rosa Canina, Tagetes.
- Na mente – Rosa Canina.

- No coração – Aleluia.
- Sem causa definida – Sinapsis.
- Extrema – Aleluia, Heliotropium, Buquê de 5 flores, Leonotis.

Austrália
- Sunshine Wattle, Mint Bush, Grey Spider Flower, Waratah.

Saint Germain
- Embaúba + Bom Dia + Rosa Rosa + Pinheiro-Libertação + Sergipe + Fórmula Emergencial.

DESESPERO
(Aflição extrema.)

Bach
- Rescue Remedy, Sweet Chestnut, Star of Bethlehem, Rock Rose, White Chestnut, Walnut.

Minas
- Com angústia insuportável – Heliotropium.
- Em situações caóticas – Bipinatus, Buquê de 5 flores, Buquê de 9 flores.
- Em razão de notícia grave – Tagetes, Buquê de 5 flores, Buquê de 9 flores.
- Mas continua lutando – Agave.

Austrália
- Noite escura da alma – Waratah.
- Torvelinho e o, da iniciação espiritual – Mint Bush.
- Da sensação de ser um estranho, em uma terra estranha – Tall Yellow Top.
- Por traumas – Fringed Violet.
- Por perdas – Sturt Desert Pea, Red Suva Frangipani.

Saint Germain
- Para os que perderam o rumo e sentem desolação – Alcachofra + Abricó + Triunfo + Embaúba.
- Da alma – Saint Germain + Allium + São Miguel + Rosa Rosa + Abricó.
- Por sentir a proximidade da morte – Perpétua + Focum + Panicum + Goiaba + Saint Germain + Embaúba + Allium + Abricó + São Miguel + Cidreira + Rosa Rosa.
- Estão pedindo a misericórdia divina – Saint Germain + Allium + São Miguel.
- Aos que estão pedindo salvação – Saint Germain + São Miguel + Allium + Varus + Tuia + Sapientum + Limão + Ipê Roxo.

- Muito antigo, dor e sofrimento de vidas passadas – Lótus/Magnólia + Pinheiro-Libertação.

DESILUSÃO
Bach
- Aspen, Cherry Plum, Gorse, Star of Bethlehem, Larch, Gentian.

Minas
- Tagetes, Madressilva, Aleluia, Sonchus, Lavandula, Harmonium (Fes).

Austrália
- Luz no fim do túnel – Sunshine Wattle.
- Para quem está se sentindo usado pelos outros – Southern Cross, Old Man Banksia, Alpine Mint Bush.

Saint Germain
- Com as pessoas – Aloe + Unitatum + Embaúba + Melissa + Gloxínia + São Miguel + Allium.

DESINTERESSE
Bach
- Em geral – Clematis, Honeysuckle, Mustard, Olive, Water Violet, White Chestnut, Wild Rose, Hornbeam, Gorse.
- Pela vida – Clematis, Mustard, Wild Rose.
- Pelo prazer, alegria – Olive, Rock Water, Vervain, Wild Rose, Willow.
- Por reveses – Clematis, Willow, Gentian, Honeysuckle, Olive.
- Por tarefas – Hornbeam.

Minas
- Em geral – Almin (Fes), Estimilis (Fes).
- Pela vida – Aleluia, Rosa Canina, Pervinca.
- Pela realidade presente – Rosmarinus, Lactuca.
- Por causa de preocupações – Momordica.
- Pela exaustão – Sempervivum, Tonarion.
- Por perdas – Myosotis.

Austrália
- Banksia Robur, Kangaroo Paw, Old Man Banksia, Sunshine Wattle, Wild Potato Bush.

Saint Germain
- Embaúba + Vitória + Abricó.

DESORIENTAÇÃO
(Estado de confusão mental, em que o indivíduo é incapaz de determinar sua localização no espaço e/ou tempo, as relações mútuas de coisas ou ideias e, menos habitualmente, sua própria identidade.)

Bach
- Quanto ao rumo a seguir na vida – Wild Oat.
- Nas decisões – Scleranthus, Cerato.
- Nas crises – Rescue Remedy.
- Sentindo-se fora do corpo – Clematis.

Minas
- Em ambientes congestionados – Icaro.
- Nos momentos decisivos – Fórmula de Exame, Ficus.
- Quanto ao rumo a seguir na vida – Origanum.
- Sentindo-se fora do corpo, áereo – Rosmarinus, Lactuca.
- Em situações de pânico – Bipinatus, Buquê de 5 flores.

Austrália
- Quanto ao rumo da vida – Silver Princess.
- Sentindo-se fora do corpo – Sundew.
- Em situações de pânico – Emergency Essence (Waratah + Fringed Violet + Crowea + Sundew + Grey Spider Flower).

Saint Germain
- Gloxínia + Patiens + Cidreira + Allium + São Miguel + Erbum + Ameixa + Sergipe + Pinheiro-Libertação.

Obs.: ver confusão.

DETALHES

Bach
- Apego aos – Chicory, Crab Apple, Vervain, Pine, Rock Water.
- Não observa os – Clematis.

Minas
- Apego a, sem importância – Phyllanthus, Helianthus, Margarites, Lactuca.
- Obcecado por, impurezas – Malus.
- Obcecado por, organização – Phyllanthus.
- Obcecado por, estatísticas – Margarites.
- Desenvolver a tensão pelos – Taraxacum, Sálvia, Foeniculum.
- Perceber a função dos, no todo – Margarites.

Austrália
- Apego aos – Yellow Cowslip Orchid.
- Não observa os – Sundew, Red Lily.

Saint Germain
- Preocupados por – Piper + Cidreira + Canela.

Direção de vida

Bach
- Wild Oat.

Minas
- Origanum, Ruta, Millefolium, Typha.

Austrália
- Para descobrir a própria, principalmente quando se encontra em uma encruzilhada – Silver Princess.
- Força para conquistar a – Kapok Bush.
- Dedicando-se à – Wedding Bush.
- Para tomar decisão sobre uma nova – Paw Paw.
- Para limpar os padrões e crenças a respeito da, a seguir – Boab.
- Para seguir a carreira e os sonhos, sem dar atenção à opinião dos outros – Sturt Desert Rose.
- Dá suporte para se lançar a altos objetivos – Gymea Lily.

Saint Germain
- Pau Brasil + Sergipe.

Ou: para a escolha profissional – Wild Oat + Scleranthus (Bach) + Origanum (Minas) + Jacaranda + Silver Princess (Austrália) + Pau Brasil + Sergipe (Saint Germain).

Disciplina

Bach
- Excesso – Rock Water.
- Falta de – Cerato.

Minas
- Excessiva consigo mesmo – Phyllanthus.
- Avesso à – Vernonia, Ipomea.
- Espiritual excessiva – Icaro, Phyllanthus.
- Metódico – Phyllanthus.

Austrália
- Excesso – Hibbertia.
- Para tomar uma decisão e se fixar na mesma – Wedding Bush.
- Sem, para completar alguma coisa, sem organização – Jacaranda
- Para manter o interesse e completar um projeto – Peach-flowered Tea-tree.

- Aos que se rebelam com a – Red Helmet Orchid.

Saint Germain
- Desenvolve a, interna – Patiens + Gloxínia + Sergipe.

DISPERSÃO

Bach
- Clematis, Honeysuckle.

Minas
- Em geral – Cogitat (Fes), Examin (Fes), Tranquillus (Fes).
- Falta de concentração mental – Rosmarinus + Lactuca + Momordica.
- De energias curativas – Tabebuia.
- Dos elementos do grupo – Lantana.
- Entre uma multidão de dados – Margarites.
- Entre duas possibilidades – Ficus.
- Das energias vitais, fraqueza – Sempervivum, Tonarion, Victris-M (Ffl), Victris-H (Ffl).
- Mental, confusão e falta de clareza – Basilicum.

Austrália
- Mental – Cognis Essence (Paw Paw + Sundew + Bush Fuchsia + Isopogon) + Jacaranda.
- Mudanças de ideias – Jacaranda.
- Sonhar acordado – Sundew, Red Lily.

Saint Germain
- Em geral – Gloxínia + Varus + Thea + Gerânio + Abricó.
- De energia nas novas transições – Ipê Roxo + Allium + São Miguel + Patiens + Abricó + Aveia Selvagem.
- Por devaneios – Thea + Allium + São Miguel + Tuia + Gerânio + Amygdalus + Abricó + Varus + Canela.
- Com detalhes – Thea + Piper + Canela.
- Por lembranças – Perpétua + Gerânio + Piper + Laurus Nobilis.
- Por pensamentos – Cidreira + Thea + Gloxínia + Sapientum + Gerânio.
- Por acúmulo de afazeres (desordem interna) – Gloxínia + Patiens + Cidreira + Allium + São Miguel + Erbum.

DOMINAÇÃO, POSSESSIVIDADE

Bach
- Em geral – Chicory, Vine, Heather, Red Chestnut.
- Possessão exagerada afetiva e material – Chicory + Heather.

Minas
• Em geral – Harmonium (Fes).
• Por natureza – Thumbergia, Chicorium, Vervano, Verbenacea, Vitis.
• Com tirania e crueldade – Thumbergia, Camelli, Orellana, Vitis.
Austrália
• Em geral – Black-eyed Susan, Bush Iris, Isopogon, Gymea Lily, Boronia.
• Possessividade afetiva – Rough Bluebell.
• Não dá por medo de faltar – Bluebell.
• Para quem não quer perder nada – Bottlebrush.
• Controle e fixação a pessoas por medo de perdê-las – Mountain Devil.
• Agarra-se às posses – Bush Iris.
Saint Germain
• Sobre os outros – Verbena + Limão + Grandiflora + Allium + São Miguel + Rosa Rosa + Triunfo + Myrtus.
• Ânsia de poder e posse – Myrtus + Rosa Rosa + Wedélia + Grandiflora + Limão + Triunfo.
• Rigidez – Grandiflora + Piper + Allium + São Miguel + Verbena.

EGOCENTRISMO

(Caráter daqueles que referem tudo ao próprio eu, tomado como o centro de todo o interesse. Consequentemente, são menos capazes de chegar a uma avaliação objetiva, ou social, ou normal das pessoas ou acontecimentos, nas circunstâncias de suas vidas).

Bach
• Chicory, Heather, Willow.
Minas
• Em geral – Helianthus, Phyllanthus, Cauliflora, Tropaeolum, Thumbergia, Vitis ou Phyllanthus + Helianthus + Tropaeolum.
Austrália
• Kangaroo Paw, Hibbertia.
Saint Germain
• Grandiflora + Limão + Scorpius.

EGOÍSMO

(Concepção de vida segundo a qual o interesse próprio constitui a base da motivação e da moral, pelo que a pessoa deveria comportar-se de acordo com essa orientação.)

Bach
• Chicory, Heather, Holly, Willow, Vine, Water Violet.

Minas
- Em geral – Harmonium (Fes).
- Muito aparente – Camelli, Cauliflora, Chicorium, Helianthus.
- Com exigência de atenção – Chicorium, Helianthus, Inga.
- Com indiferença – Tropaeolum, Nicociana.
- Com egocentrismo – Helianthus, Jasminum.
- Com ganância – Cauliflora, Fórmula de Opulência.
- Querendo carinho só para si – Chicorium, Inga.
- Não consegue ver o belo nos outros – Camelli, Mirabilis, Bougainvillea.
- Faz dos outros objetos de ascensão – Thumbergia, Icaro, Vitis.
- Fere para conseguir o que quer – Orellana, Icaro, Aristoloquia.
- Escondido sobre o ar da indiferença – Tropaeolum.

Austrália
- Para contatar com o que o outro está sentindo – Bush Gardenia.
- Dificuldade de compartilhar seu amor, posses ou a si mesmo – Bluebell.
- Pais envolvidos com sua profissão que negligenciam os filhos – Red Helmet Orchid.
- Para quem exerce o poder sem compaixão – Gymea Lily.
- Para os que são tão focados em si mesmos que não percebem as necessidades dos outros – Kangaroo Paw.
- Controladores que estão preocupados apenas com o próprio modo de ser – Isopogon.
- Centrados em suas vontades, manipulam e usam os outros para alcançar seus objetivos – Rough Bluebell.
- Conservadores que têm dinheiro e problemas em gastá-lo com os outros – Yellow Cowslip Orchid.

Saint Germain
- Erianthum + Grandiflora + Limão + Scorpius.

ENERGIA

(Grau ou potência de uma atividade psíquica. Força vital presente nos organismos vivos, especialmente no ser humano.)

Bach
- Alternada com apatia – Scleranthus.
- Bloqueada – Rock Water, Water Violet, Wild Rose.
- Falta de – Centaury, Clematis, Hornbeam, Olive, Rock Rose, Wild Rose.
- Inconstante – Walnut.
- Suga dos outros – Cerato, Chicory, Heather, Holly, Vervain, Vine.
- Tonificar o corpo e tirar o cansaço – Elm + Hornbeam + Olive.

• Propulsionar para ação, liberar capacidades superiores – intuição, percepção e inspiração (bloqueios altos) – Elm + Larch.

Minas
• Bloqueada – Fortificata, Tabebuia, Arnica Campestre, Calêndula Silvestre, Lippia.
• Falta de – Rosa Canina, Capsicum, Sempervivum, Almin (Fes).

Austrália
• Drenada – Fringed Violet, Mint Bush.
• Pouca – Old Man Banksia, Macrocarpa.
• Desperdiçada – Black-eyed Susan.
• Diminuição da – Banksia Robur.
• Restaura a, vital como um todo – Angelsword.
• Para ajudar a fortalecer e a ativar as redes de energia telúrica, aplicar topicamente sobre a terra, em lugares sagrados ou em vórtices de energia, na forma de uma cruz céltica dentro de um círculo, sobre o qual a pessoa pode pedir para ser usada como um instrumento de Deus ou da Luz e ter energia de cura que flua diretamente das mãos – Emergency Essence (Waratah + Grey Spider Flower + Fringed Violet + Sundew + Crowea).

Saint Germain
• Que leva à ação – Piper + Leucantha + Embaúba + Rosa Rosa + Melissa + Sapientum + Cocos + Pectus.
• Que leva ao movimento – Leucantha + Piper + Embaúba + Unitatum + Allium + São Miguel.
• Suga a, dos outros – Verbena + Allium + São Miguel + Scorpius + Grandiflora + Limão + Carrapichão.
• Descongestionante energético – Purpureum + Erianthum + Abricó + Sergipe + Pinheiro-Libertação.
• Com comprometimento dos corpos físico e suprafísico – Fórmula Emergencial.
• Regenera os corpos sutis – Alcachofra.
• Transformação de – Lótus do Egito.

ENTUSIASMO

Bach
• Excessivo – Rock Water, Vervain, Impatiens, Agrimony, Oak.
• Falta de – Wild Rose.

Minas
• Exagerado – Verbenacea, Matricaria.
• Falta de, pela vida – Rosa Canina, Aleluia, Pervinca.
• Para enfrentar todos os riscos – Plantago, Leonotis.
• Com as manifestações cósmicas – Lacrima.

Austrália
- Falta de – Dynamis Essence (Old Man Banksia + Macrocarpa + Crowea + Banksia Robur).
- Perda temporária do – Banksia Robur.
- Perde repentinamente o, pelos objetivos – Peach-flowered Tea-tree.
- Dá espontaneidade e leveza – Little Flannel Flower.
- Suporte para seguir a paixão na vida com dedicação e entusiasmo – Gymea Lily.

Saint Germain
- Em demasia – Verbena.
- Falta de – ver desânimo.

EQUILÍBRIO
(Estabilidade mental e emocional. Relação harmoniosa entre várias tendências do comportamento.)

Bach
- Falta de – Clematis, Scleranthus.

Minas
- Emocional – Lilium, Ficus, Psidium, Chicorium, Calmim, Serenium (Ffl), Tranquillus (Fes), Harmonium (Fes).
- Físico e neuromotor – Sambucus, Ficus.
- Na sexualidade – Lilium, Origanum, Zante.
- Na espiritualidade – Lacrima, Luceris, Incensus.
- Na coletividade – Viola, Vernonia, Althaea, Coerentia (Fes).
- Entre o individual e o coletivo – Helinthus, Lantana, Coerentia (Fes).
- Entre o conteúdo e a forma – Ignea, Persicaria.
- Entre tendência opostas – Ficus.
- Entre masculino e feminino – Lilium, Zante, Conjuntio (Fes).
- Moderação no uso da palavra – Calêndula Silvestre.

Austrália
- Perda do – Sundew.
- Para os indecisos – Jacaranda.
- Das emoções; contra estresse – Black-eyed Susan.
- Para os que não terminam seus projetos e têm oscilações de humor – Peach-flowered Tea-Tree.
- E alinhamento dos corpos sutis com o corpo físico (acalma e centra) – Crowea, Fringed Violet.

- Ajuda a ver o conjunto e os detalhes – Yellow Cowslip Orchid.
- Entre o espiritual e o físico – Red Lily.
- Dos meridianos, dos órgãos principais e glândulas – Crowea.
- Dos hemisférios cerebrais e dos aspectos do masculino e feminino – Bush Fuchsia.
- Entre a mente consciente e inconsciente (sabotagem) – Five Corners.
- Das opiniões e preconceitos – Slender Rice Flower, Freshwater Mangrove.
- Entre os planos mental e emocional (cabeça e coração) – Hibbertia, Tall Yellow Top, Yellow Cowslip Orchid, Isoppogon.

Saint Germain
- Em geral – Varus + Piper + Incensum + Ipê Roxo + Goiaba + Cidreira + Pinheiro-Libertação.
- Da mente e das emoções, quando perturbadas por manipulações trevosas – Ameixa.
- Dos propósitos superiores, crísticos – Varus + Incensum + Lírio Real + Triunfo.
- Da alma e personalidade (sincronismo entre) – Erbum.
- Da energia masculina e feminina, tanto no homem como na mulher – Sapientum + Leucantha.
- Dos propósitos e interesses, sobrepondo os desejos e cobiças – Amygdalus + Wedélia + Triunfo.
- Divino – Thea + Myrtus + Dulcis + Mangífera.
- Da carreira e o lar – Gerânio + Gloxínia + Patiens + Cidreira + Varus + Melissa.
- Trabalha a dualidade – Varus + Ipê Roxo.
- Sincronicidade com os elementais (plano etérico) – Dulcis.
- Da ordem planetária com o ritmo das atividades do cotidiano – Poaia Rosa.

ESGOTAMENTO NERVOSO

Bach
- Olive, Oak, Hornbeam, Sweet Chestnut, Centaury, Cherry Plum, Wild Rose, Elm, Vervain, Scleranthus, Rock Rose.

Minas
- Foeniculum, Basilicum, Momordica, Matricaria, Tonarion, Verbenacea, Calmim, Tranquillus (Fes), Almin (Fes), Serenium (Ffl).

Austrália

• Em geral – Fringed Violet, Jacaranda, Paw Paw, Dog Rose ou Black-eyed Susan + Macrocarpa + Banksia Robur.

• No fim do próprio limite – Waratah.

• Nervoso e físico, por cuidar dos outros a longo prazo ou por desgaste profissional – Alpine Mint Bush.

• Por estar sempre disponível aos outros e pela rotina do dia a dia – Old Man Banksia.

• Por irritabilidade com os outros – Yellow Cowslip Orchid.

• Por sobrecarga de trabalho ou em casa – Paw Paw.

• Por não saber ou conseguir parar o ritmo – Black-eyed Susan.

• Em consequência de relacionamento em crise – Red Suva Frangipani.

• Por apatia – Kapok Bush.

• Por falta de vitalidade – Crowea, Macrocarpa.

• Por tensão e esforço – Wild Potato Bush.

• Físico e mental – Dynamis Essence (Old Man Banksia + Macrocarpa + Crowea + Banksia Robur).

Saint Germain

• Em geral – Fórmula para Estresse.

• Emocional – Ipê Roxo + Allium + São Miguel + Melissa + Verbena + Cidreira.

• Físico / psíquico – Ipê Roxo + Sapientum + Pepo + Allium + São Miguel + Dulcis + Limão + Verbena + Laurus Nobilis + Abricó.

• Mental – Ipê Roxo + Thea + Allium + São Miguel + Patiens + Thea.
Obs.: ver estresse.

ESPIRITUALIDADE

(Hipótese filosófica de que existe, associado ao organismo humano, um princípio de organização, um espírito, ser imaterial e eterno, dotado de propriedades inaveriguáveis e indemonstráveis pela ciência física.)

Bach

• Desenvolver a – Holly.

• Contatar nosso anjo da guarda (proteção pelo pensamento) – Red Chestnut.

• Potencializar a ação dos anjos – Aspen + Cherry Plum + Water Violet + Mustard.

Minas

- Em geral – Meditatio (Fes), Harmonium (Fes).
- Desenvolver a – Ageratum, Lacrima, Luceris, Camelli, Incensus.
- Patologias na – Luceris, Millefolium, Linum.
- Almas fracas, subjugadas e massificadas – Origanum.
- Auras manchadas e rompidas – Linum, Luceris.
- Auras frágeis e supersensíveis – Millefolium.
- Conexão com os guias espirituais – Lacrima, Luceris, Camelli, Incensus.
- Potencializar a ação dos anjos – Linum +Passiflora + Psidium + Ruta +Sinapsis.
- Conexão com os níveis intuitivos – Emilia, Typha.
- Forte ligação com a alma – Ageratum, Origanum, Typha.
- Consciência da vida dos sonhos – Ageratum.
- Perceber o próprio destino pessoal – Origanum, Typha.
- Dependência de gurus – Ruta, Emilia.
- Dependência de falsos êxtases – Ipomea.
- Harmonizar a desencarnação – Tagetes, Anil.
- Favorecer estados meditativos – Lacrima, Incensus, Meditatio (Fes).
- Despertar a espiritualidade – Jasminum, Ageratum, Incensus.
- Fidelidade ao eu interno – Ruta, Jasminum, Silene.
- Excesso de contatos mediúnicos – Luceris, Linum.
- Experiências fora do corpo – Linum, Luceris, Bipinatus, Tagetes.
- Ligações com pessoas além do umbral – Myosotis, Artemisia.
- Limpar o espelho da alma – Jasminum, Ageratum.
- Globalização e percepção mandálica – Margarites.
- Aprendizado durante as experiências espirituais – Sálvia, Melindre, Leonotis.
- Experiências espirituais exaustivas – Linum, Luceris.
- Falta de florescimento – Lavandula.
- Proteção do fio de prata – Linum.
- Ameaças durante experiências espirituais – Millefolium, Luceris, Linum, Artemisia.
- Quebrar resistências no plano espiritual – Jasminum, Lacrima.
- Purificação emocional e espiritual – Lacrima, Ageratum, Artemisia, Malus, Incensus.

- Quebrar vínculos cármicos danosos – Ruta, Artemisia, Trimera, Guinea.
- Quitar registros cármicos desnecessários – Millefolium.
- Restauração da própria identidade – Jasminum, Linum.
- Reconhecer compromissos cármicos – Myosotis.
- Sabedoria e humildade evolutiva – Sálvia, Tropaeolum, Leonotis, Villaresia.
- Silêncio e respeito aos fluxos energéticos – Taraxacum, Verbenacea, Splendens.
- Vítimas de encantamentos espirituais – Millefolium.
- Quebrar laços e feitiços – Millefolium, Linum, Artemisia.
- Sublimação de forças inferiores – Origanum.

Austrália

- Compartilhar os ensinamentos da – Green Spider Orchid.
- Discernimento espiritual; permite o acesso e recuperação de dons e capacidades de vidas passadas; libera energias e entidades negativas da psique; protege de influências externas – Angelsword.
- Despertar a – Meditation Essence (Angelswors + Bush Fuchsia + Bush Iris + Fringed Violet+ Red Lily).
- Potencializar a ação dos anjos – Angelsword + Bush Iris + Fringed Violet + Red Lily + Green Spider Orchid.
- Ponto de quietude em que a orientação e a direção espiritual podem ser encontradas – Black-eyed Susan.
- Para ouvir e seguir a intuição – Bush Fuchsia.
- Consciência da – Bush Iris.
- Alinha os corpos de energia sutil – Crowea.
- Cura os rompimentos da aura, dá proteção espiritual e guarda contra ataque psíquico ou drenagem de energia pelos outros – Fringed Violet.
- Atribulações da – Mint Bush.
- Clarear a confusão e a névoa na vida espiritual – Angelsword, Mint Bush, Red Lily.
- Estimula o crescimento da – • Dog Rose of The Wild Forces, Green Spider Orchid.
- Possessão, obsessão – Angelsword + Boronia + Mint Bush.
- Prepara a iniciação da – Mint Bush.
- Útil nas práticas da – Red Lily.
- Avidez da – Red Lily.
- Humildade quando se contempla a perfeição, que permite pedir orientação e direção quando se trabalha com o espírito, para que não venha apenas do ego – Gymea Lily.

- Envia espíritos ligados à terra para a Luz – Boab.
- Ajuda a prevenir a sabotagem do crescimento espiritual – Five Corners, Pink Mulla Mulla, Red Grevillea, Waratah.
- Possibilita que os mestres espirituais passem seu conhecimento sem verbalização – Green Spider Orchid.
- Aprender a lição espiritual pela qual encarnamos nesta vida – Sidney Rose.
- Para as crianças reconectarem-se com seus guias espirituais – Little Flannel Flower + Sundew.
- Viagem astral – Crowea + Red Lily.

Saint Germain
- Em geral – Fórmula de Proteção.
- Conexão com reino angélico – Incensum + Allium + São Miguel + Varus + Saint Germain + Rosa Rosa.
- Religar Antahkarana (aos que pedem misericórdia divina) – Saint Germain.
- Para os que estagnaram na jornada espiritual – Dulcis + Aveia Selvagem.
- Para os que estão trilhando a senda da – Algodão + Begônia + Aveia Selvagem.
- Para os que ficam à mercê das forças do astral – Allium + São Miguel + Incensum + Saint Germain + Goiaba + Boa Sorte + Laurus Nobilis + Lírio da Paz + Abricó + Ameixa.
- Sintonização da alma com os elementais (plano etérico) – Dulcis.
- Trabalha o elemento terra em nós – Pepo.
- Elevar o padrão vibratório dos ambientes – Incensum + Allium + São Miguel.
- Oráculo interno, o mais profundo de si – Begônia.
- Magia negra, encantamentos, desfaz – São Miguel + Abricó + Allium + Boa Sorte.
- Para os que participaram de rituais de magia negra, com ou sem sexo – Aveia Selvagem.
- Inquietação da alma – Saint Germain + Allium + São Miguel + Cidreira + Ipê Roxo + Varus + Tuia + Sapientum + Abricó + Ameixa + Pinheiro-Libertação.
- Fazer conexão com a alma – Incensum + Varus + Saint Germain + Allium + São Miguel + Lírio Real.
- Alma ferida – Unitatum + Arnica Silvestre + Algodão + Embaúba + Allium + São Miguel + Rosa Rosa.

- Alma que não consegue achar saída (claustrofobia) – Pectus + Capim Seda + Embaúba.
- Alma que não encontra saída (escuridão) – Saint Germain + Allium + São Miguel + Focum + Goiaba.
- Alma que não encarnou integralmente – Varus + Gerânio.
- Desenvolve a musicalidade da alma – Erbum.
- Alma sintonizada no mais baixo umbral – Saint Germain + Allium + São Miguel + Ameixa.
- Mediunidade forçada – Algodão + Arnica Silvestre + Allium + São Miguel + Aloe + Goiaba + Abricó.
- Caminhos fechados – Boa Sorte + São Miguel + Lírio da Paz + Abricó.
- Obsessão – Allium + Arnica Silvestre + Algodão + São Miguel + Emergencial.
- Para espíritos obsessores – Allium + São Miguel + Rosa Rosa + Goiaba + Abricó + Ameixa.
- Acúmulo de ectoplasma – Aloe + Begônia + Capim Seda + Focum + Goiaba + Leucantha + Purpureum + Flor Branca.
- Para o que sofre de vampirismo – Allium + São Miguel + Ipê Roxo + Goiaba + Ameixa + Carrapichão.
- Provoca sofrimento nos outros por vampirismo – Limão + Grandiflora + Scorpius + Allium + Dulcis + Carrapichão.
- Suscetibilidade à percepção de outros planos – Coronarium.
- Para os que tiveram, em vidas passadas, seus corpos usados em rituais de magia negra – Lótus/Magnólia.
- Para fechar a mediunidade (chacra coordenador) – Limão + Arnica Silvestre + Algodão + Melissa + Allium + São Miguel + Abricó + Triunfo + Leucantha + Lírio da Paz + Boa Sorte.
- Reconexão do Antahkarana (fio que faz a ligação com o divino) – (Fórmula da Reconexão) – Allium + Amygdalus + Arnica Silvestre + Goiaba + São Miguel + Varus + Abricó + Monterey + Myrtus + Lótus/Magnólia + Pinheiro Libertação + Saint Germain.

Espontaneidade

(Que se manifesta como que por instinto, sentimento natural, sem predeterminação.)

Bach
- Agrimony, Oak, Larch, Willow.

Minas
- Retirando as máscaras externas – Jasminum.

- Desabrochando livremente – Lavandula.
- Leveza e graça na vida – Zinnia, Solanis.
- Na busca de inspiração divina – Lacrima, Incensus.
- Inocência e fé no destino – Plantago, Leonotis, Typha.
- Fazer o que seja possível – Fórmula de Exame.

Austrália
- Liberando a criança interior – Little Flannel Flower.
- Emocional, lidar com as coisas conforme vão surgindo – Illawarra Flame Tree.

Saint Germain
- Melissa.

Esquizofrenia

(Termo que engloba várias formas clínicas de psicopatia e distúrbios mentais próximos a ela. Sua característica fundamental é a dissociação e a assintonia das funções psíquicas, disso decorrendo a fragmentação da personalidade e perda de contato com a realidade.)

A pessoa está inundada por informações do inconsciente coletivo, é vulnerável e exageradamente sensível ao meio ambiente e às emoções dos outros. Tem sentimentos de insegurança e a necessidade de controlar o meio, muitas vezes com comportamentos obsessivos.

Bach
- Star of Bethlehem, Elm, Clematis, Cherry Plum, Crab Apple, Holly, Water Violet, Wild Rose, Sweet Chestnut, Aspen, Rescue Remedy.

Minas
- Phyllanthus, Helianthus, Tropaeolum, Tagetes, Rosmarinus, Artemisia, Camelli, Passiflora, Heliotropium, Psidium, Basilicum.

Austrália
- Em geral – Fringed Violet + Angelsword.
- Nas situações de crise – Emergency Essence (Waratah + Fringed Violet + Sundew + Grey Spider Flower + Crowea).
- Falta de esperança, desespero e confusão associados com a perda de controle – Waratah.
- Para remover as entidades negativas que entraram na aura – Angelsword.
- Ajuda a equilibrar as funções do cérebro, especialmente em relação à queima de neurônios e à recepção de neurotransmissores – Bush Fuchsia.
- Perda do controle – Dog Rose of the Wild Forces.

- Paranoia – Mountain Devil.
- Ajuda a se comunicar com os esquizofrênicos em estado catatônico Red Lily.
- Dissociação e senso de desligamento – Sundew.

Saint Germain
- Coronarium + Saint Germain + Sorgo + Triunfo + Arnica Silvestre + Incensum e Fórmula Emergencial (conjuntamente) em vidros separados.
- Alucinações – Fórmula Emergencial, na solução estoque, de hora em hora.

EUFORIA
(Atitude emocional de invulnerabilidade e otimismo, acompanhada de intensa sensação de saúde e vigor, muitas vezes apesar de insuficiências somáticas que são ignoradas.)

Bach
- Vervain, Heather, Rescue Remedy.

Minas
- Verbenacea, Helianthus, Buquê de 5 flores, Tranquillus (Fes).

Austrália
- Em geral – Waratah.
- Para o maníaco depressivo, na fase de – Peach-flowered Tea-tree.

Saint Germain
- Verbena + Cidreira + Allium + São Miguel + Anis.

EU SUPERIOR
Bach
- Contato com o – Cerato.
- Estrutura do eu e purificação de aspectos físicos ou mentais – Wild Oat + Crab Apple.

Minas
- Lacrima, Camelli, Incensus, Emilia, Typha.

Austrália
- Acesso ao, para resolver problemas, quando se sente sobrecarregado por novas e excessivas ideias – Paw Paw.
- Para ouvir e seguir a intuição – Bush Fuchsia.

Saint Germain
- Conexão com o – Lírio da Paz.
- Desbloquear a conexão com o – Algodão + Varus + Saint Germain + Aveia Selvagem + Sergipe.

- Desbloquear a audição interna – Algodão + Laurus Nobilis + Rosa Rosa + Abricó + Incensum + Varus + Sergipe.
- Busca interior – Saint Germain + Incensum + Allium + São Miguel + Varus + Algodão + Abricó + Sergipe.
- Propósito divino, entusiasmo, alegria – Aloe + Cidreira + Piper + Boa Deusa.
- Propósito e interesse da alma, sobrepondo-se aos desejos e cobiças – Amygdalus + Wedélia.
- Integrar-se aos propósitos superiores – Incensum + Varus + Thea + Sorgo.

Obs.: ver espiritualidade.

EXAMES, PROVAS
Bach
- Gentian + Elm + Clematis + Larch + White Chestnut ou Larch + Clematis + Elm + Crab Apple + Chestnut Bud ou Rescue Remedy + Larch + Gentian + White Chestnut + Elm + Chestnut Bud + Mimulus – quatro gotas a cada duas horas.

Minas
- Fórmula de Exame, Examin (Fes), Cogitat (Fes), Securitat (Fes).

Austrália
- Cognis Essence (Paw Paw + Sundew + Bush Fuchsia + Isopogon + Bauhinia).
- Competições – Macrocarpa.
- Sensação de ser posto à prova – Mint Bush.

Saint Germain
- Medo de – Goiaba + Focum + Panicum.
- Auxiliar nas – Fórmula do Estudante ou Thea + Allium + São Miguel + Gloxínia + Sapientum + Patiens.

EXTROVERSÃO
(Personalidade que concentra seu interesse no mundo exterior a si – movimento da libido de dentro para fora.)

Bach
- Heather, Vervain.

Minas
- Excesso de – Helianthus, Fuchsia.
- Necessidade de – Dianthus, Viola, Helianthus.

Austrália
- Falta de – Five Corners.
- Excesso de, busca de fascínio – Gymea Lily.
- Excesso de, para chamar atenção e não ser rejeitado – Illawarra Flame Tree.
- Para ser extrovertido – Little Flannel Flower.
- Para o maníaco depressivo, na fase de euforia – Peach-flowered Tea-tree.

Saint Germain
- Falta de – Mimozinha.
- Excesso de – Verbena + Helicônia.

FANATISMO
Bach
- Com automartírio – Rock Water.
- Quer convencer – Vervain.
- Por uma causa – Chicory, Rock Water, Vervain.
- Religioso – Clematis, Vervain, Rock Water.

Minas
- Tentar impor suas ideias, entusiasmo – Verbenacea.
- Enraivecido quando contrariado – Vervano.
- Tentar impor suas ideias à força – Thumbergia, Vitis.
- Assume as ideias por superficialidade – Taraxacum.
- Rigidez doutrinária, dificilmente muda – Phyllanthus.
- Rigidez ascética, severidade – Icaro.

Austrália
- Para adquirir conhecimentos – Hibbertia.
- Para quem pertence a um grupo com atitudes racistas ou superiores em relação aos outros – Slender Rice Flower.
- Quando há um enfoque fechado ou preconceituoso em relação a pessoas, lugares, conceitos, etc. – Freshwater Mangrove.

Saint Germain
- Piper + Melissa + Cidreira.

FÉ
Bach
- Falta de – Gentian, Gorse, Larch, Sweet Chestnut, Wild Rose, Willow.
- Na cura – Gentian + Cerato.
- Os que se influenciam por opiniões externas e perdem a – Gentian + Walnut.

Minas
* Falta de, na recuperação – Aleluia.
* Falta de, nas provações – Sonchus, Palicores.
* Falta de, angústia – Heliotropium, Melindre.
* Falta de, crônica – Borragine.
* Na intenções alheias – Pastoris, Camelli.
* Na providência divina – Ambrosia.
* Para percorrer o mundo espiritual – Passiflora, Leonotis.
* Na capacidade de se curar – Tabebuia.
* Nos limites extremos suportáveis – Heliotropium, Typha.
* De que se pode vencer os desafios – Mimosa, Sonchus, Lavandula.
* Na eternidade da existência – Anil, Agave, Incensus.
* Que brota no coração – Rosa Canina, Villaresia.
* Que inunda a mente – Aleluia.
* No amor que a tudo permeia – Camelli, Lacrima, Villaresia.
* No perdão divino – Pinus, Aristoloquia, Cassia.

Austrália
* Melhora a, abre a espiritualidade – Bush Iris.
* Restaura a, e a confiança diante do terror – Grey Spider Flower.
* Para a percepção de que nunca fomos ou seremos abandonados pelo Espírito – Pink Mulla Mulla, Tall Yellow Top.
* Abre o chacra coronário e a espiritualidade, conectando-nos com o nível mais profundo da – Red Lily.
* Na abundância universal – Bluebell.
* Na existência divina – Bush Gardenia.
* Fé espiritual, coragem e confiança de que nunca recebemos além do que podemos enfrentar – Waratah.

Saint Germain
* Para os que pedem misericórdia divina – Saint Germain + São Miguel + Allium + Varus + Sapientum + Tuia + Limão + Abricó + Ipê Roxo.
* Aos que querem resgatar a – Saint Germain + São Miguel + Allium + Varus + Tuia + Sapientum + Limão + Ipê Roxo + Mangífera + Abricó.

FEMININO

Bach
* Wild Rose (luz do).
* Lado sombra feminino (tanto na mulher como no homem) – Aspen.

Minas
* Harmonização das forças sexuadas da alma (o masculino e o feminino) – Conjuntio (Fes).

- Feminilidade equilibrada – Zante, Lilium, Mater-Paternarum.
- Que não desabrochou – Lavandula.
- Feminilidade exarcebada com tendências mórbidas – Aristoloquia, Jasminum, Lilium, Origanum.
- Exacerbado em indivíduos masculinos – Zante.
- Feminilidade muito sobrecarregada em seus deveres – Lilium.
- Maternidade e nutrição equilibradas – Matricaria, Inga.

Austrália
- Para o homem expressar o – Flannel Flower.
- Homem que nega o – Wisteria.
- Falta do, na mulher – She Oak.

Saint Germain
- Desenvolve a delicadeza – Erbum.

FOBIAS

(Aversão mórbida e aparentemente imotivada em relação a determinadas pessoas e situações.)

Bach
- Em geral – Mimulus, Red Chestnut, Rock Rose, Aspen, Cherry Plum ou Rock Rose + Crab Apple + White Chestnut + Larch + Mimulus + Red Chestnut + Scleranthus + Vervain + Cherry Plum + Gorse + Chestnut Bud + Vine ou Todos os Chestnuts – Red Chestnut + White Chestnut + Chestnut Bud + Sweet Chestnut.
- Fobia escolar – Rescue Remedy + Mimulus + Gentian + Walnut + Honeysuckle.
- Social – Centaury + Star of Bethehem + Mimulus + Rock Water.

Minas
- Em geral – Mimosa, Psidium, Sambucus, Ambrosia, Bipinatus, Trimera, Plantago, Passiflora, Securitat (Fes) ou Passiflora + Mimosa + Bipinatus + Psidium + Trimera + Momordica.
- Fobia social – Mimosa + Viola + Fragaria + Plantago + Fórmula de Exame.
- Fobia escolar – Mimosa + Madressilva + Sonchus + Millefolium + Buquê de 9 flores.
- Noturna – Bonus Somnus (Fes), Bipinatus, Passiflora, Mimosa.

Austrália
- Brandas – Dog Rose.
- Específico para, e terror – Grey Spider Flower.
- Relacionadas com vidas passadas – Green Spider Orchid.
- Medo de perder o controle da mente – Dog Rose of the Wild Forces.

Saint Germain
- Em geral – Panicum + Goiaba + Allium + São Miguel + Focum + Dulcis + Pinheiro-Libertação ou Goiaba + Laurus Nobilis + Alcachofra + Pinheiro-Libertação.
- Social – Goiaba + Panicum + Anis + Unitatum + Alcachofra + Piper. Ou: Red Chestnut + Mimulus + White Chestnut + Cherry Plum + Mustard + Star of Bethlehem + Gorse (Bach) + Pastoris + Arnica Campestre (Minas). Aspergir Gorse na casa para todos entrarem na mesma energia.

Obs.: ver neuroses.

FORÇA

Bach
- Vital para a alma e a psique (mente admite o cansaço) – Olive.
- Vital para o corpo (mente não admite o cansaço) – Oak.
- Motriz para o corpo – Hornbeam.
- Dá explosão para sair o que é necessário – Hornbeam.
- Para o atraso motor – Hornbeam + Chestnut Bud.
- Maior para agudizar estados de tristeza crônicos e mal resolvidos – Pine + Hornbeam.
- Do eu ser ele mesmo, ter a vontade forte de vencer o instintivo e liberar o amor ao seu corpo – Centaury.
- Para o novo, nas fases de renascimento – Sweet Chestnut + Walnut.
- De renovação de ciclos e no cansaço por usar muito o pensamento – Olive + Walnut.
- Para mudar o negativismo – Willow + Larch.
- Fortalecendo o propósito – Wild Oat + Walnut.
- Para o corpo e para a mente – Olive + Centaury + Hornbeam.
- Diante da doença, da dor – Agrimony.

Minas
- Favorecer as, de vontade – Almin (Fes), Aleluia, Ruta, Rosa Canina.
- Sublimar as, involutivas e primitivas – Harmonium (Fes), Origanum.
- Despertar as, maternais adormecidas – Lilium.
- Harmonizar as, maternais exarcebadas – Matricaria, Chicorium, Trimera, Inga.
- Na digestão das experiências da vida – Cogitat (Fes), Foeniculum, Sálvia.
- Para ser genuíno e autêntico – Ruta, Silene.
- Sabendo dizer não, franqueza – Ruta, Tonarion.
- Esgotamento das – Almin (Fes), Foeniculum, Sempervivum.

- De defesas psíquicas intatas – Millefolium, Linum, Guinea.
- Persistência e resistência nas lutas – Almin (Fes), Estimilis (Fes), Agave.
- Exauridas na ânsia de servir – Almin (Fes), Estimilis (Fes), Ruta, Matricaria.

Austrália
- Para o corpo e a mente – Dynamis Essence (Old Man Banksia + Macrocarpa + Crowea + Banksia Robur).
- Age nos músculos e nos tendões para melhorar a, física – Crowea.
- Dá, a quem está adiante dos seus parceiros e ajuda a manter a pessoa no topo de seu caminho escolhido – Gymea Lily.

Saint Germain
- Vontade, determinação, proteção – Allium + Erbum + Melissa + São Miguel + Scorpius + Tuia + Varus + Carrapichão + Chapéu de Sol + Goiaba + Sergipe.
- Para enfrentar grandes desafios – Goiaba + Ipê Roxo + Allium + São Miguel + Melissa + Abricó + Sergipe.
- E fibra – Cocos.

FRIEZA
Bach
- Water Violet, Clematis, Wild Rose.

Minas
- Emocional, indiferença – Tropaeolum, Rosmarinus, Dianthus.
- Ocultando o pranto interior – Dianthus.
- Sexual – Hibiscus, Rosmarinus, Zinnia, Pinus, Basilicum, Foeniculum, Victris-H (Ffl), Victris-M (Ffl).

Austrália
- Grande – Tall Mulla Mulla.

Saint Germain
- Grandiflora + Scorpius.

FRUSTRAÇÃO
(Estado emocional que se apresenta quando um determinado desejo, instinto ou expectativa não é satisfeito.)
Bach
- Willow, Larch, Gentian, Chicory, Elm.

Minas
- Com o ambiente de trabalho – Vernonia.
- Com falta de inspiração – Origanum, Passiflora, Bougainvillea.
- Com a falta de realização pessoal – Lavandula.

- Com o passado de desacertos – Origanum.
- Com uma vida de azar e fracassos – Zinnia.
- Com o desempenho do parceiro – Mirabilis.
- Com o próprio desempenho sexual – Basilicum, Lavandula.
- Com as mudanças que estão acontecendo – Millefolium.

Austrália
- Com tudo na vida – Southern Cross.
- Das pessoas que normalmente são vibrantes e que têm desapontamentos, obstáculos ou saúde ruim – Banksia Robur.
- Pela sua natureza perturbada continuamente indisposta – Jacaranda.
- Para os acelerados, quando as coisas não andam tão depressa quanto eles – Black-Eyed-Susan.
- Com a vida e por não vê-la melhorando – Sunshine Wattle.
- Para quem sabe que a mudança é necessária, e, sabendo o que quer, sente-se travado – Red Grevillea.
- Pelos obstáculos e pelas reivindicações da família – Old Man Banksia.
- Sentem-se sobrecarregados ou desanimados fisicamente, não sendo capazes de fazer o que querem – Wild Potato Bush.

Saint Germain
- Embaúba + Melissa + Cidreira + Patiens + Ipê Roxo + Sergipe.

Gagueira

(Distúrbio do ritmo da fala que se manifesta por sintomas como hesitações, repetições e bloqueios que podem ou não estar acompanhados de secundarismos verbais, ou seja, sons, sílabas ou palavras desnecessárias que são incluídas a movimentos do corpo, igualmente inúteis à expressão verbal.)

Expressa insegurança, falta de permissão para chorar, dificuldade de contato e parceria. Implica também o medo de permitir que o que está oprimindo se expresse ou extravase.

O controle no pescoço provoca uma estagnação que impede o fluxo das palavras, por causa do medo do material psíquico que sobe do nível inferior e quer tornar-se consciente. Estrangula o conteúdo emergente no pescoço.

Bach
- Larch, Mimulus, Cherry Plum, Chestnut Bud, Gentian, Impatiens, Rock Rose, Cerato, Elm, Scleranthus ou

Impatiens + Larch + Mimulus + Cerato + Elm.

Minas
- Mimosa, Lavandula, Calêndula Silvestre, Sambucus, Taraxacum, Sálvia.

Austrália
- Five Corners + Bush Fuchsia + Dog Rose + Kangarro Paw + Waratah.

Saint Germain
- Focum + Goiaba + Panicum + Erbum + Varus + Thea + Sapientum + Embaúba + Unitatum + Cidreira + Vitória + Abricó + Laurus Nobilis.

GENTILEZA (DESENVOLVER A,)

Bach
- Beech + Impatiens + Holly + Vervain + Vine + Cherry Plum.

Minas
- Mirabilis + Impatiens + Verbenacea + Camelli + Thumbergia + Psidium.

Austrália
- Mountain Devil + Flannel Flower + Bush Gardenia.

Saint Germain
- Limão + Scorpius + Verbena + Wedélia + Patiens.

HIPERATIVIDADE

(Aumento mórbido dos movimentos e da atividade.)

Bach
- Psicomotora – Vervain, Impatiens, Cherry Plum.
- Mental – White Chestnut, Vervain, Cherry Plum, Elm, Impatiens.

Minas
- Psicomotora – Nicociana, Impatiens, Vervano, Psidium, Sambucus, Calmim.
- Mental – Psidium, Verbenacea, Impatiens, Basilicum, Calmim, Momordica, Serenium (Ffl), Tranquillus (Fes).

Austrália
- Cognis Essence (Bush Fuchsia + Isopogon + Paw Paw + Sundew) + Black-eyed Susan + Jacaranda.

Saint Germain
- Varus + Piper + Allium + São Miguel + Limão + Coronarium + Abricó.

HIPERSENSIBILIDADE

(Sensibilidade anormalmente aumentada a qualquer tipo de estímulo.)

Bach
- Agrimony, Centaury, Mimulus, Rock Rose, Aspen, Clematis, Walnut.

Minas
- Psíquica – Millefolium, Pastoris.
- Espiritual – Linum, Millefolium, Luceris, Guinea.
- Sensorial – Icaro, Millefolium, Origanum.

Austrália
- Psíquica e espiritual – Angelsword.
- Após nascimento, terapia de renascimento, catarse ou choque – Fringed Violet.
- Por falta de autoestima – Sturt Desert Rose.
- Por insatisfação – Flannel Flower, Wisteria.
- A opiniões e críticas dos outros – Red Grevillea.
- Ao torvelinho emocional dos outros ao seu redor – Dog Rose of the Wild Forces.
- Para sentimentos de rejeição, real ou imaginária – Illawarra Flame Tree.

Saint Germain
- Em geral – Fórmula de Proteção.
- Psíquica – São Miguel + Allium.
- Emocional – Coronarium.

HIPOCONDRIA

(Perturbação mental em que há depressão e preocupação obsessiva com o próprio estado de saúde: o doente, por efeito das sensações subjetivas, julga-se preso a condições mórbidas na realidade inexistentes.)

Bach
- Em geral – tomam muitos remédios porque têm muitos sintomas – Scleranthus ou Heather + Crab Apple + Chicory ou Crab Apple + Mimulus + Gentian ou Holly + Crab Apple + Gentian + Mimulus.

Minas
- Em geral – Helianthus, Mimosa, Bipinatus, Malus, Sonchus ou Mimosa + Basilicum + Momordica + Malus + Sonchus + Helianthus + Aleluia.

Austrália
- Peach-flowered Tea-tree + Crowea ou Peach-flowered Tea-tree + Grey Spider Flower + Dog Rose + Sunshine Wattle.
- Para ocasiões em que o excesso de preocupação com a saúde surge em razão da falta de entendimento da causa dos sintomas ou da condição – Spinifex.

Saint Germain
- Melissa + São Miguel + Allium.

HISTERIA

(Psicopatia cujos sintomas se baseiam na conversão de impulsos inaceitáveis, reprimidos no inconsciente, em sintomas somáticos. Caracterizada por falta de controle sobre atos e emoções, ansiedade, sentido mórbido de autoconsciência, exagero do efeito de impressões sensoriais, e por simulação de diversas doenças.)

Bach
- Em geral – Rescue Remedy, Chicory, Rock Rose, Cherry Plum.
- Crises – Rescue Remedy + Chestnut Bud + Agrimony + Scleranthus + Holly + Heather + Vervain.

Minas
- Em geral – Tranquillus (Fes).
- Como falsa emocionalidade – Fuchsia.
- Por bloqueios na capacidade de expressão – Bipinatus, Lactuca, Coleus.
- Falta de saídas criativas aceitáveis – Psidium, Sambucus, Bougainvillea, Prunus, Coleus.
- Por contrariedades e raivas – Vervano.
- Como chantagem emocional – Chicorium, Fortificata, Inga.
- Por sobrecarga de afazeres conjugais – Lilium, Psidium.
- Ao sentir-se incapaz de proteger – Matricaria.
- Por causa de mediunidade desequilibrada – Luceris, Linum, Guinea.
- Acúmulo de fracassos e frustações – Origanum, Lavandula.

Austrália
- Em geral – Emergency Essence – (Waratah + Fringed Violet + Sundew + Grey Spider Flower + Crowea).
- Sexual – Wisteria.

Saint Germain
- Em geral – Fórmula para Nervosismo/ Agitação ou Cidreira + Melissa + Allium + São Miguel.

Obs.: ver neuroses.

HOMOSSEXUALIDADE

(Atração sexual ou erótica por uma pessoa do mesmo sexo.)

Bach
- Scleranthus + Wild Oat.

Minas
- Autodesgosto com a própria – Zante.

- Com sentimentos de culpa e pecado – Aristoloquia, Cassia.
- Não aceitação da, em um parente – Mirabilis, Zinnia.
- Vivenciada com desregramento sexual – Origanum, Lilium.

Austrália
- Autodesgosto com a – Billy Goat Plum.
- Com sentimentos de culpa – Sturt Desert Rose.

Saint Germain
- Para os conscientes da doença da alma – Saint Germain + Allium + São Miguel + Sapientum + Tuia + Varus + Flor Branca.

HUMILDADE
Bach
- Falta de – Aspen, Beech, Holly, Vervain, Water Violet.
- Excesso – Pine, Olive, Crab Apple, Centaury.

Minas
- Falta de – Ignea, Mirabilis, Tropaeolum, Camelli, Verbenacea.
- Excesso – Ruta, Pinus, Sempervivum.

Austrália
- Falta de – Slender Rice Flower, Gymea Lily, Hibbertia, Rough Bluebell.
- Excesso – Philotheca.

Saint Germain
- Despertar a – Wedélia.

HUMOR
(Atitude ou tendência emocional para reagir favorável – bom humor –, ou desfavorável – mau humor –, a outras pessoas.)

Bach
- Oscilação – Scleranthus, Mustard.
- Mau – Chicory, Willow, Holly.
- Sem senso de – Mimulus.

Minas
- Dissimulando a tortura interna – Fuchsia.
- Oscilação periódica do – Ficus, Eucalyptus.
- Mau crônico – Mirabilis, Zinnia.
- Genuinamente jovial – Zinnia.
- Sombrio com introversão – Sinapsis, Heliotropium.

Austrália
• Para liberar a brincadeira, a espontaneidade e a falta de autoconsciência da criança interior – Little Flannel Flower.
• Oscilação – Peach-flowered Tea-tree.
• Mau – Southern Cross.
• Sarcástico – Yellow Cowslip Orchid.
• Falta de – Hibbertia.

Saint Germain
• Mau, em geral – Erianthum + Limão.
• Mau, sem motivo aparente – Pinheiro-Libertação.
• Por retenção de líquidos – Purpureum.
• Quando acorda – Bom Dia.
• Por tensão pré-menstrual – Purpureum.

IMATURIDADE

Bach
• Física e/ou mental – Chestnut Bud + Larch.
• Comportamento infantil – Chicory.
• Para que aflorem estados inconscientes – Holly + Wild Oat + Star of Bethlehem.

Minas
• Em geral – Cogitat (Fes).
• Psicológica – Lavandula.
• Na vida – Sálvia.
• Espiritual – Luceris.

Austrália
• Comportamento imaturo e ingênuo – Kangaroo Paw.
• Para a mãe primípara, que precisa amadurecer rapidamente – Bottlebrush.
• Para os que desenvolveram esse traço como resultado de intimidação e crítica de parentes mais velhos ou dos pais, quando eram pequenos – Dog Rose.
• Para os que são inábeis para manter o equilíbrio por – Dog Rose of the Wild Forces.
• Em algumas ocasiões, o senso de fixação pode ser resolvido com maior experiência de vida ou com uma visão mais ampla da própria situação – Red Grevillea.

Saint Germain
• Trabalha o amadurecimento – Sapientum + Thea.

- Causada por traumas violentos na infância – Sapientum + Focum + Goiaba.
- Física / psíquica – Sapientum + Thea + Gerânio + Unitatum + Melissa + Allium + São Miguel + Leucantha.
- Dificuldades por imaturidade física e psíquica – Gerânio + Sapientum + Thea.

IMPACIÊNCIA
Bach
- Impatiens, Scleranthus, Chestnut Bud, Vervain.

Minas
- Em geral – Serenium (Ffl), Tranquillus (Fes).
- Com o ritmo e a lentidão dos outros – Impatiens.
- Com a conduta alheia – Mirabilis.
- Consigo mesmo – Psidium.
- Com as tarefas – Impatiens, Verbenacea, Vervano.

Austrália
- Para quem pensa e age depressa e fica frustrado com o ritmo alheio – Black-eyed Susan.
- Para líderes inatos deixarem que os outros expressem suas opiniões – Gymea Lily.
- Possibilita ficar centrado em um projeto enquanto este não se completa – Jacaranda.
- Para quem fica impaciente e entediado quando não há mais um desafio no que está fazendo – Peach-flowered Tea-tree.

Saint Germain
- Em geral – Patiens + Erbum.
- E desatenção – Thea + Patiens + Gerânio.

IMPETUOSIDADE
Bach
- Impatiens, Cherry Plum, Vervain, Holly.

Minas
- Impatiens, Psidium, Camelli, Vervano, Verbenacea, Vitis, Coleus, Prunus, Serenium (Ffl), Tranquillus (Fes).

Austrália
- Por rejeição da autoridade – Red Helmet Orchid.
- No falar e se comunicar – Illawarra Flame Tree.

• Explosões emocionais sem pensar nas consequências – Kangaroo Paw.

Saint Germain

• Em geral – Fórmula para Nervosismo/ Agitação ou Patiens + Scorpius + Verbena.

IMPUREZA, SENSAÇÃO DE

Bach

• Crab Apple.

Minas

• Cassia, Malus, Aristoloquia.

Austrália

• Billy Goat Plum.

Saint Germain

• Autoimagem negativa e impura – Tuia + Flor Branca + Vitória + Abricó.

• Sentir-se sujo – Incensum + São Miguel + Tuia + Sapientum + Varus, Piper + Allium + Limão + Ipê Roxo + Purpureum + Flor Branca.

INADEQUAÇÃO

Bach

• Às responsabilidades – Elm, Mimulus, Walnut, Hornbeam.

Minas

• Em geral – Estimilis (Fes), Securitat (Fes), Harmonium (Fes).

• Nas tarefas usuais, incapacidade – Basilicum.

• Em determinados momentos – Foeniculum.

• Na estrutura de uma empresa – Vernonia.

• Interna nas proporções do ego – Helianthus.

• Nos deveres e direitos – Vernonia.

• Interna, com angústia – Heliotropium, Melindre.

• Na vida, sem direitos – Pinus, Aristoloquia.

• Com encargos excessivos no lar – Lilium.

• Por suportar os carmas alheios – Ruta, Trimera.

• Com desobediência e rebeldia – Vernonia.

Austrália

• Banksia Robur, Kangaroo Paw, Paw Paw, She Oak, Tall Mulla Mulla.

Saint Germain
- Para conviver em grupo – Sorgo + Melissa + Vitória + Abricó + Sergipe.
- Para efetuar trabalhos de comando – Abricó.
- Para enfrentar os desafios do dia a dia – Gerânio + Gloxínia + Embaúba + Bom Dia + Cidreira + Goiaba.
- Para entendimento – Thea + Gloxínia + Sapientum + Abricó.
- Para prosseguir – Gerânio + Embaúba + Piper + Allium + São Miguel + Sergipe.
- Diante de imprevistos – Cidreira + Goiaba + Gloxínia + Allium + São Miguel.
- Por sobrecarga de obrigações – Patiens + Cidreira + Melissa + Allium + São Miguel + Gerânio + Gloxínia + Laurus Nobilis + Cocos.
- Para desempenhar naturalmente as obrigações diárias – Piper + Cidreira + Allium + Gerânio + São Miguel + Embaúba + Gloxínia + Varus + Abricó.
- Não conseguem terminar as tarefas diárias – Patiens + Embaúba + Allium + São Miguel + Gloxínia.

Obs.: ver confiança.

INCONSTÂNCIA
Bach
- Cerato, Scleranthus, Walnut, Wild Oat.

Minas
- Emilia, Ficus, Eucalyptus, Origanum, Millefolium.

Austrália
- Em geral – Red Grevillea, Jacaranda, Peach-flowered Tea-tree.
- Afetiva – Wedding Bush.

Saint Germain
- Patiens + Allium + São Miguel + Sergipe.

INDECISÃO, DÚVIDA
Bach
- Sobre a própria capacidade – Cerato, Elm, Gentian, Larch, Hornbeam.
- Quanto à recuperação, à cura – Clematis, Crab Apple, Gorse, Hornbeam, Sweet Chestnut, Willow.
- Sobre a própria criatividade – Larch.
- Sobre a salvação, religiosa – Sweet Chestnut, Gentian.
- Sobre a própria opinião – Cerato.
- Para decidir – Scleranthus.
- Sobre a escolha profissional – Wild Oat.

- Diante de um desafio – Gentian.

Minas
- Em geral – Ficus + Emilia + Origanum, Securitat (Fes), Estimilis (Fes), Examin (Fes), Almin (Fes).
- Sobre a própria capacidade – Foeniculum, Lavandula.
- Sobre a própria importância pessoal – Althaea.
- Sentindo-se sobrecarregado – Basilicum.
- Sobre a própria opinião – Emilia.
- Sobre qual decisão tomar – Ficus.
- Sobre o rumo a tomar na vida – Origanum.
- Quando surgem obstáculos – Sonchus, Heliofolius, Leonotis.
- Com obstáculos por todos os lados – Borragine.
- Entre valores morais e materiais – Ignea.
- Entre agir e não agir – Eucalyptus.
- Por não confiar na sabedoria interior – Emilia.
- Por ser muito lento – Piperita.
- Entre duas possibilidades – Ficus.

Austrália
- Pelo medo de tomar uma decisão errada – Jacaranda.
- Acesso ao eu superior para ter mais facilidade às decisões – Paw Paw.
- Quanto ao rumo da vida – Silver Princess.
- Para ancorar nos detalhes das informações disponíveis – Sundew.
- Quanto à espiritualidade – Red Lily.

Saint Germain
- Em geral – Abricó + Aveia Selvagem.
- Por imaturidade – Leucantha + Cocos.
- Decisões importantes a tomar – Cidreira + Allium + São Miguel + Gloxínia.

Obs.: ver insegurança.

INFLUENCIÁVEL

Bach
- Cerato, Scleranthus, Centaury, Agrimony, Wild Oat, Chestnut Bud, Walnut, Holly.

Minas
- Emilia, Millefolium, Ruta, Origanum.

Austrália
- Sturt Desert Rose.

Saint Germain
• Vitória + Laurus Nobilis.

INGENUIDADE
Bach
• Cerato.
Minas
• Emilia.
Austrália
• Kangaroo Paw, Wisteria.
Saint Germain
• Thea + Sapientum + Gloxínia + Abricó.

INSANIDADE
(Termo usado na acepção de psicose ou qualquer doença mental de graves características refletidas no comportamento.)
Bach
• Clematis, Cherry Plum, Elm.
Minas
• Medo da própria – Psidium, Basilicum.
• Psicopatologias – Basilicum, Sambucus, Psidium, Artemisia, Ruta, Origanum, Vernonia, Dianthus, Guinea, Nigrum.
Austrália
• Para qualquer crise de – Emergency Essence (Waratah + Grey Spider Flower + Fringed Violet + Crowea + Sundew).
• Mudanças de humor graves – Black-eyed Susan + Crowea + Peach-flowered Tea-tree.
• Equilibrar o funcionamento do cérebro – Bush Fuchsia.
• Dissociação, desligamento – Sundew.
• Sensação de não pertencer a nada – Tall Yellow Top.
• Casos de desespero, pensamentos suicidas – Waratah.
• Medo da perda do eu – Dog Rose of the Wild Forces.
• Perda da memória, enfraquecimento do intelecto – Isopogon, Yellow Cowslip Orchid.
Saint Germain
• Panicum + Focum + Goiaba + Allium + São Miguel + Coronarium + Ameixa.

INSATISFAÇÃO
Bach
• Com irrealizações – Oak, Pine, Wild Oat.

- Por não tirar maior prazer da vida – Heather.
- Profissional, vocacional – Hornbeam, Wild Oat.
- Por carência – Chicory.
- Por frustração – Walnut.
- Por ambições frustradas – Walnut + Oak.
- Não se sente bem e não sabe o que tem – Chestnut Bud + Cerato + Wild Oat.

Minas
- Com o trabalho ou rumo da vida – Origanum, Melindre.
- Com as próprias limitações pessoais – Phyllanthus.
- Com a falta de retorno afetivo – Chicorium, Inga.
- Com o comportamento das pessoas – Mirabilis.
- Com a própria identificação sexual – Zante.
- Com a falta de realização pessoal – Lavandula, Melindre.
- Sentindo-se impuro e despreparado – Ageratum.
- Com a vida em geral, tédio – Zinnia, Melindre, Leonurus.

Austrália
- Com a vida espiritual – Bush Iris.
- Por preocupações – Crowea.
- Com a restrição do corpo – Wild Potato Bush.
- Com o rumo da vida – Silver Princess, Red Grevillea, Kapok Bush.

Saint Germain
- E inquietação da alma – Saint Germain + Allium + São Miguel + Cidreira + Ipê Roxo + Varus + Tuia + Sapientum + Abricó + Pinheiro-Libertação.

INSEGURANÇA

Bach
- Em geral – Aspen, Cerato, Gentian, Larch, Gorse, Heather, Holly, Mimulus, Rock Rose, Scleranthus, Elm, Chestnut Bud.
- Pelo futuro – Aspen.
- No cotidiano – Mimulus.
- Por experiências passadas – Mimulus, Chestnut Bud.

Minas
- Em geral – Securitat (Fes), Estimilis (Fes), Examin (Fes), Harmonium (Fes), Lavandula + Sonchus + Mimosa + Jasminum.
- Com relação ao futuro – Ambrosia, Passiflora, Leonotis.
- Na convivência mútua – Viola, Lantana, Pastoris.
- Com relação às intenções alheias – Pastoris.
- Com a própria capacidade – Lavandula, Foeniculum.

- Quando no meio de muita gente – Mimosa, Viola, Bipinatus.
- Timidez – Mimosa, Viola.
- Disfarçada, extroversão e loquacidade – Fuchsia.
- Social – Althaea.
- Com o ambiente familiar – Buquê de Lactentes, Guttagnello.
- Com os riscos da vida – Plantago, Pervinca.
- Com medo de perder o controle psíquico – Psidium.
- Temendo a escassez de recursos – Ambrosia, Fórmula da Opulência.
- Ao ter de tomar decisões – Fórmula de Exame.

Austrália
- Confid Essence (Five Corners + Dog Rose + Sturt Desert Rose + Southern Cross) ou Dog Rose, Tall Mulla Mulla, Bush Iris, Bush Fuchsia, Philotheca, Silver Princess, Slender Rice Flower.

Saint Germain
- Sempre – Leucantha + o floral da causa.
- Com relação à sobrevivência diária – Abundância + Cidreira + Sapientum + Pepo + Thea + Abricó + Goiaba.
- Social no grupo – Sorgo + Gloxínia + Melissa + Curculigum + Allium + São Miguel.
- Por saber que pode contar apenas consigo mesmo – Alcachofra.
- Desenvolve a iniciativa – Patiens + Allium + São Miguel + Leucantha + Embaúba + Piper + Gloxínia.

Obs.: ver confiança.

INSENSIBILIDADE
(Incapacidade de sentir determinada classe de informações sensoriais ou as sensações oriundas de uma localização.)

Bach
- Clematis, Star of Bethlehem, Wild Rose.

Minas
- Às estimulações externas – Rosmarinus, Melindre, Leonotis.
- Ao sofrimento – Camelli, Palicores.

Austrália
- Emocional – Tall Mulla Mulla, Bush Iris, Kangaroo Paw, Little Flannel Flower, Yellow Cowslip Orchid.
- Física – Flannel Flower.

Saint Germain
- Emocional – Grandiflora + Scorpius.
- À dor – Limão.

INSIGHTS

(Súbita ocorrência, um repentino vislumbre que leva a uma resposta original, isto é, sem base em experiências prévias. Conscientização de motivos, relações, sentimentos e impulsos que eram totalmente inconscientes.)

Bach
- Chestnut Bud + Cerato + Walnut.

Minas
- De princípios geradores – Margarites, Melindre, Leonurus, Typha, Lacrima, Tropaeolum.
- Dos significados das experiências da vida – Sálvia, Leonotis.
- Dos significados simbólicos dos sonhos – Ageratum.
- Sobre a realidade oculta e espiritual – Lacrima, Incensus.
- Sobre o amor universal – Camelli, Villaresia.
- Sobre os fenômenos subjacentes – Luceris, Lacrima, Incensus.

Austrália
- Favorecer os – Green Spider Orchid.
- "Eureka" – Bauhinia.

Saint Germain
- Thea + Sapientum + Abricó.

INSÔNIA

(Incapacidade, decorrente de causas diversas, de conciliar o sono.)

Expressa medo e falta de confiança no processo da vida, assim como uma fuga do inconsciente para não ver o lado sombra.

Bach
- Em geral – Rescue Remedy, Impatiens, Vervain, White Chestnut, Rock Water, Agrimony, Red Chestnut ou Rescue Remedy + Aspen + Vervain + White Chestnut.
- Por brigas, discussões – Agrimony.
- Por indecisões – Scleranthus.
- Por medo de dormir – Rescue Remedy, Rock Rose, Aspen.
- Por não relaxar – Impatiens, Vervain.
- Por pensamentos persistentes – Vervain + White Chestnut.
- Por visões no escuro – Aspen.

Minas
- Em geral – Impatiens, Verbenacea, Fuchsia, Mormodica, Trimera,

Ficus, Matricaria, Dianthus, Lavandula, Psidium, Mirabilis, Nicociana, Calmim, Luceris, Mimosa, Viola, Buquê de 9 flores, Bonus Somnus (Fes), Serenium (Ffl), ou Fuchsia + Verbenacea + Psidium + Impatiens ou Verbenacea + Impatiens + Mormodica + Passiflora + Vervano e + Fuchsia, Trimera ou Bipinatus, e, se necessário, mais um fitofloral.

Austrália
• Boronia, Crowea, Black-eyed Susan, Grey Spider Flower, Green Spider Orchid ou
Emergency Essence (Waratah + Grey Spider Flower + Fringed Violet + Sundew + Crowea) + Green Spider Orchid.

Saint Germain
• Allium + Cidreira + Limão + São Miguel + Melissa + Amygdalus + Goiaba + Panicum + Focum + Pinheiro-Libertação.

INSTABILIDADE

(Tendência para a rápida mutação emotiva, falta de autodomínio.)

Bach
• Scleranthus, Aspen, Cherry Plum, Rescue Remedy.

Minas
• Em geral – Serenium (Ffl), Harmonium (Fes), Tranquillus (Fes).
• Mudanças de humor motivadas – Ficus, Lilium.
• Mudanças de humor imotivadas – Passiflora.
• Mental momentânea – Psidium, Basilicum.
• Mental, crônica, insanidade – Buquê de 9 flores, Nigrum.
• Comportamento perigoso, agressivo – Buquê de 9 flores, Calêndula Silvestre.
• Com tendências suicidas – Psidium, Sambucus, Buquê de 5 flores.
• Motora e física – Ficus, Sambucus, Millefolium.

Austrália
• Mudanças de humor – Peach-flowered Tea-tree.
• Mental e emocional – Dog Rose of the Wild Forces.
• Nunca termina algo antes de começar outra coisa – Jacaranda.
• Quando não se sente bem ou ligeiramente desequilibrada – Crowea.
• Para centrar-se no momento presente – Sundew.
• Seguir o caminho espiritual permanecendo em contato com as coisas práticas da vida – Red Lily.
• Por confusão espiritual – Mint Bush.

Saint Germain
• Allium + São Miguel + Verbena + Pinheiro-Libertação.

Interação social

(Processo de unificação dos diversos elementos que compõem uma sociedade ou grupo, assim como o processo pelo qual o indivíduo se adapta harmoniosamente aos padrões do grupo.)

Bach
- Em geral – Water Violet, Wild Rose, Mimulus, Agrimony, Chicory.
- Difícil – Water Violet, Wild Rose.
- Por timidez – Mimulus.
- Para falar de si – Heather.
- Por carência – Chicory.
- Por desejo de companhia – Agrimony.
- Isolamento – Sweet Chestnut, Water Violet.

Minas
- Viola, Althaea, Lantana, Pastoris, Mimosa, Tropaeolum, Vernonia, Heliofolius, Fórmula Ecológica, Coerentia (Fes).

Austrália
- Prefere ser só, para evitar conflitos – Tall Mulla Mulla.
- Ajuda a confiar, expressar os sentimentos e criar limites saudáveis com os outros – Flannel Flower.
- Ajuda a tornar práticas as orientações teóricas da sociedade ou da família; para quem se sente superior aos outros – Hibbertia.
- Para casos em que a sociedade ou grupo se torna excessivamente burocrático – Yellow Cowslip Orchid.
- Harmonia grupal e resolução de conflitos quando debatem egos individuais – Slender Rice Flower.
- Compromisso com os outros ou com o grupo – Wedding Bush.

Saint Germain
- Dificuldade de conviver com o grupo – Sorgo + Melissa + Curculigum + Allium + São Miguel + Vitória + Sergipe.
- Dificuldade de conviver em grupo – Sorgo + Melissa + Unitatum + Embaúba + Rosa Rosa + Abricó + Sergipe.
- Aos que não acompanham o ritmo do grupo – Abricó.
- Sentimento de não pertencer ao grupo (família, trabalho) – Sorgo + Abricó.
- Sentimento de não pertencer ao grupo social – Sorgo + Abricó + Vitória + Unitatum.
- Concentrar o objetivo do grupo (aspergir) – Sorgo + Gloxínia + Allium + São Miguel.
- Integração do grupo (aspergir) – Sorgo + Melissa + Abricó + Sergipe.

Intolerância
Bach
• Em geral – Beech, Chicory, Impatiens, Rock Water, Vervain, Willow, Vine.
• A ruídos – Beech.
Minas
• Com o procedimento moral alheio – Mirabilis, Phyllanthus.
• Com o ritmo dos outros – Impatiens.
• Com a ideias dos outros – Verbenacea, Phyllanthus, Vervano.
• Com os sentimentos alheios – Chicorium.
• Com a alegria dos outros – Zinnia, Camelli.
• Com a espontaneidade dos outros – Mirabilis, Zinnia.
• Com a isenção e a inocência alheias – Zinnia.
• Com a liderança dos outros – Thumbergia.
• Com o egoísmo e a falta de empatia – Matricaria.
• Com as injustiças – Verbenacea, Vervano.
• Com os próprios erros e limitações – Phyllanthus, Pinus, Aristoloquia.
• Com a própria condição de saúde – Millefolium.
Austrália
• Com a raça, religião ou cultura das pessoas – Slender Rice Flower.
• Para ver o quadro geral da situação quando está perdido em detalhes burocráticos – Yellow Cowslip Orchid.
• A novas ideias – Bauhinia.
• Ao ritmo alheio – Black-eyed Susan.
Saint Germain
• Em geral – Verbena + Limão.

Introversão
(Tipo de personalidade que concentra a maior parte de sua atenção em si mesmo – movimento da libido de fora para dentro.)
Bach
• Em geral – Water Violet, Clematis, Centaury, Mustard, White Chestnut, Mimulus, Pine, Scleranthus, Sweet Chestnut.
• Oculta angústia – Agrimony, Sweet Chestnut.
• Oculta ansiedade – Agrimony, Mimulus.
• Sofre calado – Water Violet.
• Não fala o que deve – White Chestnut.

Minas
- Meditativa – Lacrima, Camelli, Incensus.
- Excessiva – Helianthus, Dianthus, Momordica.

Austrália
- Não interage com os outros – Tall Mulla Mulla.
- Tímido e acanhado – Dog Rose.
- Por falta de autoconfiança – Confid Essence (Dog Rose + Five Corners + Southern Cross + Sturt Desert Rose).
- Pondo obstáculos para manter os outros a distância – Pink Mulla Mulla.
- Interiorizado com a solução de seus problemas – Red Grevillea.
- Meditativa – Meditation Essence (Angelsword + Bush Fuchsia + Bush Iris + Fringed Violet + Red Lily).

Saint Germain
- Por timidez – Mimozinha.
- Meditativa – Thea + Incensum + Varus + Allium + São Miguel.

INTUIÇÃO

(Tipo de conhecimento ditado predominantemente pelos sentidos e que não envolve, portanto, qualquer cogitação prévia ou pensamento refletido. Para Jung, o tipo intuitivo é o que se caracteriza por uma percepção aguda e interpretação inconsciente de estímulos tenuemente conscientes.)

Bach
- Cerato + Larch.

Minas
- Contatar a própria voz interior – Emilia, Typha, Lacrima.
- Síntese de muitas informações – Margarites.
- Dos propósitos maiores da vida – Origanum, Typha.
- Desenvolver a – Luceris, Lacrima, Emilia, Ficus, Ageratum, Nicociana, Splendens.
- Do criador (contatando o Deus interno) – Camelli, Lacrima, Incensus.
- Impressões extrassensoriais – Luceris, Lacrima, Incensus.
- Contato com a natureza – Margarites, Luceris, Lacrima, Splendens.

Austrália
- Confiar na – Bush Fuchsia.
- Incapacidade de lidar com a – Angelsword + Bush Fuchsia + Bush Iris + Red Lily.

- Fortalecer o processo da (acessa o eu superior) – Paw Paw.
- Abre o terceiro olho, possibilitando perceber e confiar no plano espiritual – Bush Iris.
- Sintoniza para ser mais receptivo – Green Spider Flower.
- Ajuda a aplicar os conhecimentos e a aceitar e utilizar a própria sabedoria – Hibbertia.
- Comunicação mais clara com o eu superior e com os seres angélicos (afasta entidades negativas que fornecem informações falsas) – Angelsword.

Saint Germain
- Em geral – Arnica Silvestre + Ipê Roxo + Indica + Coronarium + Algodão + Laurus Nobilis.
- Visão globalizada – Patiens + Gloxínia.
- Desbloqueio da visão interior – Algodão + Indica.

Obs.: ver espiritualidade.

INVEJA

(Sentimento desconfortável que é estimulado pela consciência de que a outra pessoa tem o que desejamos, mas que nos falta.)

Bach
- Holly, Chicory, Willow.

Minas
- Camelli, Orellana, Zinnia, Chicorium.

Austrália
- Montain Devil, Dagger Hakea, Slender Rice Flower.

Saint Germain
- Pessoa que tem – Limão.
- Pessoa que é invejada – Chapéu de Sol.

IRONIA

(Modo de exprimir-se que consiste em dizer o contrário daquilo que está pensando ou sentindo, com intenção depreciativa e sarcástica em relação a outrem.)

Bach
- Beech, Willow, Chicory.

Minas
- Mirabilis, Zinnia, Chicorium.

Austrália
- Yellow Cowslip Orchid, Slender Rice Flower.

Saint Germain
- Limão.

IRRITABILIDADE

(Estado relativamente moderado de cólera, expressando-se sobretudo em formas verbais.)

Bach
- Como padrão de comportamento – Beech, Chicory, Willow, Impatiens, Vervain, Holly, Cherry Plum.
- Com brigas – Agrimony.
- Com discussão – Chicory, Vervain, Willow.
- Consigo mesmo – Aspen, Oak, Pine, Rock Water.
- Excessiva – Vervain.
- Explosiva – Holly, Impatiens, Cherry Plum.
- Por contrariedades – Beech, Chicory, Gorse, Vervain.
- Por injustiça – Chicory, Vervain.
- Por ruídos – Beech, Mimulus, Agrimony.

Minas
- Em geral – Ficus, Impatiens, Calmim, Serenium (Ffl), Tranquillus (Fes).
- Como padrão de comportamento – Zinnia, Mirabilis.
- Infantil – Guttagnello.
- Nos lactentes – Buquê de Lactentes.
- Com agressividade física ou verbal – Psidium, Sambucus, Calêndula Silvestre, Prunus, Coleus.
- Por sobrecarga nos afazeres – Lilium.
- Como fruto de frustrações – Lavandula.
- Por medo de fracassar – Lavandula, Mimosa.
- Por confusão mental – Momordica, Basilicum.
- Por não nutrir e proteger devidamente – Matricaria.
- À flor da pele – Psidium, Ficus, Impatiens, Prunus, Serenium (Ffl).
- Sem razão aparente – Buquê de 5 flores.
- Mau humor no relacionamento afetivo – Hibiscus, Camelli.

Austrália
- Com o ritmo alheio – Black-eyed Susan.
- Contra os que são próximos – Dagger Hakea.
- Como padrão de conduta – Yellow Cowslip Orchid, Mountain Devil.
- Por estar sobrecarregado – Paw Paw.
- Por ansiedade ou medo – Dog Rose.

- Que surge da preocupação – Crowea.
- Com os que fazem coisas diferentes dele – Bauhinia.

Saint Germain
- Em geral –Fórmula para Nervosismo/ Agitação ou Verbena + Grevílea + Scorpius.
- Na menstruação – Purpureum + Grevílea.

ISOLAMENTO
(Privação de contatos sociais.)

Bach
- Water Violet, Sweet Chestnut, Clematis.

Minas
- Por captar lentamente as impressões – Piperita.
- Por se sentir rejeitado – Althaea.
- Por desconfiar das intenções alheias – Pastoris, Fragaria.
- Por depressão exógena – Sonchus.
- Por depressão endógena – Sinapsis.
- Por angústia – Heliotropium.
- Com preocupações ocultas – Dianthus.
- Mundo interno de fantasias – Rosmarinus.
- Por ruminação de pensamentos – Momordica + Basilicum.
- Por orgulho e reserva – Tropaeolum.
- Por sentir-se perturbado com os outros – Viola, Tropaeolum.
- Por não suportar a lentidão alheia – Impatiens.
- Aprisionado em um problema existencial – Helianthus, Heliofolius.
- Falta um elemento aglutinador – Tabebuia, Melindre.

Austrália
- Alienado, abandonado – Tall Yellow Top.
- Por medo de sofrer novamente – Pink Mulla Mulla.
- Porque toda espécie de proximidade ou intimidade é desconfortável – Flannel Flower.
- Por seu comportamento imaturo e ingênuo – Kangaroo Paw.
- Por insegurança em se misturar com outras pessoas – Tall Mulla Mulla.

Saint Germain
- Aloe + Sorgo + Melissa + Leucantha + Allium + São Miguel + Embaúba.

Laços – desapego

Bach

- Cortar laços muito antigos, raízes muito profundas – Honeysuckle + Chicory.
- Cortar heranças genéticas, a transferência do terreno constitucional – Honeysuckle ou Star of Bethlehem (peso familiar emocional).
- Quebra do padrão de vítima – Wilow + Honeysuckle ou + Star of Bethlehem.
- Quebrar a influência de sentimentos que criam apegos e dos quais não nos libertamos – Walnut + Chicory.
- Quebrar elos do passado – Walnut + Honeysuckle.
- Cortar conflitos antigos do passado – Cherry Plum + Honeysuckle.
- Cortar laços de amor mal resolvido – Honeysuckle.
- Desapego de órgãos – após retirada, fica o vazio por causa da presença energética – Chicory.

Minas

- Em geral – Transfor (Fes), Harmonium (Fes).
- Desapego necessário para romper uma ligação – Millefolium, Madressilva, Ruta, Guinea.
- No relacionamento afetivo – Chicorium, Guinea, Inga.
- Ligações simbióticas, parasitárias – Trimera, Ruta, Inga.
- Desapego daquilo que não é essencial ao ser – Jasminum.
- Desapego com relação às surpresas do destino – Plantago, Leonotis.
- Desapego material – Cauliflora, Ignea.
- Desapego de velhos hábitos ou padrões – Buquê da Transformação, Chicorium.

Austrália

- Desapego de vínculos – Bottlebrush.
- Desapego de amarra energética entre pessoas – Angelsword.
- Romper um comportamento viciado – Bottlebrush + Boronia + Sidney Rose.
- Para romper um relacionamento ruim e não saber como – Red Grevillea.
- Dos elos do passado – Sunshine Wattle.
- Curando a consciência coletiva e cortando heranças genéticas – Boab.

Saint Germain

- Em geral – Perpétua + Cidreira + Madressilva + Alcachofra.
- Romper, antigos – Perpétua + Allium + São Miguel + Pectus + Aloe + Embaúba.
- Dos bens materiais – Wedélia.

- De velhas e destrutivas amarras (libertar-se) – Pectus + Aloe + Curculigum + Embaúba + Allium + Laurus Nobilis + São Miguel + Tuia + Boa Sorte + Lírio da Paz + Myrtus.
- De cargas inúteis (velhos hábitos) – Flor Branca + Laurus Nobilis.
- Do passado (desligar) – Perpétua + Allium + São Miguel + Curculigum + Aloe + Pectus + Embaúba + Laurus Nobilis + Carrapichão.
- Dos padrões – Piper + Laurus Nobilis.
- Das posturas arragaidas do passado – Alcachofra.
- Dos estímulos externos – Wedélia + Triunfo + Helicônia.
- De falsos brilhos – Triunfo.
- Presos na ilusão da matéria – Triunfo.

LIMITES
Bach
- Não conhece os, do próprio corpo – Oak.
- Não impõe aos outros – Centaury.
- Saudáveis – Walnut.

Minas
- Não conhece os próprios, físicos – Agave, Nicociana.
- Não impõe aos outros – Ruta.
- Saudáveis – Millefolium.

Austrália
- Saudáveis em intimidade física e emocional – Flannel Flower.
- Conhecer seus, físicos e emocionais quando trabalhar com os outros – Alpine Mint Bush.
- Ter respeito pelas necessidades e pelos limites dos outros – Kangaroo Paw.
- Aprender a pôr, "a dizer não" – Old Man Banksia.
- Dar, para a integridade pessoal – Sturt Desert Rose.
- Para casos em que o excesso de gente torna difícil estabelecer limites saudáveis e manter nossa própria energia – Fringed Violet + Flannel Flower.

Saint Germain
- Aprender a dar – Curculigum.
- Traz a percepção do, alheio – Grevílea.
- Saber e pôr o, do que é nosso e do que é do outro – Lótus/Magnólia.

LIMPEZA – PURIFICAÇÃO
Bach
- Nos ambientes sujos, infectados ou com perturbação espiritual – Walnut + Crab Apple.

• Dos pensamentos destrutivos, ódio, após discussões, quando a influência atinge nossos sentimentos – Holly + Crab Apple.
• Da inveja, mágoa – Walnut + Willow.
• Do ódio e da destruição contra nós – Walnut + Holly.
• De conflitos e traumas – Star of Bethlehem + Cherry Plum.
• Depois de períodos sombrios, para expulsar o cinzento ou a sombra do feminino que deveria ser limpa com Aspen + Chicory – Aspen + Star of Bethlehem + Cherry Plum.
• Livrar das maldições, ter entendimento de palavras mal ditas ou mal entendidas do passado – Honeysuckle + Heather.
• Do choque por violência, quando sente ódio, revolta, nojo – Star of Bethlehem + Crab Apple + Holly.
• Purificação do corpo físico e astral – Star of Bethlehem + Crab Apple ou + Wild Rose ou + Cherry Plum (para fortalecer a cartase).
• De influências de sentimentos que criam apegos – Walnut + Chicory.
• Quando recebe influências e não tem consciência de seu próprio limite corporal – Walnut + Clematis.
• Recebe influências e não entende por que reage daquele modo – Walnut + Chestnut Bud.
• Limpar sentimentos de conflitos nos que são mal-amados – Crab Apple + Willow + Cherry Plum.
• Limpar reação de essências – quando é preciso parar com elas – Rescue Remedy + Crab Apple (Rescue Remedy equilibra e Crab Apple é o antídoto para limpar o efeito de outras essências).
• Depois de muitos tranquilizantes – Star of Bethlehem + Crab Apple.

Minas
• Do corpo em situações emergenciais – Artemisia, Limpidus, Imunis (Ffl).
• Suave do corpo físico – Malus.
• Profunda da mente e dos sentimentos – Artemisia, Malus.
• Eliminação de toxinas psíquicas e físicas – Artemisia, Malus, Taraxacum, Limpidus, Imunis (Ffl).
• Antes de dar grandes passos espirituais – Ageratum.
• Das emoções durante os sonhos – Ageratum.
• Sutil e refinada dos discípulos – Lacrima, Melindre, Leonorus.
• Energética profunda do acúmulo de sentimentos de raiva, ira e vingança – Camelli, Orellana, Villaresia, Coleus.

- De um erro do passado – Pinus, Millefolium.
- Desfazendo-se da carga de futilidades – Jasminum, Buquê da Transformação.
- Emocional – Ficus, Lilium, Momordica, Fuchsia, Dianthus, Impatiens, Millefolium, Psidium.
- Espiritual – Incensus, Ageratum, Lacrima.

Austrália
- De padrões dos ancestrais – Boab.
- De linhas de carmas entre as pessoas – Boab.
- De padrões negativos de pensamento em um grupo – Boab.
- Espiritual – Fringed Violet + Angelsword + Mint Bush.
- Das toxinas e metais pesados do corpo – Detox Essence (Wild Potato Bush + Dog Rose + Bottlebrush + Dagger Hakea + Bush Iris).
- Da radiação da terra, da eletricidade, do sol, nuclear, de raios X e da terapia usada nos tratamentos de câncer – Radiation Essence (Mulla Mulla + Waratah + Fringed Violet + Paw Paw + Bush Fuchsia + Crowea).
- Retirar a negatividade – Banksia Robur.
- Da poluição natural ou produzida pelo homem – Fringed Violet.
- De energia negativa em ambientes – Boab + Lichen + Fringed Violet + Angelsword (aspergir).
- De ambientes de brigas – Calm & Clear (Black-eyed Susan + Boronia + Crowea + Bush Fuchsia + Jacaranda + Little Flannel Flower + Paw Paw).

Saint Germain
- Em geral – Begônia + São Miguel + Allium + Piper + Varus + Purpureum + Ipê Roxo + Tuia + Abricó.
- De todos os corpos – Abricó.
- Dos corpos físico e suprafísico – São Miguel + Allium + Limão + Begônia + Piper + Varus + Focum + Purpureum + Ipê Roxo + Tuia + Sapientum + Flor Branca + Abricó + Cocos + Gerânio.
- De resíduos físicos e suprafísicos putrefatos – Focum + Limão + Allium + São Miguel + Abricó + Ameixa.
- Da aura – Incensum + Allium + São Miguel.
- Das energias negativas nos ambientes – Incensum + São Miguel + Allium + Boa Sorte + Grevílea.
- De hóspedes indesejáveis – Allium + Ipê Roxo + São Miguel + Boa Sorte + Myrtus.
- Afastar o que pode atrapalhar – Lírio da Paz.
- Das manipulações astrais – Algodão + Ameixa + Fórmula Emergencial.

- De traumas violentos – Focum + Allium + São Miguel + Panicum.
- De traumas por asfixia – Capim Luz + Panicum + Focum + Goiaba.
- De mágoas profundas – Embaúba + Lótus/Magnólia.
- Dos canais de comunicação da alma (ouvir e ver internamente) – Algodão.
- De energias extremamente densas e maléficas, por atitude extremada do outro, limpeza profunda – Purpureum + Incensum + Allium + Boa Sorte + Lírio da Paz + Lótus do Egito + Ameixa.
- Limpeza de más ações cometidas em outras vidas (pesadelos) –Saint Germain + Goiaba + Incensum + Allium + São Miguel + Pinheiro-Libertação.
- De emoções que não nos pertencem (tragédias coletivas) – Incensum + Goiaba + Lótus do Egito.
- De energias psíquicas emitidas por outros – Lótus do Egito.
- Ambientes insalubres – São Miguel + Allium + Flor Branca.
- Aspergir nos ambientes – Incensum + Allium + São Miguel + Rosa Rosa + Boa Sorte ou

Incensum + Goiaba + Grevílea + Arnica Silvestre + Carrapichão.
- Elevar o padrão vibratório dos ambientes – Incensum.
- Bocejo e fraqueza em certos ambientes – Allium + São Miguel + Ipê Roxo.
- Anula a energia preta – São Miguel.
- Combate a energia de amizades prejudiciais – Carrapichão.
- Do envenenamento dos corpos físico e suprafísico – Limão + Sapientum + Ameixa.
- Pudor, pureza, beleza, perfeição, limpeza e purificação – Algodão + Gerânio + Grandiflora + Patiens + Purpureum + Unitatum + Flor Branca, Wedélia + Lírio Real + Cocos + Lírio da Paz + Abricó.
- De pedras, cristais, metais, "chips" e outras materializações – Algodão.
- De metais pesados – Canela.
- De móveis ou objetos que pertenceram a outras pessoas – Madressilva SG (aspergir).
- Da radioatividade – Bambusa + Ipê Roxo.
- De resíduos químicos ingeridos ou absorvidos pela pele – Ameixa.
- Energética – Alcachofra + Limão.
- Dos registros *akásicos* – Focum.
- Eleva o padrão vibratório – Dulcis.

Luz

Bach
- Gorse + Sweet Chestnut.

Minas
- Heliotropium, Nigrum, Palicores.

Austrália
- Na escuridão da alma – Waratah.
- Conexão com a própria espiritualidade e com Deus – Bush Iris + Red Lily.

Saint Germain
- Saint Germain.

Mães

Bach
- Carentes – Chicory.
- Sobrecarregadas – Elm.
- Apreensivas com os filhos – Red Chestnut.

Minas
- Com exageros nos cuidados dos filhos – Trimera, Matricaria, Inga.
- Com nutrição harmoniosa – Matricaria.
- Com fé e confiança nos filhos – Trimera.
- Dominantes, com chantagens emocionais – Chicorium, Inga.
- Sentido-se incapazes de arcar com as responsabilidades – Myosotis, Basilicum, Lilium.
- Recusa e conflito com a maternidade – Lilium, Mater-Paternarum, Hymenaea.
- Irresponsáveis na criação dos filhos – Hymenaea.
- Falta de senso de maternidade – Lilium, Mater-Paternarum.
- Sobrecarregadas – Lilium, Basilicum.

Austrália
- Para realinhar os hormônios e seu corpo físico após o nascimento do filho – She Oak.
- Após o parto, para estar plena para o filho – Dynamis Essence (Old Man Banksia + Macrocarpa + Wild Potato Bush + Crowea + Banksia Robur).
- Para o senso de frustração e de restrição de ficarem presas em casa com a nova família – Red Grevillea.

- Deslocadas – Bottlebrush.
- Confiança na habilidade de ser mãe – Five Corners.
- Desconexão com a mãe ou mãe interna – She Oak.
- Vínculo com o filho – Bottlebrush.
- Cansadas mental ou emocionalmente por cuidado constante com os filhos – Alpine Mint Bush.
- Para o medo de não conseguir enfrentar as responsabilidades – Dog Rose.
- Medo da responsabilidade da maternidade – Illawarra Flame Tree.
- Ajuda a liberar amorosamente e deixar o filho partir à medida que ele cresce – Bluebell + Bottlebrush.
- Ajuda a criar percepção das necessidades da criança – Bush Fuchsia, Green Spider Orchid, Kangaroo Paw.
- Ajuda a fazer as melhores escolhas para a criança – Paw Paw.
- Relacionamento físico confortável e amoroso com a criança – Flannel Flower.
- Para reconhecerem as próprias necessidades, não só se doar – Philotheca.
- Assuntos pendentes ligados com a – Bottlebrush + Dog Rose.

Saint Germain
- Em geral – Gloxínia + Allium + São Miguel + Leucantha + Melissa + Rosa Rosa.
- Futuras mamães, estabelecer contato com o bebê – Leucantha + Melissa + Rosa Rosa.
- Acionar o instinto maternal – Leucantha + Melissa + Sapientum.
- Dificuldade de fazer conexão com o filho – Leucantha + Abricó.
- Imaturas – Leucantha + Sapientum.
- Bloqueio na comunicação entre mães e filhos – Leucantha + Melissa + Allium + São Miguel + Limão + Triunfo + Sorgo + Embaúba.
- Conectar a grande mãe interna – Leucantha.

MÁGOA

(Sentimento ou impressão desagradável causada por desconsideração, amargura.)

Bach
- Em geral – Star of Bethlehem, Mustard, Willow, Sweet Chestnut, Centaury, Agrimony, Holly, Water Violet, Mimulus.
- Fácil – Chicory, Holly, Willow.
- Silenciosa – Agrimony, Centaury, Mustard, Water Violet.

Minas
• Em geral – Harmonium (Fes).
• Afetiva – Tagetes, Zinnia.
• Com ressentimentos – Zinnia.
• Com sentimentos de vingança – Camelli, Orellana.
• Achando-se vítima no relacionamento – Chicorium.
• Achando que não merecia isso – Chicorium, Tagetes, Zinnia.
• Que congela o coração – Rosa Canina, Villaresia.
• Imperdoável – Camelli, Zinnia.
• Que impede o recomeçar – Millefolium.
• Que paralisa completamente as ações – Tagetes.
• Que deixa a desconfiança – Pastoris.
• Misturada com raiva e agressividade – Psidium, Vervano.
Austrália
• Em geral – Sturt Desert Pea.
• Incapacidade de resolver, muito antiga – Pink Mulla Mulla.
Saint Germain
• Limpeza de, profundas – Embaúba.
• Com resignação – Embaúba + Aloe + Pectus + Melissa + Allium + São Miguel.
• Por injustiças – Pectus + Melissa + Embaúba + Jasmim Madagascar.

MALÍCIA
(Intenção maldosa, satírica ou astuta.)
Bach
• Chicory.
Minas
• Chicorium, Fortificata, Pastoris.
Austrália
• Rough Bluebell (manipula os outros).
Saint Germain
• E maldade – Grandiflora + Rosa Rosa.

MATERIALISMO
(Vida voltada unicamente para os gozos e bens materiais.)
Bach
• Chicory.

Minas
- Margarites, Ignea, Cauliflora, Melindre.

Austrália
- Bush Iris, Bluebell.

Saint Germain
- Pepo + Wedélia + Triunfo.

MEDITAÇÃO
(Concentração intensa do espírito.)
Para acessar mais facilmente a habilidade de meditar.

Bach
- Cerato + White Chestnut + Impatiens.

Minas
- Lacrima + Luceris + Momordica + Ageratum + Malus + Fórmula do Sétimo Chacra, Meditatio (Fes).

Austrália
- Meditation Essence (Angelsword + Bush Fuchsia + Bush Iris + Fringed Violet + Red Lily) ou

Red Lilly + Mint Bush + Paw Paw + Bush Iris + Boronia ou

Bush Iris + Red Lily + Bush Fuchsia + Angelsword + Fringed Violet + Boronia.

- Aspergir no ambiente – Red Lily + Boab.

Saint Germain
- Thea + Incensum + Varus + Allium + São Miguel.

MEDO
(Estado emocional de agitação inspirado pela presença, real ou pressentida, de um perigo concreto. Caracteriza-se por várias alterações no comportamento, desde a fuga até escondimento.)

Bach
- À noite ou de dia com os suores, tremores – Aspen.
- Da destruição do ego – Rock Rose.
- Da dor – Mimulus.
- De causa conhecida (animais, altura, de tudo) – Mimulus.
- Da doença – Agrimony, Heather, Mimulus, Rock Rose.
- Da morte – Rock Water, Aspen Mimulus, Rock Rose.
- De morrer – Rescue Remedy + Walnut.
- Da solidão – Chicory, Mimulus, Heather, Agrimony.

- De abandono – Chicory, Clematis, Rock Rose, Red Chestnut.
- De água – Beech.
- De catástrofes, infortúnios – Pine, Red Chestnut, Aspen.
- De comer, de drogas, de intoxicação – Crab Apple.
- De complicação em doenças – Red Chestnut.
- Do futuro – Agrimony, Honeysuckle, Sweet Chestnut, Cherry Plum, Mimulus.
- De arriscar, de errar – Larch.
- De abrir-se, liberar-se – Cherry Plum.
- De cirurgia, hospital, médico, dentista – Rescue Remedy, Mimulus.
- De cobranças – Cerato.
- De infortúnios – Pine, Red Chestnut.
- De perder amigos – Chicory, Heather, Mimulus, Olive.
- De cometer violência – Cherry Plum.
- De condenação – Aspen.
- De contato social – Mimulus.
- De dormir, de sonhar – Aspen, Rock Rose.
- Do escuro – Aspen, Mimulus.
- De provas, exames – Rescue Remedy, Mimulus, Rock Rose.
- De fracassar – Gentian, Larch, Gorse, Mimulus.
- De inimigos ocultos, de fantasmas – Aspen.
- De insanidade mental – Cherry Plum, Rock Rose.
- Da pobreza – Agrimony, Mimulus.
- De ser enganado – Holly.
- Do câncer – Clematis, Crab Apple, Mimulus.
- Do desconhecido, inconsciente – Aspen, Cerato, Rock Rose.
- Pelos outros – Red Chestnut.
- Pós-pesadelos, pós-visão aterradora – Rescue Remedy, Rock Rose.
- Pela saúde, segurança – Red Chestnut.
- Reprimidos – Mimulus.
- Secretos, ocultos – Mimulus, Aspen.
- Sem causa – Aspen, Larch.
- Terror noturno – Aspen, Rock Rose.
- Vagos, irracionais – Aspen.
- De errar – Larch + Mimulus + Cerato.

Minas

• Em geral – Securitat (Fes).
• Que atrapalha o sono – Bonus Somnus (Fes).
• Obsessivos por doenças, hipocondria – Momordica + Mimosa + Helianthus + Malus.
• De acidentes – Buquê de 9 flores + Plantago + Fragaria + Guinea.
• De coisas desconhecidas – Passiflora + Plantago + Basilicum.
• De coisas conhecidas – Mimosa + Sonchus + Lavandula.
• Perder o controle emocional – Psidium, Prunus.
• De descontrole físico – Sambucus.
• De coisas concretas – Mimosa.
• Vago, temor – Passiflora, Plantago, Leonotis.
• De coisas espirituais – Passiflora.
• Do futuro, das surpresas, do inesperado – Plantago.
• De doenças e do sofrimento – Mimosa, Palicores.
• Da morte – Mimosa.
• De assombrações e aparições – Passiflora.
• Sensações de perseguição, paranoias – Jasminum, Bipinatus, Buquê de 5 flores.
• Do suicídio, de cometer algo grave – Psidium + Sambucus + Artemisia.
• Agudo, pânico – Bipinatus, Buquê de 5 flores, Buquê de 9 flores.
• Da escassez de recursos, do desemprego – Ambrosia.
• Da intimidade – Lilium, Hibiscus, Viola.
• Da punição divina – Aristoloquia.
• Do sexo ser pecaminoso – Aristoloquia, Mimosa, Plantago, Sonchus.
• Da hostilidade das pessoas – Pastoris.
• De falhar – Lavandula.
• De infortúnios com entes queridos – Trimera.
• Da loucura – Psidium, Basilicum, Nigrum.
• Do ambiente à volta – Plantago.
• Dissimulado da vida – Fuchsia, Dianthus.
• Do compromisso social – Althaea, Lactuca.
• Do contato social – Viola.
• Do sexo – Lilium, Aristoloquia.
• Da submissão ao marido ou do aprisionamento aos filhos – Hymenaea.
• Da repreensão alheia – Ruta.

- De perder o eu em grupos – Viola.
- Sombrio de pecado e inferno – Aristoloquia.
- De não ser aceito – Ruta, Silene.
- De origem desconhecida – Passiflora.
- De arriscar, de ser ousado – Plantago, Lavandula.
- De animais, ladrão (de tudo o que é concreto) – Mimosa.
- De morrer enquanto dorme – Bipinatus, Passiflora, Bonus Somnus (Fes).
- De dirigir – Mimosa + Plantago + Lavandula + Psidium.

Austrália
- Associado ao passado – Billy Goat Plum.
- Cotidiano – Dog Rose.
- De assumir riscos – Dog Rose, Bauhinia, Yellow Cowslip Orchid.
- De nova tecnologia, novas situações – Bauhinia.
- De doenças – Peach-flowered Tea-tree.
- De sangue – Green Spider Orchid.
- Da escassez – Bluebell.
- De envelhecer – Peach-flowered Tea-tree + Bottlebrush ou Peach-flowered Tea-tree + Dog Rose + Little Flannel Flower.
- De fogo ou objetos quentes – Mulla Mulla.
- Do futuro – Dog Rose.
- De falar em público – Grey Spider Flower.
- Do palco – Bush Fuchsia + Crowea + Dog Rose + Grey Spider Flower.
- Da intimidade física ou emocional – Flannel Flower, Wisteria.
- Da morte – Bush Gardenia, Bush Iris, Kapok Bush.
- De perder a própria identidade – Grey Spider Flower, Dog Rose of the Wild Forces.
- De perder o controle – Dog Rose of the Wild Forces.
- De pessoas em geral – Tall Mulla Mulla.
- Da responsabilidade – Illawarra Flame Tree, Wedding Bush.
- De ser ferido – Pink Mulla Mulla, Little Flannel Flower.
- De ser rejeitado – Illawarra Flame Tree.
- De escolher direção de vida – Boronia.
- De fazer a escolha errada – Jacaranda.
- Da interação social – Tall Mulla Mulla.
- Do contato físico – Flannel Flower, Bluebell, Fringed Violet.
- Da pobreza – Sunshine Wattle.
- De não ser correspondido – Bluebell.

- De ataque psíquico e do sobrenatural – Grey Spider Flower.
- Que atrai negatividade e forças escuras – Dog Rose + Grey Spider Flower.
- Indefinido, com preocupação – Crowea.
- Por grandes mágoas não resolvidas – Dog Rose + Boronia + Sturt Desert Pea.
- De mudanças – Bottlebrush.
- De tomar decisões – Dog Rose.
- De lugares abertos (agorafobia) – Flannel Flower + Boab + Grey Spider Flower ou Emergency Essence (Waratah + Grey Spider Flower + Fringed Violet + Sundew + Crowea) + Flannel Flower.
- Da liberdade – Isopogon.
- Da vida – Kapok Bush.
- Da deteriorização física – Peach-flowered Tea-tree.
- De ser amado – Wedding Bush.
- De compromissos – Wedding Bush.
- Terror – Grey Spider Flower.

Saint Germain
- Em geral – Goiaba + Allium + São Miguel + Focum + Panicum + Dulcis ou

Goiaba + Abricó + Focum + Allium + São Miguel + Fórmula Emergencial ou

Goiaba + Laurus Nobilis + Alcachofra.
- De altura, de viajar de avião – Unitatum + Focum + Allium + São Miguel + Goiaba + Panicum + Cidreira + Pinheiro – Libertação.
- Da entrega – Anis.
- De sequestros – Alcachofra.
- Para os que foram sequestrados – Alcachofra + Jasmim Madagascar.
- Aterrador, pânico – Panicum + Goiaba + Allium + São Miguel + Dulcis + Pinheiro-Libertação.
- De dirigir carro – Focum + Goiaba + Allium + São Miguel + Panicum.
- De dormir – Saint Germain + Goiaba + Allium + São Miguel + Focum + Panicum + Cidreira + Dulcis.
- De perdas materiais – Pepo + Abundância + Sapientum + Goiaba + Cidreira + Mangífera.
- De perder o controle – Goiaba + Focum + Allium + São Miguel + Panicum + Dulcis.

- Nos grandes desafios – Goiaba + Allium + São Miguel + Abricó.
- Por imaturidade – Sapientum + Goiaba + São Miguel + Thea + Abricó.
- De acidentes – Goiaba + Focum + Panicum + Cidreira + Monterey + Myrtus.
- Das aventuras – Piper + Goiaba + Anis.
- De falar em público – Mimozinha.
- De falar o que sente, por medo de represálias – Jasmim Madagascar.
- De enfrentar provas escolares – Goiaba + Focum + Panicum.
- Claustrofobia – Pectus + Capim Luz + Capim Seda + Panicum + Embaúba.
- Fotofobia – Rosa Rosa.
- Da entrega à vida e dos desafios a vencer – Allium + São Miguel + Boa Sorte.
- Quando sabe que pode contar apenas consigo mesmo – Alcachofra.
- Sem causa aparente – Pinheiro-Libertação.

MELANCOLIA
(Distúrbio mental caracterizado por depressão em grau variável, sensação de incapacidade, perda de interesse pela vida, podendo evoluir para ansiedade, insônia, tendência ao suicídio e, eventualmente, delírio de autoacusação.)

Bach
- Em geral – Star of Bethlehem, Elm, Gentian, Pine, Wild Rose, Gorse, Mustard, Honeysuckle, Cherry Plum, Vine, Sweet Chestnut.
- Profunda – Cherry Plum, Mustard, Sweet Chestnut ou Star of Bethlehem + Mustard + Pine + White Chestnut + Honeysuckle + Gorse + Walnut + Cherry Plum + Vine + Impatiens + Water Violet + Wild Rose + Scleranthus.

Minas
- Como padrão existencial – Dianthus, Heliotropium, Borragine, Sinapsis, Melindre.
- Que abafa e oprime o peito – Borragine, Melindre.
- Que o envolve em completa escuridão – Heliotropium, Palicores.
- Que carrega silenciosamente – Dianthus.
- Retratada com forte depressão – Sinapsis, Heliotopium, Heliofolius.
- Em razão de perdas – Myosotis.
- Que resulta em paralisação total – Rosa Canina, Aleluia, Tagetes.
- Em seus momentos mais emergenciais – Buquê de 5 flores, Buquê de 9 flores, Leonotis.

• Com tendências suicidas – Buquê de 9 flores, Psidium, Prunus.
Austrália
• Southern Cross, Waratah, Grey Spider Flower, Wild Potato Bush, Kapok Bush, Red Grevillea, Boronia, Sturt Desert Pea, Black-eyed Susan.
Saint Germain
• Perpétua + Melisssa + Embaúba + Allium + São Miguel.
Obs.: ver depressão.

MEMÓRIA

(Faculdade de reter aptidões, informações, impressões e conhecimentos recebidos por meio do processo de aprendizagem, abrangendo quatro operações fundamentais: decorar, reter, recordar e reconhecer explicitamente.)

Bach
• Diminuída – Chestnut Bud + Clematis.
• Para o que dizer ou o que foi dito – Clematis.

Minas
• Fraca, esquecimento – Anil, Foeniculum, Rosmarinus, Movius (Ffl), Cogitat (Fes) ou Rosmarinus + Lactuca + Momordica.
• Perdas agudas de – Buquê de 9 flores, Movius (Ffl).
• Enfraquecimento precoce da – Anil, Tagetes, Foeniculum, Rosmarinus, Movius (Ffl).
• Enciclopédica – Margarites.
• Apenas dos fatos passados – Madressilva, Millefolium.
• Tônico geral para a – Foeniculum, Anil, Rosmarinus, Tonarion, Movius (Ffl).

Austrália
• Fortalece todas as áreas do aprendizado – Cognis Essence (Paw Paw + Sundew + Bush Fuchsia + Isopogon + Bauhinia).
• Reforça a, recupera informações anteriormente aprendidas e habilidades esquecidas – Isopogon.
• Ajuda a focar e concentrar – Red Lily, Sundew.
• Ajuda a recuperar em tempos de crise, habilidades de sobrevivência esquecidas – Waratah.

Saint Germain
• Ativar a – Fórmula do Estudante ou Thea + Sapientum + Ipê Roxo + Abricó + Anis + Coronarium.
• Lapso de (branco) – Mimozinha.
• Distúrbios da, por corpos desalinhados – Varus.

MENTIRA
Bach
- Clematis, Agrimony.

Minas
- Silene, Jasminum, Linum.

Austrália
- E roubo – Rough Bluebell.
- Expressar aberta e honestamente tudo o que sente – Flannel Flower.
- Para agradar os outros – Tall Mulla Mulla.
- Para si mesmo (não assume as próprias convicções) – Sturt Desert Rose.

Saint Germain
- Limão + Allium + São Miguel.

MUDANÇAS
Bach
- Aceitar as – Rescue Remedy + Walnut + Honeysuckle.
- De cidade, de trabalho, início de relacionamentos – Wild Oat + Walnut.

Minas
- Em geral – Millefolium, Tagetes, Phyllanthus, Solanis, Transfor (Fes).
- Precisando de, na vida – Millefolium, Origanum, Melindre.
- Estão machucando muito – Millefolium, Tagetes.
- De humor repentinas – Passiflora, Ficus.
- Causam muitas saudades – Madressilva.
- Dentição, menopausas, separações, etc. – Millefolium, Margarite, Foeniculum.
- De moradia, de cidade, de trabalho – Millefolium, Foeniculum, Phyllanthus.
- No corpo – Solanis.

Austrália
- Nas fases de, desapego de vínculos – Bottlebrush.
- Resistência às – Bauhinia.
- Sensação de esgotamento por grandes – Bottlebrush.
- Medo das – Bottlebrush, Kapok Bush.
- Mudanças internas – Mint Bush.
- Dos guias espirituais; de crenças e valores – Mint Bush.
- Do pessimismo para o otimismo – Sunshine Wattle.

- Que resulta de ficar fisicamente restrito – Wild Potato Bush.
- Para quem sabe qual a mudança que precisa acontecer, mas se sente travado – Red Grevillea.
- Para se abrir a novos paradigmas e aceitar o que pode mudar – Freshwater Mangrove.
- Livrar-se dos padrões familiares negativos herdados que impedem as mudanças do enfoque da vida – Boab.

Saint Germain
- Útil nas – Gloxínia + Thea + Patiens + Laurus Nobilis.
- Adaptação ao novo – Piper + Allium + São Miguel + Thea + Melissa + Cidreira + Gloxínia + Laurus Nobilis + Myrtus + Verbena + Patiens.
- Abertura para o novo – Alcachofra.
- Proteção para a – Fórmula de Proteção.

NARCISISMO

(Estado em que a libido é dirigida ao próprio ego; amor excessivo por si mesmo. Atribui-se a condição narcisista a um recurso empregado pelo ego infantil para enfrentar a frustração – modo este que voltará a ser usado, regressivamente, em certos estados psicopatológicos na vida adulta – mediante recurso aos mecanismos de introjeção e projeção.)

Bach
- Heather, Vine.

Minas
- Helianthus, Jasminum, Lilium, Nicociana.

Austrália
- Gymea Lily, Yellow Cowslip Orchid.

Saint Germain
- Heliocônia.

NASCIMENTO

Bach
- Rescue Remedy ou Star of Bethlehem + Walnut.

Minas
- Buquê de Lactentes, Tagetes, Ornithogalum, Millefolium.

Austrália
- Emergency Essence (Waratah + Fringed Violet + Sundew + Crowea + Grey Spider Flower) + Bottlebrush.

Saint Germain
- Fómula Emergencial.

Negatividade
Bach
- Em geral – Chicory, Willow, Sweet Chestnut, Holly, Red Chestnut, White Chestnut, Wild Rose ou Gorse + Wild Rose + Gentian + Beech + Holly + Willow.
- Por pensamentos negativos – Red Chestnut, White Chestnut.

Minas
- Como padrão de conduta – Zinnia, Mirabilis, Sonchus, Borragine, Pinus ou Sonchus + Zinnia + Mirabilis + Borragine + Palicores + Leonotis.
- Imaginando intenções hostis – Pastoris, Camelli.
- Irradiando por todos os lados – Zinnia, Mirabilis.
- Projetada como desamor – Camelli, Orellana, Villaresia.
- Como incapacidade de perdoar – Zinnia, Pinus, Tagetes, Camelli, Orellana.
- Captada no ambiente e nas pessoas – Millefolium.
- Expressa como crítica – Mirabilis.
- Expressa como agressividade verbal – Calêndula Silvestre.
- Expressa como agressividade física – Camelli, Thumbergia, Orellana, Impatiens, Vitis.
- Camuflada na introversão – Dianthus.
- Quando se depara com obstáculos – Sonchus, Leonotis.
- Crônica – Borragine, Zinnia.
- Expressa como separatividade racial – Mirabilis.
- Expressa como insociabilidade – Althaea, Lantana.

Austrália
- Para quem nem tenta fazer algo, porque acha tudo muito difícil – Kapok Bush.
- Para quem espera o pior da vida por causa de experiências passadas – Sunshine Wattle.
- Para atitude cínica e suspeitosa diante da vida e de outras pessoas – Mountain Devil.
- Para quem se sente fixado e não vê nenhuma saída da situação atual, tornando-se cada vez mais negativo – Red Grevillea.
- Para os que culpam os outros – Southern Cross.
- Para comportamento e atitude rebelde – Red Helmet Orchid.
- Não acham graça em nada – Little Flannel Flower.

Saint Germain
- Ipê Roxo + Gloxínia + Limão + Embaúba + Melissa + Allium + Curculigum + Goiaba + Triunfo.

Nervosismo

(Atividade inquieta, impulsiva ou sem propósito determinado. Estado em que a pessoa reage facilmente a uma estimulação afetiva e com reações excessivamente emocionais e deslocadas.)

Expressa medo, ansiedade, luta e falta de confiança no processo da vida.

Bach
• Oak, Cherry Plum, Vervain, Elm, Vine, Larch, Red Chestnut, Mimulus, Impatiens, White Chestnut, Rescue Remedy.

Minas
• À flor da pele, impulsividade – Psidium, Sambucus, Vervano, Impatiens, Calmim, Serenium (Ffl), Tranquillus (Fes) ou Fuchsia + Verbenacea + Impatiens + Psidium + Calmim.
• Com tarefas cotidianas – Melindre, Mimosa, Lilium, Melina (Ffl).
• Com atitudes egoístas – Matricaria.
• Por frustrações acumuladas – Melindre, Lavandula.
• Com o procedimento injusto do outros – Verbenacea, Vervano.
• Vago – Passiflora.
• Pré-menstrual – Aristoloquia, Lilium, Ficus, Millefolium.
• Com medo da pobreza – Ambrosia, Fórmula da Opulência.
• Por superpreocupação – Momordica, Calmim.
• Por não ter sido perfeito – Phyllanthus, Momordica.
• Por acabar tarefas – Vervano, Verbenacea, Impatiens.
• De medo de o corpo fraquejar – Agave.
• Com o jeito das pessoas – Mirabilis.
• Por achar a vida monótona – Origanum, Fuchsia, Dianthus, Melindre.
• Pelo cansaço mental – Foeniculum, Tonarion.
• Por medo de fracassar sexualmente – Basilicum, Lavandula, Victris-M (Ffl), Victris-H (Ffl).
• No relacionamento do casal – Hibiscus.
• Com peraltice dos filhos – Lilium, Impatiens.
• Porque as pessoas não são como deveriam ser – Mirabilis, Millefolium, Impatiens.
• Captando desequilíbrios alheios – Millefolium.
• Temendo descontrole psíquico – Sambucus, Psidium.
• Não vendo saídas – Fórmula de Exame, Psidium.
• Por esforços exagerados – Agave, Verbenacea.
• Por índole histérica – Lavandula, Psidium, Lilium.
• Infantil, por insegurança no lar – Guttagnello.
• De lactentes por insegurança dos pais – Buquê de Lactentes.

- Por fragilidade psíquica – Mimosa.
- Com medo inesperado – Leonotis, Plantago, Passiflora.
- Para todos os tipos de – Serenium (Ffl).

Austrália
- Em geral – Emergency Essence (Waratah + Fringed Violet + Grey Spider Flower + Sundew + Crowea).
- Provocado por acanhamento, ansiedade ou fobias – Dog Rose.
- Acionado pela preocupação e pela responsabilidade de ter de tomar decisões – Jacaranda.
- Intensidade nervosa, falta de descanso e agitação – Blak-eyed Susan.
- Por preocupação excessiva – Crowea.

Saint Germain
- Em geral – Fórmula para Nervosismo/ Agitação ou Cidreira + Limão + Melissa + Allium + São Miguel + Goiaba + Panicum + Focum + Pinheiro-Libertação.
- Excitação nervosa – Cidreira + Verbena + Melissa + Allium + São Miguel + Anis.
- Distúrbio nervoso – Melissa + Cidreira + Allium + São Miguel + Ipê Roxo + Goiaba.
- Estados nervosos do coração – Perpétua + Embaúba + Melissa.
- Sem motivo aparente – Pinheiro-Libertação.

NEUROSES

(Configuram os quadros mentais mais leves, nos quais há uma predominância de transtornos subjetivos: angústia, culpa, conflitos psíquicos e os sintomas corporais. Nas neuroses, o conflito principal é entre o ego e o id: o ego defende-se das pulsões e reprime uma parte de sua vida instintiva, obedecendo às exigências da realidade externa e do superego – representante interno dessa realidade).

Neurose fóbica – caracteriza-se pela localização da angústia, em pessoas, coisas e situações, que se tornam de um terror paralisante (fobias); e pelas medidas de defesa contra o aparecimento do objeto fóbico ou da angústia (condutas evitativas).

Neurose histérica – é caracterizada pela hiperexpressividade somática das ideias, das imagens e dos afetos inconscientes. Seus sintomas constituem manifestações psicomotoras, sensoriais ou neurovegetativas dessa conversão somática. Os impulsos, desejos ou afetos reprimidos são simbolizados pelos sintomas corporais – energia voltada para o físico (por exemplo: paralisia histérica) ou paroxísticos (crise emocional com teatrilidade).

Neurose obsessiva – neurose identificada pelo caráter forçado dos sintomas – compulsões, ideias obsessivas e rituais –, pela luta crô-

nica contra esses sintomas e por traços típicos de caráter: hesitação, escrúpulos, tendência à ordem, obstinação, ruminação mental, etc.

Neurose impulsiva – trata-se de quadros nos quais o indivíduo se sente forçado a realizar um ato contra a sua vontade. A modalidade mais típica de impulsão está representada pelo vício. A pessoa se vê irresistivelmente levada a satisfazer de maneira imediata sua necessidade, cujo objetivo é se libertar de uma tensão que é sentida como uma ameaça para a própria vida.)

Bach

• Em geral – Cherry Plum + White Chestnut + Red Chestnut + Chicory + Crab Apple + Oak + Cerato + Heather + Beech + Elm + Scleranthus + Aspen.

• De angústia – Rescue Remedy + Sweet Chestnut + Cherry Plum + Impatiens + Olive + Agrimony + Aspen.

• Histérica – Agrimony, Scleranthus, Holly, Chestnut Bud, Water Violet, Cerato, Chicory, Heather, Vervain, Vine.

• Obsessiva – Rock Water, Beech, Crab Apple, Chestnut Bud, Cherry Plum, Pine, Holly, Cerato, Oak, Clematis, White Chestnut.

• Impulsiva – Chestnut Bud, Cherry Plum, Holly, Impatiens, Vervain, Vine.

• Fóbica – Primeiro, dar os cinco florais para medo juntos. Depois, acrescentar Star of Bethlehem + floral do medo específico + essência individual.

Minas

• Obsessiva – Momordica, Basilicum, Artemisia, Pinus, Malus, Jasminum, Psidium, Phyllanthus, Helianthus, Nigrum ou

Momordica + Malus + Psidium + Helianthus + Phyllanthus + Pinus + Ficus e + Rosmarinus (obsessão religiosa) ou + Chicorium (controle obsessivo do objeto) ou + Trimera (preocupação obsessiva) ou Verbenacea (fanatismo).

• Histérica – Ficus, Lavandula, Artemisia, Jasminum, Lilium, Eucalyptus, Psidium, Helianthus, Mimosa, Chicorium, Nigrum ou

Emilia + Helianthus + Ficus + Sálvia + Mimosa + Chicorium + Lactuca.

• Impulsiva – Impatiens, Camelli, Vervano, Verbenacea, Prunus, Florbelin (Ffl), Tranquilus (Fes).

Austrália

• Obsessiva – Old Man Banksia, Boronia, Sturt Desert Rose, Bottlebrush.

- Histérica – Wisteria, Flannel Flower, Wedding Bush.
- Impulsiva – Black-eyed Susan.
- Fóbica – Dog Rose, Grey Spider Flower, Green Spider Orchid, Dog Rose of the Wild Forces.
- De angústia – Dog Rose, Crowea, Illawarra Flame Tree.

Saint Germain
- Em geral – Allium + São Miguel + Coronarium + Saint Germain.
- Fóbica – Coronarium + Focus + Goiaba e Fórmula Emergencial, conjuntamente, porém em vidros separados.
- Histérica – Melissa + Coronarium + Cidreira + Focum + Allium + São Miguel + Myrtus + Arnica Silvestre.
- Obsessiva – Allium + Arnica Silvestre + São Miguel + Piper + Myrtus + Cidreira + Ameixa.
- Impulsiva – Patiens + Verbena + Scorpius.

Obs.: ver transtorno obsessivo-compulsivo, histeria, angústia, impulsividade, fobias.

NOSTALGIA

(Anseio de regresso ao lar, ao país natal, ao seio da família, tão violento que pode suscitar distúrbios no comportamento e dar origem a sintomas somáticos.)

Bach
- Clematis, Honeysuckle.

Minas
- Com o passado ou outras terras – Madressilva.
- Com a perda de alguém – Myosotis, Guinea.
- Não aceita o próprio amadurecimento – Lavandula.
- Com saudades da terra celestial – Lacrima, Luceris, Ipomea, Fuchsia.

Austrália
- Bluebell, Sunshine Wattle.

Saint Germain
- Perpétua + Leucantha.

OBJETIVO

(Aquilo que existe independentemente de qualquer experiência consciente ou juízo pessoal – contrasta com subjetivo.)

Bach
- Falta de – Wild Rose, Clematis, Honeysuckle.

Minas
- Falta de – Rosa Canina, Pervinca, Madressilva, Rosmarinus, Lactuca.

Austrália
- Para afastar a sensação de inutilidade que pode ocorrer após ter alcançado o – Silver Princess.
- Ficar quieto e completar o – Jacaranda.
- Focar naquilo que é necessário para alcançar o, e não procrastinar – Sundew.
- Compromisso com o – Wedding Bush.
- Fortalecer-se para criar o que se quer – Southern Cross.
- Para usar a própria sabedoria interior para tomar decisões; para quem está sobrecarregado com muitas ideias – Paw Paw.
- Para quem conhece o, mas teme a responsabilidade – Illawarra Flame Tree.
- Melhora e aprofunda a visualização criativa (concentrar na vitória) – Boronia.
- Evita a repetição de comportamentos ou de experiências passadas – Isopogon.
- Falta de confiança na própria habilidade – Dog Rose.
- Melhora a intuição, para que os, possam surgir desse estado intuitivo Bush Fuchsia.
- Para manter as ideias e só compartilhar quando chegar o momento adequado e não dissipar a energia – Green Spider Flower.
- Flexibilidade e ajustamento – Hibbertia.
- Para quem desiste e não tenta, por achar muito difícil – Kapok Bush.
- Para diminuir a monotonia no meio do projeto – Peach-flowered Tea-tree.
- Para quem sabe qual é o, mas não sabe como alcançá-lo – Red Grevillea.

Saint Germain
- Pau Brasil + Gloxínia + Sergipe.

ÓDIO, DESAMOR

(Sentimento persistente de aversão, hostilidade e desejo de infortúnio em relação a outra pessoa ou objeto subjetivamente vinculado a essa pessoa.)

Bach
- Expresso – Holly.
- Reprimido e não perdoa – Beech, Willow.

Minas
- Expresso – Camelli, Orellana, Calêndula Silvestre, Villaresia, Harmonium (Fes).

- Com comprometimento cardíaco – Orellana, Rosmarinus, Rosa Canina.
- Expresso na crítica e intolêrancia – Mirabilis, Impatiens, Vervano, Thumbergia, Matricaria.
- Na falta de empatia e solidariedade – Cauliflora, Pastoris, Camelli, Tropaeolum.
- Manifesto no tiranismo – Thumbergia, Vervano, Vitis.
- Por si mesmo – Jasminum, Aristoloquia, Pinus, Malus.
- Transfigurado em ciúmes e desconfiança – Chicorium, Pastoris.
- Com desejos de vingança – Camelli, Orellana.
- Com agressividadee – Camelli, Orellana.
- Ódio, sadismo, dominação – Camelli + Orellana + Thumbergia + Icaro + Vervano + Linum.

Austrália
- Todos os sentimentos contrários ao amor – Mountain Devil.
- Ressentimento intenso em relação à família e aos amigos (geralmente oculto) – Dagger Hakea.
- Preconceito racial e ódio – Slender Rice Flower.
- Reprimido – Billy Goat Plum, Boronia, Yellow Cowslip Orchid.

Saint Germain
- Rosa Rosa.

OPRESSÃO
(Abatimento de forças por causa da sobrecarga da vida.)

Bach
- Elm, Oak, Centaury, Agrimony, Mimulus, Walnut.

Minas
- Quando se encontra em grupos – Viola.
- Por infortúnios – Buquê de 5 flores, Millefolium.
- Em ambientes caóticos e congestionados – Icaro, Bipinatus.
- No peito, angústia – Borragine, Heliotropium, Fuchsia, Dianthus.
- No ambiente familiar – Lantana, Amaranthus.
- Dos pais sobre os filhos – Millefolium.

Austrália
- Cognis Essence (Paw Paw + Sundew + Bush Fuchsia + Isopogon + Bauhinia) ou Paw Paw, Wild Potato Bush, Bottlebrush, Mint Bush (momentos difíceis).

Saint Germain
• Patiens + Cidreira + Melissa + Allium + São Miguel + Gerânio + São Miguel + Gloxínia + Laurus Nobilis + Cocos.

Orgulho
(Conceito elevado ou exagerado de si mesmo, altivez.)
Bach
• Water Violet, Beech, Chicory, Crab Apple, Rock Water, Vervain, Vine.
Minas
• Como padrão de consulta – Tropaeolum.
• De ultrapassar os limites físicos – Agave.
• De vencer competições – Nicociana.
• Sentindo-se o centro das atenções – Helianthus.
• Da inveja que causa – Tropaeolum.
• Ferido – Millefolium, Tagetes.
Austrália
• Gymea Lily, Slender Rice Flower, Hibbertia, Tall Mulla Mulla.
Saint Germain
• Triunfo + Wedélia.

Pais
Bach
• Cruéis, tiranos, agressivos – Vine, Holly.
• Possessivos, dominadores – Chicory.
• Preocupados – Red Chestnut.
• Rígidos – Rock Watter.
Minas
• Tiranos crúeis e dominadores – Thumbergia, Vitis.
• Indiferentes, irresponsáveis – Myosotis, Vernonia, Hymenaea.
• Ciumentos, que interferem nos afetos – Chicorium, Inga.
• Temerosos superapreensivos – Trimera.
• Feridos, porque estão se separando – Lilium, Psidium, Camelli, Thumbergia, Vitis, Guinea.
• Que exageram nos cuidados – Matricaria, Trimera.
• Dominados pelos filhos – Ruta.
• Que mentem para os filhos – Silene.
• Inflexíveis, exigentes – Phyllanthus.
Austrália
• Ligação do pai com o filho – Red Helmet Orchid.

- Para estar mais presente (tanto para a mãe como para a criança) – Calm & Clear (Black-eyed Susan + Boronia + Crowea + Bush Fuchsia + Jacaranda + Little Flannel Flower + Paw Paw).
- Comprometer-se com a parceira e o filho – Wedding Bush.
- Ciúmes do filho – Mountain Devil.
- Mais intuição para lidar com o filho – Bush Fuchsia.
- Rígido, teimoso e controlador – Isopogon.
- Confiança na própria habilidade como pai – Five Corners.
- Desenvolver a paciência com o ritmo do filho – Black-eyed Susan.
- Expressar a gentileza e ter contato físico com o filho – Flannel Flower.
- Violentos – Mountain Devil, Dagger Hakea.

Saint Germain
- Agressivos – Verbena + Scorpius + Grandiflora + Cidreira + Goiaba + Melissa + Leucantha + Allium + São Miguel + Varus + Rosa Rosa.
- Exigentes – Verbena + Piper + Leucantha + Cidreira + Varus + Melissa + Erianthum + Rosa Rosa.
- Que rejeitam o filho – Allium + São Miguel + Limão + Melissa + Leucantha + Rosa Rosa.
- Que corrompem (compram) os filhos oferecendo presentes em troca de obediência – Wedélia.
- Com dificuldade de impor limites – Fórmula Leucantha + Curculigum.
- Consumistas compulsivos – Fórmula Leucantha + Amygdalus + Indica.

PÂNICO
(Pavor, terror, medo paralisante.)

Bach
- Em geral – Star of Bethlehem + Aspen + Rock Rose + Rescue Remedy.
- Emergencial – Rescue Remedy + cada um de seus componentes (Star of Bethlehem + Clematis + Rock Rose + Impatiens + Cherry Plum) + White Chestnut + Walnut (solução estoque).
- Como geralmente não sabe o motivo do pânico, para conectar a alma com o corpo – Cherry Plum + Walnut + Chestnut Bud.

Obs.: se usar Rock Rose (entranhas) ou Aspen (pulmão) – dar suporte com Mimulus ou Olive (não dar puros).

Minas
- Buquê de 5 flores, Buquê de 9 flores, Bipinatus, Securitat (Fes).

Austrália
- Emergency Essence (Waratah + Fringed Violet + Sundew + Grey Spider + Flower + Crowea) – tomar até que o, ceda.
- Para o perigo de ser levado pelo – Dog Rose of the Wild Forces.
- Ajuda a ficar distanciado de uma determinada situação que levaria ao – Yellow Cowslip Orchid.

Saint Germain
• Em geral – Fórmula Emergencial, Fórmula da Síndrome do Pânico ou Panicum + Goiaba + Focum + Allium + São Miguel + Capim Luz ou Panicum + Capim Luz + Capim Seda + Focum + Pinheiro-Libertação.
• Por traumas de vidas passadas (asma, bronquite) – Capim Luz + Panicum + Goiaba + Focum + Allium + São Miguel.
• Situação paralisante – Piper + Goiaba + Allium + São Miguel + Panicum + Ipê Roxo + Abricó.
• Acordar em – Saint Germain + Panicum + Goiaba + Allium + São Miguel + Focum.
• Diante das dificuldades do dia a dia – Gerânio + Piper + Allium + São Miguel + Leucantha + Goiaba + Cocos.
• Causado por catástrofes (coletivo) – Populus Panicum.
• Situações de contágio da sedução emocional emitidas pela mídia – Populus Panicum + Myrtus + Allium.
Obs.: ver transtorno do pânico.

Paranoia
(Psicose caracterizada por delírios sistemáticos, mas sem demência, ou muito pouca. O delírio de grandeza ou o de perseguição – um dos dois ou ambos – são as características mais salientes e as que o paciente defende com todas as aparências de lógica e razão em seus argumentos. O sistema paranoide, embora extenso, está relativamente isolado e deixa, portanto, o restante da personalidade praticamente inatacta – sendo esse o aspecto que a distingue da esquizofrenia paranoide.)

Bach
• Crab Apple + White Chestnut.
Minas
• Sentindo a hostilidade e a perseguição – Pastoris, Jasminum.
• Supersensibilidade psíquica – Millefolium, Linum, Guinea.
• Tormenta mental, obsessão – Artemisia, Malus, Momordica, Psidium.
• Riscos de suícidio – Psidium, Sambucus, Artemisia, Ruta.
• Emergenciais – Buquê de 9 Flores, Buquê de 5 flores.
• Por uso prolongado de drogas – Millefolium, Artemisia, Pinus, Aristoloquia, Basilicum, Pastoris.
• Dentro do quadro de psicoses – Pastoris, Artemisia, Basilicum, Millefolium, Sambucus, Pinus, Aristoloquia, Sambucus.
Austrália
• Com as atitudes do passado – Sturt Desert Rose.
• Possessão psíquica que leva à – Angelsword.

- Medo do que os outros podem fazer consigo – Dog Rose.
- Personalidade paranoica, sensação de que estão criticando, conspirando, etc. – Mountain Devil.

Saint Germain
- Coronarium + Cidreira + Allium + São Miguel + Myrtus.

Obs.: ver psicose.

Passado

Bach
- Liberta da nostalgia, dos sentimentos do – Honeysuckle.
- Entendimento das situações de desespero do – Sweet Chestnut + Chestnut Bud.
- Esquecimento da infância, não lembra o – Honeysuckle + Chestnut Bud.
- Queima o passado para esquecer coisas desagradáveis, sem entendimento da vivência – Mustard + Chestnut Bud.
- Queima do passado em nível mais profundo – Honeysuckle + Mustard.
- Preso ao passado e não se interessa ou não aceita o novo – Honeysuckle + Walnut.
- Ligar ou desligar pontos de nosso corpo que precisam transformar ou quebrar ligações com o passado para reconstruir o novo – Hornbeam.
- Espinhos do; sempre – Holly. Se necessário – Willow.

Minas
- Ter o entendimento do – Transfor (Fes).
- Vivenciou friamente as dores do – Dianthus.
- Doloroso, porém sem choro e emoções – Dianthus, Duranta.
- Traumático, sofrimentos que marcam – Tagetes, Nigrum.
- Tão traumático, difícil de se recuperar – Tagetes, Linum, Millefolium, Nigrum.
- Saudades do – Madressilva.
- Com remorsos, erros e culpas – Pinus.
- Sempre presente na memória – Momordica, Phyllanthus, Millefolium.
- Com culpas imperdoáveis, pecados graves – Aristoloquia, Cassia.
- Liberdade para renascer das cinzas – Jasminum, Passiflora.
- Quitar todos os débitos com o – Millefolium, Jasminum, Mater-Paternarum.
- Repleto de experiências de crescimento – Millefolium, Jasminum, Pinus, Aristoloquia.

• Ausente da memória, então repete os mesmos erros – Sálvia, Fórmula de Aprendizado.

Austrália

• Esquecer o – Bottlebrush.

• Liberar as fobias de terror do – Green Spider Orchid.

• Preso às experiências negativas do – Sunshine Wattle.

• Viver das lembranças felizes do – Sundew.

Saint Germain

• Presos no – Perpétua + Aloe + Pectus + Embaúba + Allium + São Miguel + Laurus Nobilis.

• Saudades do – Perpétua + Laurus Nobilis.

• Livrar-se de posturas arraigadas do – Alcachofra.

• Livrar-se das sequelas de sofrimentos das vidas passadas – Pinheiro-Libertação.

PATERNIDADE / MATERNIDADE

Bach

• Para dar o que sabem, com menos rigidez e mais afeto – Water Violet + Rock Water.

• Para educar de forma construtiva e não com críticas excessivas ou autoengrandecimento – Beech + Heather.

• Para educar com o coração – Beech + Water Violet.

• Para a comunicação adequada e descontraída com os filhos – Centaury + Scleranthus.

• Para os que têm dificuldades de impor limites – Oak + Centaury.

• Equilíbrio das oscilações de humor – Scleranthus.

• Mudar comportamentos, transformar conceitos – Walnut.

Minas

• Medo ou rejeição da – Hymenaea.

• Medo do aprisionamento aos filhos – Hymenaea.

• Sem tiranismo – Thumbergia, Vitis.

• Equilibrada – Lilium, Mater-Paternarum.

• Tomando iniciativas oportunas – Agave.

• Suavidade na comunicação e atitudes – Calêndula Silvestre.

• Que vivem discutindo entre si – Hibiscus, Lilium, Amaranthus.

Austrália

• Para aceitar a mudança na – Bottlebrush.

- Para compreender os novos paradigmas que os filhos trazem – Freswater Mangrove.
- Entendendo o ritmo dos filhos – Black-eyed Susan.
- Para estarem mais presentes e disponíveis – Bush Gardenia.
- Para expressar os sentimentos – Flannel Flower.
- Para estabelecer limites e dizer "não" – Flannel Flower.
- Preocupação com a educação e o futuro – Crowea.
- Ajuda a fazer as melhores escolhas para a criança – Paw Paw.
- Afastar os padrões familiares negativos precedentes relativos ao papel dos pais – Boab.
- Dar a consciência das necessidades do filho – Bush Fuchsia, Green Spider Orchid, Kangaroo Paw.
- Ligação com a família – Bush Gardenia.
- Medo da responsabilidade da – Illawarra Flame Tree.
- Medo de não conseguir enfrentar a – Dog Rose.
- Deixar amorosamente o filho ir – Bluebell, Bottlebrush.
- Ajuda os pais a conter ou remover suas projeções sobre os filhos a respeito do que devem fazer ou ser – Boab + Bottlebrush + Red Helmet Orchid.

Saint Germain

Pais de crianças especiais:
- Para a vergonha – Erianthus + Alcachofra.
- Elimina o preconceito – Piper + Rosa Rosa + Triunfo.
- Orgulho ferido, sentimento de injustiça – Verbena.
- Reduz o inconformismo – Thea + Pectus + Cocos + Goiaba + Erianthus + Sapientum + Verbena + Rosa Rosa.
- Quando os filhos vão embora de casa – Fórmula Leucantha + Perpétua.

Obs.: ver pais e mães.

PENSAMENTOS OBSESSIVOS

Bach
- White Chestnut.

Minas
- Basilicum + Momordica, Tranquillus (Fes).

Austrália
- Boronia.

Saint Germain
• Cidreira + Allium + São Miguel + Myrtus + Ameixa + Pinheiro-Libertação.
Obs.: ver neuroses.

Percepção Corporal

(Padrão global do conhecimento direto ou sensorial que o indivíduo forma de seu próprio corpo.)

Bach
• Observação do corpo – Chestnut Bud.
• Observar a totalidade – Chestnut Bud + Crab Apple.
• Para a sensibilidade – Wild Rose + Chestnut Bud.

Minas
• Letargia nos movimentos do corpo – Piperita, Rosa Canina.
• Autoidentificação – Lilium, Jasminum, Ignea.
• Corpo energeticamente esgotado – Tabebuia, Sempervivum, Foeniculum, Agave, Ruta, Tonarion.

Austrália
• Vergonha de algum aspecto do corpo – Billy Goat Plum.
• Desleixo, refletindo baixa autoestima – Five Corners.
• Boa postura a quem está abatida, curvada, com ombros caídos – Dog Rose.
• Falta de, pois está voltado apenas para o espiritual – Red Lily.
• Leveza do corpo – Wild Potato Bush.

Saint Germain
• Alinhamento da coluna – Varus.
• Percepção e alinhamento dos corpos físico e suprafísico –
Varus + Goiaba.

Perdão

Bach
• Holly, Willow, Beech, Pine.

Minas
• Zinnia, Camelli, Orellana, Cassia, Pinus.

Austrália
• Amor incondicional e aceitação – Mountain Devil.
• Perdoar os mais íntimos – Dagger Hakea.

- Perdoar a si mesmo – Sturt Desert Rose.
- Perdoar e seguir em frente – Bottlebrush.

Saint Germain
- Saint Germain + Gerânio + Embaúba.

PERSEVERANÇA

Bach
- Centaury + Chicory + Honeysuckle + Impatiens + Chestnut Bud ou Wild Oat + Gentian + Larch.

Minas
- Fórmula de Exame + Sonchus + Rosa Canina + Capsicum + Lavandula.

Austrália
- Kapok Bush, Jacaranda, Peach-flowered Tea-tree, Wedding Bush, Gymea Lily.

Saint Germain
- Patiens + Allium + Erbum + Melissa + São Miguel + Scorpius + Tuia + Varus + Carrapichão + Chapéu de Sol + Goiaba + Sergipe.

PERSONALIDADE

(Organização dinâmica, no indivíduo, constituída por todas as características cognitivas, afetivas, volitivas e físicas, que determinam o seu pensamento e comportamento característicos, a sua adaptação típica ao meio social.)

Bach
- Dominante – Vine.
- Subserviente – Centaury.
- Agressiva – Holly, Cherry Plum.
- Jovial – Agrimony.
- Apática – Wild Rose.
- Desesperançada – Gorse.
- Depressiva – Gentian, Pine, Gorse, Sweet Chestnut.
- Dispersiva – Clematis.
- Impaciente – Impatiens.
- Insegura – Larch, Cerato, Scleranthus.
- Entusiasmada, ansiosa – Vervain.
- Intolerante, crítica – Beech.

- Mau humor constante, ressentida – Willow.
- Superficial – Chestnut Bud, Cerato.
- Incansável, trabalhadora – Oak.
- Imatura – Larch.
- Perfeccionista, detalhista – Rock Water, Crab Apple.
- Orgulhosa – Water Violet.
- Preocupada – Red Chestnut, White Chestnut.
- Possessiva – Chicory.
- Rancorosa – Willow.
- Revolucionária – Walnut, Vervain.
- Tímida – Mimulus, Larch.
- Autocentrada – Heather.
- Medrosa – Mimulus, Aspen, Red Chestnut, Rock Rose, Cherry Plum.

Minas
- Dominante, cruel – Thumbergia, Vitis.
- Subserviente – Ruta, Guinea.
- Agressiva – Vervano, Psidium, Sambucus, Orellana.
- Impetuosa – Psidium, Sambucus.
- Complexa e imprevisivel – Eucalyptus.
- Tipo "oito ou oitenta" – Calêndula Silvestre.
- Calma, jovial – Fuchsia, Tropaeolum.
- Narcisista – Jasminum.
- Apática – Rosa Canina, Pervinca.
- Desesperançada – Aleluia.
- Depressiva – Sonchus, Suplerium, Borragine, Pinus, Sinapsis.
- Dispersiva – Rosmarinus, Tabebuia, Origanum.
- Lenta, vagarosa – Piperita.
- Impaciente – Impatiens.
- Desconfiada – Pastoris.
- Insegura, mutável – Emilia.
- Falsa, mentirosa – Silene.
- Justiceira com as próprias mãos – Vervano.
- Entusiasmada e ansiosa – Verbenacea.
- Invejosa – Mirabilis, Ignea.
- Intolerante e crítica – Mirabilis.

- Mal-humorada – Zinnia.
- Colérica – Vervano, Psidium, Orellana, Sambucus.
- Fanática e superficial – Taraxacum, Sálvia.
- Simplória – Silene, Taraxacum.
- Incansável – Agave.
- Imatura – Lavandula, Silene.
- Aventureira – Nicociana.
- Detalhista, perfeccionista – Phyllanthus.
- Ignorante – Sálvia, Taraxacum, Matricaria.
- Orgulhosa – Tropaeolum, Ignea.
- Irresponsável – Vernonia, Ipomea.
- Preocupada – Momordica, Trimera.
- Possessiva – Chicorium.
- Rancorosa – Zinnia.
- Revolucionária – Millefolium, Verbenacea.
- Rígida – Phyllanthus.
- Maternal e nutridora – Matricaria, Inga.
- Tímida – Viola, Mimosa.
- Violenta – Psidium, Sambucus, Vervano, Artemisia.
- Medrosa – Mimosa, Passiflora, Ambrosia, Trimera, Plantago, Psidium, Sambucus, Bipinatus.

Austrália
- Agitada – Black-eyed Susan.
- Agoniada pela rejeição – Illawarra Flame Tree.
- Apática, resignada – Kapok Bush.
- Bloqueada na criatividade – Turkey Bush.
- Crítica – Yellow Cowslip Orchid.
- Desconectada, indecisa – Red Lily, Sundew.
- Desesperada – Waratah.
- Desesperançada – Sunshine Wattle.
- Desvitalizada, pesada – Wild Potato Bush.
- Dispersiva, agitada – Jacaranda.
- Dominadora, controladora – Isopogon.
- Dominadora, demandadora – Gymea Lily.
- Embutida – Fiver Corners.
- Em pânico – Grey Spider Flower.
- Excessivamente generosa – Philotheca.
- Fechada emocionalmente – Bluebell.
- Inconstante, entediada – Peach-flowered Tea-tree.
- Influenciável – Sturt Desert Rose.

- Insegura – Dog Rose.
- Insensível, desajeitada – Kangaroo Paw.
- Irresponsável – Wedding Bush.
- Materialista – Bush Iris.
- Obsessiva – Boronia.
- Oprimida, sobrecarregada – Paw Paw.
- Orgulhosa, separatista – Slender Rice Flower.
- Preocupada – Crowea.
- Queixosa, amarga – Southern Cross.
- Rancorosa, desconfiada – Montain Devil.
- Rebelde, egoísta – Red Helmet Orchid.
- Ressentida com os mais próximos – Dagger Hakea.
- Rígida – Bauhinia, Bluebell, Hibbertia.
- Sem objetivos – Silver Princess.
- Séria, sombria – Little Flannel Flower.
- Travada, dependente – Red Grevillea.
- Traumatizada – Fringed Violet.
- Triste, infeliz – Sturt Desert Pea.

Saint Germain
- Harmonizar (sincronizar) os vários aspectos da – Patiens + Varus + Sorgo + Rosa Rosa.
- Cisão dos aspectos masculino e feminino na – Unitatum + Abricó + Algodão.
- Alterada por picada de escorpião – Scorpius.
- Tipo escorpião – Scorpius + Rosa Rosa.
- Intolerante, irritada – Verbena + Limão.
- Irada – Erianthum + Grevílea.
- Lenta – Sapientum + Thea + Gloxínia + Abricó.
- Má, perversa – Grandiflora + Mangífera + Scorpius + Allium + São Miguel + Rosa Rosa.
- Sensível (magoa-se facilmente) – Coronarium.
- Mandona – Verbena + Leucantha + Allium + São Miguel.
- Materialista – Pepo + Wedélia + Triunfo.
- Mentirosa – Limão + Allium + São Miguel.
- Metódica – Piper + Allium + São Miguel.
- Obstinada – Verbena.
- Oscilante – Leucantha + Abricó.
- Presunçosa – Verbena + Wedélia + Grandiflora.
- Promíscua – Tuia + Allium + São Miguel + Sapientum.
- Rígida – Piper + Cidreira + Melissa + Allium + São Miguel.

- Superficial – Wedélia + Triunfo + Helicônia.
- Violenta – Verbena + Grandiflora + Scorpius.
- Tensa – Verbena + Cidreira + Melissa + Allium + Limão.
- Arredia – Sorgo + Melissa + Curculigum + Embaúba + Unitatum + Rosa Rosa + Abricó.
- Assustada – Focum + Goiaba + Panicum + Allium + São Miguel + Lírio da Paz + Populus Panicum.
- Interferidora – Verbena + Grandiflora.
- Exigente (atenção para si) – Melissa + Sorgo + Limão + Unitatum + Leucantha + Erianthum.
- Autoritária – Grandiflora + Limão + Piper + Melissa + Verbena + Curculigum.
- Generosa (ajuda os outros) – Leucantha + Rosa Rosa + Curculigum.
- Fria e calculista – Grandiflora + Triunfo + Scorpius.
- Subserviente – Cocos + Jasmim Madagascar.
- Que engole "sapos" – Jasmim Madagascar.
- Colérica – Verbena + Scorpius + Melissa + Embaúba.
- Ditatorial – Grandiflora + Verbena + Scorpius.
- Egoísta – Grandiflora + Limão + Scorpius.
- Frágil – Sapientum + Allium + São Miguel + Goiaba.
- Indolente – Sapientum + Tuia + Allium + São Miguel + Goiaba + Ipê Roxo + Pepo + Limão + Gerânio + Patiens + Embaúba.
- Inflexível – Verbena + Piper.
- Influenciável (pela pressão do grupo) – Curculigum + Allium + São Miguel + Gloxínia + Embaúba + Goiaba + Piper + Vitória.
- Injustiçada – Boa Deusa.
- Azarada na vida – São Miguel + Allium + Melissa + Embaúba + Varus + Sapientum + Thea + Boa Sorte + Abricó.
- Destrutiva com os outros – Limão + Ipê Roxo + Melissa + Scorpius + Embaúba + Allium + São Miguel + Triunfo + Rosa Rosa.
- Destrutiva consigo mesma – Embaúba + Rosa Rosa + Abricó + Myrtus.
- Corrupta – Wedélia + Triunfo.
- Dominada por instintos inferiores – Tuia + Sapientum + Allium + São Miguel.
- Narcísica – Helicônia.
- Sádica – Grandiflora + Wedélia.
- Teimosa – Erianthum + Verbena.
- Voltada somente aos valores externos – Helicônia + Wedélia.
- Que rouba – Purpureum + Wedélia.

Pesadelos

(Agitação ou opressão durante o sono causada por sonhos aflitivos.)

Bach
• Rock Rose, Aspen, Cherry Plum.

Minas
• Em geral – Bonus Somnus (Fes).
• Frequentes – Bipinatus, Passiflora, Psidium, Artemisia, Guttagnello, Bonus Somnus (Fes).
• Eróticos – Aristoloquia, Lilium, Origanum.
• Com paralisias, taquicardias – Bipinatus, Sambucus.
• Medo de fantasmas e assombrações – Passiflora, Bipinatus.
• Com ameaças e agressividade – Linum, Bipinatus, Artemisia.
• Sendo vítima de abuso sexual – Aristoloquia.
• Vivenciando sem emocionalismos – Ageratum.
• Persistentes e rebeldes – Buquê de 9 flores.

Austrália
• Dog Rose, Grey Spider Flower, Green Spider Orchid.
• Advindos de experiências de vidas passadas – Green Spider Orchid.

Saint Germain
• Em geral – Goiaba + Focum + Panicum + Allium + São Miguel + Cidreira + Saint Germain + Varus + Triunfo + Abricó.
• Quando provenientes de limpeza de más ações cometidas em outras vidas – Saint Germain + Goiaba + Incensum + Allium + São Miguel.

Pessimismo

(Disposição de espírito que leva o indivíduo a encarar tudo pelo lado negativo, esperando sempre o pior.)

Bach
• Beech, Chicory, Gentian, Gorse, Honeysuckle, Larch, Mustard, Red Chestnut, Sweet Chestnut, Wild Rose, Willow.

Minas
• Zinnia, Mirabilis, Sonchus, Borragine, Pinus, Trimera, Heliotropium, Lavandula, Rosa Canina, Estimilis (Fes).

Austrália
• Sunshine Wattle, Southern Cross, Waratah, Mint Bush.

Saint Germain
• Triunfo.

PRECONCEITO

(Conceito ou opinião formados antecipadamente, sem maior ponderação ou conhecimento dos fatos.)

Bach
- Em geral – Beech, Chicory.
- Racismo – Beech.

Minas
- Por pessoas de classe inferior – Tropaeolum, Ignea, Thumbergia, Vitis.
- Diferenciando o tratamento se é homem ou mulher – Lilium.
- Racismo – Mirabilis, Camelli.

Austrália
- Em geral – Boab, Slender Rice Flower, Yellow Cowslip Orchid, Hibbertia, Bauhinia, Freshwater Mangrove.
- Racismo – Slender Rice Flower, Bauhinia.
- Desenvolve o amor e compaixão entre os seres e dá a compreensão de que o outro é aspecto de si mesmo – Sidney Rose.

PREGUIÇA

Bach
- Hornbeam, Gentian, Clematis, Honeysuckle.

Minas
- Foeniculum, Piperita, Sonchus, Rosmarinus, Madressilva, Tonarion, Almin (Fes).

Austrália
- Sundew + Flannel Flower ou Kapok Bush, Sundew, Old Man Banksia, Red Lily, Silver Princess, Wedding Bush.

Saint Germain
- Combate a (depressão camuflada) – Embaúba + Bom Dia.

PREOCUPAÇÃO

(Ideia fixa e antecipada que perturba o espírito a ponto de produzir sofrimento e inquietação.)

Bach
- Em geral – Crab Apple + um dos Chestnuts.
- Com os outros – Chicory, Red Chestnut, Pine, Vervain.
- Com a opinião dos outros – Cerato, Mimulus.
- Com o relacionamento social – Mimulus.

Minas

• Em geral – Tranquillus (Fes).

• Com os problemas do cotidiano – Mimosa, Calmim.

• Com o bem-estar dos outros – Trimera, Ruta.

• Querendo servir bem – Ruta, Matricaria.

• Em ser aceito – Silene, Ruta.

• Disfarçada – Fuchsia, Dianthus.

• Excessiva com a saúde – Mimosa, Helianthus.

• Obsessiva – Momordica.

• Em produzir sempre – Vervano, Verbenacea.

• Com mesquinharias – Helianthus.

Austrália

• Em geral – Crowea, Little Flannel Flower.

• Preocupado demais com o próprio corpo, com seus bens e seu ambiente – Billy Goat Plum + Boronia + Yellow Cowslip Orchid.

• Com excesso de disciplina – Hibbertia.

• Com a perfeição – Boronia.

• Que os outros não gostem dela – Illawarra Flame Tree.

• Com a saúde – Peach-flowered Tea-tree.

• Associada com uma doença crônica e debilitante – Banksia Robur.

• E o cuidado que surge quando um mestre espiritual ou uma informação canalizada vai contra seu entendimento ou intuição – Angelsword.

• Com uma parte do corpo da qual não gosta – Billy Goat Plum.

• Com as pessoas que estão sob seus cuidados – Alpine Mint Bush.

• Com o que acontecerá quando entrar em uma fase nova de vida – Transition Essence (Autumn Leaves + Bauhinia + Bottlebrush + Bush Iris + Lichen).

Saint Germain

• Em geral – Fórmula para Insônia/ Preocupação/ Ansiedade.

• Com a sobrevivência diária – Abundância + Pepo + Cidreira + Thea + Sapientum + Mangífera + Abricó.

• Por perdas (financeiras, propriedades, filhos, etc.) – Mangífera.

• Com detalhes – Piper + Cidreira + Allium + São Miguel + Canela.

• Com os outros – Cidreira + Leucantha.

• Em falar o que sente, por medo de represálias – Jasmim Madagascar.

Procrastinação
Bach
- Em geral – Wild Rose, Hornbeam, Clematis, Gentian, Larch, Scleranthus.
- Adia as tarefas / falta de energia – Hornbeam.
- Por medo do fracasso – Larch.

Minas
- Foeniculum, Rosa Canina, Rosmarinus, Lavandula, Sonchus, Borragine, Capsicum, Estimilis (Fes), Almin (Fes) ou
Emilia + Ficus + Piperita.

Austrália
- Sundew, Red Grevillea, Kapok Bush.

Saint Germain
- Embaúba + Bom Dia + Sergipe.

Proteção
Bach
- Proteção e limpeza de influências – Walnut + Crab Apple.
- Proteção mais forte – proteção divina, força e coragem para ir a lugares hostis e proteção pessoal – Walnut (sutil) + Red Chestnut (cárnea).
- Para influência de pensamentos – pessoas que sofrem muito pelos outros e afetam sua própria sensibilidade – Walnut + Holly + Crab Apple.
- Para o medo da sensibilidade ou em fases em que o corpo está se abrindo – Aspen + Walnut.
- Para o corpo físico, de acidentes ou traumas – Star of Bethlehem.
- Quando é preciso ir a lugares negativos ou para os que captam a negatividade do outro e mudam suas polaridades – Willow + Walnut.
- Para os que atraem desgraças, azarados, não percebem sua negatividade – Willow + Agrimony + Walnut.
- Ao corpo (anjo da guarda) – Red Chestnut + Gentian.
- Para os que se abalam muito por influências de opiniões externas, que se desestruturam, perdem a fé e também para os que não encontram sua religião – Walnut + Gentian.

Minas
- Contra radiações nucleares – Millefolium, Artemisia, Linum, Malus, Origanum, Imunis (Ffl).
- Contra negatividade e feitiços – Ruta, Millefolium, Guinea, Linum.
- Contra más influências – Millefolium + Ruta + Artemisia + Linum + Guinea.

- Favorecendo o destino autêntico – Origanum, Millefolium, Typha.
- Ao recém-nascido – Buquê de Lactentes.
- Ao comércio e aos negócios – Ambrosia.
- Durante os sonhos – Bipinatus, Linum.
- Contra o domínio de terceiros – Ruta.
- Contra o ataque de entidades negativas – Millefolium, Linum, Artemisia, Ruta, Malus, Lavandula, Origanum, Sambucus, Guinea.

Austrália
- Espiritual – Angelsword.
- Física e psíquica – Grey Spider Flower + Fringed Violet.
- Psíquica – Fringed Violet.
- Aspergir, para liberar e afastar espíritos presos à terra – Boab + Angelsword + Fringed Violet + Lichen.
- Para o medo de ataque sobrenatural e psíquico – Grey Spider Flower.
- Liberar o medo que sente de algo, que faz com que atraia isso para a vida – Dog Rose.

Saint Germain
- Em geral – Fórmula de Proteção ou
São Miguel + Allium + Lótus/Magnólia + Anis + Erbum + Melissa + Scorpius + Tuia + Varus + Carrapichão + Chapéu de Sol + Goiaba + Anis + Mimozinha.
- Aspergir em ambientes – Incensum + Goiaba + Grevílea + Arnica Silvestre + Carrapichão.
- Na amputação de membros – Allium + São Miguel + Embaúba + Arnica Silvestre + Algodão + Boa Sorte.

Obs.: ver limpeza / purificação, espiritualidade.

PSICOPATIA

(Instabilidade emocional que torna o indivíduo incapaz de restringir ou controlar certos impulsos antissociais, mas sem que possa diagnosticar-se um estado caracterizadamente patológico.)

Bach
- Em geral – Larch, Star of Bethlehem, Clematis, Elm, Cerato (centra) ou Chestnut Bud + Crab Apple + Pine ou + Vine, Cherry Plum, Chicory, ou + Rock Water.

Obs.: pacientes psiquiátricos incuráveis, que se conformam e assumem o padrão da doença; para limpar o efeito colateral das drogas e dar-lhes lucidez – Gorse. Depois – Gorse + Mustard + Gentian.

Minas
• Em geral – Jasminum, Artemisia, Linum, Silene, Ruta, Pinus, Lavandula, Sambucus, Aristoloquia, Camelli, Fuchsia, Rosmarinus, Verbenacea, Tagetes, Heliotropium, Impatiens, Nigrum ou Helianthus + Sálvia + Thumbergia + Zinnia.

Austrália
• Em geral – Rough Bluebell, Isopogon.
• Contra comportamento violento e destrutivo – Rough Bluebell.

Saint Germain
• Alium + São Miguel + Coronarium + Myrtus.

Obs.: ver psicoses, neuroses.

PSICOSES

(Configuram os quadros mentais graves, caracterizados pela desorganização dos processos de pensamento, perturbações na emocionalidade, desorientação quanto ao tempo, espaço e pessoa. Os transtornos são com a realidade externa: alterações das percepções – alucinações do juízo (delírios) e falta de controle do comportamento. O conflito essencial é entre o ego e a realidade externa: o ego nega a realidade e se retrai, obedecendo aos impulsos do id.

No transtorno afetivo bipolar, o desequilíbrio é entre os chacras da base e da coroa, em que este último está completamente aberto, o da base está fechado e é inundado por ideias e conceitos fantásticos, mas não tem condições de ancorá-los plenamente na realidade. Quando a depressão vem, a inspiração parece desaparecer por completo e a pessoa fica com a sensação de que a vida não tem o menor sentido.)

Bach
• Transtorno bipolar – Vervain + Gorse + Holly + Cherry Plum + Scleranthus (Scleranthus tira o excesso de agressividade e Gorse para a lucidez e persistência).
• Na fase depressiva – Vervain + Scleranthus + Mustard + Gentian.
• Psicose paranoica – Star of Bethlehem, Crab Apple, Holly, Willow, Vervain, Rock Water, Beech, Vine, White Chestnut, Cherry Plum, Gentian, Mimulus, Rock Rose.

Minas
• Em geral – Rosmarinus + Basilicum + Fuchsia + Camelli + Momordica + Psidium + Verbenacea + Tagetes + Heliotropium + Impatiens.

Austrália
• Em geral – Boronia, Waratah, Sundew, Tall Yellow Top.

- Transtorno bipolar – Peach-flowered Tea-tree, Black-eyed Susan, Wild Potato Bush, Jacaranda.
- Fase depressiva do transtorno bipolar – Peach-flowered Tea-tree.
- Psicose paranoica – Mountain Devil, Bauhinia, Sundew, Slender Rice Flower.
- Trata de estados catatônicos – Sundew.

Saint Germain

- Allium + Saint Germain + Coronarium + Sorgo + Incensum + Arnica Silvestre e Fórmula Emergencial conjuntamente, porém em vidros separados.

Obs.: ver paranoia, esquizofrenia.

Raiva

Bach
- Com descontrole – Cherry Plum.
- Com ressentimento – Holly, Willow, Crab Apple.
- Crises de – Cherry Plum.
- Demonstra – Beech.
- Dos seres humanos – Holly.
- Inconsciente – Mustard.
- Não esquece e não perdoa – Beech, Willow.
- Por ciúmes – Holly.
- Por contrariedades – Beech, Chicory, Vervain.
- Reprimida – Willow.

Minas
- Em geral – Harmonium (Fes).
- Vontade de agredir – Psidium, Sambucus, Vervano, Calmim, Prunus.
- Extrema – Psidium, Artemisia, Sambucus, Camelli, Prunus.
- Por acúmulo de frustações – Lavandula, Origanum, Melindre.
- Por achar a humanidade egoísta – Matricaria, Vervano, Heliofolius.
- Por não concordar com sua posição – Vernonia, Vervano, Coleus.
- Como padrão de conduta – Psidium, Calêndula Silvestre, Sambucus, Artemisia.

Austrália
- Acesso de fúria, quando a raiva é um padrão familiar – Boab.
- Abre para o amor – Mountain Devil.
- Em relação aos mais íntimos – Dagger Hakea.
- Contra a autoridade – Red Helmet Orchid.
- Deliberadamente hostil – Rough Bluebell.
- Manifestações imaturas e inapropriadas de – Kangaroo Paw.
- Medo de ser levado pela, dos outros em situação de grupo – Dog Rose of the Wild Forces.

• Contra hostilidade – Slender Rice Flower, Dagger Hakea, Mountain Devil.

Saint Germain

• Abre para o amor – Rosa Rosa.

• Irados – Erianthum + Grevília.

RANCOR, RESSENTIMENTO

(Aversão profunda, não raro reprimida, ocasionada por algum ato alheio que causa dano material ou moral.)

Bach

• Willow, Holly, Crab Apple, Chicory.

Minas

• Em geral – Harmonium (Fes).

• Zinnia, Camelli, Chicorium, Tagetes, Orellana, Villaresia ou Chicorium + Inga + Zinnia + Camelli.

Austrália

• Dagger Hakea, Mountain Devil, Red Helmet Orchid, Slender Rice Flower, Southern Cross, Isopogon, Bluebell, Alpine Mint Bush.

Saint Germain

• Em geral – Pectus + Embaúba + Unitatum + Aloe + Melissa + Allium + São Miguel.

• Sofreram calúnia – Boa Deusa + Abricó.

• Por injustiça – Pectus + Allium + São Miguel + Embaúba + Boa Deusa + Jasmim Madagascar.

REJEIÇÃO

(Nas relações interpessoais, é o processo pelo qual se considera alguém uma pessoa destituída de valor, incompatível com determinada categoria ou inadmissível como objeto de sentimentos de afinidade ou vinculação.)

Bach

• Sentimento de – Chicory, Rock Rose, Sweet Chestnut, Willow.

• Física – Crab Apple.

Minas

• Social, familiar ou grupal – Althaea.

• Sentimento de – Heliotropium, Chicorium, Fortificata, Althaea, Bipinatus.

• Das pessoas pela raça – Mirabilis.

- Da identidade sexual – Zante.
- Do próprio corpo – Malus, Jasminum.
- Da vida – Aleluia, Rosa Canina, Ipomea, Pervinca.
- De recém-nascidos pelos pais – Myosotis.

Austrália
- Sentimento de – Illawarra Flame Tree (real ou imaginário), Tall Yellow Top.
- Física – Billy Goat Plum, Flannel Flower.

Saint Germain
- Preso no pesadelo da, por abandono – Unitatum + Melissa + Pectus + Allium + São Miguel + Embaúba.
- Pessoa rejeitada – Fórmula Leucantha (Leucantha + Melissa + Unitatum + Sapientum + Sorgo + Embaúba + Grevílea + Rosa Rosa + Pau Brasil + Perpétua) ou
Unitatum + Melissa + Pectus + Gloxínia + Allium + São Miguel + Embaúba.
- Sentem-se hostilizados – Aloe + Embaúba + Unitatum + Melissa + Gloxínia + São Miguel + Allium.
- Marginalizados (socialmente) – Unitatum + Embaúba + Melissa + Varus + Sapientum + Tuia + Allium + São Miguel + Ipê Roxo + Sorgo + Vitória.

Relacionamentos

(Capacidade, em maior ou menor grau, de relacionar-se, conviver ou comunicar-se com os seus semelhantes.)

Bach
- Inconstantes – Cerato.
- Medo da entrega ao outro – Wild Rose + Rock Rose.
- Relacionamentos difíceis – na separação, na fase de decisão, conflito de sentimentos – Cherry Plum.
- Depois que decidem, liberou o sentimento – Sweet Chestnut para o desespero. Ajudar com Walnut, Star of Bethlehem ou Honeysuckle.
- Problemas com o companheiro, querem se isolar e fazem doenças (mulheres – secreção vaginal, monoalíases de repetição; homens – secreção de uretra) ou qualquer infecção ou alergia que afasta o relacionamento – Water Violet + Crab Apple.
- Melhorar ligações interpessoais e manter a individualidade – Walnut.
- Definir sentimentos por alguém – Cherry Plum primeiro e depois para decisão afetiva – Cherry Plum + Scleranthus.
- Paixão de adolescente – Centaury.

- Paixão obsessiva – Cherry Plum + White Chestnut + Centaury.
- Paixão louca com muito ciúmes – White Chestnut + Cherry Plum + Chicory.
- Mulheres homossexuais com conflitos e perda da luz do feminino ou com problemas com a companheira – Wild Rose.
- Se a primeira relação sexual foi traumática ou impensada – Rock Water + Star of Bethlehem.
- Mulheres que cuidam só do corpo, tornam-se fúteis, pulam de um relacionamento para o outro, não se envolvem com ninguém – Wild Rose.
- Se sentem medo do relacionamento – Wild Rose + Rock Rose.
- Homem homossexual, quando perde a luz no relacionamento fica apático, faz tudo o que o outro quer – Wild Rose + Centaury.
- Homossexual, muito ciumento, grudado no companheiro, – trabalhar o lado da mãe – Chicory.

Minas
- Em geral – Conjuntio (Fes), Coerentia (Fes), Harmonium (Fes).
- Indiferença e alheamento nos – Tropaeolum.
- Autocentrado em si mesmo – Helianthus.
- Avarento e ganancioso – Cauliflora, Fórmula da Opulência.
- Conflituoso entre casais – Hibiscus, Hymenaea.
- Tensos em grupos – Lantana, Amaranthus.
- Espiritualizados – Viola, Lacrima, Camelli, Splendens.
- Trabalhando para o bem comum – Cauliflora, Vernonia, Lantana.
- Submisso – Ruta.
- Comunicação construtiva – Calêndula Silvestre.
- Medo de se abrir para os – Viola, Splendens.
- Com apego e ciúmes – Chicorium, Inga.
- Sistemático, difícil de lidar – Mirabillis, Phyllanthus.
- Sem valorizar a sexualidade – Lilium.
- Falta de autenticidade nos – Silene.
- Dominador e tirânico nos – Thumbergia, Vitis.
- Emocionalmente frágil nos – Chicorium, Inga.
- Indefinição dos papéis sexuais nos – Lilium, Zante.
- Reconhecendo as boas intenções nos – Pastoris, Villaresia.
- Com desapego e liberdade – Camelli, Inga.

Austrália
- Medo do contato físico – Fringed Violet + Flannel Flower.
- Assumir – Wedding Bush.
- Conflitivo com o pai – Red Helmet Orchid.
- Conflitivo com a mãe – Bottlebrush.
- Dificuldade de – Kangaroo Paw, Wedding Bush.
- Estreitar laços familiares – Bush Gardenia.
- Para a dor do término de um – Red Suva Frangipani + Sturt Desert Pea.
- Mágoa do fim do – Boronia + Bottlebrush + Sturt Desert Pea + Dagger Hakea + Red Suva Frangipani.
- Inconstância nos – Wedding Bush.
- Mais amoroso consigo mesmo – Bush Gardenia.
- Renovar laços do – Wedding Bush + Bush Gardenia.
- Renovar a paixão e o interesse – Bush Gardenia.
- Rixa de família – Bush Gardênia.
- Abre o coração ao amor e à partilha – Bluebell.
- Para quem atrai e busca, geralmente de forma inconsciente, parceiros com características e comportamento dos pais – Boab.
- Medo da intimidade emocional e física e a dificuldade de comunicar os sentimentos ao parceiro – Flannel Flower.
- Inibe a tendência da pessoa dominante em passar por cima do parceiro(a) – Gymea Lily.
- Codependência no – Sidney Rose.
- Desenvolve a maturidade em si e nos relacionamentos (reconhece e satisfaz as necessidades do parceiro) – Kangaroo Paw.
- Trata de tudo em relacionamentos – Relationship Essence (Bluebell + Boab + Bush Gardênia + Dagger Hakea + Flannel Flower + Mint Bush + Red Suva Frangipani).
- Para reconectar-se à vitalidade, impulso e energia – Banksia Robur.
- Para quem não se envolve na vida, desiste com facilidade – Kapok Bush.
- Libera as brincadeiras e a espontaneidade – Little Flannel Flower.
- Abrir-se aos, sem medo de ser ferido – Pink Mulla Mulla.
- Para descobrir e seguir o que manda o coração – Silver Princess.

Saint Germain
- Difícil na família – Fórmula da Família.
- Claustrofóbico – Pectus + Curculigum + Aloe + Allium + São Miguel.

- Vexatório e humilhante – Pectus + Allium + São Miguel + Aloe + Embaúba + Curculigum + Melissa + Tuia + Jasmim Madagascar.
- Desvencilhar de, destrutivo – Pectus + Curculigum + Aloe + São Miguel + Allium + Cocos + Abricó + Embaúba.
- Não consegue achar saída em, destrutivo – Pectus + Allium + Aloe + São Miguel + Ipê Roxo + Jasmim Madagascar.
- Harmonizar o casal – Patiens + Gloxínia + Piper + Embaúba + Aloe + Melissa + Sorgo + Limão + São Miguel + Curculigum + Abricó.
- Casal de mau humor – Erianthum + Melissa + Sorgo.
- Compulsão a conquistas amorosas – Tuia + Sapientum.
- Padrão repetitivo e destrutivo do casal – Pectus + Allium + Sorgo + São Miguel + Aloe.
- Resignação no – Pectus + Aloe + Curculigum + Embaúba + Melissa + Unitatum + Jasmim Madagascar.
- Libertar de velhas amarras em um – Pectus + Aloe + Embaúba + Allium + São Miguel.
- Dificuldade em ter amizades – Melissa + Sorgo + Embaúba + Goiaba + Allium + São Miguel + Unitatum + Tuia + Rosa Rosa + Mimozinha.
- Desvencilhar-se de amizades indesejáveis – Curculigum + Allium + São Miguel + Lírio da Paz + Myrtus + Carrapichão.
- Cobiça da mulher / homem do próximo – Amygdalus.
- Decepção em geral – Embaúba.
- Decepção amorosa – Pectus + Aloe + Perpétua + Embaúba + Melissa + Focum + Allium + São Miguel + Unitatum + Gloxínia + Vitória + Cocos.
- Desenvolve a delicadeza nos – Erbum.

RESIGNAÇÃO

(Atitude emocional expressa na cessação de resposta ativa a uma situação que previamente se tentou alterar sem êxito.)

Bach
- Em geral – Wild Rose, Gorse, Gentian, Centaury, Agrimony.
- À doença – Wild Rose, Gorse.
- Por subserviência – Centaury.

Minas
- À vontade do outro – Ruta, Guinea.
- Apatia e desânimo – Aleluia, Rosa Canina, Capsicum, Pervinca, Hilaris (Ffl).
- Desesperança no coração – Rosa Canina, Villaresia, Pervinca.
- Desesperança na mente – Aleluia, Palicores.

- Sublimada em aceitação consciente – Millefolium.

Austrália

- Para quem desiste e nem mesmo tenta, porque tudo é difícil – Kapok Bush.
- Para quebrar o modo seguido tradicionalmente pela família – Boab.
- Para os que abandonam projetos sem completá-los, por perderem o interesse – Peach-flowered Tea-tree.
- Para quem sabe o que quer, mas não é capaz de ver como fazer – Red Grevillea.
- Porque acha que as coisas nunca irão mudar ou melhorar – Sunshine Wattle.

Saint Germain

- No relacionamento – Pectus + Aloe + Curculigum + Embaúba + Melissa + Unitatum.

RESPONSABILIDADE

(Situação de um agente consciente com relação aos atos que ele pratica voluntariamente.)

Bach

- Não tem – Centaury, Cerato, Scleranthus, Willow.
- Não assume seus erros – Willow.
- Por autodesconfiança – Cerato.
- Por inconstância – Scleranthus.
- Por influências – Centaury.
- Tem – Elm, Oak, Pine, Vine.
- Sobrecarga de – Elm.
- Consciente da missão – Vervain.

Minas

- Transfere, dos próprios fracassos – Zinnia.
- Transfere, de forma crítica e intolerante – Mirabilis.
- Exagerada com a segurança alheia – Trimera, Guinea.
- Mal compartilhadas entre casais – Lilium, Mater-Paternarum.
- Inerentes à vida social e familiar – Vernonia, Althaea.
- Sobrecarga nas, conjugais – Lilium.
- Sobrecarga nas, do cotidiano – Matricaria, Inga.
- Assume as, dos outros – Ruta, Guinea.
- Não tem, com os próprios compromissos – Vernonia, Silene.

Austrália

- Evita a – Wedding Bush.

- Medo da – Illawarra Flame Tree.
- Peso da, por outros – Alpine Mint Bush.
- Falta de, por medo de tomar decisão errada – Jacaranda.
- Para assumir a, da vida – Southern Cross.
- Recusa em crescer e assumir a, da vida adulta – Kangaroo Paw.
- Sobrecarregado com a – Paw Paw.
- Ajuda um casal que teve um bebê recentemente a lidar com a mudança e adquirir a – Bottlebrush.

Saint Germain
- Patiens + Leucantha + Allium + São Miguel + Embaúba + Abricó + Sergipe.

RETARDO MENTAL

(Inferioridade mental de características benignas – lentidão na evolução mental.)

Bach
- Rescue Remedy + Chestnut Bud + Clematis + Wild Oat + Cerato + Mustard + Larch.

Minas
- Fórmula de Aprendizado, Cogitat (Fes).

Austrália
- Em geral – Cognis Essence (Paw Paw + Sundew + Bush Fuchsia + Isopogon + Bauhinia).
- Integra os hemisférios cerebrais – Bush Fuchsia.
- Para o caso de ser hereditário – Boab.
- Para sentimentos de vergonha por ser diferente dos outros – Billy Goat Plum.
- Para caso de trauma de nascimento – Fringed Violet.
- Para ajudar a comunicação, caso o retardo afete a audição ou a fala Green Spider Orchid.
- Em que existe um senso de desconexão – Sundew.
- Equilibra a glândula pituitária, o que pode ajudar em alguns casos de retardo – Yellow Cowslip Orchid.
- Para a frustração de não ser capaz de se expressar ou se comunicar como os outros – Wild Potato Bush.

Saint Germain
- Em geral – Fórmula do Estudante ou Thea + Sapientum + Unitatum + Saint Germain + Melissa + Focum + Abricó + Coronarium + Varus ou Thea + Sapientum + Abricó.

- Retardo no desenvolvimento físico ou psíquico – Sapientum + Thea + Abricó + Saint Germain.

RIGIDEZ MENTAL

Bach

- Beech, Rock Water, Vervain, Vine, Water Violet.

Minas

- E física, em geral – Impatiens + Phyllanthus + Tropaeolum + Thumbergia + Verbenacea + Mirabilis e + Pinus, Zinnia, Matricaria ou Tagetes (se necessário).
- Consigo mesmo – Phyllanthus.
- Excessiva no caminho espiritual – Icaro, Phyllanthus.
- Nos órgãos de percepção sensorial – Phyllanthus, Rosmarinus, Taraxacum, Piperita, Movius (Ffl).
- No autojulgamento – Pinus, Cassia, Aristoloquia.
- Diante de fortes emoções – Dianthus.

Austrália

- Falta de flexibilidade, excessivamente sério – Little Flannel Flower.
- Fechado a novas ideias, resiste a mudanças – Bauhinia.
- Forte preferência ou insistência em valores tradicionais ou maneiras antigas de fazer as coisas – Yellow Cowslip Orchid.
- Personalidade controladora, rígida e teimosa – Isopogon.
- Excessiva disciplina, fanatismo – Hibbertia.
- Para casos em que existe obsessão – Boronia.
- Romper um comportamento viciado e maneiras habituais de fazer as coisas – Bottlebrush + Boronia.
- Mente rígida, corpo rígido; criam leveza e flexibilidade – Little Flannel Flower, Hibbertia.

Saint Germain

- Em geral – Melissa + Verbena + Piper + Cidreira + Allium + São Miguel.
- Rigoroso consigo mesmo – Piper + Cidreira + Allium + São Miguel.
- Com os outros – Verbena + Piper.
- Análise rígida de si mesmo – Piper + Melissa + Cidreira.

SABEDORIA

Bach

- Interior – Cerato.

Minas

- Em geral – Cogitat (Fes).

- Interior – Emilia.
- Emocional – Coleus, Tranquillus (Fes), Harmonium (Fes).

Austrália
- Possibilita receber informação clara e percepção espiritual do Eu Superior – Angelsword.
- Para ouvir e confiar na sabedoria interior – Bush Fuchsia.
- Para quando o intelecto está conectado ao coração – Hibbertia.
- Ajuda a contatar o Eu Superior e a sabedoria – Paw Paw.
- Abre o chacra coronário e os superiores às verdades e percepções espirituais – Red Lily.
- Possibilita saber quando é chegado o momento de partilhar as informações – Green Spider Orchid.

Saint Germain
- Em geral – Thea + Sapientum + Embaúba + Erianthum + Leucantha + Perpétua.
- Conectar a, adquirida em outras vidas – Sapientum.

SAUDADE

(Lembrança nostálgica e, ao mesmo tempo, suave de pessoas ou coisas distantes ou extintas.)

Bach
- Honeysuckle.

Minas
- Madressilva, Myosotis.

Austrália
- Sunshine Wattle.

Saint Germain
- Perpétua + Leucantha.

SENTIMENTOS, SENSAÇÕES

(Sentimento: disposição complexa da pessoa, predominantemente inata e afetiva, com referência a um dado objeto – outra pessoa, coisa ou ideia abstrata –, a qual converte esse objeto naquilo que é para a pessoa. O sentimento é simultaneamente identificado pelo objeto e por certas relações entre a pessoa e esse objeto. Tais relações implicam, além do afeto central, a influência de elementos mentais ou psíquicos coerentes com as emoções englobadas nesse afeto.

Sensação – processo elementar de sentir, considerado em termos abstratos, sem prévia análise ou interpretação do estímulo responsável pela experiência.)

Bach
- De injustiça – Willow + White Chestnut + Chicory + Heather + Holly.
- De rejeição e carência – Sweet Chestnut + Chicory + Willow.
- De abandono – Chicory, Holly, Rock Rose, Sweet Chestnut, Willow.
- Sente-se estranho – Mustard.
- De caos – Aspen, Sweet Chestnut.
- De "fardo" nas costas – Elm, Mimulus, Oak.
- De doença hereditária – Gorse, Wild Rose.
- De doença carmática – Gorse.
- De impotência – Elm, Larch.
- De incapacidade – Elm, Hornbeam, Larch.
- De ser indigno – Pine.
- De intoxicação – Chicory, Crab Apple.
- De negatividades – Beech, Red Chestnut, White Chestnut, Willow.
- De estar perdido – Sweet Chestnut, Wild Oat.
- De perseguição – Mustard.
- De solidão – Agrimony, Sweet Chestnut.

Minas
- De frustração – Eucalyptus, Lavandula, Origanum, Melindre.
- Que oscilam entre valores morais e materiais – Ignea.
- De abandono, tristeza e desesperança – Borragine, Aleluia, Suplerium.
- De apatia, resignação e desesperança – Rosa Canina, Pervinca.
- De negativismo, com medo do fracasso – Sonchus, Heliofolius.
- De tédio, de falta de propósito na vida – Origanum.
- De instabilidade, dúvidas entre possibilidades – Ficus.
- De rejeição, abandono e de inutilidade – Althaea, Borragine, Chicorium.
- De que a vida é uma eterna competição – Nicociana.
- De aquisição, apropriação e enriquecimento – Cauliflora, Fórmula da Opulência.
- De desconfiança das atitudes alheias – Pastoris.
- De ciúmes e de possessividade – Chicorium, Inga.
- De que não vai dar conta das tarefas cotidianas – Foeniculum.
- De angústia no peito e permanece calado – Dianthus.
- De angústia dissimulada com bom humor – Fuchsia.
- De pecado, condenação e punição divina – Aristoloquia.
- De que todos o veem como impuro e pecador – Cassia.

- De culpa – Pinus.
- De inferioridade – Lavandula, Malus, Jasminum.
- De morbidez, taras e descontroles sexuais – Aristoloquia, Lilium.
- De antipatia e simpatia extremos – Calêndula Silvestre.
- De antipatia por alguém – Mirabilis.
- Nobres, altruístas e bondosos – Camelli, Villaresia, Orellana.
- De que as forças se exauriram, mas continuam – Agave.
- Enrijecidos por traumas passados – Tagetes, Solanis, Taraxacum.
- Exacerbados por emocionalismos – Madressilva, Lilium.
- De hostilidade entre casais – Hibiscus.
- De hostilidade familiar – Amaranthus.
- De hostilidade entre pessoas de um grupo – Lantana, Fórmula Ecológica.
- De injustiça – Inga + Chicorium.
- De rejeição e carência – Fortificata + Helianthus.

Austrália

- De injustiça – Confid Essence (Five Corners + Dog Rose + Sturt Desert Rose + Southern Cross).
- De rejeição e carência – Illawarra Flame Tree.
- De solidão – Tall Yellow Top.
- De opressão – Alpine Mint Bush, Old Man Banksia, Paw Paw, Wild Potato Bush.
- De dispersão – Bush Fuchsia, Crowea, Red Lily, Sundew.
- De dor pela crítica dos outros – Red Grevillea.
- Sazonais (falta de luz para a pineal) – Bush Iris + Sunshine Wattle.

Saint Germain

- De estar travado – Leucantha + Melissa + Piper + Embaúba.
- De inadequação – Aloe + Melissa + Sorgo + Unitatum + Embaúba + Vitória.
- De incapacidade de coordenar afazeres e obrigações – Abricó + Gloxínia + Patiens.
- De que não dará conta do trabalho – Cidreira + Gloxínia + Patiens + Allium.
- De insegurança da sobrevivência – Abundância + Pepo + Goiaba + Gloxínia.
- De estagnação – Piper + Leucantha + Sapientum + Embaúba + Abricó + Gloxínia.

- De negação de si mesmo – Gloxínia + Unitatum + Melissa + Aloe + Embaúba + Allium + São Miguel.
- De vazio interno – Sorgo + Abricó.
- De desconforto, perturbação – Pinheiro-Libertação.
- Desconectados de tudo e de todos – Abricó.
- De separatividade – Sorgo.
- De injustiça – Limão + Pectus + Curculigum + Jasmim Madagascar.
- De impotência, de não ter coragem de falar o que sente – Jasmim Madagascar.
- De rejeição – Fórmula Leucantha (Leucantha + Melissa + Unitatum + Sapientum + Sorgo + Embaúba + Grevílea + Rosa Rosa + Pau Brasil + Perpétua) ou Unitatum + Pectus + Allium + São Miguel + Embaúba.
Obs.: ver rejeição.

Seriedade
Bach
- Willow, Beech, Rock Water, Vine.

Minas
- Phyllanthus, Zinnia, Mirabilis, Thumbergia, Vitis.

Austrália
- Excessiva – Little Flannel Flower.
- Para o adulto reconectar-se com a sensibilidade de quando criança – Bush Iris + Red Lily.
- Pessoa muito seca, lógica, racional – Yellow Cowslip Orchid.
- Por sobrecarga de projetos – Paw Paw.

Saint Germain
- Melissa + Embaúba + Incensum + Varus + Cidreira + Tuia + Allium + São Miguel.

Sexualidade
(Tudo o que diz respeito às funções reprodutoras da espécie; às sensações, motivos e sentimentos inspirados pelo impulso sexual; à prática amorosa quando o comportamento sexual está envolvido, às funções do comportamento e à experiência sexual que lhes estiver associada.)

Bach
- Impotência
  – em geral – Larch + Mimulus + Gentian + Elm + Crab Apple + Hornbeam
  – por bloqueio no sentir o outro – Wild Rose + Larch.
  – por medo de se entregar – Rock Rose + Larch.

- Homens que por estresse entram em euforia sexual e depois têm diminuição da libido até a impotência – Vervain.
- Ejaculação precoce – Cherry Plum.
- Problemas com orgasmo – Rock Rose + Wild Rose + Cherry Plum (medo e rigidez) e pesquisar a causa.
- Dormência na sexualidade após perda, decepção ou trauma – Wild Rose + Holly ou + Star of Bethlehem.
- Despertar a luz do feminino, mulheres frias ou em fase de mudanças hormonais – Wild Rose, Vervain (progesterona).
- Mulheres que não acreditam na sua capacidade feminina – Larch + Chicory.
- Mulheres homossexuais que odeiam o corpo, sofrem conflitos e sentem muitas dores menstruais – Impatiens + Holly + Chicory.
- Mulheres homossexuais, muito agressivas – Impatiens + Holly + Cherry Plum.
- Conflito de sexualidade, os que precisam desenvolver o amor-próprio – Cherry Plum + Wild Rose.
- Homens cujos modelos eram mulheres (mãe, esposa) ficam apáticos – Wild Rose.

Minas
- Harmonização das forças sexuadas da alma – Conjuntio (Fes).
- Falta de desejo sexual na mulher – Hibiscus, Hymenaea, Victris-M (Ffl), Conjuntio (Fes).
- Falta de desejo sexual no homem – Hymenaea, Hibiscus, Victris-H (Ffl), Homine-H (Ffl), Conjuntio (Fes).
- Exacerbada na adolescência – Jasminum, Origanum, Lilium.
- Ambivalência na – Zante.
- Aversão às partes sexuadas do corpo – Zante, Hymenaea.
- Aversão às secreções sexuais – Hymenaea, Malus.
- Bloqueios na – Lilium, Basilicum, Pinus, Aristoloquia.
- Aceitação e interesse sexual pelo parceiro – Hymenaea.
- Compulsão às orgias – Lilium, Origanum, Aristoloquia.
- Vista como pecado – Aristoloquia.
- Traumas na – Tagetes, Linum, Nigrum.
- Desvios na, tara, morbidez, manias – Jasminum, Origanum, Lilium, Aristoloquia.
- Vítima de severa educação sexual – Aristoloquia, Pinus.
- Exibição corporal mórbida – Lilium, Origanum, Jasminum.
- Fusão psicológica entre parceiros – Hibiscus.
- Abusos da, no passado – Cassia, Linum.
- Imaturidade na – Lavandula.

- Incontinência sexual – Origanum, Lilium.
- Masturbação compulsiva – Lilium, Origanum.
- Medo da intimidade sexual – Lilium, Pinus, Aristoloquia, Mimosa.
- Pesadelos eróticos – Lilium, Aristoloquia, Origanum.
- Polução noturna – Lilium, Aristoloquia, Origanum.
- Excessivo desejo sexual – Lilium, Aristoloquia, Origanum.
- Sadismo e masoquismo – Thumbergia, Lilium, Origanum, Vitis.

Austrália

- Apreciar sensações físicas e o prazer sexual – Billy Goat Plum.
- Sexualidade reprimida – Spinifex.
- Ejaculação precoce – Black-eyed Susan.
- Frigidez – Wisteria, Billy, Goat Plum, Red Helmet, Orchid, Flannel Flower, Wedding Bush, She Oak.
- Histeria sexual – Wisteria, Wedding Bush.
- Anorgasmia – Wisteria.
- Vaginismo – Wisteria, She Oak.
- Incapacidade de prazer e entrega – Flannel Flower.
- Medo do contato físico – Fringed Violet.
- Impotência – Boronia + Crowea + Flannel Flower + Five Corners + Dog Rose + Sturt Desert Rose.
- Ficar sintonizado e ter percepção das necessidades do parceiro – Kangaroo Paw.
- Machismo – Wisteria.
- Culpa sexual – Sturt Desert Rose.
- Mulheres ansiosas com sua sexualidade, com medo da intimidade – Wisteria.
- Repulsa ao sexo por aversão a si mesmo – Bily Goat Plum.
- Suavidade na expressão da – Flannel Flower.
- Trauma, após abuso sexual do homem – Flannel Flower + Fringed Violet + Billy Goat Plum.
- Trauma, após abuso sexual na mulher – Wisteria + Fringed Violet + Billy Goat Plum.
- Falta de sensibilidade no homem – Flannel Flower.
- Perversões na – Rough Bluebell.
- Promover a exuberância e despertar a – Flannel Flower + Little Flannel Flower + Bluebell.
- Despertar interesse sexual e mais ânimo nas relações – Kapok Bush + Bush Gardenia.

- Para sentir-se mais atraente – Billy Goat Pulm + Five Corners + Flannel Flower.
- Manter o entusiasmo sexual – Bush Gardenia + Yellow Cowslip Orchid + Bluebell + Flannel Flower + Wisteria.
- Equilíbrio das polaridades: insaciabilidade / inapetência – Macrocarpa + Five Corners + Bush Iris + Gymea Lily.
- Evita a intimidade com hostilidade – Pink Mulla Mulla + Dagger Hakea + Flannel Flower + Wisteria.
- Foge da intimidade optando pela solidão – Tall Mulla Mulla.
- Finge, expressando uma emoção que não sente – Sturt Desert Rose + Tall Mulla Mulla + Bluebell + Rough Bluebell.
- Associa o sexo à sujeira – Billy Goat Plum + Hibbertia.
- Sexualidade livre e descontraída – Little Flannel Flower + Flannel Flower + Wisteria + Sturt Desert Rose.
- Para transformar e para resolver o vício de sexo – Boab + Boronia + Bottlebrush + Bush Iris + Flannel Flower + Wedding Bush.
- Renova a paixão e o interesse nos relacionamentos, assim como libera a vergonha e os efeitos de abuso sexual – Sexuality Essence (Billy Goat Plum + Bush Gardenia + Flannel Flower + Fringed Violet + Wisteria).

Saint Germain
- Sensualismo exacerbado – Sapientum + Tuia + Allium + São Miguel.
- Devassidão sexual – Tuia + Sapientum + Ipê Roxo + Allium + São Miguel + Abricó + Flor Branca.
- Distúrbios sexuais – Tuia + Sapientum + Ipê Roxo.
- Exibicionismo – Helicônia.
- Ejaculação precoce, ansiedade – Vitória.
- Impotência sexual (emocional) – Limão + Sapientum + Tuia + Gloxínia + Embaúba + Piper + Allium + São Miguel.
- Abuso do corpo com sexo – Tuia + Incensum + Allium + São Miguel + Sapientum + Limão + Arnica Silvestre + Ipê Roxo + Algodão + Myrtus.
- Autoexaltação erótica – Tuia + Sapientum + Allium + Incensum + Limão + Abricó.
- Fantasias de desejo e cobiça do parceiro(a) alheio – Amygdalus + Allium + São Miguel.
- Perverção, hábitos promíscuos – Flor Branca + Tuia + Myrtus + Aveia Selvagem.
- Ninfomania – Lótus do Egito.

SOLIDÃO
Bach
- Sweet Chestnut, Water Violet, Mustard, Heather.

Minas

• Heliotropium, Tropaeolum, Tabebuia, Sinapsis, Palicores, Viola, Fragaria.

Austrália

• Sente-se isolado, alienado – Tall Yellow Top.

• Não deixa se aproximarem por medo de sofrer novamente – Pink Mulla Mulla.

• A proximidade ou intimidade é difícil – Flannel Flower.

• Quando se esforça para realizar o propósito maior da vida – Gymea Lily.

• Por sentir-se inseguro em se misturar com os outros – Tall Mulla Mulla.

Saint Germain

• Aloe + Sorgo + Melissa + Leucantha + Allium + São Miguel + Embaúba + Abricó.

SOLIDARIEDADE (DESPERTAR A)

Bach

• Chicory, Heather, Impatiens, Holly, Water Violet, Vervain, Walnut, Mimulus.

Minas

• Cauliflora, Camelli, Mirabilis, Viola, Phyllanthus, Splendens, Pastoris, Harmonium (Fes), Coerentia (Fes).

Austrália

• Bluebell, Little Flannel Flower, Rough Bluebell, Dagger Hakea, Bush Gardenia, Kangaroo Paw, Slender Rice Flower, Wild Potato Bush.

Saint Germain

• Em geral – Vitória + Lírio da Paz + Indica + Cidreira + Sorgo + Mangífera + Rosa Rosa.

• Melhora a humanidade e o planeta –Sorgo + Rosa Rosa + Pepo + Aloe.

• Compreeensão do sofrimento e das necessidades do outro – Rosa Rosa + Thea + Perpétua + Erianthum + Pepo + Limão.

SONHOS

(Sequência de fenômenos psíquicos, mais ou menos coerentes – imagens, representações, atos, ideias, etc. –, que involuntariamente ocorrem durante o sono.)

Bach

• Abundandes – Clematis.

- Acordado – Clematis, Wild Rose.
- De limpeza – Aspen, Honeysuckle, Rock Rose.

Minas
- Com entidades tenebrosas, inferno – Aristoloquia, Bipinatus, Passiflora.
- Compreender os – Ageratum, Heliotropium.
- Eróticos – Aristoloquia, Origanum, Lilium.
- Pesadelos frequentes – Bipinatus, Passiflora, Psidium, Sambucus, Bonus Somnus (Fes).
- Com poluções noturnas – Lilium, Origanum, Artemisia.
- De perseguição e punitivos – Aristoloquia, Pinus, Artemisia, Bipinatus.
- Sublimar emoções por meio dos – Ageratum, Malus.
- Terríveis, que paralisam o corpo – Bipinatus, Artemisia, Buquê de 9 Flores.
- Com agressões e ameaças – Linum, Artemisia, Bipinatus, Passiflora.
- Limpeza e purificação durante os – Ageratum.
- Potencializar a vida onírica – Ageratum + Xamanis + Nigrum + Heliotropium + Jasminum + Anil + Luceris.

Austrália
- Sintonizar-se com um estado de, e acessá-lo – Bush Fuchsia.
- Favorecer a lembrança e interpretação – Sundew + Isopogon + Bush Fuchsia + Bush Iris.
- Cria clara intenção de sonhar com algum tema específico ou alguma pessoa determinada naquela noite – Sundew + Bush Fuchsia + Turkey Bush + Red Lily + Green Spider Orchid + Wedding Bush.

Saint Germain
- Realinham o consciente e inconsciente para facilitar o autoconhecimento – Thea + São Miguel + Allium + Ipê Roxo + Algodão + Varus.

Sono

(Estado especial do organismo, caracterizado por inatividade, relativa consciência reduzida e escassa reação aos estímulos externos.)

Bach
- Dificuldade de acordar – Hornbeam.
- Diurno – Clematis.
- Excessivo – Clematis, Olive.
- Fala durante o – Aspen.
- Sonambulismo – Aspen.
- Sonolência – Clematis, Honeysuckle.
- Leve, acorda cansado e não lembra dos sonhos – Vervain + White Chestnut + Crab Apple.

• Com pesadelos – Rock Rose, Aspen, Cherry Plum, Honeysuckle.
Minas
• Em geral – Bonus Somnus (Fes).
• Distúrbios do, em crianças – Guttagnello.
• Agitado, interrompido – Psidium, Sambucus, Passiflora, Artemisia.
• Como fuga dos problemas – Dianthus, Fuchsia, Lactuca.
• Muito leve, acordando à toa – Fuchsia, Impatiens, Vervano, Momordica, Lavandula, Verbenacea, Matricaria, Mimosa.
• Com pesadelos – Bipinatus, Psidum, Sambucus, Passiflora, Artemisia, Aristoloquia, Linum.
• Sonambulismo – Melina (Ffl).
Austrália
• Agitado – Black-eyed Susan.
• Não dorme por preocupações – Crowea.
• Não dorme por exaustão – Macrocarpa.
• Distúrbios do, por estresse – Emergency Essence (Waratah + Grey Spider Flower + Fringed Violet + Crowea + Sundew).
• Com pesadelos ou para o medo de dormir – Green Spider Flower + Grey Spider Flower.
• Apneia – Sundew + Tall Mulla Mulla.
• Excessivo – Sundew.
Saint Germain
• Dificuldade de acordar – Bom Dia.
• Acordar em pânico – Saint Germain + Panicum + Goiaba + Allium + São Miguel + Focum + Pinheiro-Libertação.
Obs.: ver insônia, pesadelos, bruxismo, ronco.

SUBMISSÃO
Bach
• Centaury, Larch, Walnut, Wild Rose.
Minas
• No relacionamento afetivo – Ruta, Inga, Guinea.
• Como padrão de conduta – Ruta, Guinea, Inga.
• Exagero na entrega de energias maternais – Matricaria, Inga.
• "Maria vai com as outras" – Ruta, Millefolium, Guinea.
• Às ideias alheias – Emilia.
• Afetado por más influências – Millefolium, Guinea.
Austrália
• Confid Essence (Five Corners + Dog Rose + Sturt Desert Rose + Southern Cross).

Saint Germain
• Pectus + Allium + São Miguel + Curculigum + Aloe.

Sucesso (para obter o, no trabalho)
Bach
• Wild Oat, Mimulus, Wild Rose, Vine, Clematis, Gentian, Oak, Elm, Larch, Centaury, Chestnut Bud.

Minas
• Fórmula Ecológica + Fórmula da Opulência.

Austrália
• Kapok Bush + Abund Essence (Bluebell + Boab + Five Corners + Philotheca + Sounthern Cross + Sunshine Wattle).

Saint Germain
• Fórmula da Prosperidade ou Incensum + Boa Sorte + Abundância. Ou: aspergir no ambiente – Walnut + Gentian + Holly + Cerato + Chicory (Bach) + Fórmula Ecológica (Minas) + Abund Essence (Bluebell + Boab + Five Corners + Philotheca + Sounthern Cross + Sunshine Wattle) + Angelsword (Austrália) + Allium + São Miguel (Saint Germain).

Suicídio (propensão ao)
Bach
• Cherry Plum, Agrimony, Clematis, Mimulus, Rock Rose, Aspen.

Minas
• Sinapsis, Psidium, Prunus, Sambucus, Artemisia, Heliotropium, Supplerium.

Austrália
• Waratah, Red Grevillea, Southern Cross, Sturt Desert Rose, Tall Yellow Top.

Saint Germain
• Coronarium + Allium + São Miguel + Saint Germain + Ameixa.

Obs.: sempre ajudar com fórmula de proteção.

Tédio
Bach
• Wild Rose.

Minas
• Rosa Canina, Zinnia, Melindre, Leonorus.

Austrália
• Peach-flowered Tea-tree, Sturt Desert Rose, Bottlebrush, Kapok Bush.

Saint Germain
• Wedélia + Triunfo + Helicônia.

Tensão mental e/ou emocional

(Estado emocional que resulta da insatisfação de necessidades ou do bloqueio de uma atividade dirigida à realização de um propósito inadiável.)

Bach
• Agrimony, Impatiens, Vervain, Vine, Olive, Mimulus, Red Chestnut, Cherry Plum, Rock Rose, Aspen.

Minas
• Fuchsia, Dianthus, Vervano, Verbenacea, Mimosa, Psidium, Momordica, Bipinatus, Levitate, Thumbergia, Trimera, Passiflora, Sempervivum, Borragine, Serenium (Ffl), Tranquillus (Fes) ou
Psidium + Verbenacea + Impatiens + Fuchsia + Momordica.

Austrália
• Paw Paw, Red Suva Frangipani, Dog Rose, Grey Spider Flower, Waratah, Dog Rose of the Wild Forces, Black-eyed Susan, Crowea.

Saint Germain
• Em geral – Fórmula para Nervosismo/ Agitação.
• Atividade mental intensa – Cidreira + Allium + São Miguel + Goiaba + Panicum + Ipê Roxo – Erbum.
• Autointoxicação – Limão + São Miguel + Flor Branca.
• Calma interna – Boa Sorte + Abricó + Pinheiro-Libertação.
• Calma para a mente – Cidreira + Thea + Boa Sorte + Cocos + Allium + São Miguel + Erbum + Myrtus.
• Calma para os ímpetos – Indica.
• Sem definição – Pinheiro-Libertação.

Terapeutas

Bach
• Preservar a individualidade – Walnut.
• Quando o paciente causa conflito e não consegue desamarrar o nódulo – Walnut + Cherry Plum.
• Proteção e limpeza durante o trabalho terapêutico – Walnut + Crab Apple.

Minas
• Em geral – Therapis Inspiratum (Fes), Meditatio (Fes).
• Proteção e limpeza durante o trabalho terapêutico – Millefolium + Ruta + Linum + Artemisia + Guinea + Artemisia.
• Capacidade de síntese das informações – Margarites, Taraxacum, Sálvia.

• Bloqueios ou ilusões nas atitudes – Jasminum, Tropaeolum, Luceris, Malus.
• Despertar a intuição – Xamanis.
Austrália
• Preservar a individualidade e proteção espiritual – Fringed Violet + Angelsword.
• Para o estresse causado pela responsabilidade com os outros – Alpine Mint Bush.
• Para melhorar a intuição quando se está fazendo processo de cura – Bush Fuchsia.
• Limites saudáveis entre o, e o paciente – Flannel Flower.
• Para sintonizar-se e ser mais receptivo quando está curando animais ou plantas – Green Spider Orchid.
• Para absorver e assimilar as pesquisas que precisam conhecer – Paw Paw.
• Para os que se doam prontamente, mas têm dificuldade de receber – Philotheca.
• Para liberar remorso ou arrependimento em relação a qualquer tratamento prévio – Sturt Desert Rose.
Saint Germain
• Proteção para os – Fórmula de Proteção ou Allium + São Miguel + Incensum + Boa Sorte + Lótus/Magnólia.
• Limites saudáveis – Curculigum.
• Organização mental para os – Gloxínia.
• Para acessar e limpar o oráculo interno dos – Begônia.

TERAPIA
(Tratamento cuja finalidade é curar ou aliviar um estado deteriorado, para que o funcionamento normal do organismo se restabeleça).
Bach
• De vidas passadas – Honeysuckle.
• No retorno a vivências passadas é muito difícil a tranformação – Honeysuckle + essências do sentimento.
• Na busca da raiz da emoção – Honeysuckle + essência do presente (tomar apenas uma vez ao dia e durante o dia, porque acelera muito as lembranças).
• Vivência com obsessão e fixação – Honeysuckle + White Chestnut + Chicory.
• Acabando o processo de entender, aceitar, sentir e transformar, para ter o aprendizado – Chestnut Bud.

Minas

• Lembranças penosas das vidas passadas – Aristoloquia, Linum, Luceris, Millefolium, Nigrum.

Austrália

• De renascimento, quando existe necessidade de esclarecer bloqueios conectados a eventos passados e seus efeitos (essência específica para o trabalho de respiração) – Tall Mulla Mulla.

• Quando a vitalidade está diminuída pela – Mulla Mulla.

• Para acalmar após uma sessão em que ocorreu qualquer catarse – Emergency Essence (Waratah + Grey Spider Flower + Fringed Violet + Crowea + Sundew).

• Para lembrar de acontecimentos e de aspectos de vidas passadas – Angelsword + Isopogon.

• Para aumentar a percepção e a lembrança de eventos de uma vida passada, quando for apropriado e benéfico fazê-lo – Meditation Essence (Angelsword + Bush Fuchsia + Bush Iris + Fringed Violet + Red Lily).

• No final das – Fringed Violet.

Saint Germain

• Conectar experiências sábias de outras vidas – Sapientum.

• Suporte para terapia de vidas passadas – Lírio Real.

• Trazer núcleos difíceis de virem à tona – Capim Luz + Arnica Silvestre + Lótus/ Magnólia.

• Quando o tratamento não caminha – Arnica Silvestre + Pinheiro – Libertação.

• Traz aspectos escondidos da alma – Lótus/Magnólia.

TERMINAIS, PACIENTES

Bach

• Em geral – Rescue Remedy, Gorse, Rock Rose, Walnut.

• Aceitação para a passagem, nas pessoas individualizadas – Walnut, Honeysuckle.

• Forças para voltar para esta vida ou de passar para a outra com serenidade – Sweet Chestnut + Walnut.

• Estrutura espiritual para a passagem – Gentian + Walnut.

• Ajuda na liberdade da alma em transcender – Gorse + Walnut.

• Para os que têm muito sofrimento por dor e não conseguem se libertar – Rescue Remedy + Elm + Gorse + Walnut.

• Pacientes terminais com grande sofrimento e lamentações – Gorse + Willow + Walnut.

• Entre a vida e a morte – Rescue Remedy + Walnut + Scleranthus (estabilizar + permitir o fim + decidir viver ou morrer) ou Walnut + Oak + Elm.
Minas
• Aceitação subjetiva da morte – Anil, Incensus.
Austrália
• Para abrir-se ao inesperado, para vontade de encarar e aceitar o que a morte pode trazer – Bauhinia.
• Para o ressentimento com Deus – Southern Cross.
• Para o remorso de deixar algo inacabado – Sturt Desert Rose.
• Para quem já entende a imortalidade da alma, para deixar ir – Bottlebrush.
• Ajuda na transição e desperta a espiritualidade – Bush Iris.
• Ajuda a morrer com calma, dignidade e serenidade – Transition Essence (Autumn Leaves + Bauhinia + Bottlebrush + Bush Iris + Lichen).
• Ajuda o corpo etérico a separar-se do físico, a buscar a Luz e atravessá-la – Lichen Essence.
Saint Germain
• Fórmula Emergencial + Embaúba + Grevílea + Rosa Rosa.
• Para encontrar a Luz – Saint Germain.

TIMIDEZ
Bach
• Mimulus + Larch + Centaury.
Minas
• Em geral – Mimosa + Lavandula + Emilia + Malus ou Mimosa + Viola + Fragaria + Plantago.
• Com medo da agressão do grupo – Viola.
• Com medo de fracassar – Mimosa, Leonotis.
• Suspeitando das atitudes alheias – Pastoris.
• Como alheamento e desinteresse – Dianthus, Lactuca.
• Com medo de ser autêntico e rejeitado – Silene.
• Por não confiar na própria capacidade – Lavandula.
• Por não confiar na própria opinião – Emilia.
• Por temer o imprevisível e o novo – Plantago.
• Com suor, tremores e enrubescimento – Buquê de 5 flores.
Austrália
• Confid Essence (Five Corners + Dog Rose + Sturt Desert Rose + Southern Cross) ou Dog Rose, Philotheca, Tall Mulla Mulla.
Saint Germain
• Mimozinha + Alcachofra + Sorgo.

Traição
Bach
- Holly, Willow.

Minas
- Camelli, Orellana, Zinnia.

Austrália
- Dagger Hakea, Mountain Devil.

Saint Germain
- Sensação de que foram traídos – Unitatum + Embaúba + Melissa + Sorgo + Aloe.
- Foram traídos realmente – Aloe + Unitatum + Melissa + Gloxínia + São Miguel + Allium.

Transformação emocional
Bach
- Para aflorarem estados inconscientes – Star of Bethlehem + Wild Oat + Holly.

Minas
- Em geral – Buquê da Transformação, Transfor (Fes).
- Regenerador psíquico, um "eu" novo – Jasminum, Millefolium, Buquê da Transformação.
- Caminho intuitivo harmônico e suave – Magarites, Luceris, Ageratum, Lacrima.
- Transcendência espiritual – Incensus, Lacrima, Luceris.

Austrália
- Regenerador na convulsão emocional – Red Suva Frangipani.
- Para liberar, morrer em algum nível e assim ter um caminho claro para seguir em frente – Transition Essence (Autumn Leaves + Bauhinia + Bottebrush + Bush Iris + Lichen).

Saint Germain
- Fase de transmutação – Gloxínia + Allium + São Miguel + Patiens + Goiaba + Piper + Abricó.
- E na consciência – Alcachofra.

Transtorno do pânico
(Caracteriza-se pela ocorrência de crises de ansiedade espontâneas e imprevisíveis – ataques de pânico – e frequentemente situacionais, ansiedade antecipatória e comportamento de esquiva fóbica. Uma sensação de intenso desconforto, que surge subitamente, atinge o ápice em dez minutos, é limitada no tempo e vem acompanhada por

pelo menos quatro dos seguintes sintomas: palpitações, sudorese, tremores, sensações de falta de ar, asfixia, dor no peito, náusea, tontura, despersonalização/desrealização, medo de perder o controle ou enlouquecer, medo de morrer, parestesias, ondas de calor ou de frio.)

Bach

• Em geral – Agrimony + Cherry Plum + Rock Rose + White Chestnut + Mimulus ou

Rescue Remedy + Aspen + Sweet Chestnut + Water Violet + Holly + Centaury + Willow + Impatiens + Crab Apple + Mustard e + Heather ou + Chicory ou Rescue Remedy + Gentian + Cherry Plum + Clematis + Impatiens + Rock Rose ou Rescue Remedy + Clematis + Cherry Plum + Star of Bethlehem + Impatiens + Rock Rose + White Chestnut + Walnut. Tomar em espaço de dois a cinco minutos até que a crise ceda, e depois continuar com a dosagem comum.

Minas

• Buquê de 5 flores + Buquê de 9 flores + Bipinatus + Artemisia + Basilicum + Momordica + Tabebuia + Heliotropium + Psidium + Impatiens, Securitat (Fes).

Austrália

• Emergency Essence (Waratah + Fringed Violet + Sundew + Grey Spider + Flower + Crowea). Tomar até que ceda a crise ou

Fringed Violet + Grey Spider Flower + Waratah + Black-eyed Susan + Crowea + Soutern Cross + Illawarra Flame Tree + Peach-flowered Tea-tree.

Saint Germain

• Em geral – Fórmula da Síndrome do Pânico ou Panicum + Goiaba + Focum + Allium + São Miguel + Capim Luz + Pinheiro-Libertação ou Panicum + Capim Luz + Capim Seda + Focum + Pinheiro-Libertação.

• Pânico por catástrofes, acrescentar + Populus Panicum ou Goiaba + Panicum + Populus Panicum + Focum + Alcachofra + Allium + Arnica Silvestre + Pinheiro-Libertação.

• Medo de sentir o pânico novamente – Panicum + Focum + Goiaba.

TRANSTORNO OBSESSIVO-COMPULSIVO (TOC)

(A característica essencial do transtorno obsessivo-compulsivo é o sintoma de obsessões ou compulsões recorrentes, suficientemente graves para causarem acentuado sofrimento à pessoa. As obsessões ou compulsões consomem tempo e interferem significativamente na

rotina normal da pessoa, com seu funcionamento ocupacional, atividades sociais ou relacionamentos habituais.

Um paciente com transtorno obsessivo-compulsivo pode ter uma obsessão ou uma compulsão, ou ambos.

Uma obsessão é um pensamento, sentimento, ideia ou sensação intrusivos. Contrastando com uma obsessão, que é um evento mental, uma compulsão é um comportamento. Especificamente, uma compulsão é um comportamento consciente, estandartizado e recorrente, tal como contar, verificar ou evitar. Um paciente com esse transtorno percebe a irracionalidade da obsessão e experimenta tanto a obsessão quanto a compulsão como ego-distônicas.

Embora o ato compulsivo possa ser realizado em uma tentativa de reduzir a ansiedade associada com a obsessão, nem sempre é eficaz. Realizar o ato compulsivo pode não afetar a ansiedade, podendo até mesmo aumentá-la. Kaplan e Sadock.)

Bach

• Em geral – Star of Bethlehem, Crab Apple, Cherry Plum, Heather, Agrimony, Scleranthus, White Chestnut, Vervain, Rock Water, Pine, Rock Rose ou

Star of Bethlehem + Crab Apple + Cherry Plum + Heather + Agrimony + Scleranthus + Vervain + Impatiens ou Crab Apple + White Chestnut + Chicory ou

Crab Apple + White Chestnut + Chestnut Bud ou Crab Apple + White Chestnut + Cherry Plum ou Crab Apple + White Chestnut + Vervain.

• Por limpeza – Crab Apple + White Chestnut.

• Obsessão por lavar as mãos – White Chestnut + Crab Apple + Vine.

• Para os rituais – Aspen + Water Violet + Crab Apple.

• Por problemas – White Chestnut + Crab Apple + Heather.

• Por dietas – White Chestnut + Crab Apple + Rock Water.

• Religiosa – White Chestnut + Crab Apple + Clematis.

• Espiritual – Walnut + Crab Apple + White Chestnut.

Minas

• Em geral – Momordica, Phyllanthus, Psidium, Basilicum, Artemisia, Helianthus, Impatiens, Fuchsia, Nigrum, Millefolium, Vervano, Verbenacea, Thumbergia, Trimera, Malus, ou

Impatiens + Helianthus + Fuchsia + Verbenacea + Thumbergia e Ficus (cicloidia).

- Por detalhes insignificantes – Momordica + Artemisia + Phyllanthus + Malus.
- Por perfeição, ordenação – Momordica + Artemisia + Phyllanthus + Ruta.
- Medo que algo aconteça com entes queridos – Momordica + Basilicum + Artemisia + Trimera.
- Por sexo – Momordica + Artemisia + Malus + Lilium + Origanum.
- Por problemas – Momordica + Artemisia + Malus + Helianthus.
- Com medo do – Millefolium.
- Espiritual – Millefolium + Luceris + Linum + Artemisia + Ruta + Psidium + Malus + Lavandula + Origanum.

Austrália
- Em geral – Boronia, Paw Paw, Crowea, Dog Rose, Sturt Desert Rose, Black-eyed Susan, Dog Rose of the Wild Forces.
- Rompe o padrão de insensatez e de pensamentos repetitivos – Boronia.
- Por regras, ordenação – Yellow Cowslip Orchid.
- Por sexo – Bush Iris.
- Para padrões de comportamentos relativos a vícios – Boronia + Bottlebrush.
- De agressividade – Rough Bluebell, Dog Rose of the Wild Forces.
- Espiritual – Boronia + Angelsword + Mint Bush.

Saint Germain
- Em geral – Allium + São Miguel + Cidreira + Myrtus + Ameixa + Carrapichão + Monterey + Panicum + Coronarium.
- De ordenação – Purpureum + Piper + Allium + São Miguel + Limão + Tuia + Sapientum + Varus.
- De doenças – Melissa + Allium + São Miguel + Cidreira.
- De limpeza – Tuia + Cidreira + Allium + São Miguel + Varus + Sapientum + Coronarium + Piper + Flor Branca.
- Consumismo compulsivo – Fórmula Leucantha + Indica + Amygdalus.
- Religiosa – Verbena + Allium + São Miguel + Cidreira + Myrtus.
- Desfazer os condicionamentos – Laurus Nobilis + Piper.

Obs.: As fórmulas anteriores são apenas sugestões para as obsessões mais comuns, observando-se que cada caso deve ser pesquisado individualmente.

TRAUMAS

(Lesão provocada na psique em resultado de uma experiência que pode ter sido agradável ou desagradável em si mesma.)

Bach
Fases nas perdas:

1ª etapa: confusional – Rescue Remedy + Star of Bethlehem e + Mimulus, Aspen ou Sweet Chestnut.

2ª etapa: paranoide – Scleranthus, Pine, Holly, Vervain.

3ª etapa: depressiva – Chicory, Gentian, Honeysuckle, Rock Rose, Red Chestnut.

• Perdas familiares, notícias ruins – Rescue Remedy ou Star of Bethlehem.

• Perda de filhos – Star of Bethlehem + Chicory + Vervain (injustiça).

• Para saudades – Honeysuckle.

• Para libertar o desapego – Honeysuckle + Chicory.

• Para o entendimento do papel existencial – Sweet Chestnut.

• Se após o trauma a pessoa vive só em nível material – Vine + Star of Bethlehem.

• Depois de estupro, não permite que ninguém a toque – Vine + Rock Rose + Star of Bethlehem.

• Após violência sente ódio, nojo, revolta – Star of Bethlehem + Holly + Crab Apple.

• Traumas que deixam sensações estranhas no corpo, adormecimentos – Star of Bethlehem.

• Após acidentes que invalidam – Vine + Star of Bethlehem + Holly.

• Estado de choque, quando a pessoa se perde e confunde sentimentos pessoais, passa a reagir de modo oposto do que era normal – Star of Bethlehem + Wild Rose.

• Trauma que provoca esquecimento, amnésia ou confusão mental – Star of Bethlehem + um dos Chestnuts.

• Trauma que provoca lesão nos nervos, dores fortes ou as metástases de câncer – Star of Bethlehem + Elm + Wild Oat.

• Pessoas que vivem internadas – Star of Bethlehem + Chestnut Bud.

Minas

• Nascimento, gestações e partos difíceis – Tagetes, Myosotis, Ornithogalum, Foeniculum, Linum, Nigrum.

• Reativos – Tagetes, Ornithogalum, Linum, Millefolium.

• Que colocam a pessoa "fora do ar" – Tagetes, Linum, Millefolium, Rosmarinus, Lactuca.

• Ameaçam a integridade física e psíquica – Buquê de 9 flores (buscar ajuda especializada).

- Psicológicos na infância e adolescência – Tagetes, Linum, Jasminum, Millefolium.
- Regenerador psíquico – Jasminum, Millefolium, Buquê da Transformação.
- Livre de registros ultrapassados – Millefolium, Madressilva, Linum, Malus.
- Cura de traumas físicos e cirurgias – Buquê de 9 flores.
- Vivenciados e mal resolvidos – Dianthus, Fuchsia, Millefolium.
- Dolorosos e não chorados – Duranta.
- Não aceitando a perda de ente querido – Myosotis, Tagetes, Millefolium.
- Traumatismo físico em geral – Arnica Campestre, Imunis (Ffl).
- Morais, perdas sociais da autoestima – Arnica Campestre, Tagetes, Jasminum.
- Ferimentos psíquicos profundos – Tagetes, Linum, Jasminum, Millefolium.
- No sistema nervoso por abusos – Arnica Campestre, Linum, Tagetes, Luceris, Artemisia, Ipomea, Lavandula, Jasminum.

Austrália
- Em geral – Emergency Essence (Waratah + Fringed Violet + Sundew + Grey Spider Flower + Crowea).
- Violação – Wisteria + Fringed Violet + Flannel Flower.
- Por abuso sexual, na mulher – Wisteria + Fringed Violet + Billy Goat Plum.
- Por abuso sexual, no homem – Flannel Flower + Fringed Violet + Billy Goat Plum.
- Medo de sofrer novamente o estupro – Fringed Violet + Wisteria + Dog Rose + Grey Spider Flower.
- Associado ao fogo ou calor – Mulla Mulla + Fringed Violet.
- Causado por agressão física – Flannel Flower + Fringed Violet.
- Da perda de ente querido – Red Suva Frangipani ou Fringed Violet + Sturt Desert Pea + Boronia + Little Flannel Flower.
- Remove efeitos emocionais e energéticos, cura a aura danificada – Fringed Violet.
- Para limpar um trauma residual de uma experiência muito ruim em uma encarnação muito antiga, que esteja bloqueando o crescimento pessoal e espiritual – Pink Mulla Mulla.

• Quando está com vitalidade diminuída por – Mulla Mulla.
Saint Germain
• Limpeza de (desta e de vidas passadas) – Focum.
• De mortes violentas de vidas passadas – Focum.
• De morte por afogamento em vidas passadas – Jasmim Madagascar.
• Físicos e psíquicos (alinhamento) – Fórmula Emergencial.
• De estupro (sofreram) – Arnica Silvestre + Algodão + Panicum + Melissa + Cidreira + Unitatum + Varus + Sorgo + Focum + Goiaba + Abricó.
• Abuso sexual (sofreram) – Tuia + Allium + São Miguel + Algodão + Arnica Silvestre + Embaúba + Melissa + Bom Dia + Sapientum + Rosa Rosa + Myrtus.
• Abalos – Boa Deusa.
• Ferimentos físicos e/ou morais – Arnica Silvestre + Unitatum + Leucantha + Aloe + Allium + São Miguel + Melissa + Algodão + Embaúba.
• Por perdas afetivas – Perpétua + Allium + São Miguel + Melissa + Embaúba.
• Por perdas materiais – São Miguel + Allium + Embaúba + Abundância + Cidreira + Perpétua + Triunfo + Mangífera.

Tristeza
Bach
• Em geral – Gentian, Star of Bethlehem, Mustard, Pine, Gorse, Wild Rose, Sweet Chestnut, Elm, Pine, Larch.
• Para tristeza ou alegria depois de Mustard – Mustard + Impatiens + Star of Bethlehem + Vervain.
• Crônica – Gorse.
• De origem conhecida – Gentian.
• Sem motivo – Mustard.
• Por transformações, mudanças – Walnut.
• Por não atingir os ideais e por culpa – Pine.
• Por conformismo – Wild Rose.
• Pela dúvida – Cerato, Scleranthus.
• Profunda – Sweet Chestnut, Cherry Plum, Mustard.
Minas
• Melancolia, não vê luz no fim do túnel – Heliotropium, Tagetes, Heliofolius.
• Culpa e arrependimentos – Pinus, Cassia, Aristoloquia.

• Que vem do fundo, sem razão aparente – Sinapsis, Heliotropium, Suplerium, Lacrima.
• Que deixa o coração pequenininho – Sinapsis, Heliotropium, Rosa Canina, Palicores, Villaresia.
• Que invade e obscurece a mente – Aleluia, Basilicum, Ficus, Palicores.
• Como padrão de conduta – Zinnia.
• Como uma nuvem de mau humor – Mirabilis, Zinnia.
• Gratidão pela vida e existência – Camelli, Lacrima, Splendens, Persicaria.
• Questionando a razão das coisas – Heliotropium, Sinapsis, Tagetes, Origanum.
• A vida é um eterno pesar – Heliotropium, Sinapsis, Tagetes, Aleluia, Pervinca, Zinnia.
Austrália
• Sturt Desert Pea, Boronia, Red Suva Frangipani, Wild Potato Bush.
Saint Germain
• Perderam a capacidade de sorrir – Embaúba + Melissa + Abricó.

VACILAÇÃO
Bach
• Cerato, Scleranthus.
Minas
• Emilia, Ficus, Silene.
Austrália
• Jacaranda.
Saint Germain
• Gloxínia + Allium + São Miguel.

VERDADE INTERIOR
Bach
• Agrimony, Cerato.
Minas
• Dianthus, Fuchsia, Emilia.
Austrália
• Sturt Desert Rose.
Saint Germain
• Abundância + Bom Dia + Capim Seda + Gloxínia + Limão + Pectus + Sorgo + Verbena + Helicônia + Triunfo + Monterey.

VERGONHA
(Sentimento de insegurança provocado pelo medo do ridículo, por escrúpulos, etc.)

Bach
- Em geral – Crab Apple, Centaury, Mimulus, Larch, Pine, Centaury.
- Da aparência – Crab Apple.
- Social – Mimulus.
- De não ser perfeito – Pine.

Minas
- Da própria aparência física – Jasminum, Malus, Ignea, Solanis.
- Das partes íntimas do corpo – Hibiscus, Aristoloquia, Hormina (Ffl).
- De atitudes públicas condenáveis – Cassia.
- Do passado de erros e fracassos – Pinus, Millefolium, Jaminum.
- Da imagem que pensa passar aos outros – Jasminum, Malus.
- De sua identidade sexual – Zante.
- Fracasso pessoal, profissional, artístico – Lavandula, Millefolium, Bougainvillea.
- Das condições precárias de subsistência – Althaea, Ignea.
- Da marginalização social – Althaea.
- Como padrão de conduta, timidez – Lavandula, Mimosa, Viola, Pastoris, Dianthus.

Austrália
- Para todo tipo de, (corpo, trabalho, sexualidade, etc.) – Billy Goat Plum.
- Por ações passadas – Sturt Desert Rose.
- Autoconsciência – Confid Essence (Five Corners + Dog Rose + Sturt Desert Rose + Southern Cross).

Saint Germain
- Mimozinha + Alcachofra.

Vida

Bach
- Cansaço da – Centaury.
- De fantasias e sonhos – Clematis.
- Desespero com a – Rescue Remedy, Rock Rose.
- Desinteresse pela – Clematis, Mustard.
- Sem prazer – Olive, Rock Water, Wild Rose, Willow.

Minas
- Desregrada e abusiva – Ipomea, Vernonia, Origanum.
- Monótona, enfadonha e sem sentido – Origanum, Rosa Canina, Typha, Pervinca.
- Agitada, aflita e tensa – Impatiens, Verbenacea, Taraxacum, Sálvia, Calmim.

Austrália
• Cansaço da – Wild Potato Bush, Waratah, Banksia Robur.
• Agitada – Black-eyed Susan, Jacaranda.
• Desespero com a – Waratah.
• Aproveitar as coisas da, que distraem e renovam – Calm & Clear (Black-eyed Susan + Boronia + Crowea + Bush Fuchsia + Jacaranda + Little Flannel Flower + Paw Paw).
Saint Germain
• Para os que perderam o rumo da, e sofrem desolação – Alcachofra + Abricó + Triunfo + Embaúba.
• Não fazem avaliação da – Thea + Sapientum + Abricó.
• Soltar-se no viver diário – Cidreira + Piper + Melissa + Erianthum + Anis.
• Conflito (dissociação) entre a vida idealizada e realidade – Varus + Abricó.
• Não conseguem achar saída na, (traumas, estresse) – Ipê Roxo + Cidreira + Saint Germain + Allium + São Miguel.

VINGANÇA
Bach
• Holly, Willow.
Minas
• Camelli, Orellana, Vitis.
Austrália
• Dagger Hakea, Mountain Devil, Slender Rice Flower.
Saint Germain
• Rosa Rosa + Scorpius.

VITALIDADE
Bach
• Tônico floral – Hornbeam + Olive + Wild Oat + Centaury + Wild Rose + Gentian + Clematis.
• Sugada por outros – Walnut, Agrimony, Centaury, Clematis, Mimulus, Olive.
• Suga dos outros – Cerato, Chicory, Heather, Holly, Vervain, Vine.
Minas
• Tônico floral – Sempervivum + Rosa Canina + Ruta + Foeniculum + Tonarion, Victris-H (Ffl), Victris-M (Ffl), Almin (Fes).
• Falta de, por apatia e resignação – Rosa Canina, Capsicum, Pervinca.
• Falta de, por carência afetiva – Fortificata, Chicorium, Inga.

- Esgotamento em um esforço excessivo – Agave, Sempervivum, Tonarion.
- Falta de, por não se encarnar plenamente – Rosmarinus, Lactuca.
- Falta de, por ser escravizado – Ruta, Guinea.
- Falta de, por ter perdido a esperança – Aleluia, Pervinca, Nigrum.
- Falta de, por influências negativas externas – Millefolium, Artemisia, Linum, Guinea.
- Falta de, no mental – Foeniculum.
- Falta de, por crise de inadequação – Basilicum.
- Falta de, na expressão verbal – Taraxacum.
- Falta de, na velhice – Sempervivum, Anil, Foeniculum, Rosmarinus, Tonarion, Movius (Ffl).
- Falta de, na memória – Foeniculum, Anil, Rosmarinus, Movius (Ffl).
- Um impulso aglutinador de energias – Tabebuia.
- Falta de, por vazamentos espirituais – Linum, Artemisia, Guinea, Ruta.
- Falta de, por hábitos destrutivos, vícios – Ipomea, Guinea, Vitis, Nicocioana, Coffea, Inga.

Austrália
- Em geral – Dynamis Essence (Old Man Baksia + Macrocarpa + Crowea + Banksia Robur).
- Aumentando a – Southern Cross e Sunshine Wattle (alternados).
- Alegria, e excitação de viver – Little Flannel Flower.

Saint Germain
- Tônico floral – Ipê Roxo + Patiens + Tuia + Verbena + Pepo + Sapientum + Dulcis + Limão + Cocos + Allium + Gerânio + Goiaba + São Miguel + Saint Germain + Erianthum + Abricó + Anis + Laurus Nobilis.
- Para os corpos físico e suprafísico – Algodão + Anis.
- Espiritual – Dulcis.
- Para visão interna (intuição) e externa – Indica.
- Falta de, por estresse – Fórmula para Estresse ou Sapientum + Ipê Roxo + Patiens + Verbena + Pepo + Dulcis + Allium + Gerânio + Goiaba + Laurus Nobilis + Cocos.

Vítima
Bach
- Sentimentos de – Willow, Chicory.

Minas
- De abusos sexuais – Tagetes, Arnica Campestre, Linum, Malus.
- De separatividade e rejeição – Althaea.
- De um destino adverso – Zinnia, Millefolium, Nigrum.

- De acidente radiativo – Millefolium, Linum, Artemisia, Malus, Imunis (Ffl).
- Sentimento de – Chicorium, Fortificata, Zinnia.

Austrália
- Confiança na habilidade de assumir responsabilidade por tudo o que ocorre na vida – Confid Essence (Five Corners + Dog Rose + Sturt Desert Rose + Southern Cross).
- Sensação de, por não ser capaz de dizer "não" – Flannel Flower, Philotheca, Sturt Desert Rose.
- Culpa os outros pelas próprias situações da vida – Southern Cross.
- Para ajudar os que sofrem de alguma doença incurável a entender o que é o acionador emocional que está por trás – Spinifex.

Saint Germain
- Pectus + Unitatum + Sorgo.

VONTADE

(Impulso consciente que leva a personalidade a pensar e realizar uma ação para obter determinado fim.)

Bach
- Falta de – Centaury, Gorse, Walnut, Wild Rose, Clematis.
- Bloqueada – Cerato, Water Violet.
- Perda da – Gorse.

Minas
- Estagnada – Rosa Canina, Capsicum, Aleluia, Pervinca, Almin (Fes).
- Que impele além dos limites – Agave.
- Enrijecida em certos padrões – Phyllanthus, Buquê da Tranformação.
- Fraca, subserviência, não expressa a própria – Ruta, Guinea, Estimilis (Fes), Almin (Fes).
- Para pôr as ideias em ação – Taraxacum, Pervinca, Eucalyptus.
- De se purificar para servir – Ageratum, Incensus.
- Assumindo as rédeas do destino – Origanum, Typha.
- Exarcebada de dominação – Thumbergia, Vitis, Harmonium (Fes).
- De ser diferente do que é – Jasminum, Buquê da Tranformação.

Austrália
- De cumprir um compromisso – Wedding Bush.
- Para ir até o fim de um projeto – Peach-flowered Tea-tree.

Saint Germain
• E determinação, força, proteção – Allium + Erbum + Melissa + São Miguel + Scorpius + Tuia + Varus + Carrapichão + Mimozinha + Chapéu de Sol + Goiaba + Anis + Sergipe.

VULNERABILIDADE

Bach
• Cerato, Walnut, Centaury.

Minas
• À vontade alheia – Ruta, Emilia, Silene, Guinea.
• Às influências psíquicas e físicas do meio – Millefolium, Pastoris, Viola, Guinea.
• Tendo a aura sem proteção – Millefolium, Linum, Malus.
• Força e integridade nas provações – Buquê de 5 flores, Buquê de 9 flores, Heliofolius, Palicores.

Austrália
• Philotheca, Old Man Banksia, Spinifex, Fringed Violet, Mint Bush, Sturt Desert Rose, Red Suva Frangipani.

Saint Germain
• Sente vibrações negativas – Allium + São Miguel + Ipê Roxo + Incensum.

Descrição das Essências Florais

Essências Florais de Bach

AGRIMONY (*AGRIMONIA EUPATORIA* / AGRIMÔNIA)
É a essência que nos coloca frente a frente com o que somos, é o floral do confronto entre o nosso estar e o nosso ser.

Tira nossas máscaras e favorece a interiorização para conseguirmos o diálogo com nosso Eu Superior, dando-nos o verdadeiro prazer e a satisfação pela vida. Limpa as toxinas causadas pelos sentimentos negados.

Agrimony negativo é muito carente, precisa da aprovação dos que o rodeiam, não tem defesas, tem pavor da solidão, do abandono e da perda afetiva, não se entregando em uma relação por medo de se machucar.

Com medo de perder afetos, coloca máscaras para ser aceito.

Por sua alegria ser falsa, pode tornar-se uma pessoa falsa consigo mesma na tentativa de agradar. Superficial, até fútil, porque não é espontânea. Mentirosa, porque cria um mundo irreal (às vezes não é consciente de sua mentira). Sente o vazio e a insatisfação, que não assume, e acaba somatizando no físico, no afetivo ou recorrendo a drogas, alimentos ou mesmo pequenos furtos.

À noite, quando está só, seu estado se agrava, trazendo grande tormento, angústia, insônia ou pesadelos, bruxismo ou bronquite (sufoco da personalidade) por tudo o que negou durante o dia.

ASPEN (*POPULUS TREMULA* / CHOUPO)
Faz o confronto com a nossa sombra. Ajuda a enfrentar o novo, trazendo a coragem e o suporte para a aventura da alma.

Abre as portas do desconhecido para cruzarmos com harmonia a grande fronteira do consciente-inconsciente.

Aspen negativo é de personalidade frágil, pode ter tremores pelo corpo ou na voz e arrepios na pele e pela coluna. Às vezes é muito influenciável (não sabe filtrar). Sua mente é confusa pelas mensagens que vêm do inconsciente, podendo ter premonições e presságios; só capta o ruim, deixa passar somente as sombras.

Sente medo de escuro (falta de luz), da morte (o lado de lá é obscuro) e de desdobramento (quando o corpo se desliga da alma, sente medo de morrer ou de dormir e não acordar).

Como tem facilidade de penetrar no inconsciente, pode ter sonhos simbólicos com mensagens para sua vida consciente. No entanto, se estiver negativo, sonha com o mundo dos mortos e das sombras, o que provoca terror noturno e medo de morrer.

Existem crianças que têm a sensibilidade para premonições, porém, se os pais as assustam e as inibem, essa sensibilidade bloqueada pode se tornar a sua sombra no futuro.

O tipo Aspen somatiza o medo nos pulmões (não consegue respirar e entra em pânico) e nos rins (todos os medos e a expectativa de vida descarregam nos rins), e pode apresentar alergias respiratórias, bronquite, asma, enfisema, problemas nas vias urinárias e bexiga.

BEECH (*FAGUS SYLVATICA* / FAIA)

Trabalha a verdade que vem da essência, orientando o eu para que tenha clareza nas atitudes, primeiro consigo mesmo.

Pela sabedoria, tolerância e discernimento, ajuda a educar o outro, orientando-o para o crescimento da alma.

Beech negativo é forte, poderoso, crítico, intolerante, onipotente, moralista, tem grande dificuldade de demonstrar afetividade (considera fraqueza) e usa mal seu poder criativo do pensamento, precisando transformá-lo em sabedoria pela palavra, por atos e expressão.

Pela postura rígida, tem tendência a deformações na coluna, artroses, artrites, alterações em nível sanguíneo (triglicérides, colesterol ou ácido úrico), problemas de estômago, fígado, cálculos renais ou de vesícula biliar.

Manifesta problemas, bloqueando o poder de criação. Na mulher, ocorrem miomas uterinos, hemorragias, alterações de menopausa, etc., e no homem; as manifestações são na próstata, podendo chegar à impotência pela onipotência.

CENTAURY (*CENTAURIUM UMBELLATUM* / CENTÁUREA MENOR)

Trabalha a força do eu de ser ele mesmo, ter a vontade forte de vencer o instinto inferior (medos, paixões) que o prende à Terra e liberar o verdadeiro amor a seu corpo.

Centaury negativo é frágil, sensível, carente, submetendo-se ao outro pelo sentimento, pelo medo da perda e da solidão. O sentimento é sua parte mais afetada, o que gera o sofrimento corporal (sente na carne).

A total anulação da sua personalidade leva à depressão. Sua dor física é muito marcante (precisa sofrer). É hipersensível e pode somatizar nas alergias, respiratórias ou de pele (raiva reprimida pela submissão), fazendo eczemas, dermatites, vermelhões, etc.

Engole os problemas, o que deixa seu estômago sensível (úlceras, dispepsias, gastrites, etc.), mostrando um sinal de fraqueza do eu, pois tudo o que não aceita e engole para no estômago e tem dificuldade de absorção nos intestinos (colites, constipação intestinal).

Após o uso da essência, os movimentos peristálticos passam a ser mais sutis, a tensão muscular no abdome desaparece e melhora a eliminação das toxinas acumuladas.

O sofrimento do Centaury pelo instintivo pode desequilibrar a parte sexual, em nível hormonal ou de alterações nos genitais (ovário, útero, mama, próstata), e, pela sua submissão e o medo da perda, acaba por não sentir prazer sexual.

CERATO *(CERATOSTIGMA WILLMOTTIANA)*

Essência que nos ajuda a ouvir a voz da alma.

Desenvolve o diálogo interno do eu personalidade com o Eu Superior, por meio da capacidade da alma, que é a intuição.

Cerato negativo tem olhar penetrante (busca resposta dentro do outro). Seus pensamentos são confusos pela dúvida, deixando-o bloqueado para receber as respostas que vêm do seu interior. Apresenta lentidão no ritmo da aprendizagem e dificuldade de expressão e de comunicação. Seu potencial interno fica bloqueado, até que ocorra a conexão do eu personalidade com o Eu Superior.

Seus órgãos da sensibilidade geralmente estão afetados, principalmente a audição (não escuta a voz interna), e pode desenvolver vários tipos de alergias, endurecimentos, escleroses na parte óssea do ouvido, otites, etc.

É comum ter medo do escuro (afastamento da proteção do Eu Superior) e sente-se ignorante, buscando suas verdades.

A criança Cerato pode ser carente, introvertida, ter dificuldade de expressar carinho, de se comunicar, e tem aparência imatura.

Busca ser compreendida e amada pelos que a rodeiam (para poder desabrochar e colocar toda a sua sabedoria para fora), sendo muito importante submetê-la a estimulações e trabalho corporal, para que seja ativada a memória celular latente e ela possa usar todo o seu potencial.

Na fase senil, se a personalidade Cerato não foi trabalhada, torna-se fechada, obstinada, egoísta e avarenta, sentindo-se incompreendida e injustiçada pelo mundo.

CHERRY PLUM *(PRUNUS CERASIFERA /* CEREJEIRA*)*

Essência da clarificação dos sentimentos e dos pensamentos, ajudando-nos a ver a nossa essência e a ver o outro em sua essência, sem projeções.

Trabalha o conflito interno, que é criado por um mau entendimento de um sentimento pela nossa mente (é no nível de nosso sentimento em relação ao outro).

Cherry Plum negativo pode manifestar-se por descontrole, extrema irritação, crises de choro, medo ou pânico. A causa do medo é sempre um sentimento mal resolvido, que, se não trabalhado, caminha para o pânico, isto é, sensação do vazio e da morte.

Cherry Plum conecta a alma com o corpo e clareia o sentimento.

As somatizações ocorrem nos rins (medo) e na cabeça, podendo apresentar sinusites, rinites, enxaquecas e infecções renais, de bexiga, etc.

É a essência do controle em todos os níveis: das emoções; da divisão celular (as células dividem-se em mensagens erradas ao tecido normal e causam desordens, as metástases); hormonal (o conflito desequilibra a hipófise ou outra estância hormonal); da dor violenta que leva ao descontrole; dos esfíncteres; de hábitos; de crises epilépticas; de manias, etc.

Por seu aspecto de purificação e catarse, pode provocar a eliminação de secreções para fazer a limpeza dos nódulos do conflito, pela vagina, pelas mamas ou vias respiratórias.

CHESTNUT BUD (*AESCULUS HIPPOCASTANUM* / BROTO DA CASTANHEIRA-DA-ÍNDIA)

Essência que ensina a compreensão da existência do corpo. Somente após a compreensão (que é o entendimento pelo corpo), consegue-se o real aprendizado.

Chestnut Bud negativo é lento no aprendizado e no entendimento. Tem pensamentos confusos, respostas bloqueadas e dificuldade de memorização.

Floral recomendado para a aprendizagem em todos os níveis: escolar, nos casos de recuperação após acidentes vasculares cerebrais, lesões motoras, doenças genéticas (no trabalho físico corporal), aprendizado nos relacionamentos, da conexão entre as várias experiências da vida, nas terapias (compreensão das vivências).

Indicado para imaturidade física e emocional, pois ajuda a desenvolver a observação do corpo, dá o entendimento de por que o corpo faz doenças ou dor, medos, acidentes repetidos, etc. Chestnut Bud traz à tona o sentimento gerador.

É uma essência estrutural, que dá chão e suporte ao trabalho corporal (em nível do núcleo celular, de memória e consciência corporal).

CHICORY (*CHICORIUM INTYBUS* / CHICÓRIA)

Essência que trabalha a doação da Grande Mãe, tornando-se nossa fonte de vida, de amor e de poder, de ser, levando ao desapego de tudo o que não serve mais para nossa vida real.

Chicory negativo é geralmente irritado; grudento, sufoca o outro; de choro fácil; cobra seu afeto; controlador e quer dominar.

O trato genital é afetado, tanto no homem como na mulher, podendo apresentar cistos de ovário e prostatites.

Também o trato digestivo pode ser prejudicado, desde a região correspondente à satisfação pelo alimento até sua eliminação, pois, como vive com medo da perda do outro, sofre de constipação crônica, segura as fezes (fazem parte de suas posses). Seus problemas afetivos refletem sobre o intestino.

Nos rins também podem surgir problemas como cálculos, pela cristalização dos sentimentos mal resolvidos.

A criança Chicory caracteriza-se por ter olhar e atitude carentes, nada a satisfaz, quer muita atenção, tem medo da perda e do abandono (às vezes é aconselhável indicar o floral também à mãe).

A essência ajuda as meninas na adolescência, dando-lhes a plenitude e a doação afetiva, e os meninos, para que possam trabalhar sua *anima*, a sua mãe interna, a fim de não se tornarem adultos sufocantes e possessivos, que controlam o seu feminino fora.

O homem Chicory geralmente teve uma mãe muito forte e dominadora (que o sufocou) ou uma mãe ausente (que o abandonou). Por isso tem a *anima* desequilibrada, o mesmo ocorrendo com os homossexuais.

Chicory dá determinação para a mulher, pois, quando ela não tem determinação, torna-se um buraco negro, que engole tudo: filhos, marido e só quer posses afetivas e materiais.

CLEMATIS *(CLEMATIS VITALBA /* VIDE-BRANCA*)*

Essência de "Criação da Alma".

Faz a união da consciência cósmica com o eu. Integra os modelos da totalidade com o corpo do presente. Dá consciência corporal, conectando-nos com nossa real vivência.

Trabalha a característica da sutileza do eu, na existência presente. Traz estabilidade e dá praticidade, fazendo com que a pessoa ponha os pés no chão para realizar seu trabalho neste mundo.

Clematis negativo tem olhar vago, propensão a acidentes na cabeça (seu ponto sensível) e dor, por usar muito o pensamento. Apresenta facilidade para o pensamento global e dificuldade para o analítico, com problemas de aprendizagem, memória e concentração.

Pode ter os órgãos dos sentidos afetados, e sua indiferença aos outros é por falta de entendimento (mental).

Nesse aspecto da sensibilidade, pode reagir com alergias, aumentando a consciência corporal (muito importante o trabalho corporal para o Clematis).

Quando com alterações de hipófise, torna-se obesa ou muito magra e apresenta distúrbios em nível sexual. O ritmo do dia e da noite pode estar alterado, o que se relaciona com a pineal e o hipotálamo.

Por ter pouca conexão com o corpo, demonstra menor resposta à dor (machuca e não sente), muitas vezes precisa de várias cirurgias para que o corpo acorde.

Também pode apresentar alterações na pele (capa – indiferença), como: manchas, vitiligo, psoríase, etc.

Crab Apple *(Malus pumila* / Macieira)

Essência da limpeza do corpo físico e astral. Recupera a ordem interior para nos livrar do que é supérfluo.

Ajuda na visão global, levando os muito analíticos, que ficam presos a detalhes e não conseguem ver o todo, a fazer a síntese.

Usa-se a essência em casos de tiques, manias, neuroses e psicoses, limpando os processos repetitivos ou preocupantes da mente. Ajuda a resgatar o senso de proporção, favorece a visão global e trabalha a autoestima.

Estimulante da força vital, limpa as toxinas e renova as funções orgânicas, sendo, portanto, útil aos que têm contato com doenças infectocontagiosas.

O tipo Crab Apple tem alto grau de percepção da realidade; porém, quando negativo, atrai para si toda a sujeira do mundo, que pode se manifestar na pele por meio de manchas, acnes; transpiração (odor forte); amigdalites purulentas ou comprometimento das vias respiratórias, sempre com secreções; infecções dos genitais ou doenças venéreas, etc.

Tem ação ativadora nos rins, eliminando cálculos, quando associada à essência para quebrar a rigidez mental. Depura o sangue (colesterol, triglicérides, glicemia) e atua no baço e pâncreas (áreas ligadas ao pensamento, preocupação).

Útil nas doenças da infância como o sarampo, catapora, caxumba, etc.; aos adolescentes que não se aceitam e em cirurgias que provocam secreções.

Crab Apple limpa os venenos. Por exemplo, quando a comida faz mal e não consegue ser eliminada, ajuda a liberá-la pelo estômago ou intestino.

Principais características de Crab Apple:

Catarse – eliminação das impurezas do corpo físico, mental ou psíquico. Purifica o sangue, os pensamentos e os sentimentos por meio de secreções.

Catalisador – auxilia a ação de outras essências, quando quebram as cristalizações do ego. Limpeza das capas.

Antídoto – neutraliza o efeito do floral que foi dado na hora errada e a pessoa não aguenta tomar.

Ativador – aumenta a formação de anticorpos (antibiótico do Sistema Bach).

Não se aconselha indicar Crab Apple em casos de:

• pacientes terminais, que, por terem a energia vital baixa, não aguentam a catarse.

• portadores de AIDS já em fases de somatizações. Pode ser indicada apenas no início, quando foi diagnosticado soropositivo.

• doentes terminais de câncer, doenças crônicas ou autoimunes – indicar Gorse.

• hemorragias digestivas ou ginecológicas – indicar Rock Rose ou Rescue Remedy.

- fases de metástases de câncer.
- herpes – quando está espalhando (pode aumentar mais).

ELM (*ULMUS PROCERA* / OLMO)
Trabalha a responsabilidade em relação à missão de vida, iluminada por nosso Eu Superior.

Essência revitalizante e equilibrante que atua nos centros energéticos do corpo, dissolvendo os nódulos de bloqueio. Equilibra os sistemas simpático e parassimpático e os chacras.

Elm negativo tem baixa imunidade; exaure-se física e mentalmente; mostra sentimento de inadequação, porque faz seu papel no coletivo e se esquece de se recarregar. É líder, precisa de luz e proteção que esquece de pedir.

Tem tendência à infecção por vírus e fungos (os que se esquecem de cumprir sua missão ficam com as mãos, dedos ou unhas cheios de fungos) ou fazem doenças autodestrutivas para que acordem e transformem a vida.

Elm ajuda a liberar o nível de endorfinas para aliviar a dor e para que a pessoa se conscientize de sua missão, libertando o corpo do sofrimento.

Auxilia os pacientes terminais, que têm muito sofrimento por dor e não conseguem se libertar, a terem o entendimento de seu papel na terra e terminarem sua missão em outro plano.

As crianças Elm amadurecem antes do tempo (têm consciência de seu papel no coletivo), porém precisam ser livres e soltas para viverem a fase da vida.

GENTIAN (*GENTIANA AMARELLA* / GENCIANA)
Essência que trabalha a fé, resgata o estado de graças, tornando-nos positivos e confiantes, acreditando em nós mesmos, sabendo que todas as portas serão abertas e que tudo o que pedirmos com o coração nos será dado.

Gentian negativo pode ficar com a musculatura flácida por sua inércia diante da vida, ao mesmo tempo em que enrijece suas articulações, podendo fazer deformações ósseas. É melancólico (por falta de fé), tem desânimo (o timo está afetado, não o coração). Nesse estado, tem baixa imunidade e, quando está depressivo, fica solidificado no mental e não tem nem gripe.

Pode apresentar alterações alérgicas ou deformantes (somatizações) nas mãos (doação para o mundo), pois estas são fechadas, e não pede ajuda ao alto.

Busca a espiritualidade e o entendimento de sua divindade na terra. Gentian é útil na velhice dos que não têm fé e dá estrutura espiritual para a passagem.

É importante para os que têm problemas cardíacos genéticos ou adquiridos e para os que têm coração endurecido. Essência que sempre deve ser utilizada nas doenças agudas, em que há dúvidas da cura (para vencer a inércia da dúvida) e nas doenças crônicas, quando se perdeu a fé na cura e o processo precisa de mobilização.

Gorse (*Ulex europaeus* / Tojo)

Essência da esperança, que é a Luz eterna que a alma mantém acesa, enquanto o homem percorre o caminho das encarnações para atingir a Deus.

Gorse traz a lucidez, sendo importante para os que esclerosam no mental. Indicada para crianças que têm problemas genéticos, distúrbios mentais ou deformações congênitas, dando-lhes Luz para o corpo, para que não aceitem que são doentes e lutem para transformar seu padrão corporal, e para crianças que sentem medo da escuridão ou que sonham que caem em buracos vazios.

Importante para pacientes psiquiátricos ou depressivos, que a medicina tradicional diz não terem cura, que se acomodam e assumem o padrão da doença, assim como para limpar das drogas e ter lucidez. Útil para que os pacientes com doenças autoimunes lutem pela vida.

É um floral de limpeza e purificação, sendo prescrito aos que são submetidos à quimioterapia, radioterapia, hemodiálise ou a qualquer outro tratamento agressivo.

Também de grande utilidade aos pacientes terminais, porque lhes dá a confiança de que existe uma Luz do outro lado para acolhê-los. Ilumina o túnel da volta ao Todo.

O ponto energético de Gorse é agir dando consciência celular da Luz para todas as células do corpo, sendo a pineal a responsável pelo contato com o celeste, recebendo Luz para o corpo. Os rins e intestinos ligam-se à terra, fazendo nossas depurações, e o coração é o centro, que une o céu e a terra, fechando o círculo energético.

Heather (*Calluna vulgaris* / Urze)

Trabalha o Verbo, que é eterno; a razão; a palavra; a fonte da vida.

Essência que ensina a satisfação da expressão com o mundo e a desenvolver uma linguagem comum de entendimento, trazendo a plenitude e o prazer para a vida.

Pelo que ensina, é um floral importante que deve ser trabalhado nos terapeutas, comunicadores, professores e para os que têm dificuldade de expressão, já que essa restrição pode dificultar a doação, tornando-os egoístas e com extrema insatisfação diante da vida.

Heather negativo é loquaz, com monólogo geralmente focado nas suas conquistas materiais, afetivas e sexuais. Pode manifestar a voracidade pelo alimento (ocasionando problemas digestivos como aftas ou azias) ou pelo cigarro, em lugar da palavra.

O egoísmo bloqueia sua vivência amorosa, mantendo apenas vínculos superficiais. Não se doa, não ouve o outro, só quer o prazer que o outro pode lhe dar. Acaba sendo voraz sexualmente, porque busca prazer somente no exterior (pela insatisfação), sente necessidade de masturbação excessiva, pode tender para o homossexualismo ou donjuanismo.

O desequilíbrio afetivo leva-o a somatizar nas áreas genital, renal e hormonal. As mulheres podem fazer miomas, cistos de ovários.

Outra característica do Heather negativo é o desequilíbrio do chacra laríngeo, que compreende as amígdalas (amigdalites de repetição, faringite, esofagite, etc.) e a tireoide (que controla o ritmo celular). Esta última pode, nas fases de mudanças, puberdade ou menopausa, ocasionar hipo ou hipertireoidismo.

A criança Heather é insatisfeita, enjoa dos amigos, brinquedos e quer muita atenção. Na alimentação, pode ser voraz ou inapetente e masturba-se muito para descarregar sua insatisfação. Outra fase em que pode mostrar insatisfação é no início da alfabetização, ocorrendo vários problemas de comunicação.

É comum o tipo Heather estar ligado a um do grupo dos poderosos, pois, como tem o poder da palavra, quer manifestar o seu controle e domínio sobre o outro.

HOLLY *(ILEX AQUILIFOLIUM* / AZEVINHO)

Essência do amor, da aceitação da vida e de todos os processos por que passamos.

Quando submetidos a contrariedades, quanto sentimos ou recebemos raiva, inveja, injúrias, o corpo pode tentar fazer uma catarse do sentimento negativo (febre, vômito, diarreia, sinusite, rinite, etc.). Isso significa que aceitamos e entendemos esses sentimentos e que a limpeza foi feita.

Porém, quando o corpo não faz a catarse (não aceitação), há o acúmulo de sentimentos negativos, vivenciados e não resolvidos, que formam as couraças e criam as doenças. Pode também, no lugar de fazer catarse no corpo, reagir com apatia, indiferença, revolta, ressentimento.

Holly negativo tem o coração bloqueado, o que provoca aperto no peito, angústia; o sangue não flui livremente, dificultando o movimento de sístole e diástole; apresenta as mãos e os pés em garra (não quer tocar o mundo); dentes travados; distúrbio de ATM; bruxismo; gengivites por autodestruição ou amigdalites por raiva (o que engole, para); bloqueios de energia na coluna (fechamento), mostrando vários tipos de deformidades.

Holly descarrega muito no plexo solar, podendo ocorrer vários sintomas no estômago e no fígado (o fígado é um órgão de catarse, em que descarregamos raiva, ódio e inveja – ficamos amargos diante da vida).

A ira também pode ser manifestada na pele, fazendo vários tipos de erupções, dermatites, eczemas ou patologias autodestrutivas ou crônicas, como vitiligo e/ou psoríase.

Holly ajuda muito na dor (forma de demonstrar que algo não foi aceito, reação, sinal de tentativa de liberação). Sempre que não aceitamos algo temos muita dor, principalmente se alterarmos a couraça muscular, interferirmos nas nossas cristalizações mentais ou do corpo ou ainda nos nódulos de tensão.

Floral de proteção, que limpa o ódio, a inveja, pensamentos destrutivos contra nossa pessoa ou após qualquer ataque físico ou verbal. Protege-nos do mal porque nos reveste de amor.

HONEYSUCKLE *(LONICERA CAPRIFOLIUM* / MADRESSILVA)

O núcleo dessa essência é trabalhar o entendimento e a integração de toda a sabedoria do passado dentro da vivência presente.

Honeysuckle negativo pode parecer infantil ou muito mais velho em relação à sua idade, muitos não aceitam o processo de envelhecer (fazem plásticas, param no tempo, não têm mobilidade interna).

Um sintoma importante dessa essência é a saudade: de amores mal resolvidos, da perda de entes queridos ou dos bons tempos.

Auxilia os idosos a viverem melhor o presente, lembrando a sabedoria do passado. Também ajuda os que têm nódulos de tensão ou formação de cistos sebáceos nas costas (representam o passado). Esses indivíduos, geralmente, são preocupados e apegados ao passado.

Indicamos Honeysuckle para pessoas que receberam mau entendimento por palavras (mal ditas) ditas no passado e que atrapalham o fluir do presente; quando há um sentimento muito forte do passado, do qual precisa se desapegar; nos processos de terapia, quando o passado está sendo trabalhado e é difícil a transformação; e também nas terapias de vidas passadas, para desamarrar os pontos mal-entendidos que ficam voltando à memória, carregados de emoção, mas sem compreensão.

HORNBEAM *(CARPINUS BETULUS* / CARPINO)

Essência que ensina a construção do corpo sobre a terra. É a energia criativa que molda a nossa forma e ação material, dando estruturação à nossa matéria e a força motriz para a realização de nossas ações.

No Hornbeam negativo, a postura é a parte mais afetada, podendo apresentar deformações ósseas de coluna, "bicos de papagaio", ossos que crescem em lugares atípicos (esporões), deformações nos pés ou nas mãos (bloqueios de energia) e musculatura flácida.

A energia fica estagnada no chacra básico e, não conseguindo subir, ocasiona congestão circulatória. Tem problemas nos genitais e o intestino fica em baixa, vindo o cansaço e a preguiça.

É a essência para mobilizar os processos crônicos, tudo o que precisa aflorar e não tem força. Provoca agudização, para que ocorra a resolução.

Tem propriedade tônica e revitalizante (força motriz para o corpo).

IMPATIENS *(IMPATIENS GLANDULIFERA* / BEIJO-DOBRADO)

Trabalha o controle do tempo interno, pela transformação de nosso ímpeto em energia criativa, com o desenvolvimento da qualidade da paciência, que traz junto de si a amabilidade, a delicadeza e a cortesia.

Impatiens negativo é impetuoso, arrojado, apaixonado, tem fala agitada (gagueira) e todos os ritmos do corpo acelerados. Transpira muito, tem muita sede e pode perder muita água pela diurese.

A inquietação interna pode se manifestar na pele, em forma de dermatites, acnes, manchas roxas (calor interno), ou ainda apresentar alergias respiratórias (rinites, sinusites, bronquites, etc.) com febre geralmente alta. Pode ter insônia, por não conseguir relaxar.

O homem tipo Impatiens tem excesso de testosterona e não sabe lidar com sua energia masculina, mostrando irritabilidade, agressão, grosseria, brutalidade, ejaculação precoce ou necessidade de masturbar-se para descarregar sua agitação.

A essência sutiliza a energia bruta, aumenta a libido e, por equilibrar a energia criativa, harmoniza o ritmo interno e externo, colocando o homem em equilíbrio com sua *anima*.

A mulher tipo Impatiens é bruta (perde a feminilidade) e histérica (*animus* descompensado domina o feminino).

Quando o lado feminino não está trabalhado, o masculino inconsciente pode dominar, surgindo as manifestações negativas do masculino. Nesses casos, deve-se verificar como está o preenchimento dos afetos, a satisfação pela vida, o desabrochar do feminino e o sentir do corpo, a aceitação do seu papel na vida ou qualquer outra essência do sentimento mal resolvido.

Quando a mulher está irritada, ansiosa ou agressiva, não é o caso de indicar indiscriminadamente o Impatiens. É necessário pesquisar.

LARCH (*LARIX DECÍDUA* / LARIÇO)

Larch ensina a despertar a visão interior.

Essência da coordenação de todos os pontos de equilíbrio de nossa energia criativa, que vão se unindo para a hora de darmos o grande salto para a ação. Floral da autoconfiança, agindo na abertura da intuição, percepção e das capacidades latentes que nos ajudarão a usar todo o nosso potencial.

Larch (negativo) tem linguagem carregada de negativismo, sentimento bloqueado, não manifesta ao outro sua libido, o que leva à impotência física. Pode sofrer de problemas na garganta (bloqueio em sua manifestação ao mundo) e também apresentar disfunções hormonais da tireoide, de ovários e de hipófise, pela falta de equilíbrio energético. Mostra desequilíbrio físico pela falta de chão, ocasionado pelo desespero ou por sintomas da área cerebelar (ponto de coordenação).

MIMULUS (*MIMULUS GUTTATUS* / MÍMULUS)

Essência que nos dá coragem para sermos o senhor de nós mesmos e vencermos todas as nossas limitações.

"Por seu efeito depressivo sobre a nossa mente, causa desarmonia entre os corpos físico e magnético, preparando o terreno para a invasão de qualquer agente nocivo ao nosso organismo; ele aumenta a suscetibilidade negativa às doenças. É gerado pela nossa mente, não existe na natureza.

Nossa divindade interior é invencível e imortal; quando tivermos consciência dela, nada teremos a temer." (Dr. Bach)

É a essência indicada para medos conhecidos, para a timidez, para o medo das fases de mudanças, para sonhos de medo (pela falta de Luz interna). Muitas vezes a pessoa não tem medo quando está acordada, porque não se permite, mas à noite o inconsciente o libera.

Mimulus ajuda a vencer todos os nossos temores internos ou externos, sendo indicada às pessoas que atraem situações negativas por medo.

Útil no processo de autoconhecimento, que nos pede para assumirmos nossos defeitos e conhecermos nossas limitações básicas; para o egoísmo das pessoas medrosas (vivem apenas para seus medos e não se doam) e para o materialismo dos que têm medo de perder suas posses ou de como vão ganhá-las.

O rim é o órgão mais afetado sempre que estamos com medo. No caso de Mimulus, pelo medo de assumir seu real papel, podem manifestar-se vários sintomas, desde a diurese até infecções renais, cistites ou cálculos (nos mais rígidos).

Mustard (*Sinapsis arvensis* / Mostarda)

Trabalha a força interior que entra no núcleo para acender a consciência celular, que está queimada. Desperta a volição – vontade de ser, centro da consciência.

Mustard negativo passa pelos relacionamentos, mas não os integra ao corpo; tem dificuldade em demonstrar os seus sentimentos e em se lembrar do que sentiu em alguma fase da vida (memória queimada). O consciente mental tem dificuldade em reter as marcas das vivências do passado, porém seu corpo físico foi marcado e lhe faltou entendimento.

Muitas vezes o hipersensível torna-se hipossensível por algo mal vivenciado, por exemplo: Holly, quando atinge o grau máximo de autodestruição, pode entrar em estado de indiferença e se tornar um Mustard. Outras pessoas se tornam Mustard após um trauma.

Útil aos que trabalham com energia radioativa, pois essa acaba causando destruição às suas células normais, porque convivem com a morte. Indicada aos viciados em drogas ou álcool, quando tanto faz viver como morrer.

Importante para o tipo Mustard com doenças autodestrutivas e que não tem consciência do seu estado. Ao tomar Mustard (ilumina a consciência) consegue saber o que gerou a patologia; entretanto, se tem sofrimento pelo seu estado ou sabe o que gerou a doença, não é interessante indicar Mustard, e sim Gorse.

A maior indicação de Mustard é para as neuroses ou psicoses depressivas e na depressão endógena.

Oak (*Quercus robur* / Carvalho)

Essência que ajuda o eu a realizar seus trabalhos na terra e a atingir os objetivos de vida, suas metas, galgando as etapas de trabalhos existenciais com respeito pelo corpo. Dá consciência do limite de tolerância corporal.

Oak negativo tem aparência forte; postura rígida; tensão nos ombros e nos braços (carrega o mundo nas costas e nunca demonstra sua fraqueza); visão limitada do mundo, podendo, por isso, os desarmonizados terem alterações visuais ou desequilíbrios e tontura nos inseguros. Sentimentos são endurecidos, sensibilidade bloqueada (é difícil tocar o outro), necessitando de trabalho corporal para amolecer seu coração, que é bom, mas o amor está retido.

Importa-se com a opinião alheia (quer ser modelo de perfeição para que não falem dele); é fiel (não perdoa uma traição); não tem consciência de seu limite corporal, indo além dele (quebra, ocorrendo estresse, infarto ou acidente vascular cerebral); é metódico, vivendo dentro dos padrões preestabelecidos pelos outros, e não por ele mesmo.

Por ser rígido, acaba tendo facilidade para fraturas ósseas, deformações ósseas, rompimento de tendões, artroses ou artrites.

Os rins são os órgãos em que descarregamos nossa expectativa de vida, e Oak, por esperar muito de si, pode ter vários problemas renais e de próstata. Também tem sensibilidade digestiva, principalmente os preocupados que descarregam no estômago.

OLIVE (*OLEA EUROPOEA* / OLIVEIRA)

Trabalha a força da alma, preparando-nos para enfrentar o que a vida nos coloca. Dá força para lutar, sabedoria para agir, com clareza mental e perspicácia.

Traz a vida para a alma em nível da regeneração.

Essência energizante, podendo ser associada a qualquer outra. Muito útil com os Chestnuts e com os que agem na cabeça, como Walnut e Clematis.

Olive tem ação ativadora e equilibra os sais do corpo, quando ocorre queda de pressão ou perdas de líquidos por diarreias ou vômitos; estimula o timo, mobilizando a formação de anticorpos. Equilibra o coração alterado por cansaço mental e problemas físicos, como anemias, que dão grande debilidade física.

Age no pulmão, centro vital da manifestação da tristeza, sendo, portanto, indicada para gripes ou pneumonias.

O maior ponto de ação de Olive é na cabeça, ativando todos os centros de comando cerebrais. Ajuda no equilíbrio hormonal, na harmonia entre os chacras superiores (área da pineal, hipófise e coordenador) para fluir vida e sabedoria.

Útil nas convalescenças, após grandes lutas do corpo contra enfermidades, principalmente nas depressões. Ajuda nas doenças degenerativas ou em atrofias musculares.

Importante na fase de recuperação de viciados, para preencher os espaços vazios que ocasionam angústia.

Usa-se também como relaxante, após um dia exaustivo, ou no cansaço vocal, após o uso excessivo da voz.

PINE (*PINUS SYLVESTRIS* / PINHEIRO-SILVESTRE)

Trabalha o afastamento da alma do seu estado de perfeição original (culpa).

Pine ajuda no Religare, quando há necessidade de descobrir que fazemos parte da obra divina e que temos um papel a cumprir.

A essência é utilizada para trabalhar em núcleos fechados (semente que precisa ser aberta) como nódulos, gânglios, nós de tensão nas costas, todas as patologias de retração (pela forma pensamento em semente, tem tendência a formar sementes pelo corpo).

Pine negativo tem aparência triste, pensativa, insatisfeita com o que faz (podia ter feito melhor), curvado para a frente (peito fechado e retraído), consequentemente forçando a coluna (deformações).

Os pulmões são um dos órgãos mais afetados por causa da tristeza, que muitas vezes se manifesta na pele, como o Centaury.

Pelo seu fechamento e tendência a tornar crônica a tristeza, pode fazer artrites ou artroses.

A culpa está relacionada à raiva de si mesmo (raiva contida) por fazer algo de que não gostou. Pune a si mesmo, não se permite ser feliz. O amor está bloqueado.

A tendência Pine é ter problemas com a existência, indo a raiva contida manifestar-se nos pulmões, enquanto a tendência Holly é problema dele com o mundo, a raiva é manifestada no fígado.

Por isso, quando indicamos Holly para não aceitação e transformação e o caso piora, é sinal de que há necessidade de trabalhar primeiro a semente, o lado Pine, o amor por si mesmo, e, depois, o lado Holly, o amor universal.

RED CHESTNUT (*AESCULUS CARNEA* / CASTANHEIRA VERMELHA)

Trabalha a relação com o outro, dentro e fora de nós.

Essência do entendimento, que age em nível celular da consciência do outro e da nossa, em simpatia, trazendo a harmonia dessa união.

Red Chestnut negativo tem o pensamento repetitivo como todos os Chestnuts. Pode ter presságios, atraindo esse estado negativo para si ou para os entes queridos. Tem o pensamento e a palavra fortes, como Heather, e precisa saber usá-los.

Por ser preocupado e ter muitos medos, sofre de insônia. Pode ter vários sintomas na cabeça, como sinusites (congestão de pensamentos); dor (porque tem presságio ruim e não sabe como lidar); o coração pode apresentar o ritmo alterado (medo); os rins podem ser afetados (medo por expectativa); o baço e o pâncreas (áreas da reflexão) também podem ficar sobrecarregados pelo grande afluxo de pensamentos preocupantes e de medo.

Muitas pessoas preocupadas, que não resolvem seu problema de interiorização, conseguindo transformar a preocupação em reflexão, desenvolvem diabetes. Se não conseguem harmonizar a exteriorização psíquica (fígado), sofrem desequilíbrios hepáticos. Pela falta de entendimento na cabeça, o estômago rumina (sente dor, vazio) e, pelas respostas exageradas, têm os níveis sanguíneos alterados.

Seus ritmos aumentados consomem muita energia e aumentam a liberação da adrenalina pela suprarrenal, o que afeta todos os outros sistemas.

As crianças Red Chestnut têm grande compaixão pelos animais e pelo sofrimento do mundo (não cuidam de si, só pensam no lado de fora e ficam sem proteção). São intuitivas, têm pressentimentos, facilidade de ter contato com seres angélicos, amigos invisíveis ou sonhos simbólicos. Se não são compreendidas e precisam negar "para crescer", isso pode se transformar em medo de lidar com sua sensibilidade ou serem muito preocupadas com a matéria, para sublimar toda sua sensibilidade de intuição e percepção.

Red Chestnut negativo gera desproteção para si e para os entes queridos, porque é disperso. Tudo é para o exterior e, faltando contato com o eu protetor, atrai acidentes que se repetem.

Muitas vezes, após um conflito de sentimentos em relação ao outro, precisamos do Red Chestnut para saber o que o outro representou em nossa vida e completar o sentimento com entendimento.

ROCK ROSE (*HELIANTHEMUM MUMMULARIUM* / CISTO)

Trabalha o amor da entrega pela vida.

É a essência do heroísmo, quando nos entregamos ao trabalho da vida, aceitando e enfrentando plenamente todas as situações pelas quais temos de passar. Proporciona harmonia, centramento, precisão e doação.

Rock Rose negativo tem medo da entrega ao outro e ao mundo (esse medo é descarregado nos intestinos).

É essência muito importante nas cirurgias gástricas ou intestinais, quando há necessidade de catarse, principalmente quando são deixados drenos pós-cirúrgicos. Útil também nas paradas intestinais pós-parto ou pós-cirurgia; nos conflitos afetivos que descarregam no intestino, servindo tanto para quando o intestino está parado como quando está acelerado (diarreias que não cessam).

Essência que deve ser usada sempre nos casos graves (luta contra a morte, como em acidentes, hemorragias, cirurgias) e sempre que o sangue é mobilizado (sangue = vida; perda do sangue = morte). Portanto, adequada nas anemias agudas ou genéticas; nas crises de pânico (sensação de morte); nas hemorragias em geral e na enurese (descarrega à noite o que bloqueia de dia, com medo da entrega).

ROCK WATER (ÁGUA DE FONTE)

Essência que age sobre nossos modelos primários, as cristalizações (constituem a estrutura corporal) que estão padronizadas na mente e no corpo.

Ensina a transpor as limitações que nos prendem à terra, por meio da nossa capacidade de adaptação, e a vencer o medo das transformações.

Rock Water negativo é rígido física e mentalmente, faltando-lhe flexibilidade e espontaneidade nos atos motores. Pela rigidez, pode desenvolver patologias, como artrite, artrose, esclerose, tendências às fraturas, osteoporose (medo de desestruturar, consumindo a parte mineral do corpo), tendência à formação de cálculos de vesícula biliar e rins e alterações nos níveis sanguíneos.

Também, pela rígida visão do mundo, pode apresentar alterações visuais (humor vítreo do cristalino enrijecido, aumentando a pressão intraocular, levando ao glaucoma). Além da visão, pode sofrer diminuição na audição, no olfato, na sensibilidade gustativa ou no toque corporal.

Quando negativo, Rock Water não mostra suas carências afetivas, não chora. Sexualmente, nega-se ao prazer espontâneo, porque precisa manter a aparência (não pode sentir o prazer, vindo o vazio), podendo ter desejo de masturbação, exagerada exigência com os parceiros e tendência ao homossexualismo (só encontra o "belo" em pessoa do mesmo sexo).

Normalmente, ao se aposentar, entra em depressão por sentimentos negados que estavam endurecidos.

SCLERANTHUS *(SCLERANTHUS ANNUUS* / CRAVEIRO)

Essência da decisão do espírito sobre a terra, levando a uma postura de definição diante do mundo.

Equilibra os lados racional e da sensibilidade, endireitando nosso eixo, a coluna, desde o cerebelo (chacra coordenador) até o cóccix (chacra básico).

Scleranthus negativo tem crises de irritabilidade (por não conseguir mostrar o que quer). Seu humor é instável, oscilante, e por isso pode sofrer de arritmias ou outras alterações no ritmo cardíaco; falta de periodicidade para evacuar, comer (doce, salgado, doce, etc.); voz alterada por insegurança ou irritabilidade (grita, fala baixo, pode falar demais e não dizer nada); pode ter bloqueios na expressão da palavra pela escrita.

Geralmente é hipocondríaco (porque tem muitos sintomas).

Mostra sua insegurança por desequilíbrios, labirintites ou até com deformações ósseas por desvios do eixo corporal.

Manifesta sua não aceitação do dinamismo da vida no estômago, ficando estático para não vomitar. Scleranthus dá resolução pelos intestinos.

É a essência do equilíbrio dos sistemas (ligada à área cerebelar). Centra o processo, para ocorrer a definição de quadros agudos, confusos, febres, vômito ou hemorragia oscilantes ou quadros neurológicos de desequilíbrio.

STAR OF BETHLEHEM *(ORNITHOGALUM UMBELLATUM* / ESTRELA-DE-BELÉM)

Essência que consola e apazigua nossas dores. Reconecta a alma com o corpo para que este desperte e tenha força de cicatrizar seus processos traumáticos.

Após um choque, vários distúrbios podem ocorrer: os órgãos dos sentidos geralmente ficam afetados (total ou parcialmente), porque recebem as mensagens para serem processadas no cérebro; a musculatura, em que formamos nossas couraças de traumas ou de sentimentos mal resolvidos, pode ficar prejudicada (as células guardam a memória do fato traumático); os pensamentos se alteram, ocasionando esquecimento, confusão; a tireoide, que, se comprometida, altera o ritmo das células corporais e, por fim, sofrem os rins e modificam-se os líquidos do corpo (adormecimento).

Star of Bethlehem tem o poder de cicatrização e de proteção do corpo físico em acidentes e traumas (dá o consolo da alma para nosso corpo, é a estrela-guia), enquanto Red Chestnut dá o zelar, cuida amorosamente de nosso corpo, é o papel do nosso anjo da guarda que nos protege e conduz.

Extremamente útil em hospitais (para os internados); em doenças autoimunes, autodestrutivas, câncer e Aids; aos que são submetidos à quimioterapia ou radioterapia e para os casos de perdas afetivas.

Star of Bethlehem tem o poder de cicatrizar marcas físicas ou emocionais, sendo importante nas cirurgias; aos que têm tendência a formar queloides; nas queimaduras; na cicatrização óssea; aos bebês nascidos de partos traumáticos (colocar na água do banho, e oferecê-la às suas mães).

Essência que protege o corpo físico de acidentes ou traumas e proporciona o consolo para o espírito. É a estrela-guia.

SWEET CHESTNUT *(CASTANEA SATIVA* / CASTANHEIRA DOCE)

Trabalha a conexão com o Eu Superior, para que seja eliminada toda a tristeza das duras experiências passadas e renasça para a vida com fé, serenidade e confiança.

Sweet Chestnut é lutador, demonstra o sofrimento no corpo, tem os pensamentos confusos (perde a clareza das ideias), é muito preocupado e, de tanto pensar, pode ter dores de cabeça terríveis (por exaustão, não tem forças para jogar as situações, toxinas e pensamentos para fora).

Demonstra o sofrimento no corpo e tem a vitalidade muito baixa, em razão da falta de resposta do simpático, parassimpático e do timo (defesa do corpo). Portanto, seu ânimo pode demonstrar falsa apatia, porém é muito mais profundo, com muito cansaço e tristeza.

É o contrário das essências do medo, em que as respostas do simpático e parassimpático estão em alta.

O pulmão é afetado (descarregada a tristeza), podendo apresentar vários tipos de patologia. O intestino grosso geralmente está em baixa, com constipação pela falta de vitalidade (pulmão em baixa afeta o intestino grosso), e a bexiga também em baixa, falta força de eliminação e pode ter tendências a infecções urinárias de repetição.

Pode ocorrer insônia por pensar demais, ou ter sono profundo pela exaustão.

Em fases terminais, quando a resposta vital é nula, sem decidir para que lado vai, o Sweet Chestnut dá força de ressurreição para voltar à vida ou de passar para a outra, trazendo paz após tanto sofrimento.

VERVAIN *(VERBENA OFFICINALIS* / VERBENA)

Essência que orienta o poder criativo para a realização do ideal.

Pela força do amor, organiza nosso espaço interior e a sua manifestação no exterior, pelo contato com o mundo.

Equilibra os sistemas parassimpático e simpático, para que não ocorra excesso de respostas, mas traga a real tranquilidade.

Existem dois tipos de Vervain. Um caracteriza-se por ser apático, medroso, contido pelo descontentamento e pela decepção de vida, indo para o lado depressivo. O outro é irritável, explosivo, apaixonado, queimando todo seu potencial por ser mal direcionado pela euforia. Às vezes oscilam períodos entre uma fase e outra.

Porém, os dois tipos de Vervain são pessoas estressadas, insatisfeitas e que fazem várias atividades ao mesmo tempo.

Vervain negativo tem a face marcada pelo estresse, pode desenvolver tiques por descarga nervosa, bruxismo, roer unhas ou outros maneirismos com a boca.

As ideias são rígidas e fixas, não sabe direcionar seu potencial. É apaixonado, vibrando com tudo o que faz, mas, se for apenas euforia, decepciona-se e abandona tudo.

Forma couraças musculares pelo corpo (por princípios rígidos e fixos, joga a energia criativa apenas para o exterior) e, a cada prova, por sentir-se obrigado a superar um limite, pode ter dores violentas que descarregam no plexo solar, acarretando cãibras e cólicas intestinais.

No Vervain, os rins (órgãos em que descarregamos a expectativa de vida) estão sujeitos a infecções ou cálculos por jogar muita expectativa dos outros em cima de si mesmo e não suportar.

Em decorrência do estresse, pode ter febres (por ultrapassar o seu limite corporal) e o coração tornar-se vulnerável a várias patologias.

Muitos homens e mulheres, ainda pelo estresse, podem entrar em euforia sexual para descarregar; porém, a seguir, entram em fase de diminuição da libido, podendo chegar à impotência ou à apatia sexual.

VINE *(VITIS OFFICINALIS* / VIDEIRA)

Trabalha o poder espiritual que cada um tem dentro de si, poder este de transformação sobre o nosso corpo ou sobre a matéria.

Ensina a agir no coletivo pela sabedoria e liderança, respeitando a individualidade do outro, e a usar o poder espiritual, quando não acreditamos nele ou o usamos mal.

O poder espiritual, quando não canalizado para o bem, pode se desviar para:

a) o poder material – com ganância, ambição, tirania;

b) o poder sexual – usando o outro e destruindo-o;
c) o poder de curar – usado sem respeito pelo outro;
d) o poder espiritual – por meio de seitas ou religiões que acorrentam o outro, tirando-lhe a liberdade e fanatizando-o.

Vine negativo é frio, com olhar apagado (sem vida) ou fulminante (como de um tirano), ou ainda descentrado como o de viciados (o viciado não fixa o olhar, foge de sua própria consciência). Age como se outra pessoa agisse por ele, não tendo consciência de que é incorreto, e não sente culpa.

Os sentidos podem estar diminuídos graças à frieza de seus sentimentos. Desenvolve alergias de pulmão (por sufocar sua personalidade) ou na pele (pele – que o faz sofrer pela aparência). O desequilíbrio no plexo solar leva-o a ter problemas desde a boca até os intestinos.

A área do baço e pâncreas mostra-se alterada e algumas pessoas desenvolvem diabetes por causa da ausência de luz interior e pelo desequilíbrio do plexo solar.

Os pés, símbolo da alma, podem estar sujeitos a eczemas e torções, sinalizando atenção para fazer a conexão com a alma.

A sexualidade em desequilíbrio leva à insatisfação e a usar o outro sem respeito, e, nos compulsivos, há tendência à masturbação.

Foge para os vícios, álcool, drogas, tabagismo, ou alimentando-se de modo destrutivo (obesidade ou anorexia), por negar e matar seu corpo, não se permitindo sentir (assume que gosta da droga, sabe que o destrói, mas quer assim).

É comum ter alterações de colesterol, triglicérides e glicemia, em decorrência da sua rigidez. Também pode apresentar hipertensão arterial, arteriosclerose e alterações no ritmo cardíaco.

WALNUT *(JUGLANS REGIA* / NOGUEIRA)

Essência do nascimento da individualidade. Dá a visão e a proteção dos limites de ação e das sensações do nosso corpo físico.

O dr. Bach chamava o Walnut de "quebrador de feitiços", para quando deixamos de ser nós mesmos e saímos do caminho.

Floral que ajuda a vencer os padrões antigos e rígidos criados pelo nosso ego (nossa casca) e assumir o eu interno. Abre a visão interior, o terceiro olho, dando clareza à mente (sem influências), estabelece a capacidade associativa (comunicação entre os dois hemisférios cerebrais) e libera a capacidade de inspiração criativa e da intuição.

Faz a limpeza de ambientes, eliminando os pensamentos ruins de outras pessoas (pode ser usado também em forma de aspersão).

Walnut negativo, apesar de forte, de saber o que quer, é muito sensível. Capta influências do ambiente, desequilibrando seu eixo, o que leva seu corpo a sair da postura centrada (fica sugado de energia).

Os órgãos dos sentidos podem estar mais abertos, captando sensações que não sabe definir.

A pele, limite exterior do corpo e ponto de sensibilidade, por onde são captadas influências do ambiente ou de pensamentos, pode desenvolver coceiras, alergias, manchas roxas, etc. – quando o corpo não sabe entender as mensagens que vêm de fora.

Outras alergias podem se manifestar: bronquite, rinite ou sinusite, que se agravam por influência climática (pólen da primavera, pelo frio, etc.).

O pensamento é a parte mais afetada. As ideias ficam confusas, perde o ponto de referência por influências externas, porque ocorre bloqueio nas capacidades superiores.

É um floral importante em todas as fases de mudanças – escola, cidade, casamento, divórcio, adolescência, menopausa, mudança de religião, etc. – enfim, quando o novo desequilibra.

Útil para os indivíduos de mente rígida (Beech, Oak, etc.), abrindo-lhes a sensibilidade; para os que não conseguem quebrar o elo com o passado e para os que se encontram em fase terminal, na aceitação da passagem para o outro mundo de modo natural.

Walnut também é indicado sempre que a pessoa sai do eixo por influência da mudança de fase hormonal (desequilíbrio da hipófise que somatiza em qualquer ponto).

Aconselhável para bebês sensíveis a visitas ou ambientes; para grávidas choronas, que captam o negativo externo; e na menopausa, quando não há aceitação das mudanças do corpo.

Walnut e o Terapeuta:

Quando acontece de o paciente tocar o terapeuta em um determinado sentimento, causando-lhe desequilíbrio, bloqueio ou confusão mental, significa que esse conteúdo emocional do terapeuta necessita ser trabalhado.

Walnut lhe dará a visão interior para perceber com exatidão o ponto tocado, qual abordagem deverá ser realizada para que não seja mais uma porta de desequilíbrio, mas sim de entendimento, permitindo-lhe que delimite seu mundo pessoal, fazendo trocas sem ficar com a dor do outro.

WATER VIOLET *(HTTONIA PALUSTRIS* / VIOLETA D'ÁGUA)

O dr. Bach ligou essa essência à experiência da "dor no mundo pela lei do silêncio, que o eu vai precisar aprender para se purificar por meio da sua dor e se transformar em lei do serviço".

Floral que dá compreensão, tolerância, humildade, firmeza de propósito para compartilhar sua vida com o todo, em um ato de doação e participação.

O orgulho está ligado ao excesso de autoestima, pela falta de reconhecimento da insignificância desses atos de personalidade diante da alma, tornando necessário resgatar a humildade.

Water Violet negativo é triste, solitário, altivo, orgulhoso e carente (o sentimento bloqueado lhe dificulta mostrar que precisa de afeto); o pensamento é muito desenvolvido na área do conhecimento, necessitando adquirir a sabedoria de doação do seu conhecimento.

Por se fechar ao mundo, tem baixa resistência e sua rigidez nas atitudes da vida somatiza no seu corpo na forma de artroses, artrites ou outras doenças reumáticas. As mãos (meios de doação ao mundo e de contato com o outro) são muito afetadas, podendo apresentar dermatites, alergias e artroses ou artrites.

A falta de alegria presente nessa essência também aparece no Wild Rose, mas neste último está relacionada à dificuldade em doar o amor ao seu corpo, enquanto no Water Violet, de doar amor ao outro.

Às vezes, há necessidade de trabalhar primeiro o lado Wild Rose (de doar amor para si mesmo) para depois trabalhar Water Violet (de se doar ao outro). O resgate da alegria interna e da leveza do corpo, feito por ambas, abre os canais de contato com o angélico.

Crianças Water Violet são fechadas, vivem em seu mundo, parecendo um Clematis, mas são sérias, não gostam de jogos coletivos e podem ser tímidas. Estão sujeitas a infecções de repetição ou verminoses, apresentam medos noturnos e têm sonhos relacionados ao isolamento.

WHITE CHESTNUT *(AESCULUS HIPPOCASTANUM* / CASTANHEIRA BRANCA)

Essência que traz a calma de pensamento e clareza para entender as situações da vida. Abre a mente racional para que receba toda a luz de entendimento.

White Chestnut negativo somatiza na cabeça, que se mostra congestionada por pensamentos. Sofre de insônia, apresenta muita tensão na boca (bruxismo, morde os dentes, masca compulsivamente o chiclete, morde os lábios), desgastes nos dentes, sensibilidade nas gengivas, distúrbio na articulação temporomandibular (ATM), musculatura tensa da cabeça aos pés, inclusive com nódulos de tensão. A rigidez mental leva à rigidez nas articulações (artrites, artroses).

O estômago geralmente está afetado (o que a mente não entende, o estômago não digere).

Pode ter manias, distúrbios psíquicos gerados pela rigidez da mente (a pessoa não tem controle) – são repetitivas, e pela energia mal canalizada, surgem as fixações em um grau maior (ritualísticas, obsessivas, etc.).

Pela medicina taoísta, o meridiano baço-pâncreas tem a energia que governa a reflexão, a concentração e a distribuição dos pensamentos. Se pensamos excessivamente, diminuímos a vontade de viver, aparecem os medos, diminuímos a alegria e o movimento espontâneo da vida – área em desequilíbrio nos Chestnuts e nos que buscam o entendimento da vida.

WILD OAT *(BROMUS RAMOSUS* / BROMO)

Essência estrutural, dando suporte para criar as raízes em nosso espaço de criação. Trabalha o propósito, a firmeza, a direção e a regeneração.

O dr. Bach observou que Wild Oat era um indicador de direção que qualquer um poderia precisar para fortalecer o novo e ter raízes.

Essência que gera a energia do novo, dando-lhe alicerce. Indicada em fases novas da vida, de definição vocacional, nas mudanças, quando inicia novo trabalho ou casamento.

Tem grande ação cicatrizante e regeneradora da pele e mucosas.

Wild Oat negativo pode ser frágil de corpo ou de personalidade, ter manchas na pele, sentir tonturas e pode apresentar desvios no eixo da coluna. Indicada para osteoporose (com medo de se desestruturar); ao grupo dos inseguros (ficam dependurados sobre a terra, no ar, sem raízes) ou em fases em que a pessoa está afastada de seu caminho, sem coragem para seguir em frente.

Importante na convalescença de drogados, após depressão e períodos de enfermidades agudas ou crônicas debilitantes, para adquirir força para recomeçar a viver.

Útil às pessoas que não se fixam em nenhum lugar, buscando novas aventuras, sem raízes, e para os que sofrem mudança de fuso horário (para o estresse).

A criança Wild Oat é muito tímida e frágil, precisa de firmeza e estrutura.

É indicada para as que gostam de mexer com eletricidade, brincar com lâmpadas, videogame e que acabam perdendo o chão (traz para a realidade); para as que ficam muito elétricas, começam muitas coisas, (parecidas com Vervain), Wild Oat ajuda a descarregar esse excesso de energia para a terra.

WILD ROSE *(ROSA CANINA* / ROSA CANINA)

Doa o puro amor, a alegria e trabalha o princípio da vida com prazer e com participação em cada momento apresentado. Integra o corpo com a alma e com sua luz interior.

Wild Rose negativo vive na superfície, é apático, sem vitalidade e prazer. O olhar não tem luz (área do sentimento) e o sangue parece não ter força para circular, porque o timo está em baixa (centro de resposta vital). Essa apatia pode aparecer após uma hemorragia, abortos, acidentes ou traumas. O cansaço é aparente, mas não reclama.

Os órgãos dos sentidos podem ir se atrofiando. Pode comer demais (busca prazer na comida) ou não comer. Afasta seu corpo do contato real com o mundo (hipossensibilidade até a dor) e pode ter medo do escuro (não tem luz).

A mulher Wild Rose negativo pode apresentar alterações no ciclo menstrual, corrimentos, infertilidade e falta de libido. Por causa da falta de vitalidade, podem ocorrer hemorragias ou amenorreia, miomas, etc.

Na mulher, a essência ajuda a desabrochar (mostrando sua beleza interna e externa); quando se sente apagada, sem libido ou em fases de mudanças hormonais (precisa resgatar a luz do feminino, para amar seu próprio corpo, independentemente de ter um companheiro); a que busca prazer só externamente (relacionamentos superficiais; as do tipo bela adormecida (princípio feminino adormecido) – menstruação tardia, não desabrocha e algumas homossexuais que têm conflito e perda de Luz do feminino ou problemas com a companheira (resgatam a Luz interna, convivem melhor, independentemente de negarem a feminilidade).

Para o homem, o floral é útil quando sua *anima* perde a luz e ele torna-se apático, sem vida (modelo de *anima* trabalhado só externamente – ajuda a resgatar a *anima* internamente); aos que se tornam fúteis, cuidam muito de sua beleza externa (não trabalharam a *anima* internamente) e usam o feminino sem se envolver com ninguém (bonecos); e aos adolescentes apáticos, sem ânimo nem para namorar, o que pode parecer falta de sexualidade, mas é apatia.

Wild Rose é o princípio feminino e Impatiens, o masculino.

Quando o masculino está em desequilíbrio, podem aparecer excesso de calor no corpo, ritmo acelerado de metabolismo, fogachos da menopausa e a pele do adolescente mostrar-se quente e com acnes (fases de desequilíbrios hormonais que se manifestam muito na pele, no externo).

WiIlow (*SALIX VITELINA* / SALGUEIRO)

Essência que ajuda a vencer o negativismo, o desespero diante das provações difíceis da vida, trazendo fé, alegria e bem-estar. Libera todos os sentimentos que nos amarram pela tristeza e nos impedem de admitir e receber o destino.

Solta os movimentos do corpo, dando a flexibilidade e a graça.

Willow negativo é uma pessoa pesada, invejosa, negativa (atrai o negativo, azarada), que tira a energia do ambiente, de outras pessoas, de animais e de plantas. Sempre triste, reclama de tudo, sente-se injustiçada pela vida (escolhe amor impossível para aumentar o seu sofrimento), tem cansaço por sua falta de vida ou energia e o sono afetado por pesadelos ou insônia (não relaxa, briga durante o sono).

O cabelo é um sinal importante na pessoa negativa, demonstrando o desequilíbrio pela falta de eixo. Pode ser sem brilho, alisar ou encrespar de uma hora para outra, ocorrer queda (nos que pensam muito) ou muitos ficam grisalhos de repente, por causa de uma tristeza ou mágoa.

Pode ter patologias dos pulmões (sofremos nossas tristezas consumindo o sopro vital); as articulações, envenenadas por tristeza e mágoa, provocam inflamações pelo endurecimento dos seus líquidos sinuviais; a coluna geralmente está comprometida por desvios ou deformações e pode também desenvolver cálculos renais, cistites (por mágoa de amor rejeitado).

A pessoa Willow descarrega a preocupação no estômago, e a raiva contida é despejada no fígado, vesícula biliar, boca (aftas) ou manifestada pela azia.

Pela negatividade, pode sofrer de câncer ou doenças autoimunes.

Willow acredita que a sua dor é a maior do mundo. Tem medo e não suporta a dor, exige muitos analgésicos, por isso essa essência é útil, quando associada ao grupo dos hipersensíveis.

O grupo dos florais "da falta de interesse no presente" resgata no Willow o entendimento do motivo de seu sofrimento, o que o leva a abrir a mente e encontrar uma saída melhor.

Fórmula Composta

Rescue Remedy
Indicações terapêuticas:
Para todos e quaisquer momentos de sofrimento agudo físico, emocional ou mental.

Essência completa que trabalha todos os nossos planos e a harmonia dos nossos sistemas para que possamos ter uma reação equilibrada, controlada e direcionada, após quaisquer momentos de sofrimentos agudos nos níveis físico, mental ou emocional (choque emocional, dor ou qualquer fato que nos tire do próprio eixo).

Faz com que nossos corpos físicos e sutis se conectem, integrem a energia para que circule, colocando-nos em pé outra vez.

Trabalha os quatro elementos e auxilia as demais essências, potencializando ou atenuando seus efeitos, conforme a necessidade.

Composição:
• Star of Bethlehem + Impatiens + Rock Rose + Clematis + Cherry Plum.

Essências Florais de Minas

Níveis de ação curativa do Sistema Florais de Minas:

Essências florais:
Nível vibracional: hipersutil.
Foco de atuação: alma (corpo espiritual) e psique (corpo mental e emocional).
Ressonâncias: todos os corpos do indivíduo.

Fitoessências:
Nível vibracional: hipersutil + etérico comportamental.
Foco de atuação: psique (corpo mental e emocional).
Ressonâncias: todos os corpos do indivíduo, porém com maior ênfase comportamental.

Fitoflorais líquidos:
Nível vibracional: hipersutil + etérico comportamental + etérico orgânico.
Foco de atuação: corpo etérico e sistemas orgânicos.
Ressonâncias: corpo físico e com algumas possibilidades no etérico comportamental.

AGAVE (*AGAVE AMERICANA* / PITEIRA)

A essência floral Agave é indicada para pessoas corajosas, fortes, lutadoras, que trabalham com muita obstinação, escondem o cansaço e relutam em admitir qualquer sobrecarga de trabalho. Mesmo na adversidade ou na doença, continuam lutando como se nada estivesse acontecendo. Não descansam nas horas habituais de lazer, mudam apenas a natureza da atividade.

Trabalham compulsivamente, porém o coração e os sentimentos parecem estar ausentes. Desconhecem os limites energéticos do próprio corpo e os sinais que antecedem sua exaustão.

Com a disposição anímica de "querer carregar o mundo" nas costas, surgem as tensões e a rigidez nos ombros e no pescoço.

AGERATUM (*AGERATUM CONYOIDES* / MENTRASTO)

Essência floral que ajuda na purificação ou sublimação gradativa e constante das emoções e sentimentos mais dolorosos do ser, principalmente durante os sonhos.

Permite uma conexão bastante criativa com a alma, levando-nos a percorrer nossos terrenos interiores úmidos e densos, transformando-os em ambientes adequados ao pleno desabrochar dos propósitos mais sublimes.

Recomendável para aqueles que desejam realizar um serviço altruísta, mas sentem a necessidade de uma purificação prévia e uma avaliação de suas motivações internas.

ALELUIA (*OXALIS CORNICULATA* / ALELUIA-DO-CAMPO)

Trabalha a esperança. Indicada para emergências desesperadoras, para a apatia com a vida, para a perda da fé e da esperança ou da capacidade de reagir e se curar diante das situações de doenças crônicas incuráveis (câncer, AIDS, diabetes, etc.). Útil também para os que lidam com essas pessoas.

A personalidade pode apresentar no rosto e nos olhos o desânimo e a apatia na alma. O indivíduo é desvitalizado, anêmico, de face pálida, com olheiras e um olhar opaco, desfocado e sem brilho.

ALTHAEA (*ALTHAEA ROSEA* / MALVA-REAL)

Indicada para personalidades com forte sentimento de rejeição social, exclusão familiar ou grupal, que duvidam da própria condição de cidadãos e fogem dos compromissos sociais.

Importante para o negativista social ou para aqueles prematuramente abandonados à própria sorte; para as pessoas que se sentem humilhadas e discriminadas racialmente ou graças às suas precárias condições de sobrevivência.

A essência traz as vibrações superiores de integração e convivência.

AMARANTHUS (*AMARANTHUS TRISTIS* / CARURU-DE-PORCO)

Ajuda na recomposição da unidade e integridade familiar, atenuando as tensões e restaurando os traumas e conflitos nos relacionamentos.

Revela-se útil nos meios familiares em que prevalecem as discórdias, os desentendimentos, as rusgas, os conflitos de convivência, a desarmonia entre os papéis individuais, a desconfiança mútua, o ciúme doentio, as rivalidades e quaisquer formas de separatividade.

A essência apresenta-se de valor inestimável quando se nota um carma muito difícil entre dois membros quaisquer da família, manifestado na forma de uma inimizade aparentemente irreconciliável ou com padrões de competição, engano, deslealdade e toda sorte de disputas de poder.

AMBROSIA (*CHENOPODIUM AMBROSIOIDES* / ERVA-DE-SANTA-MARIA)

Indicada para falta de fé na providência divina. Para a preocupação exagerada com a escassez de recursos vitais, principalmente de alimentos; medo do fracasso financeiro, do desemprego, da falta de dinheiro e de não ser capaz de suprir as necessidades básicas da família. A personalidade não se arrisca por temor ao fracasso e tem compulsão à comida, temendo uma possível escassez. Útil aos que sentem medo de mudanças drásticas na organização social.

Tem sido empregada em forma de *spray*, em ambientes comerciais, com o sentido de proporcionar um relacionamento mais favorável de compra e venda, isento de medos e interferências negativas.

ANIL (*INDIGOFERA ANIL* / ANILEIRA)

Tônico para o caso de enfraquecimento intelectual precoce, envelhecimento, senilidade, esclerose, AVC (acidente vascular cerebral), atrofia e degeneração cerebral, podendo haver perda de memória, de raciocínio, alterações na percepção sensorial, dificuldade de expressão verbal, comprometimento neuromotor, distúrbios de comportamento e falhas na higiene pessoal.

Dá a compreensão subjetiva da velhice. Age como um tônico geriátrico nos casos em que tais debilidades são circunstancialmente adquiridas.

ARISTOLOQUIA (*ARISTOLOQUIA BRASILIENSIS* / MIL-HOMENS)

Personalidade assoberbada pelo conceito de pecado (medos sombrios de pecado e inferno). Indicada para os sentimentos de culpa de origem religiosa e que podem atingir dimensões psicóticas, principalmente no que se refere à sexualidade, considerada impura, sujo instrumento de tentação. Esses sentimentos podem desencadear a impotência masculina, inflamação nos testículos, a frigidez feminina e irregularidades menstruais (tensão, cólicas, etc.).

Indicada também em casos de aborto com sentimento de culpa ou casos de envolvimento com esse tipo de situação; útil para estados de rejeição da vida, traduzidos por emagrecimento, anorexia, amenorreia, anemia, hidropisia, etc.

ARNICA CAMPESTRE (*CHIONOLAENA LATIFOLIA* / ARNICA-DO-CAMPO)

Recomendada quando há necessidade de restauração etérico-física e para perdas de consciência. Útil nos traumatismos do corpo físico, acidentes de qualquer natureza, tais como: dores internas, cicatrizações, ferimentos, contusões, torções, picadas de insetos, intervenções cirúrgicas, partos, cirurgias odontológicas e impactos corporais, pelo abuso de drogas, álcool.

Por seu alto valor curativo, pode ser ministrada antes e após as intervenções cirúrgicas, partos e operações odontológicas. Usa-se a essência tanto via oral como no local do ferimento.

Importante nos traumas psíquicos (feridas internas) e é um floral catalisador para o efeito de outros remédios. Deve ser prescrito após acidentes neurológicos, como regenerador dos neurônios. No nível psíquico, o remédio é apropriado àquele que se sente social ou moralmente "ferido".

ARTEMISIA (*ARTEMISIA VULGARIS* / ARTEMISIA)

Indicada quando, em situações traumáticas, há emergência de purificação da mente e do corpo. Importante para estados obsessivos, parasitismos e infecções bacterianas.

Havendo debilidade do sistema imunológico de defesa, funciona como um depurativo e antibiótico de largo espectro para eliminação rápida de toxinas físicas e psíquicas. Faz parte da fórmula emergencial Buquê de 9 flores e é energeticamente próximo ao Malus, porém atinge com maior rapidez os corpos mais densos de manifestação.

BASILICUM (*OCYMUM BASILICUM* / MANJERICÃO)

Essência indicada para personalidades fortes e que eventualmente têm dúvidas sobre suas capacidades. Apresentam sentimento temporário de inadequação diante das responsabilidades e, como consequência, pode haver insônia, dores corporais, nervosismo, fadiga mental, dificuldades sexuais.

Também é indicada para impotência sexual de origem psicológica, frigidez feminina, histeria e para psicopatologias neuróticas e psicóticas em geral. Útil para conflitos relacionados às tarefas profissionais, aos deveres domésticos ou às relações conjugais.

BIPINATUS (*COSMOS BIPINATUS* / COSMOS)

Para as situações emergenciais de pânico, terror ou medo e enfermidades agudas, paralisias repentinas ou estados muito expandidos de consciência.

A repetição sistemática dos quadros de terror agudo pode exaurir o sistema glandular, em especial as glândulas tireoide e suprarrenais. A tireoide é a glândula que dita a intensidade da combustão do alimento para o metabolismo do corpo e exerce o controle do ritmo respiratório e cardíaco. As suprarrenais são produtoras da adrenalina e mantêm o tônus muscular nas situações de estresse agudo.

Indicada para almas desajustadas com o ambiente da encarnação que sofrem de tensões no plexo solar, doenças broncopulmonares, dificuldades digestivas, cãibras, hipertensão, taquicardias, pesadelos, experiências fora do corpo e transtorno do pânico.

BORRAGINE (*BORAGO OFFICINALIS* / BORRAGEM)

Necessitam da essência as personalidades que são tão pessimistas que, com o passar do tempo, interiorizam extrema falta de fé. Indicada para depressão crônica, tensão no plexo solar e sensação de aperto ou abafamento no peito. Útil quando a desistência se instala nos sentimentos, no nível do coração e para a angústia da velhice.

Ajuda a afastar os pensamentos sombrios e negativos, pelo florescimento de novas perspectivas pessoais. Traz coragem e ânimo aos abandonados à própria sorte, aos sofredores e idosos.

BOUGAINVILLEA (*BOUGAINVILLEA SPECTABILIS* / BUGANVÍLEA)

Ajuda no despertar para a beleza imanente às minúcias da vida terrena, por mais simples, humildes e insignificantes que possam parecer. Sem o desenvolvimento dessa capacidade de olhar amorosamente a vida, a alma torna-se incapaz de buscar suas forças de sustentação em fontes internas, profundas e genuinamente limpas.

Amadurece a alma para a descoberta, a revelação e o encantamento com a própria beleza interior, auxiliando a personalidade a cultivar uma harmoniosa autoidentificação.

A planta criou falsas pétalas nas folhas ornamentais alteradas, passando-nos a mensagem de que podemos nos olhar e despertar os carismas adormecidos, ativando a criatividade artística existente ou a capacidade de improvisação. Traz a necessidade de autotransformação.

CALÊNDULA SILVESTRE (*CALENDULA ARVENSIS* / CALÊNDULA-DO-CAMPO)

Indicada para indivíduos do tipo "oito ou oitenta", "tudo ou nada", "vida ou morte", que estão sempre nos limites extremos da razão e dos sentimentos.

Importante para as atitudes, posturas e situações em que há formas destrutivas de criatividade interiorizadas, para a agressividade verbal, emocional e física e a destrutividade em todas as suas formas de manifestação.

Em nível mental, é útil para bloqueios extremos de criatividade e para pensamentos negativos persistentes e autodestrutivos, como: mania de arrancar cabelo, roer unhas ou morder as películas dos lábios.

No nível emocional, é indicada para sentimentos extremos de ódio e amor, oscilações repentinas de humor, mágoas profundas e explosões de cólera.

No nível etérico-físico, para cânceres, tumores benignos, verrugas, putrefações e deformações ósseas.

Faz-se uso da essência tanto via oral como local em forma de creme ou compressas.

CAMELLI (*CAMELIA JAPONICA* / CAMÉLIA)

Camelli trabalha a ausência de amor expressa na forma de ódio, inveja, ciúmes, ganância, desconfiança, sentimentos de vingança, malícia, amargura, raiva, agressividade, racismo, separatividade e mágoas profundas. Indicada para indivíduos com propensão a barbáries, crueldade, agressões, violência, impulsos criminosos e negatividade.

A essência conecta com os níveis mais internos, habitados por hierarquias angelicais muito potentes, que infundem o ser de amor altruísta e incondicional. É a essência da qual todas as pessoas devem em algum momento fazer uso, pois ajuda a despertar para a oração e para a busca dos valores divinos, em qualquer que seja a situação com que se depara a alma.

CAPSICUM (*CAPSIDIUM ANNUUM* / PIMENTEIRA)

Indicada para os indivíduos resignados e apáticos, conformados com a própria adversidade e que se sentem incapazes de dar um novo passo na tentativa de alterá-la. A resignação pode estar associada a uma doença, à monotonia da vida, ao trabalho inadequado ou às condições familiares que lhes são insatisfatórias.

São pessoas que apresentam insensibilidade emocional, fadiga constante, monotonia na expressão facial e rigidez nas expectativas. Há carência de energia vital e um estado de "anemia psíquica".

A essência traz das profundezas do ser a energia da motivação interna.

CASSIA (*CASSIA ALATA* / FEDEGOSO-DE-FOLHAS-LARGAS)

Trabalha a personalidade com tendência para autocondenação, remorsos por atitudes públicas ou sociais que se consideram impuras.

É apropriada para os que se aproveitaram de forma abusiva da liberdade ou do poder sobre o destino de muitos, prejudicando-os em sua evolução. Na sua forma negativa, são indivíduos que aproveitam do poder que algumas profissões concedem e acabam abusando da autoridade, como os políticos, fabricantes de armas, detetives, dirigentes fiscais, pastores, médicos, curandeiros, enfim, as profissões que podem exercer influência sobre o destino alheio.

Cassia traz novas perspectivas de visão do passado e ajuda a extrair as lições mais importantes dos eventos equivocados de outrora. Propicia a aquisição de qualidades morais elevadas, impulsionando a novos patamares de crescimento em amor.

CAULIFLORA (*MYRCIARIA CAULIFLORA* / JABUTICABEIRA)

Essência indicada para o indivíduo materialista, avarento e ganancioso que ambiciona poder e posses. Para aqueles que têm dificuldades de viver em comunidade, que não sabem compartilhar os recursos e tendem a trapacear ao dividir o pão.

Pode ser empregada nos quadros psicológicos em que há tendência aos furtos, incapacidade de aceitar derrotas e para os que mostram traços de deslealdade nas competições.

Desenvolve os conceitos de generosidade e solidariedade.

Chicorium (*Chicorium intybus* / Chicória)

Indicada para personalidade possessiva, egoísta, que se magoa e chora com facilidade. Costuma cobrar retorno afetivo e gosta de manter seus entes queridos sempre nas proximidades, ao alcance, para assim melhor controlá-los e corrigi-los, principalmente no que se refere aos sentimentos. Carente de afeto, sufoca os outros em vez de amá-los.

A essência traz na alma um amor altruísta e incondicional.

Coffea (*Coffea arabica, var. nacional* / Cafeeiro)

Ajuda na superação dos padrões de mecanização, massificação e robotização, hoje universalmente presentes no cotidiano da civilização.

Auxilia no alívio dos estados de obstinação mental, no afluxo incontrolável de ideias desconexas, na irritabilidade por frustração profissional e na ansiedade para cumprir metas alheias à própria vontade.

Útil para a insônia, para o esgotamento, por entregar-se demasiadamente ao trabalho rotineiro e decadente, que exige muito esforço e concentração intelectual, extinguindo a criatividade espontânea, destruindo a sutileza espiritual.

Coadjuvante na libertação do vício em cafeína ou café.

Coleus (*Coletes barbatus L.* / Boldo)

Essência floral extraída das flores do boldo, planta empregada na fitoterapia para problemas digestivos e desintoxicação do fígado.

Na forma de floral, deve ser empregada no aprimoramento da chamada "inteligência emocional", trabalhando maior harmonia na resposta aos impulsos nervosos, ponderando melhor a impetuosidade, a impulsividade, a ira, a cólera ("coleus") e a falta de aceitação da atitude alheia.

É uma espécie de "digestivo emocional" das experiências anímicas do cotidiano. Ajuda na limpeza energética e na atenuação da sobrecarga nervosa relacionada com o acúmulo de raiva, mágoa, ira e espírito de vingança, trabalhando para um refinamento da atitude diante dos semelhantes com os quais há algum laço de sentimentos.

A lição básica dessa planta é a ponderação, antes da aceitação de atitudes emocionais provocativas e ainda a eliminação de registros emocionais negativos, armazenados no sistema energético e que podem provocar reflexos no funcionamento do fígado e da vesícula.

Desenvolve a inteligência e sabedoria emocional.

Dianthus (*Dianthus caryophyllus* / Cravo)

Indicada para pessoas muito sensíveis a tudo o que ocorre ao redor e que vêm acumulando em silêncio as escórias das contradições e equívocos dos fatos cotidianos. Suportam caladas os enganos, a ignorância e a ira alheias, mas internamente ficam remoendo os acontecimentos que lhes são inaceitáveis e incompreensíveis. Passam assim um ar de frieza, não deixando transparecer nem tristeza nem alegria. São pessoas recatadas e orgulhosas, que perdem a oportunidade de uma boa explosão emocional.

Por dentro, estão torturadas, com a alma encharcada por antigas e novas emoções que as ferem continuamente. Não choraram em eventos dolorosos de outrora e tampouco o fazem nos fatos duros do presente. Nunca demonstram na face o que lhes ocorre na alma e, embora tensos e ansiosos, ocultam a ansiedade com um falso bom humor externo.

Indicada também para quando há ruminação de traumas com dificuldade de liberação.

DURANTA (*DURANTA REPENS BRANCA* / VIOLETEIRA)

Essência indicada para personalidades inconscientemente afetadas por acontecimentos dolorosos do passado. O indivíduo assume uma atitude muito inflexível diante dos episódios mais traumáticos, de forma que há muita internação de emoções. Os fatos de outrora são frequentemente rememorados, contudo sem o envolvimento emocional correspondente. O indivíduo não chorou e não chora, as lágrimas permanecem endurecidas dentro dele.

A essência ajuda a estabelecer um canal de abertura por onde a libertação dos vínculos anteriores possa ocorrer suavemente.

EMÍLIA (*PLUMBAGO CAPENSIS* / BELA-EMÍLIA)

Para pessoas de fraca convicção, que vivem pedindo conselhos e opiniões. Têm dúvidas nas escolhas e decisões mais banais e mudam frequentemente de ideia quando influenciadas. Possuem fraco sentimento de identidade e, com isso, tendem a imitar outras pessoas.

Uma educação infantil excessivamente severa e disciplinada, em que a criatividade foi cerceada e os elementos lúdicos e fantasiosos estiveram ausentes, cria as condições propícias para uma fraca autoidentificação.

A essência fortalece a conexão da consciência com os níveis intuitivos, favorece a coordenação e a integração global do ser, mediante o despertar da voz interna e da convicção pessoal.

EUCALYPTUS (*EUCALYPTUS GLOBULUS* / EUCALIPTO)

Essência para pessoas psiquicamente instáveis, que experimentam uma aguda contradição entre o querer mais profundo e a prática cotidiana, entre a ideação e a realização concreta. Indicada para os que fazem as coisas exatamente da forma oposta àquela que, no fundo, desejariam realizar, isto é, que constroem na mente um plano de vida ou ação, mas passam, de forma inconsciente, a executá-lo às avessas.

Útil para as personalidades complexas e contraditórias que sentem grande necessidade de interação social e que, no entanto, têm dificuldades para elaborar ou absorver as consequências inevitáveis, às vezes inesperadas, da convivência mútua.

Eucalyptus é recomendada como coadjuvante floral em todos os distúrbios respiratórios, que refletem, em suas gradações e frequências, as nuances da dificuldade espiritual.

Ficus (*Ficus carica* / Figueira)

Ficus é indicada para pessoas indecisas, que ficam oscilando entre as diversas possibilidades por um tempo muito longo. Mesmo depois de se decidirem, arrependem-se por falta de convicção; no entanto, não costumam pedir conselhos, guardando para si suas dúvidas.

Apresentam mudanças repentinas de humor (euforia-depressão) e são afetadas pelas condições climáticas, não tolerando as mudanças repentinas no tempo. Tampouco gostam de tempo nublado, por se sentirem abafadas e angustiadas.

É útil nos desequilíbrios físico-psíquicos, distúrbios menstruais e dores de origem nervosa. A essência traz clareza mental e estabilidade psíquica.

Ficus Krakatoa (*Ficus roxburghii Wall.* / Figueira de Kracatoa)

Traz, gradativamente, para aquele que a usa a recordação da consciência adâmica: pureza, graça, integração, completude, nudez de alma, espontaneidade e a alegria que jaz profundamente na memória do Adão e da Eva que fomos e que jamais deixamos de ser.

Ficus Krakatoa combate o instinto predador.

Foeniculum (*Foeniculum vulgare* / Funcho, Erva-doce)

Ajuda personalidades que, temporariamente, têm dúvidas sobre sua própria capacidade. Útil nos períodos subsequentes às mudanças na vida (promove a harmonização nas readaptações), como, por exemplo, após nascimentos, casamentos, mudanças no trabalho e transições biológicas.

Trata-se de um tônico geral para o cansaço mental e físico. Útil para problemas circulatórios, facilitando a digestão de novas ideias, impressões e sentimentos.

É uma essência vitalizadora, que traz o eu para os processos do corpo.

Fortificata (*Bauhinia fortificata* / Pata-de-vaca)

Essência indicada para personalidades nas quais o amor possessivo e a extrema carência afetiva provocam um bloqueio de energia de tal ordem que sobrevém um colapso psíquico-físico. Perdem a vitalidade pela avidez com que esgotam os outros; têm bloqueios no plexo solar e no chacra cardíaco. Importante nos casos de bulimia ou anorexia nervosa.

A essência libera o amor incondicional. Relaciona-se com Chicorium, porém aqui a mesma lição já se encontra em um nível mais profundo de densidade. É útil para conectar e despertar os pensamentos de compreensão.

Na terapêutica doméstica, as folhas são diuréticas e também utilizadas como insulina vegetal no controle do diabetes.

FRAGARIA (*FRAGARIA VESCA* / MORANGUEIRO)

Indicada para a personalidade obscura, isolada, desconfiada das intenções alheias e que, via de regra, se fecha em um mundo muito particular com suas fantasias e objetos pessoais. Tem padrões de comportamento desordenados em relação aos hábitos pessoais e nos relacionamentos. É, em geral, muito criativa, porém não compartilha suas criações com ninguém.

A essência ajuda a despertar para o mundo mais amplo da convivência fraterna.

FUCHSIA (*FUCHSIA SP* / BRINCO-DE-PRINCESA)

Indicada para pessoa esportiva, extrovertida, falante, brincalhona, que dissimula suas preocupações e torturas internas por meio de muito senso de humor ou por detrás de um falso sorriso.

Tendo dificuldades para encarar os problemas, refugia-se na busca de excitações externas, necessita de estímulos sensoriais contínuos de drogas, álcool, cigarro, televisão ou de uma vida social intensa.

Tem extrema dificuldade de ficar só. Quando isso ocorre, sente um vazio assustador, como se a vida perdesse o significado. O silêncio lhe é perturbador.

Indicada para inquietude, ansiedade, insônia, problemas psicossomáticos e obesidade.

A essência floral Fuchsia tem, em alguns casos, efeitos catárticos, facilitando a liberação das obstruções psíquicas inconscientes. É importante a associação de essências "ancoradouras", pois podem precipitar desde simples e significativos suspiros até crises asmáticas ou afecções respiratórias.

GUINEA (*PETIVERIA ALLIACEA* / GUINÉ)

Guinea fortalece poderosamente a individualidade, interrompendo, assim, muitas perdas energéticas decorrentes de influências externas danosas (vício nos outros). Sua vibração permite uma limpeza profunda na aura, eliminando os elementos energéticos negativos e obsessores, que ofuscam a verdadeira identidade pessoal e que tolhem a liberdade de expressão autêntica da alma.

Traz à tona os elementos dolorosos e traumáticos do passado, que levam o indivíduo a estabelecer ligações pessoais negativas e prejudiciais.

Ajuda na identificação, na compreensão e na liberação dos conflitos de relacionamento, trazendo um impulso para o entendimento das lições de aprendizado presentes. Ajuda a romper as falsas dependências, que são formas ilusórias de sugar a energia alheia.

HELIANTHUS (*HELIANTHUS ANNUUS* / GIRASSOL)

Indicada para o egoísmo manifestado por introversão ou exagerada extroversão, loquacidade, autoestima baixa ou excessiva, possessividade, egoísmo ou servilismo.

Para a personalidade incapaz de ficar só, que aborrece os outros com seus assuntos e desvitaliza as pessoas à sua volta.

Não presta atenção à opinião alheia, pois as poucas palavras que lhe chegam são suficientes para desencadear histórias que fica ansiosa para contar. Fala muito perto do ouvido dos outros, toca-as, faz cenas e gestos para atrair a atenção e a audiência.

A forte carência afetiva e o autocentramento da personalidade fazem com que não tenha preferências pessoais, pois se "agarra" ao primeiro que aparece.

Tem um ego agigantado.

HELIOFOLIUS (*HELIOTROPIUM INDICUM* / VERRUCÁRIA)

Ajuda a superar o negativismo e o pessimismo social dos que julgam que nada mais pode ser feito pelo mundo e que, entretanto, não percebem quanto estão a dizer de si mesmos.

Aumenta a percepção quanto à sabedoria presente em sua própria evolução individual e permite também a apreensão de informações arquetipais, disponíveis na consciência coletiva da humanidade.

Funciona como um integrador temporal da consciência e traz para apreciação da mente, e assim para o presente, os fatos ou coincidências mais proeminentes ocorridas no passado, para serem avaliados pelo Eu Superior.

Favorece o contato nos sonhos.

HELIOTROPIUM (*HELIOTROPIUM PERUVIANUM* / HELIOTRÓPIO)

Indicada nos estados temporários de angústia extrema e melancolia; para aquele indivíduo que se acha em completa escuridão interna, no limite máximo de suas forças; para quando há desespero insuportável e a pessoa não enxerga nenhuma luz, sentindo o futuro completamente obscurecido.

São estados existenciais mais negativos, em que há uma tremenda pressão interna para o parto de uma grande expansão da consciência, isto é, para derrubar o muro entre a personalidade e o sol interno (parto de um novo ser).

A personalidade típica de quem cai nesses buracos existenciais normalmente é calada, angustiada, introvertida e cristalizada em certos padrões psíquicos de comportamento, perdendo sua capacidade de sonhar, não tendo nenhuma perspectiva de imaginar o futuro.

HIBISCUS (*HIBISCUS ROSA-SINENSIS* / HIBISCO)

Hibiscus é a essência para as pessoas que não conseguem uma fusão psíquica com o parceiro, sentem falta de motivação sexual ou têm relacionamentos conflituosos.

Indicada quando há cisão na polaridade interna, falta de criatividade ativa do homem e receptiva da mulher, ou quando há mau humor na convivência do casal e a criatividade do relacionamento se torna dissociativa.

Floral importante para casos de impotência sexual psicológica e frigidez. Permite a fusão harmônica das polaridades feminina e masculina, fertilidade e criatividade.

HYMENAEA (*HYMENAEA COURBARI L* / JATOBÁ)

Útil quando há rejeição ou medo da maternidade ou da paternidade, originando, por consequência disso, uma série de distúrbios no relacionamento afetivo e/ou sexual do casal, como: disputa, inveja, repúdio, afastamento, incompreensão, irresponsabilidade na criação dos filhos, pavor da submissão ao marido, medo do aprisionamento aos filhos, frieza ou frigidez sexual na mulher, impotência sexual no homem, repugnância aos órgãos genitais, ao esperma, etc.

Desperta o interesse e a aceitação sexual do parceiro.

ICARO (*TAGETES MINUTA* / COARI)

Trabalha a personalidade desmesuradamente audaciosa, com elevadas ambições ou pretensões, que corre riscos sem avaliar as consequências. Possui excessiva ânsia de crescer e de obter sucesso na vida, por meio de uma escalada impetuosa. Alguns podem procurar um caminho ascético ou espiritual, mas, infelizmente, com bases falsas.

Útil nos casos em que o indivíduo não consegue desenvencilhar-se do excesso de impressões sensoriais, principalmente nos ambientes congestionados das grandes cidades.

IGNEA (*PYROSTEGIA IGNEA* / CIPÓ-DE-SÃO-JOÃO)

Para as situações de escolha entre valores internos e segurança externa. Indicada para personalidades apegadas ao luxo, à ostentação, à ilusão das formas (promove o equilíbrio entre o conteúdo e a forma), às aparências, às convenções, aos ornamentos e adornos materiais, em detrimento dos valores espirituais.

Ajuda os vaidosos e narcisistas com forte autoidentificação física e os que têm vergonha quanto à sua situação socioeconômico-familiar.

A essência é proveitosa em ocasiões de impasses temporários, quando algo diz que se está prestes a cometer um grande erro de escolha, fruto de tais ilusões.

Ígnea expande a consciência na proporção em que apaga o "fogo fátuo" das ilusões passageiras e equilibra a espiritualidade com a manifestação terrena.

IMPATIENS (*IMPATIENS BALSAMINA* / BEIJO)

Impatiens é indicada para os que são rápidos na ação e no pensamento e que perdem a paciência com pessoas lentas. São indivíduos francos, porém tensos, irritadiços, nervosos com detalhes, impetuosos, impulsivos, impacientes, ansiosos e fisicamente irrequietos.

São pessoas de muita ação e iniciativa, que não aceitam ser dirigidas e, quando isso ocorre, causa-lhes muita aflição, ansiedade, tensão, irritabilidade, agressividade, nervosismo, insônia, hipertensão e problemas psicossomáticos.

A essência floral ajuda no trabalho do ritmo interno.

INCENSUS (*PITTOSPORUM TENUIFOLIUM* / INCENSO)

A essência floral trabalha o despertar da consciência para a realidade espiritual dentro da existência cotidiana, dando chance à personalidade de aprofundar-se na totalidade da experiência religiosa e mística (espiritualidade na Terra).

É recomendada para a atenuação dos medos e ansiedades com respeito ao futuro, para a elevação da espiritualidade pessoal, para ajudar o aspirante a formar uma conexão vibrante e verdadeira entre a mente e a alma. A essência liberta do emaranhado mental.

As virtudes realçadas no ser incluem realização, ascensão, despertar, compreensão religiosa, ressurreição, equilíbrio e estabilidade moral, fé mística, decisão, percepção metafísica, revelação e direção. Faz o indivíduo viver em uma atmosfera mística, criativa e espiritual.

INGA (*INGA VERA* / INGAZEIRO)

Desperta na alma os conceitos superiores de amor altruísta e independência, sendo, pois, indicada para as pessoas com relacionamentos doentios, mutuamente dependentes e escravizados, e para as maternidades exageradas pela assoberbação do aspecto de supermãe.

Permite a sintonia sutil com a energia luminosa da Mãe Divina, potencializando os conceitos de nutrição interna, cooperação e maternidade superiormente exercida.

IPOMEA (*IPOMEA CAIRICA* / CAMPAINHA)

Auxilia as personalidades que sentem necessidades constantes de êxtase, que precisam do estímulo contínuo do novo, do inusitado, do desconhecido e que sentem urgência em transcender a realidade vulgar.

São pessoas amantes da liberdade individual, que se aborrecem com as responsabilidades e que têm estilos de vida desregrados ou abusivos.

Na ânsia de transcender, podem, com frequência, tornar-se viciados em álcool ou drogas em geral, ou mesmo se entregarem ao lema do prazer total e irrestrito, ignorando todas as possíveis consequências.

O remédio é útil na purificação, clarificação e ordenação dos pensamentos e atitudes.

JASMINUM (*JASMINUM OFFICINAL* / JASMIM)

A essência ajuda a vencer a resistência em romper certos hábitos com a criação de uma nova imagem de si mesmo. Liberta o indivíduo de fantasias e devaneios relativos a uma autoimagem falsa, do excesso de bagagem, e cria uma imagem mais autêntica de si.

É proveitosa na adolescência ou em qualquer etapa da vida em que haja conflitos de autoilusão. Deve ser indicada para tratar obesidade, desequilíbrios da função erótica, o narcisismo e o seu inverso, a baixa autoestima, bem como todas as situações em que há recusas em encarar o próprio lado obscuro da psique.

Popularmente, usa-se a infusão das flores para combate às inflamações nos olhos, o que acentua a ligação da planta com a visão da realidade.

Promove um rejuvenescimento psíquico.

LACRIMA (*HEDYCHIUM FLAVESCENS* / LÍRIO-DO-BREJO)

Lacrima promove a purificação dos corpos mais sutis em relação a desequilíbrios emocionais temporários, favorece a meditação e o surgimento de ideias e sentimentos nobres. Ajuda a sublimar qualquer excesso de emoções e sentimentos que porventura se tenham acumulado na alma.

Apropriada para estágios de decaída, em que o discípulo se sente conturbado e frágil diante de sua própria natureza. A essência eleva a mente na direção do belo, do bom, do sagrado e divino.

Em todas as tradições antigas, os lírios simbolizavam pureza, benevolência, nobreza e santidade.

LACTUCA (*LACTUCA SALIVA* / ALFACE)

Indicada para as pessoas que fogem da realidade perceptiva sempre que as situações se lhes apresentam novas. Os estados de consciência que surgem são rejeitados e o indivíduo escapa por meio do apego a detalhes sem importância.

O bloqueio pode manifestar-se em múltiplos sintomas, como perdas de consciência, histerismos, neurastenia, hipocondria, desvio sexual, etc.

A essência traz um encorajamento maternal e faz florescer a adaptabilidade e a compreensão dos propósitos superiores.

LANTANA (*LANTANA CAMARA* / CAMARÁ)

Trata-se de uma essência apropriada para a harmonização de grupos reunidos em assembleias, congressos, locais de trabalho, escolas, hospitais, casas de detenção, creches, asilos, retiros, meditações, viagens, festas, etc.

Promove o equilíbrio entre a manifestação individual e a coletiva, entre o saber ouvir e o saber falar, podendo ser usado em forma de *spray*, com a finalidade de proporcionar um bom entendimento entre as pessoas do local, permitindo a elevação do padrão vibratório do grupo e do ambiente.

LAVANDULA (*LAVANDULA OFFICINALI* / ALFAZEMA)

Trabalha a personalidade talentosa, incapaz de atingir seus objetivos em consequência das forças emotivas que desgastam suas energias conclusivas e impedem a finalização de seus intentos.

Indicada quando existem sentimentos de fracasso, hesitação, complexo de inferioridade ou insegurança em relação às suas reais capacidades. Para quando há a sensação de estar travado.

Em razão desses problemas de ordem emotiva e afetiva, a personalidade torna-se frustrada, tensa, teme a inovação, o risco, o fracasso pessoal, e, por isso, perde inúmeras oportunidades.

Útil quando há regressão e/ou imaturidade psíquica ou biológica (tipo infantil que nunca floresce), insônia, dor de cabeça, indigestão e desmaios.

Ideal para despertar uma "confiante aspiração" por valores mais espiritualizados.

Leonotis (LEONOTIS NEPETALPHOLIA / CORDÃO-DE-FRADE)

Indicada para encontrar os aspectos positivos e bons de cada provação, por mais difícil e complexa a situação em que se esteja. Faz a conexão com as reservas internas de força, coragem e autoconfiança, trazendo a compreensão de que as dificuldades e lutas fazem parte da estupenda corrente de vida e têm o propósito de aprimoramento total do ser humano.

Para a sublimação das energias negativas do medo, pânico, insegurança e dúvidas que surgem nesses períodos, transformando-as em vibrações de equilíbrio, clareza, coragem e fé.

Leonotis aprofunda a compreensão das leis do livre-arbítrio e da causa-e-efeito, permitindo à personalidade intervir de forma magistral no próprio destino.

Leonurus (LEONURUS SIBIRICUS / AMOR-DEIXADO)

Desperta na personalidade a atenção para os inúmeros momentos e situações especiais da vida que ciclicamente retomam na trajetória evolutiva, dos quais se têm a oportunidade de extrair lições de crescimento e a chance de cumprir parte dos propósitos sublimes da alma.

Traz a percepção de que as ocorrências da vida não são ocasionais, mas estão intimamente relacionadas com a verdade individual e com a finalidade última da criação divina.

A essência colabora para o pleno enquadramento do ser no espaço e no tempo, dilatando a percepção clara de que existe uma força intransponível direcionando a vida em seus detalhes.

Lilium (LILIUM LONGIFLORUM / LÍRIO)

Purifica as manifestações dos aspectos psíquicos feminino e masculino, tanto do homem quanto da mulher (narcisismo, morbidez).

Indicada para situações de conflito geradas pela necessidade de conciliar maternidade ou paternidade e carreira profissional, sendo muito útil para ajudar a mãe a se definir no seu papel de mãe, deixar o filho na escolinha e seguir sua carreira, sem remorsos.

Útil para pais agressivos com os próprios filhos por causa da sobrecarga nas responsabilidades e afazeres matriarcais ou patriarcais, ou pelo aprisionamento a bloqueios da sexualidade.

Equilibra os papéis masculinos e femininos na relação conjugal, incluindo a energia sexual e a agressividade, favorecendo, portanto, a constância emocional.

LINUM (*LINUM USITATISSIMUM* / LINHO)

Para indivíduos que experimentaram fortes expansões de consciência em razão de experiências muito duras, tendo como consequência sequelas em seus planos interdimensionais.

Útil para quando não há uma nítida definição sobre quais pensamentos e emoções pertencem à pessoa e quais pertencem a outros. Indicada para o sistema nervoso abalado pelo abuso de drogas, sexo, alimentos, contatos mediúnicos e magias pessoais, rompimentos áuricos por traumas físicos ou psíquicos.

Linum repele pensamentos e emoções alheios ao indivíduo, dando-lhe proteção espiritual. Tem também grande utilidade na hipersensibilidade epidérmica, em sua variada gama de sintomatologia. Nos níveis sutis, a essência busca no âmago do ser os conceitos de restauração e regeneração, tendo uma atuação protetora como o Millefolium. É, entretanto, mais emergencial e atinge planos mais densos de atuação.

LIPPIA (*LIPPIA GEMINATA* / ERVA-CIDREIRA DO CAMPO)

A essência floral atua sobre o corpo psíquico e etérico-físico, corrigindo suas deformações e tendências negativas em perder energias, que, via de regra, podem expressar-se na forma de processos inflamatórios e degenenerativos.

A personalidade típica é tensa, ansiosa, temerosa, desvitalizada, com tendência a adquirir doenças periódicas.

A essência tem ação sedativa, desfaz a tensão e sossega a mente, trazendo ainda uma sensação de elevação interna que resulta da quietude.

LUCERIS (*EUPHORBIA BRASILIENSIS* / ERVA-DE-SANTA-LUZIA)

Para os indivíduos cujo desenvolvimento extrassensorial, paranormal ou espiritual se encontra fora de controle, trazendo-lhes conflitos emocionais ou desconforto mental.

Indicada para degradações energéticas que podem surgir durante as meditações mal conduzidas, magias ou na tentativa de despertar artificialmente os poderes psíquicos e espirituais; astralismos, desvios, ilusões, fascinações, congestão cerebral, cansaço, confusão mental, incapacidade de concentração, perda do poder de autocrítica, emotividade exacerbada, irritabilidade, agressividade, insônia e sensação de ofuscamento das faculdades visuais e auditivas.

A essência favorece a elevação da consciência para os chacras superiores, a clarividência e a clariaudiência.

Pode-se fazer uso como colírio, pingando a solução estoque em água boricada, soro fisiológico ou no colírio de uso habitual, que será de grande ajuda para melhorar a irritação ou melhorar a visão, usada inclusive para cegueira do diabetes.

MADRESSILVA (*LONICERA CAPRIFOLIUM* / MADRESSILVA)

Indicada para o indivíduo conservador, nostálgico e saudosista, preso aos acontecimentos do passado, à lembrança dos bons tempos que não voltam mais, ou então cheio de arrependimentos pelas oportunidades afetivas perdidas. Sentimental e romântico, sofre com a passagem do tempo, com a distância e com as perdas.

Muitas dessas pessoas apresentam um envelhecimento facial precoce que procuram ocultar, da mesma forma como o fazem com a própria idade. Não aceitam o envelhecimento, muito menos a morte, e relutam com as separações.

Têm depressão e procuram solucioná-la, revendo a terra natal ou buscando lembranças.

Indicada para o apego, o sentimentalismo exacerbado e na menopausa.

MALUS (*MALUS PUMILA* / MACIEIRA)

Indivíduos exageradamente detalhistas e obcecados por limpeza ou com a aparência externa. Indicada para medo de contaminação por germes e repugnâncias em geral.

Útil para os que necessitam de limpeza física e psíquica; para os que sentem vergonha de alguma parte do corpo ou de sua aparência em geral; para os que têm sentimentos de autodesgosto ou de autoaversão e para aqueles que sentem que seus pensamentos e sentimentos são impuros.

Antibiótico floral. Depurador físico e psíquico.

MARGARITES (*CHRYSANTHEMUM MAXIMUM* / MARGARIDA)

Recomendada para pessoas que têm uma visão fragmentada da vida e que não conseguem correlacionar os eventos por causa da ilusão que as aparências externas lhes causam.

Indicada nos casos de deficiência mental, pois auxilia no aprendizado.

A personalidade típica é um verdadeiro "dicionário ambulante" de conhecimentos isolados.

A essência permite englobar muitas informações em um todo integrado, ajudando a galgar novos estágios de consciência, e permite um contato maior com o corpo intuitivo, por tratar-se de uma lente ampliadora da capacidade de síntese e globalização.

Útil para os que se dedicam ao trabalho terapêutico, já que ajuda nos erros do julgamento antecipado, que fazem com que a pessoa seja vítima de seus próprios equívocos.

MATRICARIA (*MATRICARIA CHAMOMILLA* / CAMOMILA)

Indicada para a personalidade cheia de entusiasmo, que se entrega totalmente ao serviço que lhe apraz. Devotada, não mede esforços para servir e atender bem aos outros, mas sofre quando não observa a mesma solidariedade à sua volta. Maternal, nutridora e superprotetora, mas internamente tensa, graças à sobrecarga de trabalho, e irritada com as atitudes egoístas dos outros.

Pela sua devoção maternal, apresenta um desenvolvimento mamário excessivo e distúrbios ginecológicos.

Em geral, o bloqueio de energias pode trazer esgotamento mental, insônia, palpitações, opressão no peito, indigestão nervosa, espasmos intestinais. Indicada para todos e quaisquer problemas psicossomáticos.

Anti-histamínico floral.

MELINDRE (*VERBENA CHAMAEDRYFOLA* / MELINDRO)

Essência indicada para o nervosismo de fundo, para a insatisfação e a inquietude profunda com a vida comum, para quando a alma busca intensamente um significado maior para tudo, pois sente um lampejo da sincronicidade subjacente aos eventos cotidianos.

Ajuda no despertar do ser para as coincidências do dia a dia, trazendo a convicção de que existe um sentido inequívoco e espiritual para os acontecimentos.

Melindre relaciona-se com os conceitos de paz, simplicidade e atenção, ajudando a vivenciar a plenitude do momento presente. Catalisa a expansão da consciência, abrindo as portas à revelação de significações para a vida pessoal, e proporcionando, com isso, experiências místicas.

MILLEFOLIUM (*ACHILEA MILLEFOLIUM* / MIL-FLORES)

Os indivíduos típicos dessa essência são espiritualmente inquietos, idealistas, pioneiros em realizações, revolucionários e estão sempre querendo a transformação das coisas ao seu redor. Têm dificuldade para se adaptar à estrutura social, familiar e escolar, propondo novos valores e modos de conduta.

Útil nas transições psíquicas e biológicas – dentição, puberdade, menopausa, andropausa, aposentadoria, nas separações, etc.

Importante quando há influências negativas ou quando há hipersensibilidade física, psíquica ou espiritual às ideias dos outros, aos ambientes circundantes e às influências alheias, manifestadas por desvitalizações, bocejos ou fraquezas momentâneas.

Indicada para libertar as vítimas de encantamentos, "vampirismos" e toda sorte de irradiação negativa (raios X, computadores, usinas nucleares, etc.).

Anti-hemorrágico floral.

MIMOSA (*MIMOSA PUDDICA* / SENSITIVA)

Indicada para os que sentem medo das coisas concretas, medo do mundo natural, dos animais, das intempéries, das chuvas, trovões, relâmpagos, águas, rios, lagos, piscinas, mato, altura, elevadores, injeções, hospitais, de acidentes, de ladrões, do fracasso pessoal, da repreensão e da agressão alheias, da morte, do parto; o medo patológico de doenças graves e contagiosas e para os nervosismos da vida diária.

É a essência básica para a hipocondria, a gagueira, a timidez e o nervosismo com as tarefas cotidianas e para as pessoas propensas a corar, suar muito ou mesmo ter enureses e transtornos intestinais.

MIRABILIS (*MIRABILIS JALAPA* / BONINA)

Mirabilis é a essência para aqueles que são intolerantes e críticos, com forte autoidentificação com o ambiente circundante, que julgam cada palavra, sentimento ou ato, podendo expressar ou não a condenação que fazem dos mesmos.

Indicada aos tipos sistemáticos, irritáveis, irônicos, egoístas, antipáticos, críticos, de mau humor, cínicos, arrogantes, autoritários, hipócritas, racistas e criadores de discórdias.

A personalidade atrai uma gama de sintomas alérgicos, viróticos, herpéticos e bacterianos, que se instalam preferencialmente nos órgãos sensoriais. O corpo em desarmonia apresenta rigidez nas partes superiores, especialmente no peito (reflexo do egoísmo e da dor moral imposta aos outros), nos braços e mandíbulas (alerta sobre o mau uso da palavra).

Útil nas debilidades do sistema imunológico.

MOMORDICA (*MOMORDICA CHARANTHIA* / CIPÓ-DE-SÃO-CAETANO)

Para os casos em que há ruminação de pensamentos indesejáveis, quando a mente se apega obsessivamente a certas ideias ou preocupações e os pensamentos se tornam persistentes e repetitivos. Preocupações com assuntos corriqueiros.

São geralmente indivíduos perfeccionistas, persistentes, detalhistas, que se prendem demasiadamente aos mínimos obstáculos, enfrentando-os com certo pessimismo, porém com obstinação mental.

O bloqueio energético pode ocasionar esgotamento psíquico, incapacidade de concentração, insônia, gagueira, tremores, tiques nervosos, dores de cabeça, prisão de ventre, doenças periódicas, infecções e febres.

MYOSOTIS (*MYOSOTIS SP* / NÃO-ME-ESQUEÇAS, MIOSÓTIS)

Indicada para os que viveram a experiência traumatizante da perda de um ente querido e não conseguem se recuperar de sua ausência. São indivíduos que sustentam forte ligação com pessoas que faleceram e que continuam a viver com elas no ambiente, como se nada houvesse acontecido.

Indicada também em casos de rejeição de recém-nascidos pelos pais, na depressão por perdas e pós-parto. Essência consoladora útil para recuperar o gosto pela vida, eliminando sentimentos de perda ou rejeição.

NICOCIANA (*NICOCIANA TABACUM* / TABACO)

Indicada para personalidades destemidas, valentes, fortes, aventureiras, porém desordenadas e descuidadas, e que estão sempre procurando um desafio que exija coragem física.

São pessoas competitivas, geralmente musculosas e que se interessam por armamentos e formas de defesa e ataque. Tipos guerreiros, atléticos, soldados, bombeiros, dublês e praticantes de artes marciais. São egocêntricos, solitários, emocionalmente grosseiros e têm propensão a acidentes físicos.

Excelente no tratamento de agitação psicomotora, tanto infantil como a do adulto.

NIGRUM (*SOLANUM NIGRUM* / ERVA-MOURA)

Ajuda a clarificar a razão do isolamento, do sofrimento e da dor, cujas causas se assentam nos traumas e equívocos de outrora.

É indicada àqueles que se sentem estranhos em qualquer lugar do mundo e em qualquer época, em razão de terem sido forçados a esquecer a verdade última e a razão de suas vidas.

Útil para os que carregam marcas dolorosas da encarnação, seja na mente ou no espírito, aos que sofreram durante o parto e àqueles com deficiências físicas congênitas ou adquiridas e que se revoltam com a atual condição.

Recomendável aos deficientes mentais, às pessoas de índoles histéricas, às vítimas periódicas de estados obsessivos e nas neuroses e psicoses em geral.

ORELLANA (*BIXA ORELLANA* / URUCUEIRO)

Auxilia as personalidades cuja permanência no desamor já trouxe um certo comprometimento ao corpo físico-etérico, principalmente nas imediações do plexo solar e do chacra cardíaco.

Tipo sanguíneo ou colérico, quase sempre liberando suas emoções pela agressividade, mostra matizes arroxeados na pele e nos lábios, revelando estagnações no sistema sanguíneo venoso, muitas vezes por causa do enfraquecimento cardíaco. O enrijecimento anímico, nos padrões egoístas, "endurece" o coração, dificultando o livre fluir do eu no organismo.

A essência auxilia na desobstrução daqueles centros energéticos, dando ao ser uma nova chance de compreender a lição do verdadeiro amor divino e incondicional.

É um cardiotônico floral.

ORIGANUM (*ORIGANUM MAJORANA* / MANJERONA)

Indicada para personalidades perdidas, sem destino, que não sabem qual o caminho a seguir ou o que fazer; que tentam muitas coisas, mas sem que nenhuma lhes traga satisfação. Para a falta de vocação, a falta de idealismo, as frustrações profissionais e as inquietações quanto à criatividade.

Útil para pessoas cheias de tédio e aborrecidas com o dia a dia, para as almas fracas que, após encarnarem, se tornam vítimas das forças materiais instintivas e se entregam aos vícios, à devassidão sexual, às disputas inúteis e a toda sorte de egoísmo e separatividade.

Origanum busca nas profundezas da alma os conceitos de motivação interna e propósito superior e é útil para todas as pessoas que desejam recuperar aquela chama interna que arde em silêncio e que dá à vida um significado e um sentido de meta e propósito.

ORNITHOGALUM (*ORNITHOGALUM UMBELLATUM* / LEITE-DE-GALINHA)

Indicada nas situações emergenciais de choque emocional, após um susto muito grande, uma perda irreparável, e do qual a pessoa não consegue se recuperar.

A internação dos traumas pode acarretar problemas físicos como: surdez, mudez, tosses rebeldes, esquecimentos, perdas de memória, paralisias momentâneas e debilidades visuais ou olfativas.

PALICORES (*PALICOUREA RIGIDA* / DOURADINHA-DO-CAMPO)

Ajuda a vencer a tendência errônea de esquivar-se dos aspectos sombrios da vida, dando um impulso de coragem para enfrentar aquilo que é aparentemente funesto e ameaçador. Clareia a mente, revelando que o nosso maior adversário não são as trevas da provação, mas sim a rejeição inconsciente que fazemos da escuridão.

Indicada para a dificuldade e resistência de nos conectarmos com a Luz, para a ignorância que revelamos ao interpretarmos os aspectos sombrios da vida, para a recusa em encarar a verdade presente da adversidade e para a ausência da compaixão e da consciência plena nos momentos de lutas e desafios. Ajuda a vislumbrar a Luz eterna em meio à escuridão representada pela provação e adversidade.

O grande aprendizado a ser assimilado é o de que a paz e a serenidade se encontram no contato com as trevas, que por meio delas é que surgem os desafios evolutivos de crescimento e perpetuação da luz.

PASSIFLORA (*PASSIFLORA EDULIS* / MARACUJÁ)

Ajuda as personalidades atormentadas por medos vagos de origem desconhecida, pressentimentos, maus presságios, sensação de perseguição, de punição e de morte, ansiedades e mudanças de humor por causa de ideias obsessivas.

Indicada para supersticiosos que às vezes sentem calafrios, tremores, suores, e que têm medo da escuridão, de fantasmas, de velórios e cemitérios.

Útil nos pesadelos, sonambulismo, falas e chutes noturnos, enurese, bruxismo, insônia e na percepção de espectros.

A negatividade da personalidade, com sua força mental, pode atrair para si eventos negativos.

PASTORIS (*ZEYHERIA MONTANA* / BOLSA-DE-PASTOR)

Embora possam ser dóceis, as pessoas que necessitam dessa essência constroem uma barreira de defesa psíquica, principalmente com desconhecidos. Têm falta de sociabilidade, retraimento, isolamento pessoal e social, desconfiança, pensamentos de perdas materiais e agressividade.

Podem ser levadas a ocultar informações ou qualquer elemento de ajuda aos seus semelhantes, por causa da insegurança com relação aos objetivos e predisposições alheias.

A permanência nos padrões desarmônicos de Pastoris pode se revelar prontamente na adulteração da qualidade sanguínea, nas hemorragias, autointoxicações, urticárias, dificuldades imunológicas e nas dermatoses, que refletem na pele as manchas e os obscurecimentos mentais.

A essência tem valor nos tratamentos dermatológicos e, do ponto de vista anímico, ajuda a despertar internamente a consciência da origem comum de todos, permitindo um relacionamento social mais leve, confiante e criativo.

Contribui para eliminar os julgamentos alienados e as barreiras da separatividade, desenvolvendo maior moderação, benevolência e fraternidade na convivência.

PERSICARIA (*POLYGONUM PERSICARIA* / ERVA-DE-BICHO)

A essência é útil para aqueles que se sentem à margem ou excluídos do próprio processo evolutivo. Para as pessoas que notam a vida escoando por entre suas mãos, incapazes de participar consciente e amorosamente dos processos inesgotáveis de criação e renovação, aprisionados em padrões mentais viciados, vítimas do autodomínio moderno e coletivo.

A essência floral rompe os bloqueios na comunicação entre o corpo mental e emocional, permitindo que haja, por somatização, intensificação de todos os fluxos das vias de comunicação básicas, energéticas e físicas do organismo.

Atua no centro laríngeo, representado pela glândula tireoide, facilitando a sublimação de energias emotivas do coração para o cérebro.

Mente aliada ao coração.

PERVINCA (*VINCA PERVINCA* / VINCA PERVINCA)

Faz-se necessária às personalidades que perderam ou nunca conseguiram contatar com a motivação primordial da alma, de tal modo que os prejuízos provenientes dessa desconexão anímica ameaçam seus corpos etérico-físicos e, consequentemente, seus processos vitais.

É um floral de grande utilidade para quando a falta de motivação e do propósito da vida, além da dificuldade de encontrar ancoramento terreno, familiar, social e espiritual, deixam a alma completamente perdida, questionando-se sobre a validade da vida (será que vale a pena?).

Pervinca abre o coração para sensibilidade, permitindo uma conexão da mente para todas as coisas. Implica o esclarecimento interno do indivíduo, a atenção despertada para o mundo psíquico e espiritual, o estabelecimento de um precioso elo com nós mesmos.

Trata-se de uma essência que produz forte ligação entre os vários corpos e, de forma complementar, estreita os laços de compartilhamento energético entre as pessoas e a mãe-Terra.

Coopera para que a personalidade se abra para a percepção e captação das energias sutis do ambiente, condensando e direcionando-as para que produzam potentes efeitos curativos no corpo físico.

PHYLLANTHUS (*PHYLLANTHUS NIRURI* / QUEBRA-PEDRA)

Essência útil para pessoas sistemáticas, metódicas, perfeccionistas, teimosas, exigentes, preconceituosas, excessivamente sombrias e severas consigo mesmas, e que gostariam que seu comportamento servisse de exemplo para os outros (com severas dificuldades de adaptação).

São pessoas prisioneiras de formas cristalizadas de sentimentos e pensamentos, inflexíveis, com rigidez mental, egoístas e com frieza psíquica e espiritual. Tal mentalidade gera endurecimento dos órgãos sensoriais, cálculos internos, dores musculares e articulares.

Phyllanthus evoca em nossas profundezas as maravilhosas vibrações da adaptabilidade e da liberdade interior.

PINUS (*PINUS ELLIOTTII* / PINHEIRO)

Pinus é recomendada para aqueles que são introvertidos, perfeccionistas, exigentes, sóbrios, conscienciosos, tristes e negativistas. É para a depressão causada pela sensação de estar "devendo" moralmente alguma coisa ou por achar que outrora poderiam ter agido melhor, talvez sem prejudicar alguém.

Para a personalidade que experimenta sentimento de culpa e de autocondenação, remorsos e arrependimentos por atitudes do passado. Sente desgosto e depressão quando é obrigada a fazer a mais leve repreensão, pois não suporta mais se sentir como uma fonte de sofrimento para os outros.

Indicada também para o tratamento da impotência e frigidez sexual, problemas articulares, artrite, artrose, reumatismo, anorexia e patologias pulmonares.

PIPERITA (*MENTHA PIPERITA* / HORTELÃ-PIMENTEIRA)

Indicada para o indivíduo física e mentalmente lento, que fala e se move devagar e também reage muito vagarosamente às excitações externas. Não se trata de resignação e apatia, mas de um estado natural de lentidão, em que não há interesse pelas situações.

É para a pessoa que chega atrasada aos compromissos, demora para terminar suas atividades e acaba sofrendo isolamento dos outros, que geralmente perdem a paciência com ela. Tem dificuldade de digerir as impressões sensoriais e falta de concentração.

A essência dá ao indivíduo vivacidade para viver o presente e a rotina do dia a dia.

PLANTAGO (*PLANTAGO MAJOR* / TANCHAGEM)

Plantago é útil para o medo da vida, dos riscos, das fantasias, dos sonhos, do entusiasmo, das surpresas, do inesperado, do perigo, de cantar aberta e livremente a vida, de ser alegre, de ter desejos, de amar e ser amado: falta de conexão com a criança interna.

Indicada para as pessoas perceptivas, que captam dos níveis sutis as inseguranças e tensões ocultas nos mínimos atos da vida, nos relacionamentos familiares e grupais e que ficam quase sempre assustadas, embora não demonstrem na aparência nem nos diálogos seu verdadeiro estado interno.

Importante para o temor vago, mas profundamente real, da vida na sua totalidade, com medo de perder o equilíbrio cósmico, de cair na ilusão e no caos material, de romper as ligações angelicais e trocá-las por efêmeros vínculos terrenos.

Essência para aqueles que estranham seus *almins*, ou seja, conjunto de almas afins, e o ambiente encarnatório. A personalidade típica é espiritualmente estéril, árida, fria, prosaica, destituída de calor humano, sem sonhos e fantasias.

Vive acorrentada a um mundo tecnicista, vazio, duro, sem compaixão, de preceitos morais e éticos ditados por regras de pura competitividade.

Intelectualização excessiva.

PRUNUS (*PRUNUS DOMESTICA* / AMEIXEIRA)

Prunus é indicada para aqueles que são atacados pelo descontrole mental e que têm medo de perder a razão. São pessoas muito sensíveis às sugestões mentais do ambiente e têm uma atividade mental intensa.

O remédio ajuda a desabrochar no indivíduo os pontos de abertura e serenidade.

PSIDIUM (*PSIDIUM VIRESCENS* / GABIROBEIRA)

Indivíduos psiquicamente impulsivos e violentos, que têm medo de perder o controle sobre a razão e os sentimentos.

Indicada para aqueles que só imaginam saídas violentas e se reconhecem como de "pavio curto"; para os estados obsessivos, a histeria, as explosões incontroláveis de ira, para o medo da loucura e do suicídio.

Coadjuvante nos distúrbios noturnos, como pesadelos, enurese, agitação, automutilação, sonambulismo e bruxismo.

ROSA CANINA (*ROSA CANINA* / ROSA-SILVESTRE)

Indicada para os indivíduos conformados com a própria condição adversa e que se sentem incapazes de dar um novo passo na tentativa de alterá-la. Apresentam insensibilidade emocional, monotonia na expressão facial, rigidez nas expectativas, pessimismo e fadiga constante.

São personalidades passivas, frustradas, desconfiadas, retraídas, infelizes, sem iniciativa, fatalistas, desvitalizadas e capituladoras diante da vida. Os reveses, os traumas e as decepções compelem tais pessoas a "endurecer" o coração, que se torna cheio de "pedras", "frio" e destituído do tão necessário "fogo da ação". Trata-se de uma "anemia psíquica e espiritual", um distanciamento das funções corpóreas.

Indicada para debilidades orgânicas e problemas ginecológicos.

ROSMARINUS (*ROSMARINUS OFFICINALIS* / ALECRIM)

Rosmarinus é uma personalidade aérea, avoada, "hidrogenada", leve, suave, fluida, fugidia, desprovida de senso prático, desatenta, sonhadora, distraída e "lunática". A alma parece não encarnar integralmente na Terra.

Indicada nos estados de indiferença, sonolência, dissociação mental, memória fraca e grande dificuldade para lembrar detalhes, desmaio ou síncope, distúrbios na circulação sanguínea, insensibilidade às estimulações externas, como ocorre nas crises de ausência e no autismo. Traz o indivíduo para a realidade do "aqui e agora".

É um cardiotônico floral.

RUTA (*RUTA GRAVEOLENS* / ARRUDA)

Personalidades subservientes, tímidas, cuja fraqueza de vontade faz com que sejam facilmente dominadas pelos outros. Não sabem dizer "não", são facilmente influenciadas e reagem de forma exagerada aos desejos e às necessidades alheias.

Indicada para pessoas submetidas a qualquer tipo de servilismo ou exploração e que se esgotam na ânsia de agradar e atender bem aos outros.

Embora psiquicamente ativas, sofrem de uma tremenda escassez de individualidade, abrindo mão das aspirações pessoais para cuidar das necessidades alheias, tendendo assim à autorrenúncia e, por agravamento, ao automartírio.

Útil para a fraqueza temporária, nos esgotamentos físico-psíquicos e para os que têm carência de autodeterminação e autorrealização.

Anti-hemorrágico floral.

SÁLVIA (*SÁLVIA OFFICINALIS* / SÁLVIA)

Pessoas com dificuldades para "digerir" as experiências da vida, que repetem com frequência os mesmos erros e, às vezes, colocam-se em situações difíceis, por não perceberem os sinais à sua volta.

Apresentam superficialidade materialista diante da vida e estão perdidas no presente, pois não têm base de amparo nas experiências passadas. São indivíduos apressados, impacientes e desatentos, que não estão interessados em deter-se em minúcias, pois querem apenas cumprir suas obrigações até o final do dia. Compulsão à ação mecânica, impensada e massificada.

Deve ser dada continuamente aos excepcionais, àqueles com retardamento mental ou com dificuldades gerais de aprendizado, ajudando-os progressivamente a dar grandes passos de consciência e integração. Deveria ser utilizada por todas as pessoas, pois ajuda no amadurecimento da alma, desabrochando nela toda a capacidade de aprendizado.

Coadjuvante em todas as doenças físicas ou psíquicas periódicas e nos problemas alérgicos e digestivos.

SAMBUCUS (*SAMBUCUS AUSTRALIS* / SABUGUEIRO)

Para aqueles que temem a falta de controle físico e psíquico, principalmente nas situações em que a concentração, a coordenação e o controle são requeridos (tiques nervosos, disritmias, tremores dos alcoólatras e dos idosos, gagueira, etc.).

Indicada para os movimentos involuntários de origem nervosa, agressividade verbal e física, comportamento desordenado e fortemente agressivo, bruxismo, pesadelos, enurese, autodestruição e para estados obsessivos.

Trabalha a hipersensibilidade aos efeitos rítmicos lunares, dando ajuda ao ritmo do eu, procurando estabelecer um sincronismo adequado no sistema neurossensorial.

SEMPERVIVUM (*HELICHRYSUM BRACTEATUM* / SEMPRE-VIVA)

Para aqueles acometidos de esgotamento físico e psíquico, estados depressivos de fraqueza e prostração que aparecem após longos períodos de adversidade física ou psicológica em que grandes exigências feitas à pessoa exauriram sua vitalidade.

Em virtude do estresse, da debilidade crônica e nos estados de convalescença, mostra um olhar sem brilho e desfocado, revelando a exaustão.

Outros órgãos também revelam o cansaço, como uma baixa elasticidade dos pulmões, diminuindo a respiração; o poder seletivo renal decai; complicações digestivas, como flatulência, diarreias e possíveis desidratações.

SILENE (*SILENE ARMERIA* / ALFINETES)

Indicada para personalidades que estão sempre falseando em suas atitudes diante dos outros. Têm dificuldades em contrapor suas ideias às dos outros e, assim, em um diálogo, estão sempre concordando com o interlocutor. Não chegam a ser subservientes, mas não são francas.

Não são dominadas, porém assumem diferentes posturas ante diferentes pessoas. São como o camaleão, têm propensão às mentiras, falsidades, imitam os outros por falta de um sentido de individualidade.

São ingênuas e têm fragilidade psíquica.

SINAPSIS (*SINAPSIS ARVENSIS* / MOSTARDA)

Indivíduo acometido de tristeza, desesperança ou melancolia, sem que haja uma causa definida para esses estados. Para a depressão endógena, acompanhada de desinteresse pelas circunstâncias, introversão, isolamento, tendências suicidas, redução na percepção sensorial e letargia. Falta de fé e esperança. Um olhar opaco desprovido de brilho retrata a escuridão da alma.

A essência ajuda a pessoa a perceber sua onipotência interna, permitindo aflorarem a vontade, a iniciativa, a ação serena, a fé e a alegria.

SOLANIS (*SOLANUM GRANDIFLORUM* / LOBEIRA)

Trabalha a restauração da graciosidade, do fulgor, da radiância e da espiritualidade naturais do corpo e da alma, por meio da superação de conflitos ou rupturas existentes entre o pensamento e o sentimento, entre o arbítrio e o desejo, entre a contenção e a espontaneidade, entre o suportável e o não suportável, enfim, entre a necessidade e o desejo.

Deve ser indicada para aqueles que perderam a graciosidade e a harmonia dos movimentos corporais, que se esqueceram da espontaneidade dos ritmos de seus membros, deixaram ofuscar a coloração natural da pele, adulteraram o calor natural do corpo, permitiram obscurecer o viçoso brilho do olhar e, quiçá, estão deixando escoar a vitalidade básica do corpo, refletindo isso na perda da saúde mental genuína.

Para aqueles que se sentem enrijecidos, pesados, psiquicamente imobilizados e que têm uma grande dificuldade de transformação para buscar a saúde, a vitalidade, a graciosidade e a espiritualidade.

Traz de forma complementar um grande aprendizado com relação aos hábitos alimentares, realçando os conceitos de moderação, satisfação e gratidão para com os alimentos e demais recursos de sobrevivência.

Sonchus (*Sonchus oleraceus* / Serralha)

Indicada para o indivíduo pessimista, melancólico e sem fé, que desanima com muita facilidade diante do menor obstáculo e que tende a sofrer de depressão quando aparecem os fracassos.

Materialista, conservador, teimoso, moralista, cabisbaixo, metódico, excessivamente sombrio e inseguro, busca apoio em normas rígidas de conduta moral. Falta-lhe perseverança e confiança.

A essência permeia-nos de fé quando temos de enfrentar os obstáculos da vida.

Splendens (*Sálvia splendens* / Sálvia-sangue-de-Adão)

Potencializa estreita e frutífera colaboração mútua do ser humano com a natureza manifesta, com pessoas, animais, vegetais e minerais, imbuindo-o do objetivo de cumprir sábia e coordenadamente os seus destinos sagrados.

Splendens é a essência floral para despertar a alegria na busca da liberdade interior. Significa um passo de coragem para se abrir a porta da sabedoria interna. Traz engenhosamente a sabedoria durante o trajeto espiritual, despertando a criatividade artística e trazendo a necessidade de agir em harmonia com o mundo.

Tabebuia (*Tabebuia chrysotrichia* / Ipê-amarelo)

Para aqueles que se sentem solitários em nível energético e que necessitam concentrar e potencializar seus recursos internos na obtenção da autocura.

Essa essência vitaliza e aguça o autodiscernimento, sendo recomendável nas situações de impasse psicológico, para tomar decisões e escolher caminhos em plena solidão, sem contar com apoio externo.

É de extrema utilidade nos momentos que exigem muito esforço e concentração, como, por exemplo, no trabalho de parto. Essa essência favorece o despertar das forças da alma e deve ser usada como coadjuvante floral nos casos de doenças crônicas e nas convalescenças.

Promove a sincronização entre força e oportunidade.

TAGETES (*TAGETES PATULA* / CRAVO-DE-DEFUNTO)
Para as situações excepcionais de choques emocionais, traumas, surpresas e sustos, notícias graves, fatos duros e irreversíveis.

Indicada para cicatrização de feridas causadas por eventos traumáticos, rejeição da realidade (a negação da realidade pode determinar prisão de ventre), mágoas, tristezas, paralisias, debilidades nos órgãos sensoriais, pesadelos e experiências fora do corpo.

Tagetes pode ser ministrada quando há um excessivo tensionamento do plexo solar, comprometendo o funcionamento do sistema digestivo. Indicada para crianças que tiveram partos prematuros, quando permanece uma sonolência que tende à paralisia ou estagnação.

TARAXACUM (*TARAXACUM OFFICINALE* / DENTE-DE-LEÃO)
Indicada para o indivíduo idealista, criativo e cheio de fervor, mas que não consegue exprimir o que se passa com ele, por falta de ímpeto ou por vontade fraca. Há dissociação entre o pensamento, o sentimento e as atitudes. Digere mal as experiências do dia a dia, não analisando detalhadamente os fatos, mas apenas seus contornos. Não tem uma visão nítida da vida.

Tem dificuldade de expressão oral, de encadeamento de raciocínios longos, vocabulário grosseiro, fanatismos, debilidades nos órgãos de percepção e problemas visuais. Possui maus hábitos alimentares, mastiga pouco a comida; distúrbios dentários, digestivos, circulatórios, autointoxicação e enrijecimento corporal.

É usada para o momento em que a alma já está preparada para ter uma visão mais profunda e espiritual da vida, no entanto insiste em uma atitude quase cega em seus movimentos, atos e relacionamentos.

THUMBERGIA (*THUMBERGIA ALATA* / CARÓLIA)
Thumbergia é útil para pessoas marcadamente autoritárias e inflexíveis, dotadas de enorme força de vontade, que tendem a menosprezar a opinião alheia, a exigir obediência incondicional e a adotar métodos cruéis para atingir seus objetivos pessoais (mão de ferro, sentimento de superioridade).

A personalidade-padrão é cruel, dominadora, sem escrúpulos, onipotente, arrogante, ditatorial, impiedosa, maquiavélica e ambiciosa por poderes. Em alguns casos pode haver sadismo e masoquismo. Preocupa-se com os outros na justa medida em que estes se devotam a ela e a seguem em silêncio e sem contestações.

Indicada para crianças agressivas e tirânicas com os pais ou com animais.

TRIMERA (*BACCHARIS TRIMERA* / CARQUEJA)
Indicada para ansiedade e aflição pelo bem-estar dos outros, sempre imaginando que as pessoas queridas estão sendo atingidas por catástrofes, doenças graves e por toda sorte de infortúnios. A personalidade exagera nas recomendações de cuidado e, quando alguém se atrasa, não relaxa e tem a mente invadida por pensamentos negativos.

Útil para a congestão mental em razão da apreensão excessiva com os outros, sempre que houver uma relação simbiótica entre pessoas com laços afetivos doentios, e quando a pessoa esquece de si mesma e vive a vida de outrem, revelando nos diálogos a posse dos sentimentos e pensamentos alheios.

Trimera trabalha no indivíduo o ritmo e o sincronismo das funções do eu. Relaciona-se com os mosaicos vibratórios da fisiologia sanguínea e sua contraparte metabólica. A essência floral resgata na alma os conceitos de solicitude e amor altruísta.

TROPAEOLUM (*TROPAEOLUM MAIUS* / CAPUCHINHA)

Indicada para os solitários e independentes, mas às vezes orgulhosos e soberbos; para indivíduos acometidos por um certo grau de vaidade, arrogância, excessiva autoestima, muita frieza emocional e que não admitem ser repreendidos.

São pessoas de natureza silenciosa, honestas, simples e com dotes artísticos, que optam por uma vida espontânea e independente, porém que podem, eventualmente, se desequilibrar por causa do conceito de inferioridade que atribuem aos outros.

Dessa desarmonia podem surgir dificuldades circulatórias dos membros inferiores, varizes precoces, distúrbios na coluna, enrijecimento corporal, reumatismos, artrose, artrite e hidropsia (retenção de líquido).

Trabalha a humildade, a sabedoria e a criatividade.

TYPHA (*TYPHA ANGUSTIFOLIA* / TABOA)

Estabelece uma conexão nítida e transparente com a vocação interior, com o propósito último da alma, com a essência interna e divina do ser.

Deve ser empregada àquelas personalidades que se sentem aprisionadas no emocionalismo terreno e que não conseguem se desvencilhar dos terrenos lodaçais da provação. A compreensão que traz a Taboa é a de que devemos seguir a nossa bem-aventurança e o nosso propósito divino.

Typha traz um grande impulso de ascensão, na medida em que aponta uma direção elevada para a mente, sugerindo a sublimação das forças involutivas e destruidoras em energias construtivas ligadas à verdade inquebrantável do destino individual. A essência faz a conexão de todo o nosso ser com a verdade inesquecível de nosso destino interno e sagrado.

VERBENACEA (*CORDIA VERBENACEA* / ERVA-BALEIRA)

Indicada para pessoas tensas, superansiosas, exasperadas, desejosas de justiça e, quase sempre, muito entusiasmadas com as próprias ideias e opiniões.

São indivíduos propensos aos fanatismos de toda espécie, que assumem muitas atividades ao mesmo tempo e, quando iniciam as tarefas, sentem necessidade de terminá-las, custe o que custar. Para os "inflamados", propensos a discussões e lutas por causas justas.

O desequilíbrio pode causar insônia, tensões na nuca (principalmente ao entardecer), hipertensão arterial, dores de cabeça e coluna, artroses, artrites e processos inflamatórios em geral.
Anti-inflamatório floral.

VERNONIA (*VERNONIA POIYANTHES* / ASSA-PEIXE)

Personalidade inconformada com sua posição na sociedade, em grupos ou na família. Não aceita a hierarquia profissional e tem conflitos com autoridade. É insubordinada, não compreende as diferenças de nível e as hierarquias na sociedade humana e frequentemente é revoltada com a aparente desordem de posições.

Útil para crianças desobedientes e adolescentes rebeldes.

VERVANO (*STACHYTARPHETA DICHOTOMIA* / GERVÃO)

Personalidade com um senso exacerbado de justiça, propensa a castigar, surrar, bater ou agredir psíquica ou fisicamente. Indivíduo de índole belicosa que, ao detectar algo injusto à sua volta, fica inundado de ira e rancor, tendendo a censurar e a corrigir de forma muito enérgica, exigindo demais das outras pessoas.

Com espírito de liderança, voluntarioso, altivo, justiceiro, sincero, fanático, perfeccionista, com enorme força de vontade, mas quase sempre tenso e ansioso, hipercinético e histérico.

O desequilíbrio da personalidade pode causar problemas hepáticos, prisão de ventre, insônia, dores de cabeça, hipertensão arterial, dores lombares e de coluna, artrites, artroses, otites, inflamações em geral e hipertireoidismo.

Essa essência atua nos quadros de ansiedades severas, na agitação psicomotora infantil e também como anti-inflamatório emergencial.

VILLARESIA (*VILARESIA CONGONHA* / CONGONHA-DE-BUGRE)

Para liberar as tensões, mágoas e sofrimentos que oprimem o coração, favorecendo a participação amorosa do seu processo de cura, ajudando na "limpeza do coração", removendo os bloqueios ou obstáculos que impedem a prevalência do amor, da paz, da graça e da Luz nos pensamentos e sentimentos.

Ajuda no cultivo da busca por um coração puro, isento de culpas, medos, traumas, inseguranças e toda sorte de máculas. Favorece a busca pela plenitude da consciência lúcida da nossa existência, que são objetivos supremos que descobrimos quando tocamos no cerne da vida, em que se substitui a indiferença ou a paralisia materialista pelo entusiasmo espiritual.

VIOLA (*VIOLA ADORATA* / VIOLETA)

Ajuda o indivíduo que sente falta de confiança nos seus relacionamentos de grupo e que se sente oprimido quando na presença de personalidades diversas. Pressente uma ameaça toda vez que um agrupamento o cerca, e então se retrai. É tímido, delicado, humilde, silencioso, recatado, sério, moralista e calmo, porém ansioso por um compartilhamento livre e confiante.

De natureza perceptiva, capta toda sorte de vibrações à sua volta, muitas delas grosseiras o suficiente para assustá-lo. Sente conflito entre um forte impulso interno de empatia e solidariedade e uma tenaz resistência externa a abrir-se aos relacionamentos. É uma pessoa devocional, criativa, que quer agir no mundo, mas sente dificuldade para revelar-se.

VITIS *(VITIS VINIFERA* / VIDEIRA)

Ajuda a alma a se desvencilhar do grande turbilhão machista, dominador e separativista da civilização moderna, com seus padrões alcoolizados de supressão do feminino, do igualitário e cooperativo.

Recomendada para as pessoas determinadas, eficientes, seguras, líderes, dirigentes e de raciocínio rápido, porém ambiciosas e que tendem a impor as suas ideias e a utilizar métodos ditatoriais para alcançar os seus objetivos.

A essência ajuda aquele com uma força de vontade implacável, que exige obediência absoluta e que se compraz com o poder que exerce sobre os outros. É útil para os que inescrupulosamente utilizam os seus irmãos como trampolins para atingir seus objetivos de vida.

XAMANIS (*SOLANUM MAMOUM* / TETA-DE-MOÇA)

É uma essência floral preparada com a planta conhecida como "Inspiração-do-pajé, Planta-do-xamã ou Peito-de-moça".

Há séculos, entre os índios nanbiquaras, do noroeste do Mato Grosso, havia o hábito de o pajé fazer cigarros com essa planta para induzir estados de transe e, pela comunicação com o mundo invisível, aumentar a capacidade de diagnóstico e cura das doenças, prever o futuro, desvendar mistérios e resolver os diversos problemas que lhe eram apresentados.

Amplia a vocação do terapeuta, dá luz durante o atendimento clínico e intuição de cura.

ZANTE (*ZANTEDESCHIA AETHIOPICA* / COPO-DE-LEITE)

Zante é indicada para pessoas acometidas de desgosto com relação à sua identidade sexual. Para aqueles psiquicamente femininos em corpos físicos masculinos, e vice-versa. Para os conflitos emocionais relativos à identidade sexual, masculina ou feminina, e na rejeição ou aversão das partes sexuadas do corpo.

A essência é útil na puberdade e na infância, quando alguma ambivalência nas polaridades sexuais se faz notar. É a essência para ambiguidade sexual.

ZINNIA (*ZINNIA ELEGANS* / MOÇAS-E-VELHAS)

Ajuda a pessoa mal-humorada, ingrata, ressentida, amargurada, negativista e que culpa a todos pela sua própria adversidade.

Tem índole agressiva, queixosa, provocadora, irritável e sente-se vítima do destino; não suporta as afrontas, as repreensões e os obstáculos, magoando-se facilmente com as coisas mínimas.

É uma personalidade séria, triste e, às vezes, tétrica; que tende a se identificar com o lado negro da vida, com a escuridão, com a noite, com as cores cinzentas ou enegrecidas; que costuma invejar a sorte alheia; que resmunga consigo mesma e inunda a atmosfera com suas projeções repletas de desapontamentos. Pessoa com os lábios caídos nos cantos da boca e a face prematuramente envelhecida.

O bloqueio das energias possibilita a instalação de qualquer tipo de patologia, principalmente aquelas que implicam autodescontrole psíquico ou físico.

Fórmulas Compostas

Buquê de 5 flores
Indicações terapêuticas:
Remédio emergencial que serve como um primeiro socorro psíquico. Deve ser ministrado em situações graves, porém nas quais não tenha havido comprometimento do corpo etérico-físico. Por exemplo: desmaios, desfalecimentos, choques emocionais, pesadelos, desespero, crises nervosas, histeria ou pânico.

Composição:
• Bipinatus + Rosmarinus + Tagetes + Impatiens + Psidium.

Buquê de 9 flores
Indicações terapêuticas:
Primeiro socorro psíquico-físico, enquanto se procura a orientação especializada. Deve ser ministrado em situações em que haja perdas dos sentidos, paralisias, choques, descontroles, colapsos, histeria, pânico, desesperança, bem como em ferimentos, cortes, torções, pancadas, fraturas, hemorragias, intoxicações, picadas de insetos, envenenamentos ou dores.

É útil tanto antes quanto depois das intervenções cirúrgicas, tratamentos dentários, partos e nas convalescenças em geral, sendo um excelente auxiliar na recuperação de tecidos celulares traumatizados, interna ou externamente. Deve ser indicado em situações de doenças graves ou quando há falta de melhora no tratamento.

Composição:
• Bipinatus + Rosmarinus + Tagetes + Impatiens + Sambucus + Aleluia + Origanum + Artemisia + Arnica campestre.

Buquê de Lactentes
Indicações terapêuticas:
Harmonização de recém-nascidos e lactentes. Esse remédio foi preparado em vista da dificuldade sempre presente de se detectar com precisão os traços da personalidade dos recém-nascidos.

Pode ser empregado como preventivo de boa saúde, pois ajuda na harmonização e adaptação da alma ao seu novo ambiente. Facilita o desprendimento da consciência de seu mundo de origem, principalmente quando isso se mostra doloroso ou quando a criança rejeita ou reluta na reencarnação.

Dá muita flexibilidade e capacidade adaptativa, facilitando passagens seguras pelas frequentes transições biológicas e psíquicas dessa época. Favorece o reconhecimento subjetivo dos vínculos familiares, auxilia na digestão das várias experiências novas, desperta autoconfiança e a máxima capacidade de aprendizado.

Os distúrbios respiratórios, digestivos, fisiológicos em geral e emocionais, muito frequentes no início da vida, são eliminados ou atenuados.

Composição:
• Myosotis + Millefolium + Plantago + Foeniculum + Malus + Sálvia + Lavandula.

Buquê da Transformação

Indicações terapêuticas:
Para aqueles aprisionados em padrões cristalizados de comportamento e que tentam de variadas maneiras uma transformação, sem todavia lograrem resultados positivos.

A fórmula ajuda na restauração profunda da psique, potencializando novas posturas internas, externas e comportamentais. Deve ser usada quando há estagnação nos tratamentos florais e psicológicos.

Indicada para o rejuvenescimento espiritual, mental e emocional.

Composição:
• Ageratum + Artemisia + Ignea + Jasminum + Millefolium + Origanum + Phyllanthus + Sálvia + Silene.

Calmim

Indicações terapêuticas:
Para os estados de tensão, ansiedade, nervosismo, irritabilidade, ruminação de preocupações, impulsividade, impaciência, confusão mental e agressividade. Indicada para mentes obsessivas, medrosas com o cotidiano, com falta de autoconfiança, descontroladas, impetuosas, instáveis, punitivas, confusas e torturadas por pensamentos ocultos.

Muito importante para distúrbios psicossomáticos como insônia, dores de cabeça, indigestão, gastrites, hipertensão e prisão de ventre.

Composição:
• Momordica + Mimosa + Lavandula + Fuchsia + Psidium + Impatiens + Ficus + Basilicum + Vervano.

Feminalis

Indicações terapêuticas:
Para as transições biológicas e psíquicas da mulher, em especial no climatério (menopausa) e na menstruação.

Ajuda na superação dos sintomas da tensão pré-menstrual, tais como: irritabilidade, nervosismo, supersensibilidade, depressão, dores de cabeça e no corpo, falta de apetite e outros. Útil no alívio das cólicas menstruais e nos sentimentos de angústia e de abandono que eventualmente aparecem.

Coadjuvante nos distúrbios da menopausa, principalmente os "fogachos" e os estados de depressão.
Composição:
• Rosa Canina + Cassia + Lavandula + Aristoloquia + Millefolium + Ficus + Lilium + Matricaria + Madressilva.

Fórmula da Opulência
Indicações terapêuticas:
Para aqueles que têm dificuldades em lidar com os valores monetários. Gananciosos, avarentos, perdulários e para aqueles que enxergam o dinheiro como algo sujo e pecaminoso.

Útil para os que temem uma possível escassez de recursos e precisam desenvolver a fé na providência divina. A fórmula ajuda na percepção da riqueza infinita do Universo e facilita o entendimento de que podemos lidar sabiamente com a abundância.
Composição:
• Cauliflora + Ambrosia + Millefolium + Aristoloquia + Basilicum + Margarites + Vernonia + Jasminum.

Fórmula de Aprendizado
Indicações terapêuticas:
Para todas as situações em que haja dificuldades gerais de compreensão, aprendizado, memorização, concentração, síntese, globalização, amadurecimento psíquico, integração e convivência mútua.

Tem especial valor no tratamento de excepcionais, crianças ou adultos, pois acelera muito o desabrochar dos conceitos anteriores. Pode ser usada beneficamente nos casos de crianças desatentas na escola e com quaisquer dificuldades de aprendizado.

Útil para os adultos que sentem necessidade, em algum momento da vida, de extrair o máximo de lições de suas experiências, pois sentem que estão sempre repetindo erros.
Composição:
• Sálvia + Margarites + Lavandula + Rosmarinus + Taraxacum + Piperita + Tabebuia + Lantana + Sonchus.

Fórmula de Exame
Indicações terapêuticas:
Para os que estão na expectativa de um exame, teste, prova ou uma situação qualquer que exija maior coragem, confiança, segurança, autocontrole, concentração e tranquilidade.

Para as situações de impasse e "provações" na vida, em que um problema difícil precisa ser resolvido ou uma decisão precisa ser tomada.

Recomenda-se iniciar o tratamento o mais cedo possível, assim que se tenham notícias da situação a ser enfrentada.
Composição:
• Rosmarinus + Basilicum + Lavandula + Momordica + Sonchus + Foeniculum + Tabebuia.

Fórmula do Adolescente
Indicações terapêuticas:
Indicada para trabalhar os distúrbios gerais que frequentemente se manifestam no período da adolescência: desobediência, ilusão com autoimagem falsa, tendência ao vício e ao desregramento nos hábitos cotidianos.

Favorece a autodeterminação, a conexão com o propósito interno e com a verdadeira vocação, o amadurecimento psíquico e biológico, a autoestima, a criatividade e engenhosidade, a ternura na sexualidade e o equilíbrio entre a vontade individual e o propósito do grupo.

Composição:
• Vernonia + Jasminum + Millefolium + Origanum + Lavandula + Bougainvillea + Hibiscus + Ipomea + Lantana.

Fórmulas dos Chacras

Fórmula do Primeiro Chacra
Indicações terapêuticas:
Favorece o enraizar, a ligação e atuação do indivíduo no tempo e no espaço, promovendo a adaptabilidade com relação à vida em termos gerais. Controla e fornece energia aos órgãos sexuais, à bexiga e às pernas.

Confere capacidade de enfrentamento, segurança e coragem no tocante às situações cotidianas. Dá-nos noção de verticalidade, ficar de pé. Útil no tratamento das disfunções ligadas ao aparelho excretor, hemorroidas e fissuras retais.

Composição:
• Mimosa + Plantago + Pervinca + Aristoloquia + Ambrosia + Rosmarinus + Fragaria + Leonotis.

Fórmula do Segundo Chacra
Indicações terapêuticas:
Comanda as atitudes criativas em relacionamentos, sexo e reprodução. Facilita a assimilação de novas ideias. Estimula os impulsos de continuidade em todos os níveis e a noção de perpetuação, de realizar algo que marque a história. Confere capacidade de se perceber movimentando com o externo. Útil no tratamento das disfunções: da próstata, colites, síndromes de irritabilidade nos intestinos, tumores na bexiga, má absorção de nutrientes pelo intestino delgado, distúrbios sexuais e dores lombares.

Composição:
• Lilium + Aristoloquia + Origanum + Hibiscus + Lactuca + Hymenaea.

Fórmula do Terceiro Chacra
Indicações terapêuticas:
Fornece energia sutil nutritiva para a maioria dos órgãos envolvidos nos processos de digestão dos alimentos e purificação do organismo.

Confere poder pessoal ao indivíduo, vontade, determinação, autoridade e humor. Revigora e controla o nervo vago. Útil no tratamento das disfunções: úlceras no estômago ou duodeno, degeneração das glândulas suprarrenais e, consequentemente, fadiga e fraqueza.

Composição:
• Sálvia +Vitis + Ruta + Millefolium + Ficus + Lippia + Solanis + Chicorium.

Fórmula do Quarto Chacra

Indicações terapêuticas:
Fundamental para a capacidade do indivíduo em expressar amor e fornecer energia, seja para si ou para os outros. Proporciona energia sutil aos tubos bronquiais, pulmões e seios, e para todo o sistema circulatório, facilitando a intermediação das energias terrenas e das espirituais.

Transmuta a energia dos chacras inferiores. Confere saúde e vitalidade.

Relacionada com a troca emocional: coração (amor) e circulação (comunicação). Útil no tratamento das disfunções imunológicas, problemas de pele, cardíacos e circulatórios, seja circulação sanguínea ou respiratória.

Composição:
• Rosa Canina + Orellana + Eucalyptus + Dianthus + Typha + Mirabilis + Persicaria + Splendens + Villaresia.

Fórmula do Quinto Chacra

Indicações terapêuticas:
Importante para a comunicação (verbalização). Dinamiza a criatividade superior e a vontade. Fornece energia para as glândulas tireoide e paratireoide.

Útil no tratamento das disfunções: dos pulmões, da garganta, dos ouvidos e expressão verbal. Fórmula indicada para os tratamentos que pedem os cuidados fonoaudiológicos.

Composição:
• Calêndula Silvestre + Taraxacum + Verbenacea + Helianthus + Bougainvillea + Margarites.

Fórmula do Sexto Chacra

Indicações terapêuticas:
Confere a capacidade de visualizar e compreender conceitos mentais (inteligência) e pôr em prática as ideias. Trabalha favorecendo a concretização do que se idealiza e do que se imagina.

Traz consciência das nossas ações, pensamentos e sentimentos. Útil no tratamento das disfunções visuais e endócrinas (em virtude da ligação entre esse centro e a hipófise).

Composição:
• Luceris + Phyllanthus + Ficus + Leonurus + Rosmarinus.

Fórmula do Sétimo Chacra
Indicações terapêuticas:
Favorece os estados elevados de consciência, a percepção além do espaço e do tempo, abrindo consciência para o infinito. Integra os demais chacras. Útil no tratamento das disfunções cerebrais, inclusive psicoses.
Composição:
• Ficus Kracatoa + Origanum + Basilicum + Incensus + Lacrima + Melindre.

Fórmula Ecológica
Indicações terapêuticas:
Essa fórmula, na proporção de quatro gotas da solução estoque por 100 ml de água, deve ser aspergida em ambientes para a humanização de agrupamentos de pessoas, situações que exigem o equilíbrio entre as manifestações coletiva e individual, em que o padrão vibratório grupal precisa ser elevado. Ajuda as pessoas a captarem em maior profundidade a psique do outro, criando assim um clima de maior entendimento mútuo.

Deve ser borrifada com antecedência de alguns minutos ou mesmo periodicamente nos locais de reuniões, festas, assembleias, locais de trabalho, escolas, hospitais, asilos, casas de detenção, creches, quadras esportivas e de diversão.
Composição:
• Lantana + Camelli + Millefolium + Artemisia + Silene + Impatiens + Vernonia.

Guttagnello
Indicações terapêuticas:
Adequada para as crianças muito sensíveis e desconfiadas, que percebem sutilmente e sofrem com os conflitos do ambiente familiar; para as inseguras, tensas e temerosas, principalmente quando tais estados implicam distúrbios respiratórios, sono agitado, terror noturno, pesadelos, enurese noturna, bruxismo, nervosismos, dificuldades de convivência e automutilação.

Importante no tratamento de bronquites alérgicas ou asmáticas, faringites, laringites, amigdalites, gripes em geral, tosse, rouquidão, dificuldade de expectoração e alergias respiratórias.
Composição:
• Psidium + Passiflora + Plantago + Bipinatus + Malus + Sálvia + Eucalyptus.

Levitate
Indicações terapêuticas:
Coadjuvante nos casos de obesidade e nas necessidades de perdas de peso; para o descontrole alimentar provocado pela ansiedade, pensamentos obsessivos, medos, carências afetivas, bloqueios na criatividade, possessividade material, falsa autoidentificação e fraca força de vontade. Ajuda na mudança da postura mental da personalidade diante de si mesma, dos outros e com relação aos alimentos.

Composição:
• Ambrosia + Artemisia + Calêndula Silvestre + Chicorium + Fuchsia + Malus + Jasminum + Ruta + Cauliflora.

LIMPIDUS
Indicações terapêuticas:
Para aumentar os mecanismos de defesa do organismo, ou seja, para tonificar o sistema imunológico em geral. Para todos os quadros alérgicos, tanto os dermatológicos quanto os respiratórios.

Excelente preventivo para as pessoas sujeitas aos surtos de herpes, dermatoses de caráter alérgico e no tratamento e controle da psoríase.

Útil àqueles cujas defesas estão exauridas em decorrência de uma atitude mental crítica, intolerante, desconfiada e separatista.

Composição:
• Pastoris + Linum + Mirabilis + Matricaria + Malus + Millefolium + Aristoloquia + Foeniculum + Sálvia.

MATER-PATERNARUM
Indicações terapêuticas:
Ajuda a abrir o coração para a energia nutridora e amorosa da grande mãe-Terra e traz ponderação para as energias femininas instintivas presentes no ser.

Os conflitos básicos do feminino que podem ser laboriosamente trabalhados com a ajuda dessa fórmula:

a) busca da realização profissional por meio de uma carreira;

b) relacionamento afetivo e sexualidade;

c) emprego da espiritualidade, sensibilidade e intuição em propósito de cura, educação e harmonização;

d) instinto maternal relativo aos conceitos de gestação, nascimento, criação, proteção, nutrição e educação;

e) ciclos reprodutivos psíquicos e biológicos;

f) papel social e público da mulher, o casamento, o companheirismo, o serviço à comunidade, a proteção aos valores patriarcais e masculinos equilibrados.

Nos aspectos masculinos, o buquê ajuda a lidar com a exacerbação do masculino, com a prepotência, a tirania, o gigantismo do ego, a dificuldade em enquadrar-se em hierarquias, a competitividade selvagem, o instinto possessivo e dominador, a agressividade e a insensibilidade, sendo também útil para tratar as perturbações oriundas da gestação ou do relacionamento doentio com o pai, na infância e no seio familiar. A fórmula floral equilibra as manifestações masculinas e femininas do ser.

Composição:
• Amaranthus + Artemisia + Coffea + Helianthus + Hibiscus + Inga + Lilium + Matricaria + Ruta + Trimera + Vitis.

Sempiternu
Indicações terapêuticas:
Auxilia nos distúrbios geriátricos em geral, principalmente nas perdas das faculdades intelectivas e sensoriais, pois é um tônico mental e físico. Usada quando há tremores, dificuldades de concentração, problemas circulatórios, impotência sexual, confusão mental, insônia, irritabilidade, nervosismo, abafamento no peito, enrijecimento e dores no corpo, tristeza e saudosismo.

Para os estados de esgotamento ou apatia que se seguem aos períodos de muita adversidade física ou psíquica. Auxilia na elevação do estado de espírito dos idosos que se sentem abandonados, principalmente aqueles que vivem em asilos.

Composição:
- Anil + Artemisia + Borragine + Phyllanthus + Rosmarinus + Sambucus + Basilicum + Foeniculum + Madressilva.

Supplerium
Indicações terapêuticas:
Para pessoas deprimidas, negativistas, pessimistas, tristes, melancólicas, culposas e queixosas que precisam despertar a alegria interior. Indicada para a depressão causada por infortúnios externos ou contrariedades, depressão endógena, sem causa externa identificável e para a ruminação obsessiva de pensamentos negativos.

Fórmula útil para o rejuvenescimento psíquico, auxiliando a personalidade a desfazer suas falsas autoidentificações.

Composição:
- Tagetes + Sonchus + Sinapsis + Borragine + Momordica + Jasminum + Pinus + Ficus + Heliotropium.

Tonarion
Indicações terapêuticas:
Importante para os casos de cansaço, esgotamento mental e físico, prostração, hipoglicemia, desinteresse pelas circunstâncias e falta de apetite, principalmente quando tais sintomas são decorrentes de trauma psicológico passado, carências afetivas prolongadas, posições comportamentais de muita submissão e sobrecargas profissionais ou familiares.

Especialmente útil para a anorexia nervosa infantil, principalmente quando a rejeição ao alimento surge como chantagem emocional ou tentativa de chamar a atenção.

Composição:
- Fortificata + Rosa Canina + Tabebuia + Foeniculum + Aristoloquia + Ruta + Tagetes + Rosmarinus + Sempervivum.

FITOESSÊNCIAS

Fitoessências são formulações cuidadosamente elaboradas por meio da junção das tradicionais essências florais com tinturas fitoterápicas dotadas de psiatividade (concentração na primeira centesimal homeopática). Desse modo, as fitoessências agem com a profundidade das essências florais, porém catalisam efeitos mais rápidos nos padrões do comportamento psíquico.

Posologia para as fitoessências:
De quatro a 20 gotas, em meio copo de água, quatro vezes ao dia.

ALMIN (ÂNIMO & SINCRONICIDADE)

Indicações:
Indicada para as fases de convalescença, de recuperação orgânica ou de situação psicológica adversa. Útil como auxiliar no tratamento do estresse mental, emocional ou físico.

Ao mesmo tempo que revigora, a fórmula compele o indivíduo à ação, a uma atitude, ao autodomínio e ao sincronismo com suas próprias forças internas de autocura.

Formulação apropriada para outorgar ação integrada e direcionada no sentido de instaurar qualidade e ritmo de vida.

Composição:
Tinturas: Ipê-roxo, Alfafa, Dente-de-leão, Tomilho, Alecrim.
Essências florais: Tabebuia + Capsicum + Ruta + Sempervivum + Foeniculum + Fortificata + Rosa Canina + Aristoloquia.

BONUS SOMNUS (BOA NOITE & BOM SONO)

Indicações:
Favorece o relaxamento físico e a serenidade emocional e mental, condições indispensáveis para um bom período de repouso e um sono tranquilo.

Útil para ajudar a atenuar as manifestações de insegurança, medo, preocupação, ansiedade, ruminação mental e aflição que podem se exacerbar à noite, prejudicando a chegada do sono e seu suave transcorrer.

Ajuda a controlar os distúrbios corriqueiros do sono, tais como: fobias, medos, pesadelos, agitação, enurese, bruxismo e sonambulismo.

Composição:
Tinturas: Melissa, Valeriana, Mulungu e Passiflora.
Essências florais: Passiflora + Bipinatus + Psidium + Ageratum + Fuchsia + Momordica + Impatiens.

COERENTIA (COESÃO & HARMONIA)

Indicações:
Fórmula indicada para elevação do padrão vibratório grupal. Age no equilíbrio entre as manifestações coletiva e individual, favorecendo uma

compreensão mais profunda da psique do outro e criando um clima de maior entendimento mútuo.

Uso indicado para os integrantes de grupos, empresas, equipes, escolas, famílias, jogos, enfim, toda e qualquer situação em que as pessoas estão reunidas e que tensões mútuas podem se manifestar.

Dinamiza a energia de cada um, potencializando as forças integrativas do coletivo. Promove o espírito coeso do grupo, favorecendo resultados satisfatórios e harmoniosos.

Fórmula indicada tanto para uso individual quanto coletivo, via oral ou em aspersão no ambiente.

Composição:

Tinturas: Cambará, Eucalipto, Sálvia e Melissa.

Essências florais: Lantana + Splendens + Heliofolius + Mirabilis + Amaranthus + Camelli + Silene + Impatiens + Vernonia.

COGITAT (COGNIÇÃO & MATURIDADE)

Indicações:

Aumenta o limiar dos níveis de concentração, assimilação, globalização, síntese, memorização, sendo, portanto, útil nas dificuldades escolares. Age facilitando a integração de conceitos e ideias.

Auxilia no "amadurecimento psíquico", na compreensão e aceitação das leis da vida, as quais são inerentes às provações e demandas de aprendizado. Sugere a necessidade de convivência mútua harmoniosa.

Formulação apropriada para modulação cognitiva e potencialização do aprendizado maior na "escola da vida".

Indicada para as dificuldades sensoriais, cognitivas e de aprendizado em crianças especiais.

Composição:

Tinturas: Alfazema, Sálvia, Alecrim, Melissa, Hortelã (Menta) e Alfavaca.

Essências florais: Margarites + Taraxacum + Sálvia + Rosmarinus + Lavandula + Piperita + Tabebuia + Sonchus.

CONJUNTIO (FEMININO & MASCULINO)

Indicações:

Age na harmonização das forças sexuadas da alma, em suas contrapartes masculinas e femininas, favorecendo o casamento interno e consequentemente melhorando a convivência com o cônjuge.

Bálsamo de ação cicatrizante sobre os complexos viscerais, via de regra gerados como marcas dolorosas do desamor e dos maus-tratos vividos na infância familiar, e que tendem a brotar como novos dramas na relação entre os parceiros.

A fórmula floral favorece o desenvolvimento gradativo da sensibilidade, delicadeza, receptividade, doação, amorosidade, cuidado, carinho, atenção e amizade, atributos indispensáveis à consagração do matrimônio interno e externo. Traz qualidade emocional ao relacionamento cotidiano e íntimo.

Para aqueles que vivem sozinhos, sem parceiros, a fórmula canaliza as energias sexuadas para fins criativos e construtivos.

Composição:
Tinturas: Hibisco, Jatobá, Alecrim, Sálvia e Cambará.
Essências florais: Hymenaea + Hibiscus + Vitis + Lilium + Zante + Origanum.

ESTIMILIS (AUTOESTIMA & EXPRESSÃO)

Indicações:
Favorece a percepção de nossa real identidade interna, mostrando saídas criativas de transmutação e sublimação dos sentimentos de inferioridade, insegurança, pessimismo, submissão e desinteresse.

Tende a restabelecer o senso de adequação, conferindo múltiplas e benéficas possibilidades resultantes da autointegração. Colabora com a autoexpressão, favorecendo o desabrochar de potenciais latentes.

Formulação coadjuvante no tratamento psicológico dos complexos de inferioridade e de baixa autoestima.

Composição:
Tinturas: Alfazema, Alfavaca, Hortelã (Menta), Alecrim e Tomilho.
Essências florais: Jasminum + Lavandula + Sonchus + Fragaria + Ruta + Althaea + Rosa Canina.

EXAMIN (TESTES & DECISÕES)

Indicações:
Indicada para aqueles que estão na expectativa de realizar um exame, testes, provas, concursos, entrevistas, cirurgias, enfim, que estão prestes a enfrentar qualquer situação especial que exija maior autocontrole, concentração, confiança, segurança e otimismo.

Por estimular a clareza interna, confere discernimento nos momentos de decisão e escolhas.

Composição:
Tinturas: Alfazema, Alfavaca, Melissa, Hortelã (Menta), Funcho, Dente-de-leão e Quebra-pedra.
Essências florais: Ficus + Emilia + Origanum + Tabebuia + Rosmarinus + Lavandula + Basilicum + Sonchus + Momordica.

HARMONIUM (AMOR & HARMONIA)

Indicações:
Potencializa a capacidade de integração e harmonização do indivíduo consigo mesmo e com os outros, favorecendo o equilíbrio na convivência mútua.

Dinamiza as energias emocionais e espirituais ligadas ao coração e ao pulmão. Favorece a transmutação e sublimação do sentimento egoísta de apego em uma ascensão altruísta na direção do amor universal. Ajuda a atrair o indivíduo para o contexto saudável do saber amar em liberdade.

Fórmula indicada para atenuar os padrões exacerbados do desamor, nas formas de egoísmo, ciúme, possessividade, apego, carência, desconfiança, mágoa, rancor e ódio.

Composição:
Tinturas: Mulungu, Camomila, Chapéu-de-couro e Eucalipto.
Essências florais: Rosa Canina + Eucalyptus + Orellana + Dianthus + Splendens + Typha + Chicorium + Inga + Guinea + Zinnia + Villaresia.

MEDITATIO (MEDITAÇÃO & INSPIRAÇÃO)

Indicações:
Proporciona os estados elevados de consciência, a percepção extrassensorial, além do espaço e do tempo, abrindo a consciência para o infinito, principalmente naquelas individualidades cujos propósitos de vida incluem potencialidades curativas.

A formulação favorece as situações e posições em que o tempo linear cede lugar ao não linear e a localidade dá espaço à não localidade, conferindo, portanto, uma percepção quântica da realidade sutil. Colabora na dissolução das fronteiras espaço-temporais e penetração nas dimensões angelicais da realidade.

Deve ser empregada previamente aos rituais individuais ou coletivos de meditação, interseção, cura, louvor e oração.

Composição:
Tinturas: Mulungu, Valeriana, Passiflora, Sálvia, Alecrim e Melissa.
Essências florais: Incensus + Origanum + Lacrima + Melindre + Ficus Kracatoa + Basilicum.

SECURITAT (CORAGEM & SEGURANÇA)

Indicações:
Induz coragem, autoconfiança e sensação de capacidade. Facilita a conexão com os sentimentos de segurança e proteção inatos no indivíduo. Útil para situações alarmantes que fazem imperar a fragilidade interna e a insegurança pessoal.

Auxilia, trazendo algo da segurança indispensável para transpor os momentos de dificuldades na vida. Trabalha nas diversas modalidades de medo e fobias.

Fórmula recomendada como auxiliar no tratamento do transtorno do pânico e demais complexos cujos focos são a insegurança e os medos.

Composição:
Tinturas: Passiflora, Alfavaca, Mulungu, Melissa e Eucalipto.
Essências florais: Mimosa + Passiflora + Ambrosia + Plantago + Lavandula + Bipinatus + Basilicum + Palicores.

THERAPIS INSPIRATUM (PERCEPÇÃO & CURA)
Indicações:
Favorece a intuição terapêutica, facilitando a associação das diversas informações vindas do paciente, em um todo globalizado e significativo. Induz a necessária empatia entre o paciente, o terapeuta e a essência floral, tão necessária para que a tríade, objeto, símbolo e significado, entre em ressonância quântica curativa.

Confere ao terapeuta a proteção energética necessária, dando-lhe o entendimento de que uma fronteira crítica precisa ser estabelecida entre ele próprio e o indivíduo a ser tratado, de modo que o processo terapêutico resulte em acréscimo de experiências para ambas as partes.

Composição:
Tinturas: Sálvia, Melissa, Alfavaca, Dente-de-leão e Margarida.
Essências florais: Xamanis + Margarites + Tabebuia + Taraxacum + Millefolium + Artemisia + Basilicum.

TRANQUILLUS (SERENIDADE & AUTODOMÍNIO)
Indicações:
Indicada para ajudar no alívio da tensão nervosa, ansiedade, irritabilidade, preocupação excessiva, ruminação e confusão mental, impulsividade, impaciência e agressividade.

Favorece o autodomínio, a tranquilidade e a ponderação em situações que tendem a ascender às forças conflitantes, dentro ou fora do indivíduo. Estimula a inteligência emocional, ou seja, o advento da razão crítica e superior, capaz de modular favoravelmente as emoções exacerbadas.

Composição:
Tinturas: Alfavaca, Passiflora, Melissa, Sálvia, Alecrim e Boldo-do-chile.
Essências florais: Verbenacea + Impatiens + Psidium + Fuchsia + Momordica + Mimosa + Bipinatus + Coleus.

TRANSFOR (TRANSFORMAÇÃO & ADAPTABILIDADE)
Indicações:
Indicada para as situações de sofrimento que sugerem necessidade de autotransformação. Induz a aceitação de uma nova situação e favorece o abandono de um velho hábito ou padrão.

Ajuda no aflorar das forças indispensáveis para que o indivíduo se equilibre, adapte e assimile, na linearidade da vida, o surgimento das transitoriedades ou rupturas. Sugere o usufruir das potencialidades implícitas nas mudanças. Favorece a compreensão de que, "entre a poda do velho e o nascimento do novo", múltiplas oportunidades estão à mercê, à disposição.

Útil nos períodos de transição biológica e psíquica: dentição, puberdade, adolescência, menopausa, andropausa, mudanças de cidades, empregos, estado civil, enfim, todo processo que mostre a passagem de um estado para outro.

Fórmula adequada para desenvolver os conceitos de adaptabilidade e aceitação.

Composição:

Tinturas: Quebra-pedra, Milefólio, Funcho, Alfavaca, Dente-de-leão e Camomila.

Essências florais: Jasminum + Phyllanthus + Guinea + Origanum + Ageratum + Ignea + Millefolium + Sálvia + Silene.

Fitoflorais líquidos

Os fitoflorais são associações sinergéticas das essências florais com tinturas líquidas ou extratos secos de vegetais.

Contraindicações para os fitoflorais líquidos:

O seu alto grau alcoólico é a mais severa limitação, dificultando ou até mesmo impedindo seu emprego em pessoas com hipersensibilidade etílica, em alcoólatras, em portadores de afecções hepáticas graves, em lactentes e pacientes submetidos a terapias com remédios sensíveis à interferência alcoólica.

Posologia para os fitoflorais líquidos:

Adultos, inclusive gestantes: de 80 a 100 gotas, as quais podem ser divididas em duas, três ou quatro vezes ao dia. Em alguns casos especiais, a dosagem pode ser até dobrada, dependendo do grau de necessidade ou de emergência.

Crianças de 5 a 10 anos: 40 a 50 gotas, divididas em duas, três ou quatro vezes ao dia. Em situações de maior exigência, a dosagem das crianças também pode ser dobrada, sem quaisquer problemas.

Lactantes: o uso não deve ultrapassar as 10 gotas, três a quatro vezes ao dia.

Efluvium (Sistema Urinário)

Indicações:

Fórmula fitofloral que harmoniza e revigora as contrapartes energéticas do sistema urinário. Produz limpeza das mucosidades e arenosidades dos rins, intensificando a formação e a eliminação da urina e protegendo contra a formação de cálculos. Útil nas afecções gerais dos rins e da bexiga, principalmente nos processos infecciosos crônicos. As pessoas com tendências a sofrer infecções urinárias (cistites, nefrites, etc.) frequentes devem utilizar esse preparado.

Composição:

Tinturas: Abacateiro, Abutua, Caroba, Cavalinha, Chapéu-de-couro, Cipó-cabeludo, Congonha-do-bugre, Douradinha-do-campo, Estigma-de-milho, Japecanga, Quebra-pedra, Sabugueiro, Salsaparrilha.

Essências florais: Phyllanthius + Malus + Psidium + Ageratum + Madressilva + Artemisia.

EXSULTAT LIQUOR (SISTEMA DERMATOLÓGICO)

Indicações:
Para a proteção e tonificação das unhas, cabelos e pele. Apoio nutricional aos tratamentos de queda de cabelo, unhas fracas, acnes e no fortalecimento de tendões e ligamentos. Ajuda nas dermatoses em geral, manchas de pele e vitiligo. Deve ser tomado e também aplicado topicamente (passar com algodão).

Posologia no caso de aplicações locais:
Deve-se passar, com algodão, uma pequena quantidade do líquido, duas a três vezes ao dia. O uso interno segue a posologia geral dos fitoflorais líquidos.

Composição:
Extratos fluidos: Alcachofra, Alecrim, Caapeba, Chapéu-de-couro, Douradinha-do-campo, Funcho, Jatobá, Jurubeba, Mamacadela, Própolis, Sabugueiro, Salsaparrilha, Velame-do-campo.
Essências florais: Linum + Foeniculum + Millefolium + Silene + Malus + Pastoris + Sálvia.

HOMINE-H

Indicações:
(1) Para impotência sexual masculina. (2) Falta de libido no homem. (3) Rejuvenescedor do sistema glandular masculino. (4) Falta de rigidez peniana (disfunção erétil). (5) Transtornos emocionais da andropausa.

Precauções e Advertências:
O uso mantém-se restrito exclusivamente para homens. A despeito da segurança e da ausência de efeitos tóxicos dessa combinação floral, no caso de portadores de distúrbios cardíacos, hipertensos e diabéticos, a prudência é mais do que aconselhável, em razão da delicadeza do equilíbrio fisiológico dos mesmos, os quais ficam dependentes, via de regra, do uso contínuo de medicamentos alopáticos. Assim, nesses casos, é importante o acompanhamento médico e a posologia deve ser menor.

Duração do tratamento:
Dois meses ou três a quatro frascos de 60 ml.
Homine-H começa a revelar seus efeitos positivos em um prazo de quatro a sete dias após o inicio do tratamento. Em geral, após dois meses de uso, há uma reativação e harmonização glandular de tal ordem que o tratamento pode ser interrompido, sem que se percam os efeitos curativos obtidos. Após seis a oito meses, é aconselhável a repetição do tratamento.

Posologia:
Vinte gotas quatro vezes ao dia. Tomar com um prazo de pelo menos uma hora de outros remédios.
Para os portadores de patologias cardíacas, diabéticos e hipertensos, a posologia recomendada é de cinco gotas, quatro vezes ao dia, durante 15

dias. Depois, passar para dez gotas quatro vezes ao dia, até chegar a 20 gotas, quatro vezes ao dia.
Composição:
Tinturas: Agnocasto, Golfão-amarelo, Cicuta e Virginiana.
Fitofloral: Victris-M.

HORMINA (SISTEMA GLANDULAR FEMININO)
Indicações:
Para a integração completa dos chacras e dos sistemas energéticos e glandular femininos, ajudando nas funções metabólicas e na produção equilibrada hormonal. Contribui para a harmonização das glândulas femininas, sendo um preventivo contra os distúrbios menstruais (TPM, nervosismo, cólica, corrimentos, etc.) e na menopausa (fogachos, irritabilidade, etc.).
Composição:
Tinturas: Abutua, Alcaçus, Alecrim, Algodoeiro, Alho, Amor-do-campo, Agoniada, Camomila, Cardo-santo, Damiana, João-da-costa, Limão-bravo, Margarida, Salsaparrilha.
Essências florais: Margarites + Matricaria + Millefolium + Hibiscus + Lantana + Ficus.

IMUNIS (SISTEMA IMUNOLÓGICO)
Indicações:
Combinação de ervas e florais com propriedades antioxidantes, imunoprotetoras e ativadoras do sistema imunológico do organismo. Ajuda na proteção energética, psíquica, espiritual e física do indivíduo, sendo um preventivo para as diversas manifestações viróticas e bacteriais, favorecendo a eliminação de toxinas. Os constituintes vegetais dessa fórmula são empiricamente consagrados, na medicina popular, por seus efeitos depurativos e antibióticos. Fórmula útil para pessoas com fraca resistência a doenças viróticas, bacterianas e alérgicas: gripes, rinites, bronquites, laringites, amigdalites, herpes, AIDS, reumatismo, artrites, artroses, etc.
Composição:
Tinturas: Amor-do-Campo, Angico, Alho, Bardana, Caroba, Chapéu-de-couro, Cipó-cabeludo, Cipó-cravo, Cipó-suma, Ipê-roxo, Japecanga, Própolis, Romãzeira, Salsaparrilha, Sassafrás, Sucupira, Tayuyá, Uva-do-mato, Velame-do-campo.
Essências florais: Artemisia + Malus + Millefolium + Linum + Sálvia + Ageratum + Verbenacea.

MAGNIFICAT LIQUOR (SISTEMA DE REGULAÇÃO ALIMENTAR)
Indicações:
Fórmula apropriada ao controle de hiperglicemia, excesso de apetite, dificuldades de perda de peso e eliminação de líquidos, principalmente quando tais sintomas estão associados a problemas de ordem psíquica e comportamental (ansiedade, angústia, nervosismo, trauma, culpa, carência afetiva, fragilidade psíquica, etc.). Indicada para a obesidade ou retenção líquida (in-

chaços), principalmente quando associados ao diabetes (hiperglicemia). Tem efeito na depuração sanguínea, contribuindo para a eliminação de toxinas, ácido úrico, colesterol, triglicerídeos, etc.

Composição:
Extratos fluidos: Cajueiro, Carqueja, Cavalinha, Chapéu-de-couro, Fucus, Jambolão, Pata-de-vaca, Pedra-ume-caá, Sucupira.
Essências florais: Levitate + Calmim + Fórmula Ecológica.

METABILIS (SISTEMA GASTROINTESTINAL)

Indicações:
Complexo fitofloral indicado para facilitar a absorção, a compreensão e a liberação das experiências cotidianas, as quais, quando mal elaboradas, trazem, como consequência somática, os vários distúrbios gastrointestinais: prisão de ventre, colites, flatulências, azia, gastrite, indigestão, mau hálito, etc. Aumenta a ação peristáltica dos intestinos, protegendo ainda a flora local e regularizando o processo de eliminação das fezes. Ativa o funcionamento do fígado, vesícula e estômago, proporcionando uma digestão natural e agradável dos alimentos. Facilita a eliminação de gorduras e toxinas.

Composição:
Tinturas: Alcachofra, Alecrim, Bardana, Boldo, Caapeba, Cardo-santo, Casca-de-anta, Cáscara-sagrada, Erva-picão, Espinheira-santa, Ipê-roxo, Jatobá, Jurubeba, Pacová, Uva-do-mato, Zedoária.
Essências florais: Psidium + Foeniculum + Aristoloquia + Taraxacum + Sálvia + Malus + Impatiens + Ageratum + Verbenacea.

MOVIUS (SISTEMA CIRCULATÓRIO)

Indicações:
Complexo fitofloral balanceado para harmonizar e proteger as vias de circulação energética e física do organismo. Dinamiza o sistema circulatório em sua totalidade, evitando a formação de varizes e hemorroidas, favorecendo as propriedades fluídicas do sangue. Previne uma perfeita alimentação e oxigenação dos tecidos. Útil nos distúrbios circulatórios em geral, na labirintite e no enfraquecimento da memória. No caso específico de hemorroidas, aconselha-se o uso simultâneo de aplicações locais do Gel de Flores.

Composição:
Tinturas: Alecrim, Caapeba, Cactus, Castanha-da-índia, Cavalinha, Congonha-de-bugre, Funcho, Ginkgo biloba, Ipê-roxo, Limão-bravo, Persicária, Sete-sangrias.
Essências florais: Rosmarinus + Foenculum + Anil + Taraxacum + Lavandula + Agave + Aristoloquia + Ageratum + Capsicum.

SERENIUM (SISTEMA NERVOSO)

Indicações:
Para a harmonizacão do sistema nervoso, auxiliando na estabilidade emocional, no relaxamento muscular e no equilíbrio neuropsíquico. Útil

para controlar a agitação, nervosismo, tensão, ansiedade, irritabilidade, insônia, histeria, perturbações gástricas, hipertensão de origem nervosa, crises nervosas e as dores em geral.

Composição:
Tinturas: Alfavaca, Angelica, Camomila, Catuaba, Erva-cidreira, Maracujá, Mulungu, Sálvia, Sete-sangrias, Valeriana.

Essências florais: Impatiens + Psidium + Lavandula + Fuchsia + Verbenacea + Mormodica + Ficus + Vervano + Sambucus.

SUSTENTAV (SISTEMA ESTRUTURAL)

Indicações:
Para a manutenção da saúde e do equilíbrio do sistema estrutural e ósseo, fortalecendo também os dentes e músculos. Ajuda na recuperação de fraturas, nos desgastes das articulações, nas perdas minerais, na prevenção da osteoporose e na boa elasticidade e resistência muscular.

Associado ao fitofloral Imunis, fornece bons resultados nas artrites, artroses e reumatismos.

Composição:
Tinturas: Alcaçus, Alcachofra, Alfafa, Arnica, Aroeira, Camomila, Caba-do-brejo, Cipó-mil-homens, Cipó-suma, Confrei, Ipê-roxo, Jatobá, Mastruço, Quebra-pedra, Sassafrás.

Essências florais: Taraxacum + Phyllanthus + Millefolium + Agave + Matricaria + Arnica Campestre + Ficus + Verbenacea.

VENTILIAN (SISTEMA RESPIRATÓRIO)

Indicações:
Fórmula indicada para equilibrar as funções e os ritmos do sistema respiratório, prevenindo contra afecções catarrais, bronquites, asmas, tosses, faringites, resfriados, rinites e outros processos de natureza alérgica. Ajuda na desintoxicação pulmonar, na expectoração, no descongestionamento e na tonificação do aparelho respiratório.

Composição:
Tinturas: Angico, Cambará, Cordão-de-frade, Eucalipto, Funcho, Guaco, Imbaúba, Jatobá, Limão-bravo, Mastruço.

Essências florais: Guttagnello + Mirabilis + Eucalyptus.

VICTRIS-H (SISTEMA ENERGÉTICO MASCULINO)

Indicações:
Para trazer vitalidade, energia, disposição e vigor, sendo útil nos estados de fraqueza, cansaço mental e físico, prostração, falta de apetite e impotência sexual. Traz energia e força de vontade, impelindo para a ação, favorecendo, assim, os impulsos masculinos. É bastante eficaz nos casos de crianças raquíticas e inapetentes.

Composição:
Tinturas: Alfafa, Casca-de-anta, Catuaba, Cipó-cravo, Cipó-mil-homens, Funcho, Genciana, Imburana, Limão-bravo, Marapuana, Guaraná, Jatobá.
Essências florais: Sempervivum + Foeniculum + Ruta + Basilicum + Agave + Sonchus + Lavandula + Tabebuia + Aristoloquia + Hibiscus.

VICTRIS-M (SISTEMA ENERGÉTICO FEMININO)
Indicações:
Para trazer vitalidade, energia, disposição e vigor, sendo útil nos estados de fraqueza, cansaço mental e físico, prostração, falta de apetite e frigidez sexual. Traz energia e força de vontade, impelindo para a ação e favorecendo, assim, os impulsos femininos.
Composição:
Tinturas: Alfafa, Angélica, Castanha-da-índia, Cipó-cravo, Guaraná, Casca-de-anta, Hibisco, Jatobá, Funcho, Genciana, Imburana, Limão-bravo.
Essências florais: Sempervivum + Foeniculum + Ruta + Basilicum + Agave + Sonchus + Lavandula + Tabebuia + Lilium + Hibiscus.

ARGILA MEDICINAL
Composição:
Argila puríssima, proveniente da região de Caxambu (MG) e criteriosamente extraída de locais ricos em águas minerais curativas.
Essência floral associada à argila: Buquê de 9 flores.
Indicações:
Problemas de pele em geral: (1) Dermatoses e dermatites. (2) Psoríase. (3) Coceiras. (4) Picadas de insetos. (5) Feridas. (6) Úlceras varicosas. (7) Furúnculos. (8) Frieiras. (9) Varizes. (10) Manchas de pele. (11) Hemorroidas. (12) Acnes. (13) Gastrites. (14) Azias. (15) Prisão de ventre. (16) Reumatismos.
Uso interno (somente para adultos):
Indicações:
(1) Em casos de azia. (2) Gastrite. (3) Hemorroidas. (4) Constipação intestinal; (5) Reumatismo.
Modo de usar:
Colocar uma colher de chá da Argila Medicinal em meio copo de água filtrada ou mineral, misturar bem e tomar.
Posologia para o uso interno:
Uma colher de chá, duas a três vezes ao dia.
Contraindicações:
Crianças, lactentes e grávidas não devem usar a Argila Medicinal internamente.
Uso externo:
Colocar uma pequena porção da Argila Medicinal em um recipiente de vidro e adicionar uma certa quantidade de água potável, mineral ou

filtrada, suficiente para formar uma pasta que possa ser espalhada sobre o local afetado.

Somente usar a quantidade suficiente para cada aplicação.

Posologia para uso externo:

Duas a três aplicações ao dia, em casos mais graves e persistentes.

Observações:

1) Para fins cosméticos ou em situações mais brandas – fazer a aplicação somente à noite, antes de deitar-se.

2) No caso de manchas de pele – dissolver a argila no suco do limão e aplicar (preferência à noite) por cerca de 15 a 20 minutos e depois lavar bem o local. (Não sair ao sol!)

3) Massagem ou limpeza de pele – a argila em forma de massagem pode ocasionar intensa abrasão e consequente esfoliação da mesma, nas peles mais sensíveis; portanto, deve-se proceder de modo cuidadoso e suave, tomando cuidado de proteger-se do sol.

4) Em casos de flacidez – bater uma certa porção de folhas de hortelã (*Mentha piperita*) em um liquidificador, com um pouco de água, filtrar com uma peneirinha e dissolver a argila nesse líquido. Aplicar sobre as partes do corpo que estão flácidas.

Gel de Flores

Gel de base calulósica, composto por tinturas florais e florais, indicado para aplicações tópicas nas afecções dermatológicas em geral.

Indicações:

(1) Afecções dermatológicas em geral. (2) Feridas com dificuldades de cicatrização. (3) Cortes. (4) Rachaduras epidérmicas. (5) Furúnculos; (6) Pruridos. (7) Micoses. (8) Herpes. (9) Sarcoma de Kaposi (forma virulenta de tumor de pele que ataca pessoas com sistema imunológico seriamente comprometido, por exemplo: receptores de órgãos, portadores de AIDS). (10) Tumores. (12) Câncer de pele. (13) Psoríase. (14) Eczemas; (15) Hemorroidas. (16) Manchas de pele. (17) Pancadas e contusões. (18) Erupções dermatológicas resultantes de picadas de insetos ou de contato com animais que causam alergia. (19) Cicatrizações em geral.

Posologia:

Aplicar uma fina camada do gel sobre a área afetada, três vezes ao dia.

Óleos Florais

Kit contendo oito óleos, um para cada chacra e um para limpeza de todos.

Indicação:

Limpeza e equilíbrio dos chacras.

Composição:

Óleo mineral, extratos vegetais, óleos essenciais, essências florais de Minas e corante natural.

Aplicação:
Primeiro usar o óleo de limpeza, com o dedo polegar da mão direita, passando-o em sentido anti-horário em todos os chacras.

Depois, em sentido horário, fazer a aplicação da maneira descrita a seguir:
Com a mão direita:
Dedo indicador – passar o óleo do 1º chacra.
Dedo médio – passar o óleo do 2º chacra.
Dedo anular – passar o óleo do 3º chacra.
Dedo mínimo – passar o óleo do 4º chacra.

Com a mão esquerda:
Dedo indicador – passar o óleo do 5º chacra.
Dedo médio – passar o óleo do 6º chacra.
Dedo anular – passar o óleo do 7º chacra.

Essências Florais da Austrália

Alpine Mint Bush (*Prostanthera cuneata*)

A qualidade curativa dessa essência é rejuvenescer as pessoas que estão a serviço de outras (cuidam ou são responsáveis por elas); para os que trabalham em assistência, dando muito de si, tanto física quanto emocionalmente, e que estão em perigo de colapso. Revitaliza e induz nessas pessoas um entusiasmo renovado e alegria pelo que fazem.

Portanto, essa essência é indicada para clínicos da saúde e conselheiros, que convivem com problemas das pessoas que deles dependem, precisando sempre permanecer concentrados e usando a intuição.

Esses profissionais estão constantemente na posição de tomar decisões, que sabem que irão afetar seriamente a vida dos outros, que confiam em sua perícia e em seu conhecimento.

Alpine Mint Bush é também muito apropriada para os indivíduos obrigados a fazer escolhas que afetam o bem-estar dos outros; mas esses profissionais têm uma posição distinta de assistentes e conselheiros, podendo ser, por exemplo, um orientador social, um administrador hospitalar responsável por cortes no orçamento.

Essa essência também é especialmente benéfica para alguém que esteja cuidando de um membro da família, que precise estar de prontidão 24 horas ao dia, sentindo grande desgaste e exaustão. Pessoas em situações assim podem, mais cedo ou mais tarde, sofrer de diversos graus de colapso por compaixão. Essa essência age sobre os níveis mental e emocional antes que haja exaustão física.

É extremamente útil quando usada de forma preventiva (antes que haja exaustão física) e, de preferência, bem antes que surjam quaisquer sinais de desgaste mental e emocional.

Angelsword *(Lobella gibosa)*

Essa essência proporciona e melhora a qualidade do discernimento, facilitando a abertura do caminho, para descobrir qual é sua verdade espiritual. Esclarece e remove a confusão ou as informações erradas e possibilita que as pessoas percebam os fatos por meio do coração e do conhecimento interior.

Essa essência ajuda a estabelecer uma sintonização e uma comunicação clara com o Eu Superior.

Muitas pessoas preferem chamar essa essência de Angels-word (palavra do anjo), em oposição a Angel-sword (espada do anjo). No entanto, ambas as referências são totalmente apropriadas, pois, como Angelsword, ela permite ouvir as palavras dos anjos e também a palavra do seu próprio anjo, o Eu Superior ou orientador interno; como Angel-sword, corta e remove da psique entidades malévolas, negativas ou outras fontes que interfiram com a recepção da comunicação clara do Eu Superior ou que tentem trazer falsas informações.

Limpa o que ficou na aura enquanto ela esteve aberta. A aura é aberta, quando há perda de consciência, tal como acontece com uma anestesia geral, quando se toma alguma droga, quando a pessoa fica bêbada, leva um choque ou sofre um trauma físico muito forte. As consequências disso podem variar de apenas se sentirem drenadas e cansadas até o outro extremo, de ficarem possuídas e cometerem atos violentos.

Angelsword também pode cortar e desligar os cordões energéticos que se formam com frequência entre nós e os membros de nossa família ou outras pessoas a quem estamos intimamente ligados, fixando-nos a elas. Esses cordões agem como pontes de energia entre as pessoas que estão conectadas. Se uma pessoa está com energia em nível baixo, precisando dela, pode obtê-la e tirá-la de outra pessoa a quem está ligada e vice-versa.

Outro aspecto da Angelsword é ajudar a acessar e restaurar dádivas e capacidades que se tenham desenvolvido em vidas passadas. Portanto, se alguém estiver trabalhando no mesmo campo em que já tenha vivido antes, pode ser de grande benefício, pois pode usar o profundo conhecimento adquirido anteriormente.

A essência é usada para o indivíduo alcançar a sua própria verdade espiritual, isto é, ajudar a discernir o nível de verdade nas "mensagens canalizadas" por outras pessoas. Mantém a alma na alma.

Banksia Robur *(Swamp Banksia)*

A questão fundamental de Banksia Robur pode sintetizar-se na diminuição dos níveis de energia causada por desgostos, desilusões, frustrações ou enfermidades.

Geralmente ativas e entusiastas, essas pessoas são propensas a frustrações e perda de interesse pela vida. Tendem a prender-se a modelos familiares que impedem o confronto com uma realidade ampla e dinâmica, dificultam o avançar e explorar o mundo e, ainda, a questionar os valores que configuraram sua infância.

Encontram-se prisioneiros da sensação de estar em um pântano do qual são impossibilitadas de sair e vivem essa situação como algo estranho e exasperante. A essência ajuda-as a lidar com a frustração da fase mais baixa do ciclo.

BAUHINIA *(LUSIPHYLLUM CUNNINGHAMII)*

As personalidades Bauhinia têm como característica a rigidez: resistência a mudanças na vida (fazer dietas, mudar caminhos, etc.), a novas ideias (aprender informática), a transformar a forma de ser e aceitar modos e costumes dos outros (sofrem dificuldades na adaptação a novos vizinhos, colegas, etc.).

Essa constelação psíquica nasce de uma necessidade de defender, negar ou reprimir emoções que a pessoa vive como perigosas, de modo que o caráter rígido e endurecido pode ser uma consequência e uma forma de reassegurar a conservação dos diques contra as emoções excluídas.

Essa rigidez está motivada e se expressa em duas áreas principais: novas ideias e pessoas diferentes, e também se apresenta no corpo como inchaço.

O nome comum, Boêmia, é apropriado para essa planta, já que suas propriedades são muito parecidas ao boêmio que está pronto a ouvir e aceitar ideias novas e bem diferentes dos padrões normais.

BILLY GOAT PLUM *(PLANCHHONIA CAREYA)*

Trata-se de pessoas dominadas por sentimento de desgosto, aversão e nojo a respeito de sexo e outros aspectos físicos que se relacionam com a sexualidade.

Essa atitude tem origem em antigas vivências infantis com as figuras parentais e com a incorporação de uma consciência culposa em ligação com o que é permitido de prazer e o gozo sexual.

As secreções do corpo, sejam elas transpiração ou secreções sexuais, podem ser vistas como asquerosas, e essas pessoas nutrem sentimentos tão repulsivos com relação ao sexo que se tornam incapazes de apreciar ou até participar do ato sexual em si. Aquelas que foram violentadas invariavelmente nutrem o sentimento de que seus corpos estão sujos.

Isso faz com que a vida dessas pessoas, no que se refere aos relacionamentos, torne-se sofrida e atormentada. Esse conflito as conduz a um intenso desgaste de energia.

Por outro lado, o uso da Billy Goat Plum não se limita somente ao nível sexual, mas também atinge qualquer sentimento de autoaversão.

Black-eyed Susan *(Tetratheca ericifolia)*

As pessoas que se beneficiam com essa essência tendem a ser muito ativas fisicamente e mentalmente rápidas. Ficam impacientes se os outros não fazem as coisas tão rápido quanto acham que poderiam fazer.

Estão sempre tentando acumular atividades e, como resultado, tornam-se facilmente aborrecidas, impacientes e irritadas. Essa essência pode ajudar essas pessoas a delegar trabalho, pois sentem grande dificuldade em permitir que outros assumam as tarefas que elas mesmas acham que podem cumprir mais rapidamente.

Gostam de ter seu próprio ritmo sem serem impedidas por outros. Frequentemente pensam mais rápido do que podem falar e, em conversa, muitas vezes terminam as frases do outro.

O ritmo acelerado pode levá-las a problemas digestivos, cardíacos, esgotamento nervoso, estresse ou até a problemas mais sérios, como o câncer.

Além de permitir a diminuição do ritmo e o encontro com a paz interior, os aspectos positivos dessa essência são a gentileza, a simpatia para com os outros, a paciência em ouvi-los e aprender a conhecê-los.

Bluebell *(Wahlenbergia species)*

Mostra uma estrutura de personalidade fechada à livre expressão de emoções e sentimentos. O motivo dessa repressão é o medo inconsciente de que o mundo afetivo vibre de um modo que não seja correspondido, compreendido ou que suas intenções sejam frustradas. Também sente medo de chegar a um estado de carência material, o que o leva a desenvolver comportamento avarento e possessivo.

Indicada para os que se sentem afastados de seus sentimentos. As emoções existem, mas não são expressas, pois, inconscientemente, têm medo de que seus sentimentos de amor, alegria, etc. acabem ou não se renovem.

Bluebell pode ser prescrita para os que bloquearam suas emoções, porque ajuda a remover a barreira em volta do chacra cardíaco. Essas pessoas também podem ter medo de se desligar de suas posses, pois inconscientemente acreditam que o que possuem não é suficiente para dar. Assustam-se em pensar que, se derem o que possuem, não sobreviverão. Muitas vezes esse medo tem sua origem em uma vida passada.

O modo pelo qual essas personalidades tentam controlar o "deixar ir", "o dar", é adquirindo traços de caráter rígidos, controladores, e usando franqueza agressiva na linguagem.

Bluebell é também indicado para crianças que não sabem compartilhar seus brinquedos. Promove uma fé na abundância universal e uma crença que permite a troca de prazer.

Boab *(Adansonia gregorii)*

A principal qualidade de cura do Boab é esclarecer os padrões negativos dos ancestrais, as crenças e padrões emocionais e mentais que restringem, são disfuncionais, mas que são invariavelmente aprendidos e passados de geração a geração. Boab pode acessar e esclarecer esses padrões internos e todas as crenças relacionadas com os mesmos. Quebra esses padrões familiares e os traços comportamentais (libera toda a bagagem emocional que trazemos de nossa família).

Boab inicialmente age sobre o nível espiritual e, em seguida, nos níveis mental e emocional, e tem relação com a limpeza de carma de ações passadas. Geralmente, se existem padrões negativos operando entre duas pessoas, pode haver falta de compreensão no nível consciente de por que uma age estranhamente em relação à outra. Quando se limpa essa linha escura espiritual, acaba a confusão sobre a compreensão do comportamento da outra pessoa. Com muita frequência, essas pessoas podem ter uma percepção em relação à situação ou até mesmo ter a revelação da mesma, por meio de sonho ou em meditação.

A essência pode limpar a tendência de repetir os mesmos padrões vida após vida. Ela acessará e limpará tais padrões nucleares e todas as crenças decorrentes.

Essa essência é também muito poderosa em ajudar aqueles que estão experimentando ou tenham tido a experiência de abuso ou preconceito. Isso pode ser um padrão que uma pessoa tenha repetido muitas vezes e que esteja também atraindo em sua vida atual.

Boab é muito importante na medida em que pode implementar uma mudança positiva neste planeta, ao ajudar a curar a consciência coletiva.

BORONIA *(BORONIA LEDIFOLIA)*

A essência da Boronia tem duas propriedades principais. A primeira leva à clareza de pensamento e serenidade da mente. É o remédio para os que têm pensamentos obsessivos, dando voltas em sua mente, e deles não conseguem se libertar.

A segunda é que, ao aquietar a mente, permite melhor funcionamento das faculdades intuitivas, sendo, portanto, indicada nas meditações.

As pessoas tipo Boronia frequentemente têm insônia por causa de pensamentos obsessivos, têm a sensação de pressão e volume na cabeça, o que leva à dificuldade de concentração e, por isso, costumam ser propensas a acidentes.

O motivo dessa fixação deve-se a várias razões, entre elas a frustração, a dificuldade em aceitar perdas e o sofrimento. Essa constelação afetiva as torna tristes, culpadas e "ruminantes mentais".

Isso se deve ao fato de essas pessoas estarem em guarda, para evitar certos pensamentos ou ideias centrais, que não querem ver nem escutar; no entanto, paradoxalmente, esse seria o caminho de saída de sua ruminação ideativa.

Os aspectos positivos da Boronia permitem a quietude da mente e que a visualização criativa seja usada de maneira objetiva e poderosa. Essa técnica ajuda a realizar as mudanças desejadas na vida e promove a autocura.

Bottlebrush *(Callistemon linearis)*

Essência que ajuda a melhorar as relações entre mãe e filho que podem estar bloqueadas, entre outras razões, pelos sentimentos negativos da mãe, especialmente durante sua primeira gestação.

Indicada para todas as mudanças físicas que acontecem no decorrer da vida, incluindo o crescimento, a lactação, menopausa, até a morte.

Deve ser usada nos outros momentos importantes e nas transições da vida, como: início de escola, obtenção de um trabalho, casamento, divórcio, mudança de casa, aposentadoria, etc.

Há também ciclos naturais de mudança de vida. A cada sete anos, as células de nosso corpo são substituídas, e, metafisicamente, a cada sete anos depois da idade de 21 anos é formado outro corpo sutil. Aos 21 anos, quando os corpos etérico e astral se formaram, a pessoa tem boa chance de viver muitos anos.

Esse remédio pode ser usado por moribundos que têm uma consciência espiritual, compreensão da morte e de outra vida. Auxilia-os a lidar com as expectativas de outras pessoas, assim como permite ficar em bons termos com a morte.

Outro aspecto dessa essência é que ajuda a esquecer o passado e permite enfrentar novas situações e experiências.

Bush Fuchsia *(Epacris longiflora)*

São pessoas com dificuldades para integrar diferentes processos mentais na mesma e única direção. Podem manifestar problemas de lateralidade, gagueira, dislexia ou qualquer outro sinal que indique desequilíbrio inter-hemisférico.

Apresentam falta de coragem ou habilidade para falar em público ou, ainda, para expressar livremente suas ideias. Podem ter certa tendência à dissociação que geralmente aparece no plano do pensamento, mas que pode afetar outras áreas. Uma delas é a relação interna entre os aspectos masculinos e femininos. Isso não se refere à sexualidade, e sim ao modo de ver, conectar e compreender a realidade.

Os Bush Fuchsia não aprendem com a experiência.

Bush Gardenia *(Gardenia megasperma)*

Trata-se de um estado emocional que se caracteriza por dificuldades ou deterioração nas relações afetivas e problemas de comunicação interpessoal.

Geralmente egoístas e ocupadas com suas próprias atividades, essas pessoas têm pouco interesse e são excessivamente exigentes com os outros. Vivem centradas em suas preocupações, objetivos e metas, sem olhar para os que as rodeiam.

Esse remédio renova a paixão e o interesse nos relacionamentos. Faz com que casais que estão se afastando um do outro, por estarem muito preocupados, cada um com sua própria vida, deem-se conta do que está ocorrendo e comecem a dedicar-se mais e aproximar-se novamente de seus companheiros(as). É como se a essência ajudasse o indivíduo a olhar de frente para seu (sua) companheiro(a), perceber que o outro está sentindo, e aquilo que é necessário fazer para uni-los novamente.

Bush Gardenia também é muito eficaz nos laços familiares. Pode ser usada, por exemplo, quando um membro da família está se envolvendo com drogas ou qualquer outro problema do gênero e o restante da família não está se dando conta do que acontece, porque está muito preocupado com suas próprias vidas.

Esse remédio é particularmente apropriado para aqueles que precisam ter um relacionamento mais amoroso consigo mesmos, assim como muito benéfico para o relacionamento entre irmãos.

BUSH IRIS *(PATERSONIA LONGIFOLIA)*

Esse remédio ajuda o desenvolvimento espiritual e permite que a pessoa transcenda para outros níveis de conscientização. Remove os bloqueios no chacra básico e no centro de confiança, agindo da mesma forma no terceiro olho e no chacra coronário.

Por outro lado, os aspectos negativos que a Bush Iris trata são a visão materialista e ateísta com relação à vida, do tipo síndrome de sexo, drogas e rock-n'-roll, quando existe uma negação do lado espiritual.

Também é benéfica para aqueles que querem se conscientizar dos reinos espirituais. Bush Iris promove a fé e ajuda as pessoas a darem passos à frente sem nada temer, sabendo que Deus está junto delas.

É muito importante para doentes terminais. O medo da morte faz com que a pessoa se prenda à vida, o que por outra lado leva a muito mais dor e sofrimento. Para muitos, a morte é um momento de grande medo e incerteza sobre o que vai acontecer, e a essência ajudará para que a passagem seja suave e pacífica e livrará a pessoa da angústia, da aflição e do medo normalmente associados com essa transição.

CROWEA *(CROWEA SALIGNA)*

As personalidades Crowea caracterizam-se por estar habitualmente descentradas e insatisfeitas consigo mesmas. Vivem preocupadas, obsessivamente presas a uma vaga sensação de medo e pânico que nunca se define como concreta. Essa atitude geralmente leva ao mau humor, irritabilidade, estresse e sensação de permanente indisposição.

Crowea tem poder calmante e centralizador sobre o corpo e a mente e, invariavelmente, traz grande sensação de alívio e bem-estar para os que não estão se sentindo bem, que estão indispostos ou mal-humorados, pois ajuda-os a reencontrar o equilíbrio. Normalmente essas pessoas não conseguem dizer o que está errado com elas.

Dagger Hakea *(Hakea teretifolía)*

Esse remédio é indicado para os que "espezinham" e cujas palavras, por vezes, são farpas pontiagudas. Guardam velhos ressentimentos ou rancores contra aqueles aos quais foram muito chegados, tais como membros da família ou antigos amores.

O remédio provoca a expressão espontânea dos sentimentos e do perdão, ajudando a trabalhar e resolver os profundos sentimentos de revolta e amargura que normalmente são dirigidos àqueles que lhes foram queridos.

Com Dagger Hakea o ressentimento é mais dissimulado do que franco. Algumas vezes o sentimento dessas pessoas é tão intenso que se sentem oprimidas, porque guardam seus ressentimentos trancados dentro de si mesmas. Algumas vezes parecem ter uma natureza suave, porém atrás dessa aparência existe muita raiva.

É útil nos relacionamentos recém-terminados ou nas brigas familiares, principalmente quando o indivíduo está dominado por sentimentos de ressentimentos e pela sensação de ter sido tratado injustamente. Também é indicada aos que ocultam suas emoções e têm medo de "baixar a guarda".

Dog Rose *(Bauera rubioides)*

A personalidade Dog Rose tem a característica central de estar dominada por uma profunda sensação de medo das coisas da vida cotidiana (medos comuns, secundários e triviais: medo de ser roubado, medo de nadar, de altura, etc.), o que reflete falta de autoestima e de coragem.

Outro sintoma dessa essência é a timidez, que pode se manifestar em forma de gagueira, em uma conduta de inibição, indicando insegurança, ansiedade e apreensão pelos outros.

A sensação de que não têm saída e o terror visceral põem em evidência um importante núcleo emocional ligado à desconfiança na vida e o medo do futuro.

O medo é sinal de muita preocupação em seu próprio interesse, e a energia é dirigida para dentro, de uma maneira um tanto mórbida. O medo bloqueia e suprime a energia vital do indivíduo, que não consegue utilizar a energia que está disponível, portanto se torna fraco.

Dog Rose pode ser usada por pessoas tímidas, proporcionando-lhes mais autoconfiança e permitindo que se sintam mais à vontade para se expressarem livremente na presença de outros. Ajuda-os a apreciar a companhia de outras pessoas, em vez de se sentirem amedrontadas por elas.

O aspecto positivo dessa essência é que desperta atitudes aventureiras, deixando as pessoas preparadas para enfrentar a vida e não se intimidar diante de novos desafios.

Dog Rose of the Wild Forces *(Bauers sessiliflora)*

Essa essência dá um enorme suporte e ajuda o indivíduo a atingir o ponto em que pode serenamente se entregar e simplesmente deixar que seja feita a vontade de Deus.

Dog Rose of the Wild Forces está envolvida com emoções intensas e turbulentas, como o medo de perder o controle, quando as emoções que as pessoas sentem dentro de si ou ao seu redor são tão intensas que há um senso de total perda de controle iminente.

Pode ser usada em um ambiente com situação que evidencie sobrecarga emocional, por exemplo: histeria em campos esportivos (arquibancadas desabam), pânico para as saídas em um lugar com multidão ou em um edifício em ocasiões de incêndio. Em todas essas situações, existe a real possibilidade de se ser levado pelo redemoinho externo de emoção descontrolada.

A essência alivia a dor física que não tem uma causa óbvia. Também pode ser vista como pertencendo aos ensinamentos superiores; os ensinamentos da necessidade de obter controle sobre as emoções e não permitir que a intensidade emocional distorça nossas energias naturais.

FIVE CORNERS (*STYPHELIA TRIFLORA*)

Caracteriza-se por falta de amor-próprio, baixa autoestima em relação a seu corpo, pouca confiança em si mesmo e pela sensação de ser ignorada pelo mundo, traduzindo essa vivência em um vestuário sem graça e sem cor, como se não quisesse que notassem sua presença. Não só se veste de maneira totalmente insípida, como também suas roupas, em geral, cobrem tanto de seu corpo que seu "self" físico é anulado.

Por trás dessas manifestações externas, sofre profundamente de um terrível medo da vida e da não aceitação do que é. Como consequência, sua vida é perturbada nos relacionamentos, faltam alegria e calor, e comporta-se de modo contido. A desvalorização de seu corpo é um reflexo da insegurança que a domina. É o floral indicado para a autossabotagem.

Five Corners ajuda em primeiro lugar a promover uma aceitação do "self" e depois a apreciação da beleza do "self" em todos os níveis.

FLANNEL FLOWER (*ACTINOTUS HELIANTHI*)

Indicada para os que têm dificuldade em relacionar-se com o corpo, o que leva a evitar o contato físico e ter problemas quanto a dar e receber carícias. Esse sintoma expressa distúrbios na área de comunicação interpessoal e geralmente vem acompanhado de algum sintoma funcional ligado à sexualidade.

Essas pessoas podem aparentar ser muito diferentes do que realmente são. Mostram ser um grande depósito de potenciais gestos de afeto e de mimos, porém nada disso é real e, se as carícias estão presentes, são forçadas ou é pouco profunda a vivência interior que as acompanha.

Todos possuímos um senso de espaço pessoal, alguns precisando de mais espaço que os outros. Entretanto, aqueles que não gostam de ser tocados frequentemente anseiam por reclusão. Eles não se aproximam com facilidade dos outros e, quando o fazem, não conseguem lidar com isso e sentem-se como se seu espaço houvesse sido invadido. Não gostam de ser abraçados ou tocados, por isso o contato social ou estar em lugares com muitas pessoas pode ser bastante desagradável para eles.

Essa essência também ajuda a expressar verbalmente os sentimentos e desenvolve a sensibilidade e suavidade no tocar, seja de uma maneira sexual ou sensual.

A sedução pode ser outro aspecto da personalidade e trata-se, nesse caso, da satisfação de uma necessidade narcisista em vez de um real interesse pelo outro. Também é comum encontrar bloqueio que impeça a livre expressão dos afetos, dramatizado na perda de sensibilidade no tato.

Freshwater Mangrove *(Barringtonia acutantula)*

A qualidade curativa dessa essência é liberar e curar o preconceito mental, permitindo ao coração se abrir sem prejulgamento; é indicada para os que mentalmente rejeitam ou que já estejam mentalmente convencidos de algo sem terem tido a experiência.

A essência tem o potencial para permitir-nos a experiência de forma plena e de estarmos abertos, nos níveis mental e cardíaco, a uma nova mudança de percepção e para todas as transformações que estão ocorrendo.

Fringed Violet *(Thysanotus tuberosus)*

Fringed Violet restaura a aura após ter sido danificada por um choque ou trauma (perda de uma pessoa amada, más notícias ou um acontecimento inesperado). Ensina a lidar com uma situação difícil a fim de que a paz interior não seja afetada.

A aura pode também ser afetada por radiação eletromagnética proveniente de torres de transmissão e cabos de eletricidade. As células em um corpo sadio giram no sentido horário, porém, sob o efeito dessas condições negativas, a direção pode ser invertida, indicando saúde e vitalidade precárias.

Fringed Violet pode ser de grande ajuda para alguém que nunca mais se sentiu bem desde um determinado acontecimento, como uma cirurgia ou uma má notícia, pois consegue libertar o indivíduo de um trauma duradouro.

É aconselhável dar Fringed Violet ou Emergency Essence (da qual a Fringed Violet é um dos componentes) para alguém que tenha sofrido um acidente, mesmo quando a pessoa não demonstre estar em choque, pois pode haver uma reação retardada. Quando alguém tem uma doença grave, a causa pode ser encontrada em uma profunda emoção negativa ou trauma vivido dezoito meses antes, pois ela demora todo esse tempo para manifestar-se fisicamente. Tem início nos corpos sutis e de fora para dentro; o câncer, por exemplo, segue esse padrão.

A essência é para limpar e prover a elaboração de resíduos traumáticos, fechar o corpo energético e integrar o eu. Protege os que trabalham na área da saúde.

Green Spider Orchid *(Caladenia dilatato)*

A essência pode ajudar na ampliação da telepatia entre as pessoas, sendo muito útil na comunicação com os surdos, com os que têm problemas de fala (por acidente vascular cerebral, por exemplo) ou entre pessoas de países diferentes, onde não exista uma linguagem comum.

A Green Spider Orchid também ajuda a pessoa a sintonizar-se e a ser mais receptiva, não só com outros indivíduos, mas também com o reino das plantas e dos animais. Traz uma percepção maior e a comunicação com o reino dos espíritos, especialmente com os espíritos da natureza e os devas das flores. Está muito alinhada com os ensinamentos superiores e as filosofias, e ajuda a ter profundas percepções espirituais.

Essa essência cria dentro de nós um conhecimento do momento apropriado para compartilhar novas informações e revelar nossas experiências espirituais e projetos com os outros, até que possam ser assimilados e a energia fique adequada, ou, se for apropriado, conservar só para si as informações obtidas.

Metafisicamente, a energia por trás de um projeto pode dissipar-se se os que o estão planejando discutirem-no amplamente antes que o mesmo comece ou que esteja plenamente manifestado. De forma semelhante, a potência e o impacto de um evento espiritual muito forte, experimentado por um indivíduo, podem dispersar-se, se for compartilhado e discutido com todo mundo. Além do mais, se a pessoa com quem for discutido estiver em um nível diferente de percepção ou de desenvolvimento, então será de muito menos significado ou valor para os outros.

Outra qualidade de Green Spider Orchid é liberar pesadelos, terror e fobias que surgem de vidas passadas. Muitos dos pesadelos que perturbam as crianças são associados a vidas passadas, pois elas processam muita coisa de suas vidas anteriores nos seus primeiros anos, principalmente da última vida.

A essência abre os três chacras superiores encontrados acima do coronário.

Grey Spider Flower *(Grevillea buxifolia)*

A essência da Grey Spider Flower é indicada para terror extremo, pânico absoluto e paralisador. Tanto pode ser medo de morrer como de perder a própria identidade ou ainda de coisas tão chocantes, tão horríveis, que sente que não pode sobreviver a elas.

O terror afeta diretamente o corpo físico de maneira bastante óbvia. O indivíduo fica com as pupilas dilatadas, a garganta seca e o coração batendo fortemente. A reação da adrenalina no corpo, diante de uma situação aterradora, faz com que a pessoa se sinta completamente largada após a experiência.

A essência da Grey Spider Flower ajuda a proporcionar fé, calma e coragem, o que pode ser observado em pessoas que trabalham com situações muito perigosas, tais como: dispositivos de bombas, unidades de resgate e socorro, em que grande coragem é necessária, pois tais situações fazem com que a segurança desses indivíduos seja colocada em segundo plano em nome do bem-estar alheio.

GYMEA LILY *(DORYANTHES EXCELSA)*

Personalidade muito extrovertida, dominadora, orgulhosa, arrogante, carismática e acostumada a traçar seu próprio caminho.

São geralmente líderes naturais que acham fácil assumir o controle de uma situação e tomar decisões instantâneas. Veem o que precisa ser feito, dão as instruções ou ordenam aos que os rodeiam que façam, mas, mesmo se houver outra pessoa encarregada, geralmente pulam automaticamente na dianteira e querem assumir o controle.

A essência da Gymea Lily acalma essas pessoas até certo ponto, permitindo-lhes analisar se é apropriado ou realmente necessário assumir a frente da situação.

Possibilita à pessoa usar sua energia poderosa, direcionar a força para ser quem verdadeiramente é e fazer aquilo que realmente precisa fazer. Permite que consiga atingir o seu destino superior, encontrar o que dá paixão na vida e seguir essa paixão.

Outro propósito da essência é quebrar as barreiras de medo e de ansiedade que um indivíduo tem de pessoas poderosas e ajudá-lo a reconciliar-se com aqueles que têm poder sobre ele, se isso for realmente necessário. Quebra o medo e a negatividade que as pessoas comuns sentem de ditadores e daqueles que usam o poder brutal e assustadoramente.

Possui uma ação dual muito interessante, transformando os pensamentos negativos de alguém a respeito de seu opressor em pensamentos positivos e dissolvendo os medos que temos dessas pessoas. Isso é importante, pois o que mantém um opressor com poder sobre os oprimidos é a teia de pensamentos negativos que estes têm dele.

Dissolvendo essa negatividade, a Gymea Lily torna possível para um opressor mudar realmente e ficar livre da prisão feita por ele mesmo. Ao dissolver o bloqueio de medo que erguemos ante nosso opressor, tornamos o amor e a reconciliação uma possibilidade, que leva à cooperação.

HIBBERTIA *(HIBBERTIA PENDUNCULATA)*

Hibbertia é indicada para os que devoram informações e filosofias. São personalidades muito severas consigo mesmas, especialmente em sua busca de conhecimento, até o ponto de se tornarem fanáticas. A intenção de todo esse esforço por obter conhecimento é aperfeiçoar-se cada vez mais para se sentirem superiores aos outros.

Elas não estão à procura de uma maneira prática de usar essa informação, mas acreditam serem superiores pelo fato de terem mais conhecimento que os outros. Recolhem informações daqui, de lá e acolá, apossando-se um pouco da filosofia de vários professores e gurus diferentes. Como essas informações não têm origem em suas próprias experiências, sentem-se oprimidas, sem nenhuma compreensão ou conhecimento real.

São inflexíveis e dogmáticas especialmente em manter-se fiéis a seus ideais. Também gostam de estar no controle, manifestando autonegação e autorrepressão. Essa rigidez de mente é quase sempre refletida em um endurecimento do corpo, manifestação de falta de flexibilidade e de atitudes duras e rígidas. Outra característica é a competitividade e a falta de capacidade de síntese.

O aspecto positivo da essência da Hibbertia é a integração das informações e ideias com as experiências e intuições, para alcançar um equilíbrio. Como resultado, a pessoa não só aceita e confia nela mesma, como também no conhecimento que possui, e o usa sem querer sentir-se superior aos outros.

ILLAWARRA FLAME TREE *(BRACHYCHITON ACERIFOLIUS)*

Essas personalidades caracterizam-se por uma síndrome psicológica particular na qual a autoexclusão, o sofrimento diante da rejeição, a intensa apreensão a situações novas e o medo da responsabilidade formam a estrutura central do quadro.

São muito inseguras e necessitam confirmar continuamente que são queridas e aceitas. Sofrem ao serem deixadas de lado, e tal situação pode ser gerada por algo extremo ou tratar-se simplesmente de um fato cotidiano, ao qual qualquer outra pessoa não daria importância. Consequentemente, sempre fazem coisas que prefeririam não fazer para evitar uma possível rejeição.

Tais ações representam uma profunda rejeição do "self" e levam ao enfraquecimento da glândula timo, que é a chave do sistema imunológico. Essas pessoas têm também tendência de rejeitar a si mesmas, o que pode levá-las a um estado de desânimo.

Sabem que possuem algumas habilidades, mas nunca tentam aproveitá-las ou usá-las. Ignoram seu potencial, porque se sentem oprimidas pela responsabilidade de ter de desenvolvê-lo. Deixam tudo para amanhã, e é claro que o amanhã nunca chega.

Tanto a conduta apreensiva como o medo da exclusão levam-nas a desenvolver um comportamento de pouco compromisso com os outros, ainda que na realidade essa atitude seja uma defesa diante da dor profunda que lhes causam as decepções afetivas, os maus-tratos ou a falta de reconhecimento.

Illawara Flame Tree ajuda-as a darem o primeiro passo em busca da realização de seu potencial. Permite que consigam comprometer-se com uma determinada linha de procedimento, com a qual encontrarão a força e a confiança necessárias para trabalhar naquilo que devem fazer em sua vida, sem se sentirem oprimidas pela responsabilidade de fazê-lo.

ISOPOGON *(ISOPOGON ANETHIFOLIUS)*

Isopogon é indicada para quando a pessoa quer lembrar-se de uma informação ou habilidade aprendida tempos atrás, tal como falar outro idioma. Ajuda a recuperar as memórias do passado. Podemos nos lembrar de qualquer coisa, usando a chave certa para abrir a porta do subconsciente.

Isopogon pode também auxiliar os que não conseguem aprender com suas experiências e com seus erros e muitas vezes passam sua vida tentando dominá-la ou controlá-la sem parar para rever suas experiências prévias.

Esse remédio ainda é benéfico para os que têm necessidade de controlar e dominar os outros; que querem estar sempre no comando e não conseguem imaginar que os outros possam ser capazes de fazer um trabalho tão bem ou até melhor que eles mesmos. Frequentemente acreditam que sabem mais que os outros e podem ter uma atitude muito arrogante, exigente, tirânica, dominadora e autoritária em relação aos mais fracos.

Essas pessoas em geral são dominadas por seu intelecto e desconectadas de seus sentimentos.

O aspecto positivo dessa essência é o líder natural, que é inspirador, sábio, tolerante, flexível e que encoraja os demais a desenvolver suas próprias habilidades e capacidades.

Trabalha especialmente a dissociação mente/afeto e mente/corpo.

Jacaranda *(Jacaranda mimosaefolia)*

Jacaranda é um remédio para pessoas extremamente agitadas, que estão sempre iniciando projetos, porém raramente os concluem, especialmente porque são dispersivos. São personalidades que têm muita dificuldade em tomar decisões, pois estão constantemente mudando de ideia e tendem a estar em todos os lugares, correndo daqui para lá. Esse tipo é entusiasta, motivador e repleto de ânimo no início do projeto, mas não consegue seguir adiante.

Em geral, têm muitas amizades, que entram e logo saem de suas vidas. Repentinamente mudam seu círculo social ou seus conhecidos as veem como realmente são e as abandonam rapidamente.

São inseguras quanto a tomar a decisão certa, o que as leva a vacilar.

Outras vezes entram em pânico, achando que fizeram a escolha errada, portanto, mudam de ideia. Não fluem com a vida, mas andam por ela em "ziguezague".

A estrutura dessas personalidades gira em torno da falta de autoconfiança no que pensam e no que são. Pode ocorrer que consultem outras pessoas buscando respostas às suas dúvidas e incertezas, entretanto dificilmente as contestações que recebem as motivam a deixar de duvidar.

Outros traços de caráter são o permanente nervosismo, a dispersão, o tom vacilante com que se expressam e a falta de metas em suas vidas, às vezes acompanhada por um forte estado de confusão e desorientação.

Kangaroo Paw *(Anigozanthos manglesii)*

Personalidades imaturas, com dificuldade de integração social e inaptas para relacionar-se ou lidar com os outros, por ingenuidade, por acanhamento ou simplesmente por se sentirem inadequadas.

Demasiado centradas em si mesmas, às vezes egoístas, não percebem com facilidade as necessidades dos que as rodeiam. Isso faz com que pareçam insensíveis, traço que se deve mais à falta de consciência e grosseria do que a presença de emoções negativas. Outra característica é a falta de capacidade para ouvir e para ter uma sensibilidade apurada e perceptiva.

Não sabem deixar os outros à vontade e, consequentemente, criam muita tensão em situações sociais. Podem ser vistas como pessoas pouco difíceis para manter contato, pois elas próprias o evitam, são péssimas anfitriãs e parecem não gostar de receber.

Teimosas, não aceitam divergências de opiniões; são exigentes e desconsideradas, irreverentes nos diálogos; evitam estar em reuniões e geralmente são superficiais.

As pessoas tipo Kangaroo Paw podem sofrer o impacto do ridículo em situações sociais. É comum não perceberem que estão rindo ou fazendo pouco caso delas, pois estão muito absorvidas consigo mesmas. Podem também se dar conta de que não se relacionam bem e passam a evitar o contato com outros, tornando-se arredias quando estão perto daqueles com os quais não se sentem à vontade e que, por sua vez, também não se sentem bem com elas.

A base dessas personalidades se assenta no conceito de insegurança, desvalorização e de desqualificação que têm de si mesmas.

É comum em filhos únicos que, desde pequenos, ficaram isolados ou que não tiveram uma boa adaptação escolar em nível de socialização.

É um remédio que ajuda a compreender como agir apropriadamente em qualquer situação.

KAPOK BUSH *(COCHLOSPERMUM FRASERI)*

Esse remédio é indicado para indivíduos que têm a tendência de desistir muito facilmente e não terminam aquilo que iniciam. Quando algum esforço é necessário, tornam-se desencorajados ou desanimados e abandonam a tarefa.

Tendem a ter um efeito desanimador sobre a alegria e o entusiasmo dos ambientes. Porém, como aquilo que você demonstra você atrai, essas pessoas atraem outros de natureza similar e que podem tornar suas vidas bastante insípidas.

Essa atitude de desistência reflete-se também quando adoecem. Não lutam contra a doença, simplesmente se entregam e tornam-se resignadas com seu destino.

Por trás dessa máscara, o que se esconde é o medo da vida e o sentimento de não valer o suficiente, uma debilidade interna para amar e amar-se plenamente. O derrotismo é outro traço do caráter, que se une a um intenso sentimento de estar sobrecarregado pela vida.

Podem-se encontrar na história delas fortes carências de afeto e de amor na infância.

A essência do Kapok Bush ajuda a reagir positivamente aos desafios da vida. Permite àqueles que não possuem um senso comum a serem mais práticos, realistas e que passem a se dedicar aos problemas e persistam até encontrar as soluções.

LITTLE FLANNEL FLOWER *(ACTINOTUS MINOR)*

Esse remédio se aplica à nossa criança interior, sejamos adultos ou crianças. Produz uma expressão brincalhona, despreocupada e de alegria espontânea.

As personalidades que necessitam dessa essência percebem a vida e sua dinâmica com uma perspectiva demasiadamente sombria e séria. A preocupação as domina e não conseguem deixar emergir a espontaneidade e a sua criança interior.

Às vezes parecem sem vitalidade e incapazes de desfrutar o sentido lúdico da vida. Com pouco sentido de humor, intelectualizam suas emoções e sentem como se carregassem um grande peso no coração.

Sua expressão é de uma pessoa muito mais velha do que realmente é. O rosto envelhecido e o olhar que denota dor, sofrimento e angústia.

São rígidas e autocríticas, não veem o lado bom das coisas; estão sempre atentas aos castigos do mundo e dos outros e prestam atenção às catástrofes, desgraças e acidentes de todo tipo. Observam o sofrimento alheio, no entanto lhes é difícil dar afeto ou fazer algo para minorar esse sofrimento.

As crianças Little Flannel Flower são estudiosas, brincam pouco, não se interessam por esportes e preferem a pesquisa ou o jogo de xadrez.

Os adultos vivenciam o mundo com excessiva exigência, revisão de conceitos, severidade, rotina e sentido de dever.

É comum encontrar na história dos Little Flannel Flower acontecimentos que os obrigaram, durante a infância, a amadurecer antes de que estivessem psicológica e cronologicamente preparados. Isso os fez perder a possibilidade de viver plenamente as experiências infantis.

Pode ser dada para crianças que estão crescendo muito rapidamente e que tendem a assumir a responsabilidade dos problemas do mundo.

É um bom remédio para adultos, especialmente para os pais, permitindo-lhes soltar algumas de suas inibições, divertir-se, brincar com as crianças e com outros adultos.

Ajuda as pessoas a confiarem na "dança da vida" e terem muito prazer ao percorrer esse caminho.

Esse remédio é também importante para colocar as crianças em contato com seus guias espirituais e dar-lhes mais consciência do reino espiritual que as circunda. Muitas delas são psíquicas e clarividentes quando pequenas, mas aprendem que não é conveniente perceber tais coisas e, ao não usarem suas habilidades, quase sempre acabam por perdê-las.

Os anjos protetores ajudam a guiar e a direcionar-nos. Muitas de nossas intuições são, na verdade, a ação de nossos guias espirituais, que estão sempre prontos a nos ajudar a aprender rapidamente nossas lições e viver com o mínimo de dor e aflição possível. Se mais crianças mantivessem contato com seus anjos da guarda, os benefícios para nossa comunidade e nossa qualidade de vida seriam espantosos.

MACROCARPA (EUCALYPTUS MACROCARPA)

Macrocarpa descreve tanto uma situação como um tipo floral. Como estado transitório, define o extremo esgotamento físico e mental, a perda da vitalidade e energia, que podem se originar de diversas causas, tais como um esforço intenso ou uma convalescença.

Caracteriza-se pela pouca resistência, falta de força e vulnerabilidade, tanto do sistema imunológico como das defesas psíquicas, o que deixa o indivíduo com baixo nível de autoproteção. Ele pode acumular dentro de si uma forte energia emocional negativa, derrotismo e tendência a deixar seu cuidado pessoal, como se houvesse renunciado inconscientemente a continuar cumprindo seu papel.

Como um tipo floral, encaixa as personalidades que têm grande dificuldade em pôr limite a seu eu, que esforçam e excedem além de suas possibilidades, não conhecem ou não querem ser conscientes de seus limites (chegam ao estresse porque não captam os estímulos que vêm do seu interior) e descansam apenas quando a debilidade e dificuldades intelectuais estão afetadas.

MINT BUSH (PROSTANTHERA STRIATIFLORA)

Mint Bush é indicada para julgamentos e atribulações pelos quais uma pessoa passa antes ou durante iniciações espirituais, sendo útil para o período em que se sente testado, muitas vezes até os seus limites.

Existe nesse momento a queima de todo o refugo para fazer com que a pessoa ascenda a um novo nível espiritual. Geralmente nesse período acontecem o caos e a confusão, o que atualmente é chamado de "perturbação", e pode até mesmo haver uma sensação de vazio.

Não há a desesperança total como o Waratah, mas sim o sentimento de que tudo é muito difícil e há coisas demais com que lidar.

Indicada para período de perturbação, no qual gira constantemente em confusão e dilema. Quando consegue ver e pesar os prós e os contras de todas as opções que se apresentam, mas sente-se em um turbilhão, não sabe que caminho tomar, como agir; ou pode estar na mesma confusão e no mesmo turbilhão, porém sem ver nenhuma opção. Nos dois cenários, ela vai até o ponto em que sente que vai entrar em colapso, não há como seguir adiante.

MONGA WARATAH (TELOPEA MONGAENIS)

Ajuda a intensificar as forças internas e dar-se conta de que tem a força dentro de si e que não precisa buscar no outro. Indicada para os momentos em que o ser se sente incapaz de fazer as coisas sozinho, que precisa do apoio de alguém. Quando está chocado ou paralisado em situações de relacionamentos e não é forte o suficiente para partir.

Monga Waratah é importante tanto para a codependência (de outras pessoas ou de química) quanto ao fortalecimento da vontade.

Útil na primeira etapa para abandonar os vícios, para saber que não depende de uma substância ou comportamento. Wedding Bush é usada para manter resoluções, o compromisso e a não desistência, e Monga Waratah vem no passo anterior, para dar a crença e o sentido (senso) de que pode se libertar da dependência de um comportamento, substância ou pessoa.

A essência ajuda a recuperar o espírito.

Mountain Devil (*Lambertia formosa*)

Mountain Devil pode ser usada em qualquer circunstância em que haja falta de amor. Como esse remédio elimina o ódio, a raiva e outros sentimentos que impedem a expressão do amor, uma profunda tristeza (o oposto da raiva) pode surgir, o que indica falta de amor-próprio, outra razão por que elas têm problemas em expressar amor.

Associada à raiva existe muita culpa. Por isso precisam dessa essência. Tendem a culpar os outros que se encontram à sua volta, assim como a ver o lado ruim da vida, projetando no mundo suas frustrações e raivas. Podem ser muito maliciosas, amargas e desagradáveis de se ter por perto.

O ódio que sentem pelos outros lhes dá o poder sobre sua própria saúde e bem-estar e, dessa forma, frequentemente ferem a si e aos outros em acidentes (acidentes de carro são a forma mais explícita de manifestar a raiva em nossa cultura).

No entanto, ao se aprofundar na realidade psíquica dos Mountain Devil, observa-se que esses afetos lhes servem para ocultar e se defender de uma profunda tristeza, a qual não toleram admitir em suas consciências.

Os aspectos positivos desse remédio são as poderosas virtudes humanas, tais como o amor e o perdão, a forma suprema de amor que foi mostrada por Cristo.

Mulla Mulla (*Ptilotus atripicifolius*)

Esse remédio é indicado para a recuperação física e/ou emocional de experiências aterradoras causadas por queimaduras, objetos quentes e fogo.

Estamos absorvendo muito mais radiação nos últimos anos, e o remédio da Mulla Mulla pode ajudar a liberar essa radiação armazenada em nossos corpos. Depois de ter tomado a essência, muitas pessoas observaram que antigas queimaduras de sol, às vezes de muitos anos atrás, voltaram a aparecer em seus corpos, permanecendo somente por um ou dois dias.

O medo do calor e do fogo muitas vezes é inconsciente e pode manifestar-se em forma de pouca vitalidade, como se essas pessoas quisessem esvair-se. Quando um indivíduo se apresenta com tais sintomas, um aconselhamento apropriado pode muitas vezes revelar o medo que está por trás de fogo e objetos quentes.

Old Man Banksia *(Ptilotus atripicifolius)*

Essência para pessoas lentas de pensamento e ação, de baixo nível energético, entorpecidas e carentes de paixão pela vida. São de natureza mais terrena, como se a gravidade exercesse maior influência sobre elas, por isso operam melhor no plano físico ou emocional, mais que no mental.

Normalmente sofrem de hipotireoidismo, o que as deixa preguiçosas, com uma sensação de peso no corpo, obesidade e cansaço.

Têm um caminhar lento e pesado, como se arrastassem os pés, parecendo estar sempre cansadas ou debilitadas por algum fato que não foi processado corretamente.

Apegadas à família, em muitos casos assumem a carga e a responsabilidade desta. Sabem escutar adultos e crianças, são pacientes, generosas, metódicas e intuitivas.

São pessoas honestas e confiáveis, que se arrastam pela vida de forma estável, frequentemente escondendo seu cansaço e sempre batalhando com um esforço incessante (ajudando os outros). Normalmente sofrem de sobrecarga e excesso de trabalho, encontrando dificuldade em dizer "não" quando solicitadas.

Old Man Banksia é um bom remédio para ajudá-las a compreender seus limites e aprender como dizer "não". A essência traz a Luz de volta à vida e ajuda a dar-lhes o poder da persistência.

Continua a agir no corpo por um longo período após o indivíduo ter parado de tomá-la.

Paw Paw *(Carica papaya)*

Paw Paw é um ótimo remédio para ativar a conscientização do Eu Superior, que tem as respostas para todas as nossas perguntas. Fortifica o processo intuitivo e, dessa forma, ajuda-nos a encontrar as respostas para nossos problemas.

Essa essência descreve um estado e uma personalidade. Como estados Paw Paw refere-se à sensação de dificuldade para tomar uma decisão, para assimilar nova informação ou executar uma ordem com precisão e firmeza. Isso pode ocorrer pela quantidade de caminhos que se apresentam.

Caracterologicamente podem ser pessoas aborrecidas, incapazes de resolver problemas e que entram com facilidade em quadros de prostração e esgotamento. Muitas vezes confusas e submetidas a tensões intra e extrapsíquicas, padecem de um certo desequilíbrio de suas forças receptivas e ativas.

Peach-flowered Tea-tree (*Leptospermum squarrosum*)

Peach-flowered Tea-tree é indicada para pessoas que não têm força de vontade para persistir e para as que têm um entusiasmo inicial que posteriormente se esvai, deixando-as desinteressadas de levar seus planos adiante. Para os que possuem um humor extremamente variável e também para hipocondríacos, pois, concentrando-se em sua saúde precária, essas pessoas frequentemente criam as condições que elas mesmas temem.

A razão principal pela qual não cumprem aquilo a que se propõem é porque o tédio se manifesta. São pessoas de percepção e compreensão rápidas e realmente competentes naquilo que fazem, porém se aborrecem com muita facilidade.

A essência desenvolve a estabilidade, o direcionamento e a persistência.

PHILOTHECA (*PHILOTHECA SALSOLIFOLIA*)

Essa essência permite que as pessoas aceitem o amor de outros e o reconhecimento por suas realizações, por aquilo que são.

Há o que se chama de "síndrome da papoula alta", na qual as pessoas criticam os grandes realizadores e tentam diminuí-los. Essa síndrome insidiosa pode ser observada nas escolas, em que alunos bem-sucedidos e atletas, que demonstram prazer e satisfação com suas realizações e com seus esforços, são chamados de pretensiosos ou petulantes. Sendo assim, as crianças aprendem ainda em tenra idade que a mediocridade é melhor ou preferível ao sucesso, que elas nunca deveriam almejar demais e que deviam suspeitar daqueles que o fazem.

Entretanto, é muito importante traçar metas e aceitar o reconhecimento por nossas realizações, pois isso nos ajuda a permanecer centrados em nossos projetos, o que em troca nos permite cumprir nossa proposta de vida. Em muitos casos, as metas a que nos propomos são simplesmente degraus que nos dirigem pelo nosso principal propósito de vida.

As pessoas tipo Philotheca geralmente são generosas, dadivosas e boas ouvintes, porém têm grande dificuldade em reconhecer a si mesmas, em aceitar elogios e tendem a ser tímidas.

PINK MULLA MULLA (*PTILOTUS EXALTUS*)

Pink Mulla Mulla é indicada para quem sofreu um ferimento espiritual profundo e antigo, que deixou uma grande cicatriz marcada em sua alma e sua psique, algumas vezes retroagindo até a primeira encarnação.

A ferida resultante de tal trauma ainda hoje permanece na psique, presa no nível mais externo dos corpos causais. Em consequência, fazem sabotagens em um nível muito profundo, não no nível psicológico, mas no nível do corpo causal, bem escondidas da consciência.

Estarem fixadas no corpo causal significa que nem as experiências originais e as sabotagens serão percebidas pela maioria dos curadores psíquicos e clarividentes, que podem geralmente atingir e ler somente até o nível dos corpos sutis que estejam mais próximos do físico.

No nível emocional, a Pink Mulla Mulla é indicada para os que jogam espinhos para manter longe os outros e que tendem a ficar bem isolados e solitários por escolha própria. Muitas vezes, sentem-se feridos ou acreditam que foram tratados injustamente no passado, afetando suas atitudes em relação aos que os cercam, tornando-se desconfiados dos outros e dos motivos deles.

Ficam em guarda para não serem novamente feridos e podem proteger-se dizendo coisas que fazem os outros sofrerem. O que dizem aos outros nem sempre reflete o que realmente sentem, sendo essa apenas uma forma de manter as pessoas a uma distância segura, pois têm medo de se abrir, ser machucados ou sofrer abusos.

Pink Mulla Mulla possibilita o desenvolvimento da confiança nos outros, a aprendizagem da abertura e a que interajam com mais liberdade.

RED GREVILLEA *(GREVILLEA SPECIOSA)*

Red Grevillea é o remédio para pessoas que se sentem estagnadas. Dá força para os que sabem que precisam sair de determinadas situações que não lhes são favoráveis, porém não sabem como fazê-lo.

Em geral, são dependentes de outras e não usam seus próprios recursos tão bem quanto poderiam. Frequentemente são muito sensíveis às críticas, o que as faz se introverterem cada vez mais.

Esse remédio as ajudará a sair de suas conchas, pois encoraja a independência e a audácia.

O aspecto de aranha das flores insinua a condição da pessoa tipo Red Grevillea, que é como um inseto preso em uma teia.

RED HELMET ORCHID *(CORYBAS DILATATUS)*

São pessoas que têm uma relação conflitiva com a figura paterna. Em alguns casos, pode ter faltado o vínculo; em outros, este foi frágil ou insatisfatório, e a personalidade fixou-se a em uma imagem paterna traumática.

Essa situação origina em sua estrutura psíquica uma relação conflitiva com a autoridade, que as leva a reações típicas de rebeldia, autossuficiência, onipotência e egoísmo.

No trabalho, destacam-se por confrontar-se com os superiores ou deteriorizar as relações com estes. Como pais, geralmente têm dificuldades para se conectarem. Repetem a história de um pai ausente ou muito autoritário, dificultando o desenvolvimento dos seus filhos e, às vezes, desqualificando-os. Também pode ocorrer, na fase adulta, a negação de seu pai (deixam de vê-lo), ou têm muita dificuldade para aceitar a paternidade.

Até quando o pai já é falecido, essa essência ajuda-as a remover os bloqueios emocionais provocados por esse relacionamento desarmonioso. Dessa forma, também as ajuda a resolver seus sentimentos negativos em relação à autoridade e a homens de uma maneira geral.

Esse tipo de personalidade é comum em mulheres que subestimam os homens e têm casamentos instáveis e destrutivos.

Essa essência ajuda a encontrar a autoridade interior.

RED LILY *(NELUMBO NUCIFERA)*

O remédio da Red Lily auxilia no equilíbrio dos planos espiritual e terreno. Faz com que as pessoas permaneçam ancoradas e práticas, ao mesmo tempo permitindo-lhes alcançar e tocar os reinos espirituais.

O aspecto negativo desse remédio é representado por pessoas que não estão bem ancoradas no plano terreno, sendo que algumas resistem ao fato de permanecer aqui.

São pessoas ausentes, pouco práticas e vivem mais no pensamento do que nas ações. Sua memória é fraca, porque não prestam atenção naquilo que está acontecendo à sua volta. Falta-lhes interesse pelos acontecimentos do mundo no momento presente, tendendo a fantasiar e viver no futuro. Normalmente possuem um olhar distante, vago e dividido. Podem estar infelizes com as circunstâncias atuais e por isso escapam para um mundo de fantasia, sonhando com outras situações.

Em nível físico, geralmente são muito desastradas e desajeitadas, porque não prestam atenção no que estão fazendo e, como resultado, são predispostas a acidentes. Dormem demais, o que não deixa de ser outra forma de escape, e podem se envolver com drogas, especialmente alucinógenos ou maconha.

São personalidades altamente criativas, mas que ainda não desenvolveram suas verdadeiras qualidades.

RED SUVA FRANGIPANI (*SUNEIRIA RUBRA*)

Trata a grande intensidade e dificuldade emocional pelas quais as pessoas passam quando um relacionamento termina, está próximo do final ou está em um período muito difícil. Também pode ser utilizada para o choque da perda de um ente querido.

Red Suva Frangipani lida com essa enorme tristeza e com as emoções cruas, quando em meio à experiência (Sturt Desert Pea é para lidar com a tristeza depois do evento). A pessoa pode estar se sentindo grandemente perturbada, não suicida como no caso de Waratah, mas sente-se dilacerada pela situação ou evento.

ROUGH BLUEBELL (*TRICHODESMA ZEYLANICUM*)

São pessoas manipuladoras e que usam os outros, de forma sutil ou aberta. Colocam em primeiro lugar a si mesmas e seus desejos, mesmo se tal comportamento trouxer dor e sofrimento para os outros. São propensas à cobiça moral e a condutas psicóticas.

Desempenham o papel de mártires e gostam de ter os outros lhes devendo favores. Querem amor e afeição, mas não estão preocupadas em retribuir ou sentem muita dificuldade a respeito disso.

A qualidade curativa da Rough Bluebell é proporcionar a capacidade de expressar plenamente a vibração inata de amor dentro delas e mostrar às pessoas como amar e como ver seu potencial. Ajuda a acender a fagulha de amor e libertá-la das profundezas da psique, trazendo-a para a consciência.

SHE OAK (*CASUARINA GLAUCA*)

Essa essência descreve pessoas que têm desequilíbrio nos aspectos da *anima* de sua personalidade. Geralmente são mulheres que não se vinculam com seus aspectos femininos, que escondem sua capacidade de sedução ou suas formas físicas. Frequentemente têm desajustes na relação com suas mães, e, para elas, a maternidade é um compromisso difícil de assumir. Quando têm filhas, desde o começo a relação é difícil. São pouco carinhosas, pouco compreensivas e vivem a relação com a filha com sentimento de hostilidade e de competitividade.

Outro traço importante é a falta de autoconfiança nas capacidades criativas, podendo esse bloqueio emocional manifestar-se como infertilidade, sem que existam causas conhecidas para isso.

SIDNEY ROSE *(BORONIA SERRULATE)*

O Rosa é o símbolo da vibração do amor. A qualidade notória curativa dessa essência é perceber e saber, em um nível profundo do coração e não meramente em nível intelectual, que não há separação entre nós e que todos somos um. "Eu sou exatamente como todo mundo, igual e parte de você, tendo apenas diferentes experiências. Os outros são na verdade você, e qualquer coisa que fizer para o outro, você está fazendo para si mesmo, porque não há separação."

A essência ajuda a aprender a lição espiritual pela qual encarnamos nesta vida e a dar conta de que os homens são todos iguais. Desenvolve o amor e a compaixão entre os seres e dá a compreensão de que o outro é um aspecto de si mesmo.

O processo curativo pode ser intenso para alguns, induzindo-os a experiências de dor ou de não sentir comunhão com os outros, despertando sentimentos de não serem amados, melancolia e até morbidez, para serem limpos antes de a pessoa experimentar as qualidades positivas, que são o senso de unidade, de paz, sentimento de segurança e de plenitude.

Trabalha os chacras superiores e, ao mesmo tempo, os chacras 11 e 12, relacionados com a consciência crística e búdica.

SILVER PRINCESS *(EUCALYPTUS CAESIA)*

Destina-se às pessoas que não estão seguras sobre seus planos e propósitos de vida. Na verdade, a maior parte das pessoas não conhece seu completo plano de vida e o deixa ir desdobrando-se no decorrer de suas vidas. Essa essência pode ser tomada quando elas atingirem um determinado ponto de suas vidas, como uma encruzilhada, e não souberem que passo dar adiante. Nesses momentos, não têm objetivo nem uma direção determinada a seguir.

Indicada para os que devem tomar decisões a curto prazo ou como definir uma vocação, e necessitam de clareza para guiar a personalidade a cumprir o propósito da alma.

Outro desempenho importante dessa essência é ajudar as pessoas a encontrarem um novo caminho, uma vez que já tenham atingido seu principal objetivo, ou quando atingem a meta prioritária e sentem-se muito vazias.

A essência permite o aproveitamento da jornada em direção à meta e, uma vez alcançada, propicia-lhes uma nova motivação para traçar e buscar novos objetivos na vida. É muito importante que tenhamos metas de vida e que trabalhemos para realizá-las. Em muitos casos, os benefícios reais desses objetivos são bem diferentes daqueles que imaginamos ser seus principais propósitos.

Útil para os adolescentes que precisam decidir sua vocação ou que se encontram confusos em sua orientação sexual. Para as crises de meia-idade, que provocam angústia, tensão emocional, preocupação, frustração, depressão, sentimento de fracasso ou abatimento.

SLENDER RICE FLOWER *(PIMELEA LINIFOLIA)*

Esse tipo de personalidade é muito rígida em suas ideias e convicções. Discrimina as pessoas de acordo com sua posição social, raça ou religião, e pode magoá-las com seus comentários e apreciações.

Geralmente orgulhosas, arrogantes, ciumentas e pouco propensas à cooperação. Julgam duramente hábitos alimentares, como o consumo de carne vermelha, o álcool, o fumo ou qualquer comportamento que não se ajuste a seus valores.

Slender Rice Flower ajuda a desenvolver a harmonia em grupo, a cooperação entre mentalidades estreitas, fazendo com que a pessoa perceba os dois lados de uma questão ou situação.

Auxilia o entendimento de que estamos todos em estágios diferentes de evolução e que ninguém está em posição de julgar o outro ou o grupo. Ajuda a ver a beleza e divindade em tudo e em todos.

Slender Rice Flower pode fazer aflorar a humildade que faz parte dessa compreensão profunda, induz a uma maior harmonia e cooperação entre as pessoas. O conceito de sinergia significa que o todo é maior do que a soma das partes.

SOUTHERN CROSS *(XANTHOSIA ROTUNDIFOLIA)*

O maior campo de ação desse remédio é o ressentimento e a mentalidade de vítima. Essas pessoas sentem que a vida tem sido muito dura para com elas, que têm sido injustamente tratadas pelo destino e que seus esforços não foram recompensados.

Com as personalidades do tipo Southern Cross, há uma total negação do fato de serem as responsáveis por criar sua própria realidade.

A sensação de estar sendo oprimido e manipulado pela vida certamente acelera o processo de envelhecimento, e isso, associado à amargura, pode também afetar os órgãos internos, especialmente o fígado e a vesícula. O sentimento de resignação pode simplesmente levar à falta de energia e de vitalidade.

Usa-se também essa essência quando, às vezes, a vida parece injusta, como na morte de um ser querido, no final de um relacionamento, na impossibilidade de conceber ou nos problemas financeiros. A mania de pobreza também está associada com essa essência.

Uma reação positiva desse remédio é que essas pessoas podem ser muito atenciosas com os outros. Já passaram por grandes dificuldades e conseguem avaliar como os outros estão se sentindo sem julgá-los. São capazes de orientar aqueles que se sentem vítimas da vida e mostrar-lhes seus problemas em outra perspectiva.

SPINIFEX *(TRIODIA SPECIES)*

Personalidades que expressam sua dor, carências e dificuldades na pele. São pessoas contidas, que se refugiam dentro do seu próprio corpo. Têm muitas dificuldades para relacionar-se, contatar-se corporalmente e usam uma couraça para impor distância.

Não é um remédio totalmente caracterológico, porém define a causa emocional que deu origem aos padecimentos que a pessoa sofre.

STURT DESERT PEA *(CLIANTHUS FORMOSUS)*

É indicada para os que carregam há muito tempo grande dor no coração sem poder drená-la; são feridas que não cicatrizam e, geralmente ocasionadas pela perda de um ente querido. Diante do sofrimento, interiorizam-no e choram em silêncio.

Frequentemente, o acúmulo de afetos não elaborados se derivam em patologias físicas, em especial respiratórias e pulmonares.

STURT DESERT ROSE *(GOSSYPIUM STURTIANUM)*

A essência da Sturt Desert Rose promove força para as pessoas serem verdadeiras consigo mesmas, ajudando-as a seguir suas próprias convicções e moral interior (a fazer aquilo que devem fazer).

Às vezes pode ser muito difícil para alguém fazer aquilo que deve, se isso for contrário à moral ou à pressão do grupo. Um exemplo disso é a tremenda pressão dos colegas em festas nas quais drogas ou álcool estão sendo consumidos e há uma pessoa que não deseja participar. Particularmente os adolescentes têm uma grande necessidade de serem aceitos e, consequentemente, acham muito difícil não concordar.

Esse remédio irá também restabelecer a autoestima. Five Corners é para baixa autoestima, porém Sturt Desert Rose é para a falta de autoestima, que é consequência de uma ou mais ações do passado, ações estas com as quais ela não se sente bem. A culpa exerce um grande efeito sobre a autoestima.

Sturt Desert Rose é o remédio para a culpa que pode estar sob a forma de arrependimento de atos passados ou da falta de ação.

Os aspectos positivos desse remédio são um senso de convicção e integridade pessoal; as pessoas fazem aquilo que sabem que têm de fazer e aceitam o que aconteceu no passado, para que assim possam seguir adiante.

SUNDEW *(DROSERA SPATHULATA)*

As personalidades Sundew são adultos sem raízes, sem determinação, excessivamente sonhadores, sentimentais, românticos, pouco realistas e pouco práticos. Geralmente se inclinam para o lado do desconhecido, do esotérico, do espiritual, e gostam de previsões sobre seu destino.

Apaixonam-se pela ficção científica, práticas de meditação, visualização, viagens astrais e dissociam-se com facilidade. Utilizam essas modalidades para chamar a atenção e serem tratados como especiais. Introvertidos, acham mais interessante ficar com os seus pensamentos do que se relacionarem com os demais.

Frequentemente dispersivos, vagos e indecisos, não prestam atenção aos detalhes e são emocionalmente divididos, especialmente quando há trabalho ou algo não agradável a ser feito. Aliás, para eles a própria vida, em si, pode ser desagradável.

Esse remédio é muito bom para aqueles que têm uma ampla visão de como algo deveria ser feito, mas apresentam dificuldade com os detalhes finais.

Após uma experiência traumática, as pessoas frequentemente se dissociam do presente. Às vezes, essa é uma maneira positiva de enfrentá-la, pois, com o trauma agudo, tais como aqueles causados por acidente de carro, o espírito deixará o corpo, porque a situação é muito traumática para a pessoa vivenciá-la conscientemente.

Sundew tem efeito de ancoramento. Faz a personalidade entrar em acordo com a realidade, centraliza a existência e a devolve para o controle.

Sunshine Wattle *(Acacia terminalis)*

As pessoas desse tipo geralmente padeceram de muito sofrimento ao longo de sua história e têm a vivência de que a vida é dura e difícil, portanto, o futuro não se apresenta como algo feliz, otimista ou promissório.

Para elas viver é uma carga pesada, uma permanente e desgastante luta, pois estão ancoradas no passado, sem expectativas, aborrecidas pelas responsabilidades econômicas e com medo do futuro.

Sunshine Wattle ajuda a trazer uma aceitação da beleza e alegria do momento presente e a crença em boas possibilidades para o futuro.

É um ótimo remédio para ser tomado quando a vida é temporariamente difícil, quando nada está dando certo ou quando viver parece ser uma grande batalha.

Tall Mulla Mulla *(Ptilotus helipteroides)*

Indicada para as personalidades que emocionalmente não se relacionam com as pessoas, como se não fosse seguro. No entanto, o que prevalece é o sentimento de que as coisas são muito assustadoras.

Tall Mulla Mulla é para pessoas com "coração gelado". São incapazes de respirar profundamente, do mesmo modo como não inspiram profundamente a vida.

É a essência para os que vão até o limite a fim de manter a paz, mesmo que isso signifique concordar com coisas ou dizer algo em que não acreditem. Frequentemente agem para agradar e dizem o que acham que as pessoas querem ouvir. Sentem um real desgosto diante do conflito, da desarmonia e do confronto, e preferem basicamente se afastar das pessoas e viver meio isoladas.

Não gostam de circular entre os outros, porque ficam muito perturbadas e inseguras, perdendo o crescimento emocional que a interação com os demais pode trazer. Preferem ficar mais no âmbito familiar a estar abertas ao novo.

TALL YELLOW TOP *(SENECIO MAGNIFICUS)*

Tall Yellow Top é essência para isolamento e solidão. Diz respeito à alienação, quando existe falta de conexão ou senso de pertencer a nada, à família, ao lugar de trabalho ou ao país. Para pessoas que se sentem como estranhos na sua terra, que não pertencem a este planeta e não estabelecem raízes em nenhum lugar ou que se sentem discriminadas por sua condição social, raça ou credo. Sentem-se como se, por alguma falha, tivessem sido mandados para o destino errado, ao qual simplesmente não se encaixam.

Pessoas tipo Tall Yellow Top possuem tamanho vazio no coração que estão completamente desligadas de seus sentimentos e, para se sobrepor à dor, reprimem esses sentimentos e se isolam em total solidão. Para compensar, desenvolvem intelecto e racionalizam todos os afetos que possam chegar a experimentar.

A necessidade dessa essência pode ter sua origem em experiências muito antigas na vida, como abandono no útero (não foram desejadas) ou rejeição logo após o nascimento. São mulheres e homens sós que não encontram um lugar de permanência.

Normalmente perseveram nesse estado por longo tempo, às vezes até pela vida inteira (às vezes precisam tomar a essência por mais tempo).

Indicada, também, para os que se identificam profundamente com seus trabalhos e, ao serem despedidos ou demovidos, podem ter sentimento de alienação e baixa autoestima.

Essa essência produz senso de adequação e de pertencer, sendo indicada também para a falta de amor, pois ajuda a reconectar a cabeça ao coração.

TURKEY BUSH *(CALYTRIX EXSTIPULATA)*

Turkey Bush ajuda as pessoas a sintonizarem e expressarem sua própria criatividade, quando suas energias criativas estão bloqueadas (bloqueios e traumas emocionais impedem a criatividade).

Quando adultos e professores analisam pinturas de crianças, algumas vezes reprimem sua criatividade, especialmente se criticam as tentativas feitas pelas crianças; portanto, é indicada para as que rasgam seus desenhos ou para adolescentes que escondem suas poesias, seus escritos ou pinturas.

Para os que julgam severamente suas expressões artísticas, buscando nelas a perfeição e não o prazer.

Turkey Bush pode ajudar artistas a transcender suas limitações e manter contato com sua inspiração criativa. É de grande auxílio para escritores, pintores e músicos que estejam passando por um período no qual lhes falte inspiração. Esse remédio permite-lhes contatar seu ser superior, abrirem-se para a criatividade, provendo um instrumento, para que entrem em um acordo com sua expressão única.

WARATAH *(TELOPEA SPECIOSISSIMA)*

Essência recomendada para os que estão atravessando "a noite negra da alma" e que estão no máximo do desespero. Proporciona a coragem e a força para enfrentar as crises.

Durante tempos de crise, a essência de Waratah traz à tona qualquer habilidade de sobrevivência que tenha sido aprendida algum dia, não só fazendo surgir essas antigas habilidades, como também as amplificando.

A maior parte dos remédios é autoajustável, porém o Waratah não está no mesmo nível. Por ser uma das essências mais poderosas, é aconselhável que seja usada por menos tempo.

Pelas condições a que esse remédio diz respeito, precisando atuar rapidamente, seus benefícios são imediatos e, em muitos casos, o efeito completo é alcançado em apenas alguns dias.

Waratah tem sido de grande ajuda para os que vivenciaram o desespero profundo ou tiveram sentimentos suicidas. Ajuda-os a encontrar a fé e a coragem para continuar.

Nunca vivemos nada que não tenhamos força ou habilidade para enfrentar, e Waratah ajuda a trazer essa compreensão e conscientização.

WEDDING BUSH *(RICINOCARPUS PINIFOLIUS)*

Indicada para os que têm grande dificuldade para se comprometer com qualquer tipo de vínculo, seja afetivo, profissional ou familiar. Tentam a sorte ou novas emoções, são instáveis emocionalmente, superficiais e com tendência a se aborrecerem logo que iniciam uma relação.

Para eles, tudo é transitório. Não têm continuidade e responsabilidade nos projetos que empreendem e têm baixa tolerância a frustrações. Sempre parecem estar fugindo de si mesmos e evitando as responsabilidades da vida.

É um excelente remédio para quando se inicia uma sociedade ou para qualquer outra forma de vínculo. Pode também ser muito útil para desenvolver a dedicação por uma tarefa, por um relacionamento ou até mesmo por um propósito de vida.

É de grande ajuda quando as pessoas querem renovar seus laços um com o outro ou quando desejam parar de trocar constantemente de relacionamentos. Com o tipo Wedding Bush, depois que a atração física inicial acaba e uma aproximação mais íntima se desenvolve, geralmente o relacionamento se rompe em poucos meses.

WILD POTATO BUSH *(RICINOCARPUS PINIFOLIUS)*

Recomendada para pessoas que se sentem sobrecarregadas e limitadas por seu corpo físico. Sabem que precisam dar um passo além de suas limitações físicas, porém seus corpos as impedem e oprimem. São incapazes de efetuar as mudanças necessárias para que possam ir adiante.

É apropriada para paraplégicos, quadriplégicos e obesos, ou para os que têm qualquer doença que restrinja o corpo.
Essa essência diz respeito à frustração da restrição.

WISTERIA *(WISTERIA SINENSIS)*
Trata de personalidades, em especial mulheres, com muito poder de sedução, que não conseguem entregar-se ao prazer da sexualidade com alegria, por medo da intimidade ou por prejulgamentos adquiridos na infância. A dificuldade para entregar-se muitas vezes tem origem em situações de abandono, maus-tratos ou violações.

Indicada para homens rudes, brutos, machistas, incapazes de ternura, demasiado diretos, que negam seus aspectos femininos, seu lado gentil e suave (embora para expressá-lo talvez precisem tomar Flannel Flower, possivelmente por um bom tempo); e para mulheres que têm má relação com seu corpo, que não se observam ou se olham no espelho, que se inibem ante as relações sexuais ou que as rejeitam. Não podem integrar a sexualidade com o amor, visto que desde pequenas lhes foi proibido falar em sexo. Possuem fixação erótica pela figura paterna.

Problemas na área reprodutora normalmente refletem problemas emocionais concernentes à sexualidade. A razão pela qual algumas mulheres não se sentem à vontade, sexualmente, nem sempre pode ser explicada por casos de estupro ou agressão, pois às vezes a causa está nas crenças desenvolvidas pela mulher enquanto no útero ou nos primeiros anos de sua vida, por causa da atitude de seus pais com relação ao sexo.

A Wisteria trabalha poderosamente na solução dessas crenças negativas, ajudando a desenvolver o prazer pelo sexo e o bem-estar com relação à intimidade sexual.

YELLOW COWSLIP ORCHID *(CALADENIA FAVA)*
As pessoas do tipo Yellow Cowslip Orchid são excessivamente racionais e analíticas. São tão concentradas em seu intelecto que, geralmente, estão desconectadas de muitos dos seus sentimentos. Quando fora de equilíbrio, têm tendência a serem excessivamente críticas e juízes, irritadas, rancorosas, desconfiadas, assim como indiferentes, retraídas e muito cautelosas em aceitar as situações. Podem ser intolerantes, detalhistas e céticas.

As qualidades positivas de Yellow Cowslip Orchid são uma mente aberta e inquisitiva, proporcionada pela habilidade para compreender conceitos com rapidez e aceitação sem críticas.

Fórmulas Compostas

Abund Essence
Indicações terapêuticas:

Ajuda a liberar crenças negativas, padrões familiares, sabotagem e medo da falta de recursos. Assim agindo, possibilita à pessoa abrir-se, para receber plenamente as grandes riquezas em todos os níveis, não apenas no nível financeiro.

Composição:
• Bluebell + Boab + Five Corners + Philotheca + Sounthern Cross + Sunshine Water.

Adol Essence
Indicações terapêuticas:

Trata dos principais temas experimentados pelos adolescentes. Melhora a aceitação de si mesmo, a comunicação, o traquejo social, a harmonia nos relacionamentos, a maturidade, a estabilidade emocional e o otimismo.

Composição:
• Billy Goat Plum + Boab + Bottlebrush + Dagger Hakea + Five Corners + Flannel Flower + Kangaroo Paw + Red Helmet Orchid + Southern Cross + Sunshine Water + Tall Yellow Top.

Calm & Clear
Indicações terapêuticas:

Ajuda a pessoa a achar tempo para si, a relaxar livre das pressões e cobranças externas, descontraindo-se e aproveitando as coisas da vida que a distraem e renovam.

Composição:
• Black-eyed Susan + Boronia + Crowea + Bush Fushia + Jacaranda + Little Flannel Flower + Paw Paw.

Cognis Essence
Indicações terapêuticas:

É insuperável para trazer clareza mental, lembrança e foco; indicada para melhorar a capacidade e a habilidade de aprendizado.

Composição:
• Bush Fuchsia + Isopogon + Paw Paw + Sundew.

Confid Essence
Indicações terapêuticas:

Traz à tona nossas verdadeiras e inerentes qualidades positivas de autoestima e autoconfiança. Possibilita-nos ficar confortáveis junto dos outros e resolve crenças negativas inconscientes que possamos manter a respeito de nós mesmos, assim como qualquer culpa que tenhamos mantido de ações passadas.

Essa combinação também nos ajuda a assumir total responsabilidade pelas situações e eventos que ocorram em nossas vidas e percebermos que temos habilidade e poder não só para mudar esses eventos, mas também para criar os que quisermos.
Composição:
• Dog Rose + Five Corners + Southern Cross + Sturt Desert Rose.

DETOX ESSENCE OU PURIFYING ESSENCE
Indicações terapêuticas:
Ajuda a estimular os principais canais de eliminação do corpo: o cólon, o sistema linfático, o fígado e os rins, de modo que, uma vez liberados, os metais pesados e as outras toxinas possam ser eficazmente eliminados.

Wild Potato Bush age na liberação de metais pesados dos tecidos do corpo, especialmente chumbo, onde quer que estejam armazenados, e também ajuda a remover toxinas e venenos químicos.
Composição:
• Bottlebrush + Bush Iris + Dagger Hakea + Dog Rose + Wild Potato Bush.

DYNAMIS ESSENCE
Indicações terapêuticas:
Essa combinação traz energia abundante, vitalidade, entusiasmo e alegria de viver. Isso é conseguido pelo equilíbrio e pela estimulação das principais glândulas associadas com a energia: a tireoide e as suprarrenais.
Composição:
• Old Man Banksia + Macrocarpa + Crowea + Banksia Robur + Wild Potato Bush.

EMERGENCY ESSENCE
Indicações terapêuticas:
Deve ser levada em consideração em qualquer problema físico ou emocional. Tem efeito calmante sobre a mente, o corpo e as emoções, durante as crises pequenas ou grandes. Alivia rapidamente o medo, o pânico, o estresse grave, mental ou físico, a tensão nervosa e a dor.

A grande variedade de usos para essa combinação vai desde uma crise nervosa até um dano físico de grandes proporções.
Composição:
• Crowea + Fringed Violet + Grey Spider Flower + Sundew + Waratah.

FEMIN ESSENCE OU WOMAN ESSENCE
Indicações terapêuticas:
Harmoniza qualquer desequilíbrio que uma mulher possa experimentar, desde sua primeira menstruação até a menopausa e mesmo depois dela. Trata de problemas como: dores periódicas, síndrome pré-menstrual (TPM), infertilidade, menstruação irregular, cândida, calores, bem como oferece uma alternativa segura e eficaz à terapia de reposição hormonal.

Possibilita a uma mulher descobrir-se e sentir-se bem em relação ao seu próprio corpo e a sua beleza.

Composição:
• Billy Goat Plum + Bottlebrush + Crowea + Mulla Mulla + Old Man Banksia + Peach-flowered Tea-tree + She Oak.

HEARTSONG ESSENCE
Indicações terapêuticas:

Para soltar a voz, melhorando o tom, o timbre, a melodia, e abrir o coração. Inspira a expressão criativa e emocional de um modo delicado e calmo e dá coragem e clareza para falar e cantar em público, enquanto, ao mesmo tempo, corrige qualquer bloqueio na articulação temporomandibular (ATM) para que se possa abrir bem a boca.

Composição:
• Bush Fuchsia + Turkey Bush + Red Grevillea + Crowea + Flannel Flower.

MEDITATION ESSENCE
Indicações terapêuticas:

Para despertar a própria espiritualidade. Possibilita ir mais fundo em qualquer prática religiosa ou espiritual. Também melhora o acesso ao Eu Superior, enquanto dá proteção psíquica e faz a cura da aura.

É altamente recomendada para qualquer pessoa que pratique meditação.

Composição:
• Angelsword + Bush Fuchsia + Bush Iris + Fringed Violet + Red Lily.

RADIATION ESSENCE
Indicações terapêuticas:

Usada para anular ou reduzir a radiação da Terra, existente onde se cruzam linhas de eletricidade ou em casas sob as quais correm águas subterrâneas; contra radiação de eletricidade emitida por caixas de medição, linhas elevadas de energia, luzes fluorescentes e equipamentos elétricos, especialmente televisões; contra radiação nuclear e solar, como queimaduras de sol, e para aliviar a terapia com radiação usada no tratamento de câncer.

Em todas essas situações, a combinação interrompe o acúmulo de radiação no corpo, ajuda a emitir a radiação já armazenada e a manter as energias do corpo intactas e os sistemas neurológicos funcionando normalmente.

Composição:
• Bush Fuchsia + Crowea + Fringed Violet + Mulla Mulla + Paw Paw + Waratah.

RELATIONSHIP ESSENCE
Indicações terapêuticas:

Ajuda a melhorar a qualidade de todos os relacionamentos, especialmente os mais íntimos. Essa combinação esclarece e libera o ressentimento, as emoções bloqueadas, a dor emocional e o torvelinho de um relacionamento em crise. Ajuda a verbalização, a expressão de sentimentos e melhora a comunicação.

Essa essência quebra o condicionamento e os padrões familiares anteriores que nos afetam em nossos relacionamentos adultos atuais.

Para relacionamentos de caráter íntimo, um remédio perfeito para acompanhar essa combinação é a Sexuality Essence.

Composição:
- Bluebell + Boab + Bush Gardenia + Dagger Hakea + Flannel Flower + Mint Bush + Red Suva Frangipani.

SEXUALITY ESSENCE
Indicações terapêuticas:

Útil para liberar a vergonha e os efeitos de abuso sexual. Permite que nos sintamos confortáveis e que aceitemos plenamente nosso corpo. Possibilita a abertura à sensualidade, ao toque e ao prazer da intimidade física e emocional. A Sexuality Essence renova a paixão e o interesse nos relacionamentos.

Composição:
- Billy Goat Plum + Bush Gardenia + Flannel Flower + Fringed Violet + Wisteria.

SOLARIS ESSENCE
Indicações terapêuticas:

Um remédio essencial para primeiros socorros, aliviando muito o medo e o sofrimento associados ao fogo, calor e sol. Excelente para curar e aliviar todos os tipos de dores e graus de queimaduras. Também reduz significativamente a quantidade de radiação absorvida de raios X e do sol.

Composição:
- É feita somente das flores da Mulla Mulla, encontradas no deserto da Austrália Central, a parte mais quente do continente.

TRANSITION ESSENCE
Indicações terapêuticas:

Alivia o medo da morte, bem como ajuda as pessoas a se resolverem em relação a esse problema. Essa combinação possibilita uma morte mais fácil, calma, com dignidade e serenidade.

Composição:
- Autumn Leaves + Bauhinia + Bottlebrush + Bush Iris + Lichen.

TRAVEL ESSENCE
Indicações terapêuticas:

Benéfica para os males associados a todas as formas de viagem, embora trate particularmente de problemas ligados a viagens em avião. Permite à pessoa chegar ao seu destino, sentindo-se equilibrada e pronta para fazer o que precisa.

Composição:
- Banksia Robur + Bottlebrush + Bush Fuchsia + Bush Iris + Crowea + Fringed Violet + Macrocarpa + Mulla Mulla + Paw Paw + She Oak + Sundew.

Essências Correlacionadas

Autumn Leaves

Essência muito importante para a pessoa que está morrendo ficar consciente de que está recebendo ajuda e orientação, especialmente de entes queridos que já morreram. Possibilita ouvir, ver e sentir a comunicação do outro lado e estar aberta a essa orientação.

Essa essência facilita a transição do plano físico para o mundo espiritual.

Green Essence

Usada para purificar o sistema dos fermentos, mofo e parasitas. Pode ser de uso tópico e deve ser tomada oralmente por um período de duas semanas, cinco gotas, cinco minutos antes das refeições, três vezes por dia.

Obs.: não usar Green Essence externamente ao mesmo tempo em que a toma, pois a reação pode ser muito forte e a pele pode descascar.

Lichen Essence

Lichen ajuda o indivíduo a ficar perceptivo, buscar e ir para a Luz no momento da morte (principalmente se for morte violenta). A alternativa para a alma que vai em direção à Luz é ficar presa no plano astral, o que comumente chamamos de fantasmas.

Lichen ajuda os corpos etérico e físico a se separarem e se prepararem para a morte.

Essências Florais Saint Germain

Abricó (*Mimuso ps coriacea* / Abricoteiro-do-mato)

A função dessa essência floral é trabalhar as personalidades que não conseguem planejar, realizar e concretizar seus objetivos e trabalhos. São muito lentas em suas ações, apresentam sérias dificuldades em efetuar suas obrigações e/ou tarefas nas salas de aula, no trabalho, nos esportes, etc.

Sofrem um esforço contínuo quando tentam realizar o que lhes solicitam, pois não retêm informações, apresentam desorganização mental e têm dificuldade de compreensão. Sua audição é deficiente, já que, em seus ouvidos, os sons das palavras emitidas por outras pessoas chegam confusos e sem clareza.

Indicada tanto para crianças que não conseguem acompanhar o ritmo do professor e da classe escolar quanto para adultos que não acompanham o ritmo do grupo.

Geralmente, essas pessoas têm consciência de suas dificuldades e, em razão disso, sentem-se à parte dos grupos familar ou social.

Abricó vem promover a integração, a reconstrução e a regeneração no campo energético do corpo mental afetado. Partes suas estão desconectadas na região da base do cérebro, nos níveis suprafísicos e, consequentemente, físico.

A essência torna as pessoas mais inteligentes, receptivas; amplia o poder de compreensão, entendimento e discernimento, à medida que é refeita a integração desse campo energético. Promove o amadurecimento nessa área mental interna, que vem se refletir beneficamente nas funções auditivas, físicas e psicomotoras. Seu uso é muito importante para os que apresentam deficiência mental.

ABUNDÂNCIA *(PLECTRANTHUS NUMMULARIUS* / PLANTA-DO-DINHEIRO*)*

Abundância, pela expansão da consciência, traz o entendimento e o aprendizado do dar amorosa e desinteressadamente, para conseguirmos conectar todas as dádivas. Sintoniza com a energia da abundância divina disponível no Cosmos, e passamos a vivenciar a graça do harmonioso estado de total entrega e confiança na providência divina, fazendo surgir em nós um natural sentimento de gratidão ao Pai. Esse tranquilo usufruir energético nos conforta e nos tranquiliza a respeito de nossos suprimentos e necessidades físicas e espirituais.

Os bloqueios criados por nossa negatividade são removidos, pois são bloqueios-criações de nossas próprias mentes.

ALCACHOFRA *(CYNARA SCOLLYMUS* / ALCACHOFRA*)*

Essência floral que efetua grandes transformações na consciência, sendo que um dos aspectos que trabalha diz respeito ao sentimento de vergonha em geral.

Floral útil aos que desenvolvem ou têm de desenvolver um trabalho espiritual elevado e têm vergonha de expor sua própria luz e seu conhecimento aos grupos.

Outro aspecto desse floral está ligado a um certo tipo de medo que surge nas situações em que a pessoa só pode contar consigo mesma e sente-se insegura e apreensiva.

A energia desse floral, pela expansão da consciência, resulta no distensionamento do corpo físico, traz leveza aos chacras superiores e atua em partes desenergizadas na região do cérebro e do terceiro olho.

Doa-nos força para percebermos as posturas arraigadas que nos prendem ao passado, abre-nos para o novo e para o novo tempo que surge, sendo útil aos que querem ou precisam se atualizar.

Alcachofra remove toxinas e resíduos muito antigos em todos os chacras e é regenerador dos corpos sutis (no físico, essas toxinas se expressam em forma de muco). Refaz ligações energéticas em nossos corpos e, como regenerador dos corpos, trabalha o envelhecimento precoce causado por vampirismo.

Algodão *(Gossypium religiosum* / Algodão)

Remove energias negativas impregnadas no corpo físico que criam bloqueios nos canais de comunicação da alma, do "ouvir e ver internamente".

Restaura a aura rompida e remove os bloqueios criados por forças psíquicas astrais, na audição e na visão interna. Revitaliza o corpo físico, ao eliminar os obstáculos ou os desequilíbrios existentes nos corpos suprafísicos, e refaz a conexão da personalidade com o eu interno. Deve ser usada quando não conseguimos perceber a verdadeira realidade a nosso redor, devolvendo a clara visão, antes encoberta por interferência de energias densas.

É benéfica para os que estão trilhando a senda evolutiva espiritual conscientemente.

Allium *(Allium* / Alho)

Trabalha a desobsessão, anula a energia do "mau olhado" que provoca bocejos, desfaz encantamentos e dá potente proteção contra ataques das energias de forças psíquicas das entidades astrais e de consequentes vampirismos.

O floral Allium devolve a calma e o discernimento em momentos de infortúnios.

Aloe *(Aloe vera* / Babosa-medicinal)

A qualidade da essência floral Aloe é remover a causa do sentimento de baixa autoestima e de angústia dos que se sentem desprezados e traídos. Em muitos casos, mesmo sem motivo "aparente", essas pessoas sentem-se depreciadas e hostilizadas. Carregam o sentimento de desvalorização, inadequação e negação de si mesmas diante dos que amam e a quem dedicam seu afeto. Sentem-se feridas moralmente, não conseguem perceber a causa de tanto sofrimento.

Fragilizadas e vulneráveis, não concentram energia suficiente para se confrontarem com as verdades amargas externas da vida. Aloe vera, em latim, significa "verdade amarga".

A energia desse floral vem devolver às pessoas a alegria e o entusiasmo pela vida. Passam a perceber o que acontece à sua volta ao acessar o eu interno que, por sua vez, revela os reais ditames da vida e da alma. A partir daí, surge o sentimento de alegria e de independência para seguir em frente com determinação e autoconfiança.

Ameixa (*Eriobothria japonica* / Ameixeira)

A essência floral Ameixa trabalha as pessoas que não conseguem coordenar os pensamentos, que perderam o controle do seu próprio mental e que sentem muita perturbação interior, por causa da manipulação trevosa.

Esse tipo de manipulação perniciosa pode contaminar com resíduos de alta toxidade mental não apenas uma pessoa, mas um grande grupo, atrapalhando suas vidas.

Essa dificuldade surge, também, na maioria das vezes, após a absorção de resíduos químicos pela pele ou por ingestão (no trabalho, no manuseio ou ingestão de agrotóxicos, bombas químicas, veneno de animais, etc.).

A absorção dessas substâncias pelo organismo provoca a deformação do corpo etérico (molde do corpo físico), ocasionando nascimento de indivíduos com severas deformidades no corpo físico. Isto é, pessoas que contêm altas taxas de produtos tóxicos no organismo estão fadadas, na próxima vida, a nascer com o corpo físico deformado, por causa da deformação do corpo etérico.

Ameixa vem curar, removendo os resíduos suprafísicos das toxinas nos corpos sutis, trazendo novamente as pessoas para uma vida saudável, alinhadas na perfeita sintonia com a Luz Divina.

AMYGDALUS *(AMYGDALUS PÉRSICA* / PESSEGUEIRO)

Amygdalus promove a elevação do padrão vibratório e, consequentemente, a elevação do nível de consciência dos que são prisioneiros dos desejos, das paixões, da cobiça, da gula, etc., enfim, das personalidades que estão presas no mundo da ilusão.

O floral atua no desenvolvimento do entendimento e da transmutação dos sentimentos de desejos em anseios mais sublimes. Eleva a consciência para o nível do coração, estimula a criatividade e, pelo entendimento, vem auxiliar no controle dos desejos e sobre os devaneios e fantasias conscientes e inconscientes.

Esta essência floral tem a ver com o nono e o décimo mandamentos: "Não desejar a mulher ou o homem do próximo" e "Não cobiçar as coisas alheias".

Nos corpos suprafísicos, Amygdalus atua na região mais antiga e inferior do cérebro, a límbica, que se apresenta no corpo físico como uma espécie de feixe em forma de amêndoa, denominado de amígdala ou centro das emoções, desejos e paixões.

As sutis energias da essência elevam o padrão vibratório, transferindo a atuação da consciência do corpo emocional para o mental. Acionam os mecanismos do controle das emoções por meio da compreensão pela mente. É quando a mente assume o controle e leva à aspiração de propósitos de vida mais elevados, tanto físicos quanto espirituais.

ANIS *(OCIMUM SP* / ANILEIRA)

A energia contida na essência floral Anis vem trabalhar o aspecto da imaturidade que bloqueia o desenvolvimento do potencial latente. A pessoa, por imaturidade, tem medo da entrega à vida e não se solta.

O floral Anis vem trazer a energia para se soltar, atingir a paz e a tranquilidade da realização plena.

É um excelente tônico para os quatro corpos inferiores: mental, emocional, etérico e físico. Fortalece as atividades intelectuais e a memória. Útil na fórmula pré-parto e indicada para ameaça de desmaios. É um tranquilizante floral que combate a insônia.

Arnica Silvestre *(Solidago microglossa* / Arnica)

Atua na reconstituição e no fortalecimento do eu e, consequentemente, no fortalecimento da aura. É uma essência emergencial, indicada para as situações em que há o comprometimento dos corpos físico e suprafísico, causado por ferimentos e traumas morais e/ou físicos.

Seu uso é imprescindível para as pessoas que sofreram difamações injustas, foram torturadas física e/ou moralmente; foram estupradas ou que sofreram abusos; abusaram da alimentação ou que querem se livrar de vícios. Muito útil nos casos de mediunidade forçada.

Aveia Selvagem (*Asper mamosus* / Aveia)

Essência que trabalha o poder sobre as próprias decisões.

Indicada para personalidades indecisas, que já fizeram contato com o Eu Superior, mas que ainda não conseguiram receber as informações que lhes são enviadas do alto. Útil para pessoas com falta de discernimento, que precisam ver o que têm de fazer e para onde direcionar exatamente sua atenção.

Outra indicação do floral é para os que cometem atos de aberrações sexuais (pedofilia, zoofilia, necrofilia, orgias, etc.) ou para os que participaram de rituais de magia negra, com ou sem sexo.

Aveia Selvagem promove o contato interno com as energias superiores e remove a interferência, obstáculo/prisão de cunho espiritual, que impede o acesso às orientações do alto. Trabalha o início da saída da consciência das sombras em direção à Luz.

Deve ser usada somente após ter sido feito um trabalho de pré-limpeza de traumas e de purificação, já que promove o início da ascensão na jornada espiritual.

Bambusa *(Bambusa vulgaris* / Bambu)

Indicada para os que precisam direcionar-se ao caminho certo para novamente aprimorar a criatividade e as ideias, a fim de seguirem a senda da espiritualidade.

A energia dessa essência floral trabalha a personalidade que se desviou do caminho, que se encontra em estado de distração, com a "cabeça oca", que, em um processo repetitivo, vem cometendo os mesmos erros, distraída com o supérfluo ou por influência da vontade ou opiniões alheias.

Geralmente essas pessoas são vampirizadas energeticamente, mas não percebem, porque perderam o contato com seu Eu Superior e agem como se estivessem mentalmente vazias, sem a sua essência.

Bambusa faz um trabalho de elevação e transmutação desse estado e, por meio da percepção, o indivíduo passa novamente a enxergar a situação de ilusão em que se encontra enredado. Essa transformação vem permitir que a sua alma possa retornar ao seu caminho para executar o serviço que veio concretizar nesta vida, com seus dons latentes.

A essência floral é extraída de uma planta muito conhecida por possuir a propriedade de condução de energia. Nessa essência floral, é exatamente esta a sua função: a de novamente conduzir energeticamente as pessoas ao caminho da retidão, do qual nunca deveriam ter saído, e seguir em frente em sua jornada espiritual, para continuar trabalhando no desenvolvimento da criatividade e no aprimoramento das ideias.

É um calmante floral muito útil nos estados de nervosismo e nas afecções nervosas.

BEGÔNIA *(BEGONIA SEMPERFLORENS* / BEGÔNIA)

Favorece meios de acessar a energia do amor divino a fim de ter a pureza para chegar ao autoconhecimento. Desobstrui o bloqueio dos canais energéticos, promovendo a limpeza nos corpos suprafísicos, tornando-os novamente sem mácula.

Floral próprio aos que estão na senda da espiritualidade e desejam acessar o seu oráculo interno, o mais profundo de si mesmo, refazendo esse precioso contato, cuja comunicação é feita por nossa alma. Após o contato, as respostas de que necessitamos podem surgir por meio dos sonhos, dos livros ou das palavras de alguém. Pela energia Begônia, atingimos um elevado estado de consciência e purificação, condição necessária ao pleno desenvolvimento de nosso propósito maior.

BOA DEUSA *(ERIGERON BONARIENSIS)*

A energia da essência floral Boa Deusa vem harmonizar os que sofreram forte abalo emocional por injustiça, calúnia ou que sentem que levaram uma "rasteira da vida", pela perda do emprego ou perdas irreparáveis por traição.

Essa essência floral devolve novamente a alegria e o entusiasmo de seguir em frente na vida.

O nome da planta dessa essência floral, *Erigeron,* significa, em latim, levantar, erguer; a palavra *bonariensis* significa influência da boa deusa. *Erigeron bonariensis* quer dizer "erguida por influência da Boa Deusa". De longa data, a qualidade do poder energético das flores dessa planta vem registrada em seu nome, que nos aponta a amorosa e sábia missão do reino dévico em favor do reino humano e do nosso planeta.

Boa Sorte (*Cordia verbenácea* / Erva-baleeira)

Remove obstáculos, abre os caminhos para prosperar diante das dificuldades e dá potente proteção para pessoas "azaradas". Vem despertar para a prosperidade cósmica. Faz o trabalho de atrair as riquezas da Terra em sintonia com a unidade do Cosmos.

Concretiza a vitória divina da realização do Cristo em nosso plano físico, por meio da opulência divina em nossos trabalhos. Promove a prosperidade em todos os momentos, mesmo diante das dificuldades.

Essa energia-expressão divina remove obstáculos, traz a paz e o conforto solar, discernimento divino, a calma interna, a integridade, o equilíbrio e a certeza do bem-feito, por meio da pureza e da coragem divina, qualidades suportes para o restabelecimento da sincronicidade com o Universo.

Essa essência floral atua nos estados em que a pessoa se encontra vulnerável às energias elementais destrutivas, geralmente acionadas e enviadas por trabalhos feitos ou por invocações também mentais de pessoas ligadas à umbanda, à quimbanda ou ao candomblé (não é a energia preta). Essas energias destrutivas promovem no outro desgraças, doenças e até a morte. Fazem surgir inicialmente estados de negatividade, desânimo e tristeza, que podem levar as pessoas a atos insanos contra si mesmas, por perceberem os seus caminhos totalmente fechados.

A essência floral Boa Sorte tem o poder de abrir novamente os caminhos ao harmonizar todos os chacras, os quais foram totalmente obstruídos pelas energias enviadas, principalmente o chacra coordenador. Faz o trabalho de cicatrização da alma ferida. É uma essência floral que traz a consciência do bem-querer a si e aos outros, atraindo a opulência divina e a felicidade a si e aos que o rodeiam.

Bom Dia (*Tibouchina holoceriasea* / Orelha-de-urso)

Bom Dia promove uma acentuada elevação da consciência aos que têm dificuldade de acordar pela manhã. São pessoas que vivem em um estado de depressão camuflada pela visão distorcida de certos aspectos de suas vidas e, quando obrigadas a sair da cama, ficam mal-humoradas e iradas durante grande parte do dia, estando sempre sonolentas.

Geralmente têm muita dificuldade de enfrentar a vida no dia a dia, sentindo-a como um grande peso.

A essência floral, por meio da expansão da consciência, fornece a real visão sobre a vida, limpando o negativo e promovendo a energia da disposição e da alegria de enfrentar a vida e seus desafios de maneira saudável, leve e natural.

Canela (*Ocotea odorífera* / Canela)

Canela trabalha a síntese, a visão global das questões da vida. É indicada para pessoas detalhistas, presas a um determinado foco e que, por não conseguirem ter a visão do todo, sentem aflição, desconforto ou insegurança. Útil também quando surgem situações que nos incomodam e para as quais não conseguimos encontrar uma causa.

A essência floral amplia a visão dos que estão fixados no padrão de ver os acontecimentos e os obstáculos somente por um enfoque muito reduzido; e essa grande expansão de consciência traz os sentimentos de coragem, proteção, tranquilidade, autoconfiança e de controle sobre o futuro pessoal.

Traz a consciência da Unidade.

CAPIM LUZ *(PANICUM FLAVUM /* CAPIM-RABO-DE-GATO)

A energia da essência atua removendo o bloqueio energético registrado no mais profundo da alma (emoções difíceis de serem acessadas do inconsciente), causado por traumas violentos, como morte por asfixia, ocorridos em alguma vida passada. Esses traumas geralmente estão alojados em camadas profundas do inconsciente e se manifestam somatizados, no corpo físico, na forma de bronquite asmática, que surge principalmente em situações de grande pressão ou estresse.

CAPIM SEDA *(PANICUM MELINIS /* CAPIM-GORDURA)

Indicada à pessoa que foi se perdendo, desviando-se de seu caminho, por bloqueios provocados pela convivência com os outros. Não consegue achar uma saída, encontra-se aprisionada a uma situação mental e emocional claustrofóbica de muito sofrimento. Vive dando "cabeçadas", não se encontra.

Esse estado de alma, no nível físico, é cristalizado como bronquite alérgica, pela sensação de claustrofobia, sufocamento e falta de ar.

A essência floral vem curar no nível da alma, removendo os resíduos, nos corpos suprafísicos, de traumas surgidos tanto nesta vida atual quanto em vidas passadas, resíduos estes que impedem a passagem dessa energia-vida.

CARRAPICHÃO *(DESMODIUM SP. /* CARRAPICHO)

A energia dessa essência floral liberta os que estão sendo vampirizados por outros por meio de sondas astrais, para que novamente voltem a expressar o seu verdadeiro eu.

Podem ser vampirizados por essas sondas também a distância, por telefone ou quando entram na sintonia do mental dos que os vampirizam. O primeiro sintoma da perda de energia é o surgimento do cansaço, o rápido enfraquecimento da visão, em questão de segundos, surgindo olheiras profundas e escuras.

Ao usar esse floral, a sonda desprende-se do corpo sutil ao qual estava acoplada. O corpo energético do emissor não suporta a alta vibração dessa essência específica. Normalmente, as pessoas que vampirizam (inconscientemente) precisam desestabilizar emocionalmente suas vítimas, tornando-as vulneráveis e prontas a tal intento. São pessoas que não possuem luz própria e, para "sobreviver", necessitam da energia-luz dos que a têm.

Vivemos a época de "separar o joio do trigo", os que têm essência luz (trigo) daqueles que não têm (joio).

O chacra laríngeo dos que vampirizam está totalmente destruído graças à palavra mal usada em vidas passadas e ao poder dirigido para o mal pela magia negra.

Chapéu de Sol *(Terminalia cappata* / Chapéu-de-sol)

Essência indicada para os que são invejados. Vem nos proteger da energia da inveja, emitida pelos que se sentem ameaçados, por ficarem à sombra dos que se destacam.

A energia do sentimento de inveja, muitas vezes emitida inconscientemente, é muito prejudicial à vítima.

Cidreira *(Cymbopogum citratus* / Erva-cidreira)

Para a personalidade que não tem o controle sobre pensamentos obsessivos e ruminantes, e que passa a viver em permanente estado de preocupação e ansiedade.

A essência cria um estado mental de paz e tranquilidade, com total controle dos pensamentos. Traz a energia para retornar a viver o dia a dia com entusiasmo e alegria.

É útil para os que têm dificuldade para enfrentar qualquer imprevisto. Para os que entram em estado de ansiedade, nervosismo e apreensão diante de determinadas situações e também para os que têm tendência ao histerismo.

Importante para as pessoas que têm vida sobrecarregada e com constante sensação de que não vão conseguir dar conta de seus afazeres e obrigações.

Indicada para as situações ou os estados de estresse, em que o estado de tensão e alerta são frequentes.

A constante preocupação causada pelos pensamentos descontrolados, obsessivos e ruminantes, não permite o "deixar fluir" naturalmente na vida.

A essência floral Cidreira faz um balanceamento harmônico energético, eleva e conduz a personalidade a um estado de tranquila autoconfiança pelo controle da sua mente.

Cocos *(Cocos nucifera* / Coqueiro-da-índia)

A energia da essência floral Cocos promove uma profunda limpeza e purificação energética e torna possível vivenciar a amorosa liberdade pela misericórdia divina.

É a essência para a típica personalidade "capacho", isto é, a pessoa que é pisada pelo outro nos níveis emocional e mental e não reage, não consegue sair da situação, vivendo em constante estado de prostração e resignação.

Na unidade energética, Cocos promove o desenvolvimento da força e da fibra, ensinando-nos a discernir, para não mais nos enredarmos em situações humilhantes e escravizantes. Liberta-nos para passarmos a viver em um novo patamar de consciência, seguindo alegremente nossa jornada interna, guiados pelo Eu Superior.

Essa essência floral deve ser utilizada, também, para pessoas que se encontram na polaridade oposta, a do algoz.

Cocos é um relaxante floral.

CORONARIUM *(CUPANIA VERNALIS* / CAMBOATÃ)

Utilizada nos estados de mania, paranoia, demência, confusão mental, agitação interna e para os que se encontram enredados em situações confusas e de grande pressão.

A energia dessa essência floral harmoniza todos os corpos e chacras, principalmente o chacra coronário. Abre-nos para a lucidez e o discernimento, doando-nos uma potente energia de Luz.

Floral excelente para os que apresentam dificuldade no aprendizado, pois expande e acelera as atividades intelectuais e ativa a memória.

CURCULIGUM *(CURCULIGUM RECURVATA* / CAPIM-PALMEIRA)

Promove a expansão da consciência, fortalecendo os que têm dificuldade de impor limites e de dizer "não" quando necessário.

Trabalha o fortalecimento do eu e doa a força para que o indivíduo se estabeleça e possa demarcar as fronteiras física, emocional e mental, principalmente em situações em que exista a chantagem emocional.

Leva à conscientização das consequências que esse tipo de dificuldade gera, como os desgastantes conflitos e as culpas internas (por causa das chantagens) que paralisam os movimentos da alma.

Seu uso é útil em situações de separação, rupturas amorosas ou em traumas, pela perda de um ente muito querido, quando há ameaça no comprometimento do eu.

Deve ser também indicada para os que estão com a aura rompida.

DULCIS *(HOVENIA DULCIS* / UVA-JAPONESA)

Conecta-nos com a energia que nos eleva a um estado de serenidade e enlevo, no qual passamos a nos sintonizar com os planos mais elevados, como o reino dos elementais da natureza, no plano etérico (quarta dimensão). A sintonização efetua-se pela criação de um vórtice energético em movimento espiral de ação interna, cuja energia nos reconecta com nosso grupo interno de trabalho.

Floral muito útil aos que se sentem estagnados em sua jornada espiritual. É um potente tônico espiritual e, consequentemente, físico.

Trabalha também a limpeza de certos sentimentos indefinidos de angústia e medo, os quais, pela elevação do padrão vibratório, são removidos ao mesmo tempo em que há uma expansão da consciência.

Esse floral, para alguns, traz a sensação de estarem alimentados, saciados, sendo também recomendado para os que sentem muita fome.

Embaúba *(Cecropia pachystachia* / Embaubeira)

Trabalha os sentimentos de mágoas profundas, ressentimentos e sentimentos de injustiça. Portanto, é indicada para crianças, adolescentes e adultos com dificuldade de lidar com as situações de injustiça, perda ou rejeição, para os que foram afastados de um dos pais, na separação do casal, ou para os que perderam pessoas queridas por afastamento ou morte.

Por carregarem um profundo sentimento de mágoa, essas pessoas encontram-se em estado de estagnação em todos os aspectos de suas vidas (estudo, trabalho e afazeres).

A essência floral Embaúba é indicada também para os que são vistos aparentemente como preguiçosos e passivos, para os que se sentem travados, sem ânimo e indefinidos. São indivíduos que têm muita dificuldade em administrar esses sentimentos dolorosos (profundas feridas na alma) e, por isso, em muitos casos, derivam para as drogas ou outros vícios.

A essência floral Embaúba remove esse bloqueio do chacra cardíaco, leva ao entendimento da situação e aciona a energia dos estímulos da ação criativa natural, trazendo elevação, ânimo, disposição, leveza e contentamento.

Erbum (*Rhynchelytrum repens* / Capim-favorito)

Restabelece o sincronismo rítmico entre a alma e a personalidade, por meio da energia-qualidade da vontade, que é novamente acionada. Desenvolve o ritmo (disritmia) e a musicalidade em nosso viver diário.

No nível consciente, abre-nos para o cultivo e o desenvolvimento dos aspectos da doçura, da delicadeza e da beleza, chaves para entrar na sutil cadência rítmica dos propósitos mais profundos e sublimes de nossa alma.

A essência floral Erbum é indicada para pessoas muito sensíveis que sofreram grande mágoa ou uma grande traição e, dessa forma, perderam a vontade de viver, desligando-se da sutil e harmoniosa capacidade de estabelecer e sustentar seu próprio ritmo interno.

Como resultado desse revés, surge uma desorganização rítmica entre o mental, o emocional, o espiritual e o físico e, como consequência, a perda da sintonia rítmica sincrônica com o eu interno.

No nível físico, esse tipo de desorganização do ritmo da alma vem se manifestar na forma de diabetes. As pessoas passam a reter (inconscientemente) o açúcar no corpo físico para compensar a perda da doçura da vida.

ERIANTHUM *(SOLANUM ERIANTHUM* / JURUBEBA)

Promove o trabalho do desenvolvimento da percepção, do entendimento e da limpeza de aspectos negativos da personalidade, como o egoísmo, a superficialidade e o autocentramento.

Indicada para os que costumam estar em constante estado de mau humor, ira e teimosia.

Trabalha as personalidades que se encontram em estado de total estagnação e que são voltadas somente para si mesmas e para o supérfluo, não se aprofundando nas questões da vida e nos relacionamentos e, por isso, costumam ser presas fáceis de aduladores e impostores, pois se iludem com as falas superficiais alheias. São personalidades que não conseguem discernir e se encontram muito distantes dos propósitos de sua essência interna.

A energia-vida do floral Erianthum eleva o nível de consciência do indivíduo, ampliando seu campo de percepção das necessidades alheias, sendo feita a integração da personalidade com os propósitos verdadeiros da alma para seguir em frente.

FLOR BRANCA *(SOLANUM SP.)*

Ensina a necessidade de remover velhas e inúteis cargas (posturas mentais e emocionais) que já não se justificam na vida e ajuda na limpeza de atitudes impuras dos que se sentem sujos internamente.

A essência floral Flor Branca desfaz o bloqueio da energia estagnada, promovendo uma profunda limpeza e abrindo-nos a padrões mais elevados de consciência. Reconduz a alma para sua original vocação, a pureza, qualidade necessária para o renascer espiritual.

FOCUM *(FESTUCA ELATIOR* / CAPIM-MIMOSO)

Trabalha a limpeza e a purificação de resíduos suprafísicos que certas pessoas carregam, por traumas de mortes violentas sofridos em vidas passadas e também para os que sofreram traumas violentos na vida atual.

É indicada para bebês agitados e angustiados sem motivo aparente, pois certamente carregam ainda, na memória, algum trauma da vida anterior.

Útil para os que não conseguem dirigir por medo, geralmente infundado, no nível consciente.

Como a energia Focum limpa resíduos físicos e suprafísicos putrefatos, deve ser indicada para as pessoas que têm halitose.

Gerânio *(Pelargonium hortorum* / Gerânio)

Trabalha a depressão, a ansiedade, medos infundados, posturas mentais negativas diante dos desafios normais e corriqueiros da vida, enfim, posturas mentais que bloqueiam o tranquilo e livre viver diário.

A pessoa não consegue seguir adiante na vida por imaturidade psíquica e entrega-se a esse estado negativo. Não reage, vive em constante torpor, medo e ansiedade que, por sua vez, fazem surgir a depressão.

Vive desligada da realidade e das atividades que executa, ficando propensa a acidentes, a trombar em objetos ou pessoas na rua.

Essa essência floral ensina que o estado mental caótico é de nossa própria responsabilidade e que nossos pensamentos negativos nos sintonizam com energias que só nos causarão mal-estar.

Promove a limpeza da poluição mental, purifica-nos, ancora-nos no momento presente e, positivos, passamos a viver intensamente o aqui-e-agora.

Gloxínia *(Gloxinia sylvatica* / Gloxínia)

Essência indicada para as pessoas que, graças ao acúmulo de afazeres, ficam muito angustiadas e tensas, porque acham que não irão conseguir dar conta de tudo. Para muitas, essas situações se tornam tão caóticas que geram estado de confusão e desordem interna, que as fazem se sentir inúteis, incapazes, com medo de errar, levando-as à total falta de concentração e à dispersão.

A energia da Gloxínia desenvolve a qualidade de organização das prioridades, ajuda na ordenação mental tranquila e natural daquilo que deve ser feito. É útil também nas fases dos novos começos, de transição ou de mudança, como para as futuras mamães.

A energia Gloxínia traz a pessoa para o aqui-e-agora, levando-a a executar naturalmente o que antes lhe parecia difícil ou impossível. É um floral relaxante.

Goiaba *(Psidium guajava* / Goiabeira)

Trabalha a transmutação dos estados de medos, tanto de coisas concretas, do cotidiano, como dos medos indefinidos. Deve ser utilizada nas situações de perigo ou de muita pressão nas grandes provas da alma.

O uso dessa essência floral promove grande força interna, acompanhada de um sentimento de paz, segurança e tranquilidade.

Goiaba harmoniza e protege o chacra do plexo solar que, em situações de emergência, é o primeiro a se desestabilizar, dando entrada à atuação de forças psíquicas negativas em nosso campo energético.

Floral muito útil para os bebês que se assustam com os movimentos bruscos dos adultos.

GRANDIFLORA *(THUMBERGIA GRANDIFLORA* / TUMBÉRGIA-AZUL)

A força-energia contida na Grandiflora trabalha a personalidade extremamente perversa, egoísta e de índole sádica, que sente prazer em submeter o outro a requintes extremos de tortura física, mental ou emocional.

Essa essência floral, como todas as outras, atua também na pessoa que está aprisionada na polaridade oposta, vendo-se obrigada a se submeter a seus torturadores.

Nessas situações, a vítima vive um profundo sentimento de medo, de impotência, de humilhação moral e de horror, pela frieza e pelo extremo requinte da maldade a que é submetida.

Essência muito importante para casais que estão vivendo o padrão sadomasoquista, assim como para as crianças submetidas à violência dos adultos ou de outras crianças.

GREVÍLEA *(GREVILLEA BANKSII* / GREVILEA)

Grevílea faz o trabalho de transmutação dos sentimentos de raiva, irritação e nervosismo provocados pelos outros.

Essência floral indicada para as personalidades que são vítimas da invasão dos seus limites físicos e psicológicos, do mesmo modo que é útil também para os que avançam sobre os limites alheios, como, por exemplo: para aqueles que colocam aparelhos de som no último volume, incomodando vizinhos, ou que falam alto em lugares públicos, em que deve haver silêncio.

Esse tipo de procedimento desarmoniza, provocando irritação, raiva e criando enlace cármico.

É útil também para as que são invadidas nos seus limites e não têm percepção desse fato.

HELICÔNIA *(HELICONIA LATISPATHA* / HELICÔNIA-ASA-DE-ARARA)

A essência floral traz o entendimento de que a verdadeira beleza se manifesta por meio de nossa alma. É perene, não envelhece e não se desgasta; ao contrário, no processo do crescimento interno espiritual, a beleza da alma aumenta cada vez mais.

Helicônia trabalha a vaidade, o narcisismo e o exibicionismo do corpo, dos bens, do poder e/ou do conhecimento.

Indicada para pessoas presas na malha da ilusão das glórias, da ascensão social, com padrão de valores voltado somente para o externo e que dão extrema importância às aparências.

Esse estado autocentrado da personalidade bloqueia a comunicação do indivíduo com seus reais valores, que são internos, espirituais e eternos.

INCENSUM *(TETRADENIA RIPARIA* / INCENSO)

A energia da essência floral Incensum promove a limpeza tanto nos corpos sutis como nos ambientes, removendo manchas e miasmas astrais, emitidos por pessoas ou por forças psíquicas negativas astrais, cujas baixas vibrações energéticas circulam e impregnam a aura dos que circulam por esses locais.

Desde tempos remotos, o incenso é usado para limpeza e elevação do padrão vibratório dos ambientes em que são realizados rituais religiosos para invocar, sintonizar e ancorar os seres das oitavas de Luz, como os seres da linhagem angélica.

O floral Incensum, pela transmutação energética, quando ingerido, eleva o padrão vibratório e remove miasmas internos, sendo apropriado durante as meditações e orações. Pode ser empregado em forma de *spray*, para limpeza de ambientes.

Associado ao floral Goiaba, é muito útil quando sentimos emoções que não nos pertencem, o que pode ocorrer nas situações de grandes catástrofes, morte de pessoas famosas ou nas tragédias coletivas mostradas em noticiários de televisão, quando o grande grupo humano abalado que assiste cria uma energia de massa no inconsciente coletivo. Todos ficam impregnados com os sentimentos de tristeza, desolação ou depressão e contaminados, sem que percebam esse fato no nível da consciência (desestabilização do plexo solar).

INDICA *(CANNA INDICA)*

Essa essência floral trabalha a profunda ativação da intuição ou da visão interna, favorecendo a revelação do que está oculto por trás das aparências. Faz a nossa ligação com a unidade.

Importante para situações em que pressentimos existir algo escondido e ameaçador, que não sabemos detectar.

Ao usarmos a essência, fazemos a pergunta sobre o que nos aflige e a resposta vem rápida, pela visão interna, por meio da intuição ou por sonho, caso haja necessidade de maior entendimento.

O floral Indica trabalha a revelação do que já sabíamos inconscientemente, ao mesmo tempo em que nos prepara para essa tomada de consciência, que muitas vezes não é nada agradável. Dá-nos o suporte mental, emocional e a clara visão dos fatos que nos acalmam.

O desequilíbrio no chacra frontal, como é o caso das personalidades que necessitam dessa essência, cristaliza-se no corpo físico na forma de inchaço nos olhos.

É um tônico floral tanto para a visão física como para a suprafísica.

IPÊ ROXO *(TABEBUIA IMPETIGINOSA* / IPÊ-ROXO)

Ipê Roxo devolve a esperança para os que sofreram grandes reveses na vida, que não reagem porque se entregam ao sofrimento e que vivem um estado de total escuridão da alma. São personalidades que não conseguem ver uma saída em suas vidas.

Nesses casos, surge o bloqueio energético causado pelos grandes traumas psicológicos que, no corpo físico, vem se cristalizar em doenças de grande poder de destruição, como o câncer.

A energia do floral fortalece e reconecta a pessoa ao seu eu maior, que volta a iluminar o seu caminho, impulsionando-a novamente a seguir em frente. É o renascimento da poderosa energia-força do sentimento de esperança.

É um poderoso tônico floral nas situações de estresse e muito eficaz para as pessoas com neoplasias submetidas à radioterapia, uma vez que fortalece os corpos suprafísicos.

Alinha e refaz as energias após situações de grande desgaste físico, mental e emocional.

JASMIM MADAGASCAR (*STEPHANOTIS FLORIBUNDA* / JASMIM)

Trabalha o bloqueio do chacra laríngeo e a situação "engole sapo".

Indicada para a pessoa que vivenciou muito sofrimento, que foi brutalmente ameaçada, acuada, e teve de se calar para não sofrer mais agressões ou mesmo a morte. Para as que estiveram sob o jugo de pessoas perversas, que não puderam receber qualquer tipo de ajuda ou proteção e viveram essa situação de total solidão e impotência. De grande valia para casos de sequestros, crianças ou adultos injustiçados, sem possibilidade de se defender, filhos de pais violentos, etc.

Útil também para os que precisam se calar por medo de perder o emprego ou para não sofrer mais violências, assim como para os que têm dificuldade de se comunicar por medo de falar.

É indicada para pessoas que engasgam muito, bem como para as que em vidas passadas morreram por afogamento ou que engoliram ar na hora da morte.

Jasmim Madagascar remove o bloqueio energético do chacra laríngeo, ao transmutar a energia do sofrimento dos que passaram por essa tortura mental e emocional em divinas energias de equilíbrio, da harmonia e da alegria da criança interior.

LAURUS NOBILIS (*LAURUS NOBILIS* / LOUREIRO)

A função dessa essência é romper as ligações do passado, com o apego às tradições. É indicada para cortar velhos laços e padrões de vida que não servem mais e para nos libertar de condicionamentos arraigados que nos foram impingidos pela educação, religião e pela própria história. Podem ser conceitos e preconceitos absorvidos e trazidos de outras vidas.

É a energia do puro fogo transmutador e libertador que atua purificando e removendo essas posturas condicionadas, ultrapassadas e escravizantes que carregamos do passado, ao mesmo tempo em que nos aponta novos caminhos a percorrer, conduzidos pelo eu interno, envoltos na energia da esperança, da inspiração e da felicidade.

LEUCANTHA *(BIDENS LEUCANTHA* / PICÃO)

A essência floral Leucantha refaz a ligação com o arquétipo da nossa Grande Mãe interna, sendo importante para os que não fizeram a conexão energética mãe-filho. Trabalha a criança interior ferida.

Quando há algum tipo de interrupção ou bloqueio no fluxo energético amoroso entre mãe e filho, manifestam-se, tanto na criança quanto na mãe, estados de oscilação na personalidade que os tornam agitados, nervosos, indecisos, confusos e dependentes um do outro (crianças muito agarradas à mãe).

O floral Leucantha traz o entendimento do motivo dessa ferida, ao mesmo tempo em que estimula a viver o processo do perdão.

Ativa a maturação do instinto maternal, refazendo o cordão energético na relação amorosa, compreensiva e paciente entre filho e mãe, impulsionando-os para o movimento e para a ação criativa.

Útil para a maternidade imatura, para as situações em que há o bloqueio de comunicação entre a mãe e a criança (falta de sintonia), para as crianças rebeldes e inseguras, pela falta do elo com a mãe, talvez por terem sido rejeitadas pelos pais (consciente ou inconscientemente) no momento da descoberta da gravidez.

Floral indicado para todas as futuras mamães, pois aciona e fortalece o vínculo mãe/filho, e para os casos de gravidez psicológica.

Está sendo usado com muito sucesso na veterinária para os filhotes de animais (pássaros, cachorros, gatos, etc.) afastados de suas mães muito cedo, resultando em problemas nas penas ou nos pelos, em gravidez psicológica, agitação, depressão, tristeza ou solidão.

LIMÃO *(CITRUS LIMONUS* / LIMÃO)

Pela expansão da consciência, a essência floral Limão ajuda a transformar a personalidade de índole amarga, mentirosa, malidicente, destrutiva e invejosa, que não suporta ver alguém feliz.

Revela que somente a qualidade da doçura fundamenta a verdadeira forma de expressão da alma, por meio das palavras, das atitudes e dos pensamentos.

Promove o despertar da consciência com relação à percepção do sofrimento que produzimos ao ferir o outro. Traz a percepção e a compreensão sobre esse processo destruidor, fazendo aflorar um novo e mais elevado padrão de consciência, interrompendo esse repetitivo processo negativo.

Útil também para a personalidade que se encontra na polaridade oposta, aos que carregam o sentimento de amargura gerado pelo outro.

Lírio da Paz *(Spathiphylum walisii* / Lírio-da-paz)

A essência faz a remoção dos obstáculos de forma amorosa, para a plena realização do trabalho – o propósito de nossa alma divina – tanto no nível planetário quanto cósmico, pela intervenção energética de Deus-Pai-Mãe.

Traz a paz interna, afasta toda a negatividade, ansiedade, depressão e tristeza. Protege-nos com a energia do não envolvimento com o que nos prejudica e conecta-nos com os nossos corpos superiores.

Trabalha equilibrando todos os chacras, principalmente o coordenador.

Lírio Real *(Lilium regale* / Lírio real)

Promove a libertação da alma das vivências sombrias traumáticas de vidas passadas, pela limpeza dos aspectos aos quais estamos presos por situações cármicas.

Primeiramente atua fazendo um reconhecimento de nossos chacras e, a seguir, faz profunda purificação, pela remoção dos obstáculos-bloqueios e, com sua potente força amorosa regeneradora, liberta-nos; tornamo-nos livres de aspectos que vêm nos escravizando há vidas e vidas e que nos causam muita dor e sofrimento.

Lírio Real é uma essência específica para dar suporte a terapias de vidas passadas. Trabalha a reorganização, o fortalecimento e a libertação dos chacras aprisionados e libera os campos energéticos sombrios que afloram à consciência.

Devolve a liberdade, alivia-nos, conforta-nos e harmoniza internamente.

Lótus do Egito *(Nymphaea alba)*

Traz harmonia e a visão da vida de forma mais elevada sem envolvimento do ego. Promove a expansão da consciência, facilitando a compreensão dos acontecimentos e ampliando a consciência de si integrado ao eu maior.

É um floral transmutador de energias e faz um profundo trabalho de limpeza em todos os chacras, principalmente no básico.

Purifica toxinas psíquicas emitidas por outros, toxinas essas que causam muito sofrimento, que desestabilizam os chacras (congestionando o plexo solar) e que podem até nos desconectar com o alto.

Lótus / Magnólia *(Nymphaea alba/Magnolia grandiflora)*

Floral de proteção. Transmuta energias negativas emitidas por outros e que ficam acopladas nos corpos sutis da personalidade. Remove drasticamente o sentimento de desespero antigo calcado na alma, por causa do sofrimento e da dor passados em outras vidas, sentimentos esses que induzem a personalidade a ficar paralisada e presa em um dos subplanos baixos do plano astral.

A essência vem transformar sombras em Luz, aciona a energia criativa dedicada aos aspectos mais sublimes do Eu, elevando o espírito da paixão à pureza.

Floral importante para os que vivem em constante estado de paixão, pois define a interação dos campos energéticos para que possam perceber o que realmente é deles e o que é do outro (sentimentos, emoções ou energias).

É útil aos que em vidas passadas tiveram seus corpos, ou parte deles, usados em rituais de magia negra ou mumificados.

Trabalha em todos os chacras, trazendo a compreensão do desequilíbrio sofrido e removendo a dor.

Madressilva SG *(Lonicera caprifolium / Madressilva)*

Madressilva, por meio de sua potente Luz, tem o poder de libertar e de integrar certos aspectos da personalidade que estão presos no passado.

Há um tipo de aprisionamento feito por manipulação de matéria astral, isto é, pelo mental de forças psíquicas astrais, inclusive de vidas passadas muito antigas. A prisão pode ocorrer também por egrégoras, por meio de manipulações mentais de grupos encarnados, na maioria das vezes de modo inconsciente. Conceitos ultrapassados também nos aprisionam ao passado (astral), não nos permitindo acessar o novo.

Na maioria das vezes, essas situações são vividas somente por nossa alma, portanto, sem acesso ao consciente, o que causa prejuízo ao desenvolvimento emocional, mental e espiritual.

A essência liberta-nos também da autoprisão no nível emocional, ocasionada pelo apego a lembranças do passado, o que nos impede de ver o futuro glorioso.

Madressilva SG trabalha o poder da individualidade com misericórdia, liberdade e alegria, em sintonia com nosso Eu Superior.

Essa flor é a mesma utilizada pelo dr. Bach na essência floral Honeysuckle.

Mangífera *(Mangifera indica / Mangueira)*

A essência floral Mangífera trabalha os que perderam a fé e a esperança por terem vivenciado situações de grande sofrimento. Vivem em conflito, por se encontrarem em um caminho que é contrário aos propósitos mais profundos de suas almas, e sentem que perderam o rumo certo em suas vidas.

A força contida nessa essência floral refaz a conexão da energia da fé, primordial registro em nossas almas, e conecta-nos novamente com a qualidade divina da esperança, da abundância e do proveito.

Nesse processo, quando já nos redirecionados ao rumo certo, acessamos novamente os dons mais profundos, verdadeiros e puros, contidos em nossas almas.

Indicada também para os que entraram no hábito de qualquer tipo de vício. "A volta do filho pródigo."

Melissa (*Lippia Alba* / Melissa-do-brasil)

Auxilia os que perderam a capacidade de sorrir, de almejar a felicidade. Os que, na infância, foram rejeitados ou abandonados, feridos moralmente, sofreram estupro ou qualquer tipo de abuso; e crianças que foram rejeitadas pelos pais no momento em que souberam da gravidez, mesmo que tenha havido a aceitação posteriormente. Trabalha a criança ferida.

Melissa faz nascer a vontade de sermos melhores e atua contra os sentimentos de desesperança, ansiedade, angústia e tristeza. É a energia que nos imprime a força para podermos vencer os obstáculos que nos impedem de manter o controle sobre nossas emoções e sentimentos negativos. Pela expansão da consciência, faz surgir os serenos sentimentos de alegria e felicidade, refazendo a conexão com a nossa criança interna que foi abalada por tristes circunstâncias no decorrer da vida.

O bloqueio dessa energia Melissa pode provocar imaturidade em áreas do desenvolvimento global (todo tipo de aprendizado: andar, falar, tomar atitudes, etc.) e também distúrbios de origem nervosa, histerismo, hipocondria, desmaios e vertigens.

É um relaxante e calmante floral que devolve a paz, a alegria e o bem-estar.

Mimozinha (*Polygala paniculata* / Barba-de-são-pedro)

Mimozinha trabalha a timidez, o receio de se expor ou de falar em público. Indicada para os que têm um trabalho a cumprir e tarefas a desenvolver, mas não têm coragem de se expor. Quando se encontram em certas situações de grupos, não conseguem comentar seus pontos de vista (que seriam de muita valia), pois vivenciam "um branco" em suas mentes.

A timidez, ao provocar bloqueio no corpo mental, dificulta a expressão verbal e a organização das ideias, surgindo a interrupção do pensamento.

Em casos mais acentuados desse bloqueio energético, pode ocorrer grande tensão nas articulações em geral e no maxilar. A cristalização dessa postura mental pode se apresentar como fortes dores nas articulações, tendinite, problemas de postura no corpo físico e dificuldade no processamento mental.

Monterey (*Cupressus monterey* / Cipreste-monterey)

Trabalha a culpa consciente ou inconsciente e a preocupação. Indicada para pessoas que não se amam, que carregam um sentimento de inferioridade, de menos valia ou autonegação, que se tornam desinteressadas, achando que a vida não vale a pena.

A essência cura a alma ao remover o sentimento de culpa, ajudando a pessoa a se desvencilhar de crenças limitadoras, e promove o trabalho do perdão.

Monterey é um potente floral descongestionante energético, trazendo luz para os canais energéticos suprafísicos e físicos. Cria um vórtice de energia de elevação revigorante nos centros de força superiores, energias essas que atuam principalmente nos chacras coronário, frontal, laríngeo e cardíaco, descongestionando a região do cérebro (preocupação), a dos olhos (dor), a da garganta (engasgos) e a cardíaca (traz contentamento).

Myrtus *(Myrtus communis* / Mirra)

A essência floral trabalha o processo de libertação de nosso mental preso ao mental poderoso do outro ou a egrégoras de grupos dúbios (iniciáticos, de orientação espiritual, etc.), cujo chefe dirigente possui um mental poderoso e com propósitos não afins aos de suas almas.

Quando as pessoas ficam presas na corrente energética mental desses líderes ou dirigentes de grupos, são vampirizadas, principalmente pelos chacras do plexo solar e básico.

Myrtus vem fazer o trabalho de corte. Liberta também do mental poderoso de certos obsessores encarnados ou desencarnados e da prisão do mental de si mesmo.

É indicada também como um tônico floral, sendo útil nas neurastenias e na fixação da memorização.

Panicum *(Panicum maximum* / Capim-guiné)

Trabalha o pânico que surge com crises constantes de terror e desespero sem causa aparente.

Indicada para os que sofrem da síndrome "Transtorno do Pânico", que perderam o total controle sobre o seu mental (pensamentos descontrolados) e suas vidas, vivendo sob constante estado de medo e agitação interna. Minimiza os sintomas que aparecem junto ao desespero e ao medo, como: batimentos cardíacos acelerados, náuseas, transpiração excessiva e a forte sensação de morte iminente (pensam estar sofrendo um infarto). É quando o indivíduo sente que está mergulhado na total escuridão da alma.

Por meio da força-qualidade da misericórdia divina, podemos, por uma expansão de consciência, obter novamente o pleno controle sobre nossas mentes e vidas quando, em certas circunstâncias, surgem pressões inconscientes de situações traumáticas vividas no passado (nesta ou em outras vidas) e que não foram resolvidas. Precisamos vivenciá-las novamente para seguirmos em frente.

Existem casos em que há necessidade de acrescentar, junto à essência floral Panicum, as essências florais: Capim Luz *(Panicum flavum)* e Capim Seda *(Panicum melinis)*, pela possibilidade de o pânico ser proveniente (por pressão do inconsciente) de um trauma causado por morte violenta, com sintoma de claustrofobia, em alguma vida passada. Nesse caso, a cristalização desse estado de alma no físico se manifesta como bronquite asmática ou alérgica em algum momento na vida atual.

Patiens (Rumex patientia / Espinafre-silvestre)

A essência floral Patiens, pela expansão da consciência, limpa e remove posturas arraigadas de inflexibilidade, impaciência e intolerância em certas circunstâncias que vivenciamos junto a outras pessoas, próximas ou não.

Ensina a preencher a carência desses aspectos-virtudes em nossa personalidade e o aprendizado do desenvolvimento da flexibilidade, da paciência e da tolerância, induzindo-nos a suportar situações de pressão, dor e infortúnios com firmeza e tranquila perseverança.

Esse floral traz o aprendizado da disciplina interna e desenvolve os aspectos positivos da iniciativa e da dedicação, por mais pressão a que se esteja submetido.

Seu uso é muito importante, quando surge a dificuldade de aliar a vida profissional à vida do lar, às tarefas ou obrigações, e para os que estão sempre iniciando novas atividades e que nunca conseguem terminá-las.

Pau Brasil (Caesalphinia echinata)

O reino dévico, celebrando os 500 anos do descobrimento de nosso país, brinda-nos com a energia da essência floral Pau Brasil, que promove o prazer e a alegria ao trazer a energia para despertar os talentos latentes e a real vocação.

Indicada para os que vivenciam estado de extrema pressão e preocupação, estresse, sensação de carregar pesados problemas e que vivem em constante estado de insatisfação.

Útil para os adolescentes que não sabem que carreira seguir, para adultos que não gostam ou não sentem prazer no trabalho e para as pessoas que não conseguem descobrir quais são as suas verdadeiras tendências, habilidades ou talentos.

Trabalha a criança interior que passou por muitos estados emocionais não resolvidos e não esclarecidos, que geram um vazio incompreensível. Ajuda a aflorar o que ocasionou tal sentimento e, após essa abertura e entendimento, a criança sente-se novamente livre e espontânea.

A energia Pau Brasil traz a compreensão do que fazer com os talentos, junto ao sentimento de prazer e alegria de torná-los úteis.

Pectus (Savia leucantha / Sálvia-bicolor)

A energia da essência, pela expansão da consciência por meio da verdade, vem ajudar a alcançarmos a harmonia e a paz almejadas pela interrupção do padrão destrutivo repetitivo de submissão e resignação nos relacionamentos, que trazemos também de outras vidas. Promove a limpeza de mágoas e ressentimentos gerados por essas situações, que fazem aflorar o sentimento de injustiça.

Indicada para os que vivenciam relacionamentos vexatórios, humilhantes e inaceitáveis, mas que não conseguem se desprender; e para os que vivem em constante estado mental e emocional claustrofóbico, cujas almas não veem saída. Geralmente, as pessoas presas nesse padrão trazem a queixa da sensação de aperto no peito.

O bloqueio dessa energia se cristaliza no corpo físico em forma de displasia, nódulos nas mamas, sensação de aperto no peito e claustrofobia.

A energia dessa essência floral vem limpar o padrão das velhas amarras que bloqueiam o nosso real caminho a seguir.

Pepo *(Cucúrbita pepo* / Abóbora*)*

Pepo mostra que somente por meio do amor incondicional entraremos no harmonioso estado da bem-aventurança. Ensina o ato de dar e de se doar de coração aberto e livre, o aprendizado da felicidade e o ato de se abrir e transcender o apego material.

Vem transmutar os aspectos necessários para penetrarmos na consciência da unidade, promovendo a limpeza do estreito estado em que a alma se encontra, sofrido e repleto de conflitos causados pelo apego a tudo o que é material.

Essa energia promove o desbloqueio e o balanceamento do chacra básico, da sobrevivência, e se eleva para o chacra do coração.

Pepo é, portanto, indicada para as personalidades avarentas, materialistas, que vivem em constante estado de insegurança em relação à sobrevivência do dia a dia e com muito medo de perder o que possuem.

Perpétua *(Gomphrena globosa* / Imortal*)*

Perpétua traz o entendimento para promover a limpeza do sentimento de dor e sofrimento dos que vivenciaram situações de perdas irreparáveis de pessoas queridas ou que carregam sentimentos de saudades dos que partiram por viagem. Trabalha a lição do desapego.

Dá a compreensão de que não existe a separação e a morte. Traz o entendimento de que estamos todos unidos eternamente pelo laço fraterno universal, de que somos parte da mesma energia una, frutos da mesma fonte celestial, almas itinerantes neste Cosmos, passando por experiências e provas, em busca da perfeição.

É também indicada para os estados nervosos do coração e para crianças que precisam ficar longe da mãe por períodos prolongados durante o dia ou mais tempo.

Pinheiro-Libertação *(Araucária heterophylla)*

A essência atua nos campos mais profundos da alma, libertando aspectos aprisionados em algum dos subníveis do plano emocional ou mental.

Pinheiro-Libertação transmuta e nos liberta de perturbações e sofrimentos de vidas passadas que ficaram registrados no mais profundo de nosso inconsciente e que se mantêm ativos e presentes em nossas vidas, interferindo no dia a dia.

Esses registros geram uma sensação de desconforto e de medo que aparentemente não tem razão de existir (em latim, a palavra *heterophylacea* significa prisão). Apesar de difíceis de identificar, estas são energias ativas e atuantes há muitas vidas. São consequência de fracassos e quedas da alma que paralisaram aspectos da personalidade, provocando medos aterradores e que surgem no nível consciente para que se processem a limpeza e a harmonização.

Alguns dos sintomas que ajudam a detectar essas energias são: tensão sem motivo, sensação de perturbação ou de manipulação na aura, perda de apetite, angústia, dor ou desconforto na região de algum chacra (principalmente no chacra básico ou no plexo solar), insônia, perda de energia, fraqueza, pressentimento de que algo aterrador está prestes a acontecer, pressão alta, palpitação, sensação de estar doente, de que temos doenças que não são identificadas em exames médicos, queimação em alguma parte do corpo, terror e tremores.

A essência liberta a alma para a ascensão e libera vibrações sutis, elevando a grandes alturas o poder de realização. Auxilia-nos a buscar em nosso interior novos pensamentos e energias repletas de força.

PIPER *(PIPER GAUDICHAUDIANUM* / RUÃO-DO-BREJO)

Indicada para pessoas com posturas mentais muito rígidas e metódicas. Personalidades que possuem hábitos que se avizinham à obsessão, sentem-se travadas, são extremamente preocupadas com detalhes e que geralmente têm mania de ordem e arrumação.

A cristalização dessa postura crônica mental de rigidez e inflexibilidade pode somatizar como hérnia de disco, que surge como uma trava dos movimentos da coluna e causa fortes dores. Além da hérnia de disco, podem se manifestar tiques nervosos, dores musculares, dor na coluna ou generalizadas.

O bloqueio dessa energia faz surgir o bloqueio da criatividade em todos os setores da vida, fazendo com que o indivíduo entre em um estado de total estagnação.

Piper traz a energia da flexibilidade, da ação criativa, e faz com que a couraça muscular se solte. É muito útil em situações paralisantes, provocadas pelos grandes impasses e reveses da vida, pois a energia Piper nos aponta a saída para que nossa alma possa seguir em frente.

Poaia Rosa *(Espermacoce verticillata)*

A essência floral Poaia Rosa trabalha a sincronicidade da nova ordem planetária e o alinhamento rítmico das nossas atividades no cotidiano, com as energias mais aceleradas que chegam do alto, para entrarmos no ritmo sincrônico da vibração energética do amor e da paz cósmica divina.

Por esse sincronismo cósmico, Poaia Rosa desperta o amor incondicional para entrarmos no sincronismo em todos os níveis, do cósmico divino às pequenas tarefas no viver diário.

É útil para crianças, famílias, trabalho, meditação, visualização, etc. Promove a entrega à grande aventura nessa nova ordem planetária.

De seu nome científico, *Espermacoce* significa semente (semente da Sexta Raça Raiz) e *verticullata* tem a raiz *verti*, que significa vórtice, girar, vértebra.

Esse floral atua nos níveis sutis, promovendo o correto posicionamento das vértebras e o fortalecimento dos feixes energéticos que correm no interior da coluna vertebral, acelerando o poder do fluxo energético giratório dos chacras, para acessarmos o divino sincronismo cósmico vibratório das oitavas de Luz.

Populus Panicum *(Coreopsis lanceolata)*

Trabalha o contágio emocional do pânico coletivo.

Indicada para o sentimento de ameaça e de pânico, por noticiários ou situação real de tragédias ou catástrofes.

Essa energia do emocional coletivo gera desorientação e instabilidade no campo mental das pessoas, fazendo surgir sentimentos de insegurança e incerteza com relação às suas próprias vidas.

Nos dias atuais, essa essência é de grande utilidade, pois a energia do medo da violência, tanto em nível nacional quanto mundial, desequilibra e desarmoniza a todos.

Populus Panicum traz o discernimento, juntamente com os sentimentos de segurança e de estabilidade emocional tão necessários nessas circunstâncias.

Purpureum *(Pennisetum purpureum / Capim-gordura)*

Purpureum é indicado para os que costumam ter atitudes extremas para conseguir seus intentos em todas as modalidades da vida, como, por exemplo, roubar ou enganar.

Quando usamos formas extremas de atuação, causamos dor no outro, provocando o retorno dessa "energia-dor" para nós (lei cósmica da causa-efeito). Essa manifestação demonstra que algo precisa ser curado em nós mesmos.

Atua de forma profunda na transformação do ser ao remover esse padrão de postura, e realinha, pelo poder do amor, a verdadeira e saudável forma da conduta.

A essência floral limpa as energias densas dos que se encontram nesse padrão negativo de comportamento e também é útil para a profunda remoção e limpeza de energias extremamente densas e maléficas recebidas sem conhecimento de causa, por atitude extremada do outro. Essas energias, pela baixa vibração, causam grande mal-estar, que incomoda e atrapalha muito o fluir da vida.

Indicada para tensão pré-menstrual, retenção de líquidos e dores de cabeça por causa dessa desorganização, displasia, mau humor (cristalizações de posturas emocionais extremadas) e para pessoas queixosas, desanimadas e com perda dos movimentos.

Rosa Rosa (*Rosa grandiflora* / Rosa)

Essência que, por meio do amor em nosso coração, abre as portas às forças divinas, ilumina o mundo das ilusões e elimina os medos que nos impedem de ver a verdade. Intensifica a fé, pela transmutação do medo, para nos conectar com a vibração do nosso bem maior, em total entrega a essa verdade: "Seja feita a Vossa Vontade, e não a minha" – a divindade interna conduzindo-nos. Eleva-nos ao estado de plenitude pelo coração, ao amor incondicional, removendo todo ódio.

Indicada para os que estão com o chacra cardíaco energeticamente bloqueado, fazendo com que no corpo físico venham se manifestar estados desarmônicos, como o desânimo total e sentimento de desamparo. Para os que não acreditam porque perderam a fé, para os que tiveram situação de perdas, depressão, fotofobia (não suportam a presença de luz), e para os que se recusam a enxergar a verdade.

Precisamos lembrar que, quando nosso coração é bem cuidado no nível da alma, no plano físico superamos todos os problemas.

Saint Germain (*Merremia macrocalix* / Campainha)

Essência floral para os que pedem a fé e a misericórdia divina. Que sentem depressão severa e escuridão total da alma.

Indicada para pessoas que têm seus corpos suprafísicos na sintonia do umbral mais baixo e não conseguem ver saída. Para as que estão com o seu fio prateado (Antahkarana) desligado de sua divindade e vivendo o processo da segunda morte.

Importante para certos estados de insanidade, para os que fazem uso de drogas ou do álcool e querem largar o vício, e para os que têm distúrbios de conduta sexual e que estão pedindo a misericórdia divina.

Útil nos estados de inquietação e desespero, terror noturno, medo de dormir, do escuro e para os que acordam em pânico.

No início do uso do floral, podem surgir, em algumas pessoas, pesadelos, que são a limpeza de más ações cometidas em outras vidas.

A essência floral Saint Germain contém a energia divina que transmuta situações muito complexas da alma. Resgata os que almejam a fé e pedem a salvação, elevando suas consciências em direção à Luz, e os presenteia com sentimentos de dignidade, força, autorrespeito e esperança. Fortalece o sistema imunológico, aumentando inclusive a capacidade intelectual, em razão do autocentramento.

São Miguel (PETREA SUBSERRATA / FLOR-DE-SÃO-MIGUEL)

Indicada para desmanchar trabalhos de magia negra. Tem o poder de transmutar a energia, cujas fontes emissoras são ativadas por magos negros, nos trabalhos feitos de macumba, nos despachos dos candomblés e da quimbanda.

Transmuta a energia negativa enviada para as pessoas, pelo inconsciente mental (pensamentos) de outras, ou conscientemente por intermédio de mandantes e magos negros.

Pela lei cósmica da causa-efeito, as que emitem ou acionam essas energias destrutivas também se autocontaminam, fazem mal ao outro, porém mais ainda a si.

Sapientum (MUSA SAPIENTUM / BANANEIRA)

Sapientum fornece a energia que nos conecta com qualidades da sabedoria e das experiências que adquirimos em vidas passadas. Promove a limpeza, principalmente no corpo emocional, do bloqueio dessa energia em camadas profundas da alma.

Floral que trabalha todos os estados de imaturidade mental, emocional e física, que podem se manifestar de várias formas: regressão emocional em crianças e adultos, adolescentes que urinam na cama, dificuldade de absorver conhecimentos, dificuldades escolares, chupar o dedo, atitudes imaturas diante de certas situações, retardo mental, imaturidade causada por traumas violentos na infância, crianças com atraso para andar ou para falar e com dificuldade de controle dos esfíncteres (deixar as fraldas).

Indicada para pessoas que, por imaturidade, se sentem medrosas, covardes, de índole frágil ou indolentes e que geralmente apresentam aspecto abatido e sem vigor. Trabalha também a impotência sexual, o sexualismo exacerbado e os que se sentem impotentes diante da própria vida. É um tônico floral.

Scorpius (DURANTA REPENS)

Recomendada para os que, por meio de palavras cruéis, destilam a energia de um veneno que atua como verdadeiras ferroadas, deixando o interlocutor atordoado e envenenado psicologicamente. Essa personalidade está sempre criticando os outros e é provocadora.

Scorpius, pela expansão da consciência, transforma a personalidade tipo escorpião. É um floral antídoto do veneno do escorpião no nível da alma. Indicado para pessoas que foram picadas por escorpião e, por isso, sofreram alterações da personalidade no decorrer dos anos.

O veneno da picada do escorpião não é eliminado dos corpos suprafísicos. Mesmo que a vítima tenha recebido a vacina adequada, com o passar do tempo torna-se agitada, nervosa, com falas ferinas e sente insônia. Portanto, é indicada para personalidades muito agitadas, nervosas e com insônia.

SERGIPE (TURNERA ANGUSTIFÓLIA)

A essência Sergipe faz uma conexão com o eu interno e gera mudanças positivas, desenvolvendo ou aprofundando qualidades como a disciplina, a vontade e a persistência.

Trabalha a abertura, a amplitude da mente e sua transformação. Promove sintonia, compreensão e entendimento entre as pessoas e nos abre para o ouvir externo e interno, eliminando bloqueios.

Traz clareza e aponta o caminho certo a seguir em momentos aflitivos, angustiantes ou de sofrimento. É muito útil para as pessoas que estão passando por situações de desespero, como o desemprego, por exemplo.

SORGO (SORGHUM SORGHUM)

Trabalha a personalidade que carrega um profundo sentimento de carência afetiva e a sensação de grande vazio interno. Indicada para os que sentem dificuldade de conviver com o parceiro nos relacionamentos afetivos ou de conviver em grupo. Têm o sentimento de separatividade, a sensação de não pertencer a nenhum grupo, seja ele familiar, de trabalho ou social.

Sorgo realiza a integração de aspectos dissociados na personalidade, causados por trauma ou susto violento, e também as qualidades da associação, da entrega e da confiança. Indicado para crianças que estão iniciando atividades grupais (escolas, clubes, esporte).

Pode ser aspergida em reuniões, para harmonizar e direcionar a energia do grupo para o seu propósito essencial.

THEA (THEA SINENSIS)

Essência floral do estudante. Desenvolve a qualidade da concentração, estimula as atividades cerebrais e da memória e combate a depressão, o desânimo e a dispersão. Indicada nos casos de retardo mental e para qualquer tipo de dificuldade de aprendizado.

Traz a pessoa para o aqui-e-agora, para conectar seu silêncio interno, e auxilia nas meditações. É útil também nas situações de mudanças.

Triunfo *(Triunfetta bartramia* / Carrapichão)

A essência floral transmuta o aspecto da personalidade que está sempre no negativo. Indicada para personalidades que não se dão valor por não possuírem muito. Veem a vida pelo lado material e somente dão importância aos que estão bem financeiramente.

Por serem negativistas, atraem pensamentos terrificantes e passam a não ter controle sobre eles, porque estão polarizadas apenas no lado esquerdo do cérebro (concreto) e do corpo físico.

O bloqueio dessa energia se cristaliza no físico como acidente vascular cerebral (AVC), isquemia cerebral, labirintite, paralisia facial ou enxaqueca hemicraniana.

A energia da essência floral Triunfo faz a conexão com o lado direito do cérebro, o lado que ativa e desenvolve a intuição, fazendo nascer o contato com o Eu Superior. Promove a ativação do chacra coronário e do chacra frontal superior, energia esta que estimula as pessoas a se elevar espiritualmente e a enxergar a verdade de sua essência e dos seus propósitos, que vão muito além do material.

É o despertar de um novo enfoque sobre a vida. Tornam-se mais confiantes, tranquilas, harmonizadas e felizes. É o desabrochar do processo do espírito triunfando sobre a matéria, sublimando-a.

O desbloqueio energético, nos corpos suprafísicos, ao estimular as atividades do lado direito do cérebro, ajuda na circulação sanguínea e traz benefícios aos que sofrem do Mal de Alzheimer, esclerose, sequelas de acidente vascular cerebral e isquemia cerebral.

Tuia *(Thuya occidentalis* / Cedro)

Essência floral recomendada para pessoas com tendências promíscuas, sem pudor ou recato, que não têm controle sobre os desejos sexuais. Geralmente são grosseiras também nas falas e em seu modo de viver.

Tuia trabalha a força e a determinação em se aperfeiçoar, por meio da expansão da consciência, e faz nascer a vontade de se alinhar aos propósitos mais elevados da alma.

Traz a consciência da qualidade da pureza, energia-registro primevo em nossa alma, e a compreensão pelo perceber do negativo contido nas atitudes que possuía. Essa energia trabalha a culpa inconsciente do pecado e a consequente baixa autoestima.

Unitatum *(Raphadophora decursiva* / Guimbê-sulcado)

A energia da essência faz a limpeza dos corpos suprafísicos e físicos que foram afetados pela dor da alma. Indicada para os que foram abandonados, rejeitados ou traídos na infância ou na idade adulta e carregam o sentimento do desamparo.

Trabalha a criança interior que foi muito ferida e, em decorrência disso, surgiu a cisão entre o aspecto masculino e feminino em sua personalidade. São pessoas que carregam um sentimento constante de que estão sendo traídas, encontram-se presas no pesadelo do estado da rejeição, em uma dor profunda, que não lhes permite perceber a realidade que as cerca no momento presente.

Unitatum traz a energia do amor divino, que promove a integração dos aspectos dissociados na personalidade, resultando no elevado sentimento de segurança e entrega tranquila. É o próprio abraço da Grande Mãe integradora interna.

Útil para os que têm medo de altura, aos que se submeteram a cirurgia plástica (que se mutilaram para serem aceitos), para crianças abandonadas ou rejeitadas no momento da notícia da gravidez (mesmo que posteriormente tenham sido aceitas), para filhos de mães solteiras ou de pais que abandonaram o lar. Para crianças ou idosos que vivem em orfanatos e asilos e para adultos que passaram por tais experiências na infância.

VARUS *(VERNONIA ESCORPIOIDES / VARA-DE-COTIA)*

Varus promove o alinhamento dos corpos suprafísicos com o corpo físico (alinha a coluna). Trabalha também os estados de culpa e faz um trabalho harmonizador interno e externo para que novamente possamos conectar nosso eu interno.

O desalinhamento dos corpos surge nas situações de grandes traumas psíquicos e físicos, nas situações de grandes sustos, de grandes esforços físicos, mentais ou emocionais, nos desmaios e situações de desgaste ou de perdas afetivas. Esse desalinho entre os corpos faz surgir o mau humor e a perda da alegria.

O bloqueio energético pode se cristalizar no corpo físico em forma de dor na região da coluna e tensão, falta de concentração (dispersão), confusão mental e sensação de peso na região frontal da cabeça.

Essas pessoas não conseguem achar uma posição cômoda ao se sentar, costumam apresentar problemas circulatórios, sensação de cabeça quente e formigamentos.

Essência floral indicada para os que sofreram fratura do cóccix e que, em decorrência disso, têm a personalidade como que fragmentada ou descentrada e passam a viver no conflito da vida idealizada e da vida diária das obrigações.

A energia da essência floral Varus traz as pessoas para o aqui-e-agora, devolve a harmonia e a alegria, levando-as a desempenhar as tarefas e os deveres diários de forma natural e sem destruir os sonhos. Traz o discernimento entre o sonho e a realidade.

Essa essência floral é muito útil após as anestesias, pois estas expulsam o corpo etérico do seu campo de atuação junto ao corpo físico. Há muitos casos em que, no final do efeito da anestesia, não se dá o total encaixe dos corpos, o que traz muitos transtornos e mal-estar. É por meio do corpo etérico que sentimos as sensações de frio e calor, de prazer ou dor, e o uso da essência, após as anestesias, refaz o alinhamento de todos os corpos suprafísicos com o corpo físico. É um floral emergencial.

VERBENA *(VERBENA OFFICINALIS* / VERBENÁCEA)

O floral Verbena é extraído da mesma flor sintonizada pelo dr. Edward Bach, Vervain (*Verbena officinalis*).

Trabalha os que possuem princípios inflexíveis e rigidez mental, que raramente mudam de ideia e que, a todo custo, querem convencer os outros de que o seu modo de vida é o melhor. São entusiastas de suas convicções, mandões e dotados de forte autoconfiança nos próprios esforços. Obstinados, possuem grande força de vontade, feitores implacáveis, presunçosos, idealistas, intolerantes e arrogantes.

Possuem enorme capacidade de concentração quando almejam um objetivo. Geralmente são mártires por uma causa ou possuem obsessão religiosa. Preocupam-se com o bem-estar dos outros, mas são extremamente rigorosos, tensos; têm temperamento violento e sugam energia dos outros.

A essência faz a limpeza dos aspectos negativos dessa personalidade e vem trazer a misericórdia divina, que é a cura pela compreensão de si e do outro, além de ensinar que existem outras formas mais flexíveis e suaves de pensar e comandar.

Útil nos estados de ansiedade crônica, nervosismo e insônia.

VITÓRIA *(MALVISCUS ARBOREUS* / HIBISCO-COLIBRI)

Transmuta e integra elementos obscuros da personalidade que geram sentimentos de inferioridade, inadequação e falta de autoaceitação.

Esses aspectos negativos existem nas regiões profundas da mente, não sendo percebidos no nível da consciência, porém causam muito mal aos seus portadores. São aspectos destrutivos e desintegradores que, pelo sofrimento, foram calcados no inconsciente, levando muitos a se entregarem a certos vícios.

O floral Vitória, pela força de sua Luz, ilumina esses aspectos obscuros, trazendo-os à consciência para serem confrontados, trabalhados e integrados suave e amorosamente à totalidade do ser. Traz autenticidade.

Trabalha a ejaculação precoce no nível físico.

WEDÉLIA *(WEDELIA PALUDOSA* / MAL-ME-QUER)

A essência floral Wedélia promove a limpeza do padrão energético da ilusão da personalidade voltada somente para a vida material e que não acredita em nada. Faz um trabalho de expansão da consciência, mostrando a necessidade da fé para ter uma visão mais profunda de sua própria vida.

Indicada para personalidades corruptas e extremamente materialistas, que se desviaram do caminho da retidão, iludidas pelos falsos brilhos da riqueza fácil e do poder. Para pessoas egoístas e sem escrúpulos, cujas consciências adormecidas ou desligadas do eu maior almejam o poder e a ascensão social a qualquer custo, sem perceber o mal que causam tanto a pequenos quanto a grandes grupos sociais (nações inteiras).

Também recomendada para pais que corrompem (compraram) os filhos, oferecendo mimos e presentes em troca da obediência.

FÓRMULAS COMPOSTAS

Depressão
Indicações terapêuticas:
Combate a depressão profunda. Traz força para enfrentar situações de desespero.
Composição:
• Saint Germain + Gerânio + Bom Dia + Goiaba + Incensum + Perpétua + Aloe + Gloxínia + Allium + Arnica Silvestre + Pinheiro-Libertação + Cocos + Pectus + Vitória + Chapéu de Sol + Ipê Roxo.

ESTRESSE
Indicações terapêuticas:
Combate o estresse e o desânimo. Fórmula tônica e energética.
Composição:
• Emergencial + Boa Deusa + Lírio da Paz + Alcachofra + Aloe + Bom Dia.

FÓRMULA DA FAMÍLIA
Indicações terapêuticas:
Promove a integração familiar, o perdão e a harmonia.
Composição:
• Fórmula Leucantha + Boa Deusa + Herbum + Lírio da Paz.

FÓRMULA DE PROTEÇÃO
Indicações terapêuticas:
Potente fórmula protetora. Transmuta e eleva o padrão vibratório.
Composição:
• Chapéu de Sol + São Miguel + Algodão + Boa Sorte + Goiaba + Lótus/Magnólia + Carrapichão + Allium + Incensum + Myrtus + Grevílea + Arnica Silvestre.

FÓRMULA DO ESTUDANTE
Indicações terapêuticas:
Aumenta a concentração no aprendizado, ativa a memória, a força de vontade, a organização e a perseverança.

Composição:
• Thea + Sapientum + Gloxínia + Triunfo + Gerânio + Sorgo + Abricó + Patiens + Pau Brasil + Sergipe + Coronarium + Melissa + Allium + Lótus/Magnólia + Arnica Silvestre + Jasmim Madagascar.

Fórmula Emergencial

Indicações terapêuticas:
Para as situações em que surgem drástico desalinho e comprometimento entre os corpos físico e suprafísico, causados por traumas físicos (que também necessitam de assistência médica) ou emocionais, por notícias ruins, perdas irreparáveis, acidentes, estupro, situações de grande desespero ou susto, de muita tensão ou pressão e catástrofes. Grande ajuda às pessoas doentes ou não, quando próximas da morte.

Composição:
• Saint Germain + Incensum + Ipê Roxo + Algodão + Focum + São Miguel + Allium + Cidreira + Panicum + Arnica Silvestre + Varus + Goiaba.

Fórmula Leucantha

Indicações terapêuticas:
Essência indicada para a criança que tenha sido rejeitada pela mãe, mesmo que momentaneamente. Essa rejeição rompe o vínculo energético entre mãe e filho, vínculo este que serviria como referencial de segurança para a criança, introduzindo-a no mundo, levando-a a enfrentar os desafios da vida com tranquilidade, alegria, interesse e satisfação.

Com a quebra do vínculo energético mãe-filho, a criança apresenta sentimentos de insegurança, tristeza, nervosismo, agitação, insatisfação ou violência. Torna-se sensível à mágoa, à raiva e ao ódio; mostra ciúme dos irmãos e tem dificuldades nos estudos. Não consegue atingir o seu propósito na vida e tampouco descobrir sua real vocação, suas habilidades e seus talentos.

O floral também é de grande ajuda para crianças ou adultos que foram separados repentinamente da mãe, por morte desta ou por separação dos pais.

A fórmula Leucantha traz a sabedoria, o poder de perdoar a todos e a compreensão de que tudo nos é oferecido com amor, para que nossa essência evolua e transcenda iluminada.

Composição:
Leucantha + Melissa + Unitatum + Sapientum + Sorgo + Embaúba + Grevílea + Rosa Rosa + Pau Brasil + Perpétua.

Insônia / Preocupação / Ansiedade

Indicações terapêuticas:
Recomendada para insônia, ansiedade e para combater a preocupação excessiva.

Composição:
• Cidreira + Verbena + Scorpius + Goiaba + Mangífera + Canela + Grevílea + Allium + Coronarium + Lírio da Paz + Gerânio + São Miguel.

MENOPAUSA / ANDROPAUSA / TPM

Indicações terapêuticas:
Harmonização energética dos chacras nas variações hormonais. Controle dos humores.

Composição:
• Gerânio + Pepo + Bom Dia + Gloxínia + Leucantha + Melissa + Cidreira + Ipê Roxo + Goiaba + Embaúba + Allium + São Miguel + Purpureum + Triunfo + Unitatum + Boa Deusa + Piper.

NERVOSISMO / AGITAÇÃO

Indicações terpêuticas:
Combate o nervosismo e a agitação interna.

Composição:
• Abricó + Melissa + Arnica Silvestre + Algodão + Triunfo + Leucantha + Goiaba + Incensum + Allium + São Miguel + Grevílea + Coronarium + Canela + Scorpius + Ameixa + Grandiflora + Focum + Verbena.

PROSPERIDADE

Indicações terapêuticas:
Conecta-nos com a energia da abundância. Ensina a prosperar na adversidade.

Composição:
• Abundância + Boa Sorte + São Miguel + Alcachofra + Ameixa + Canela + Goiaba + Anis + Begônia + Triunfo + Boa Deusa + Arnica Silvestre.

SÍNDROME DO PÂNICO:

Indicações terapêuticas: combate o pânico, o descontrole emocional e o medo irracional.

Composição:
• Focum + Goiaba + Panicum + Capim Luz + Capim Seda + Populus Panicum.

REFERÊNCIAS BIBLIOGRÁFICAS

BACH, Edward. *Os Remédios Florais do Dr. Bach,* incluindo *Cura-te a Ti mesmo – Uma explicação sobre a Causa Real e a Cura das Doenças e Os Doze Remédios.* São Paulo: Pensamento, 1990.

DETHLEFSEN, Trorwald & DAHLKE, Rudiger. *A doença como caminho.* São Paulo: Cultrix, 1996.

ESPECHE, Bárbara & GRECCO, Eduardo H. *Esencias florales Austrálianas (sistema unicista Bush).* Buenos Aires: Ediciones Continente, 1993.

GEBER, Richard. *Medicina vibracional.* São Paulo: Cultrix, 1997.

GRECCO, Eduardo H. *Terapia florales y psicopatologia.* Buenos Aires: Ediciones Continente, 1993.

HAY, Louise L. *Você pode curar sua vida.* São Paulo: Best Seller, 1984.

LAMBERT, Eduardo. *Matéria médica e terapia floral do Dr. Bach.* São Paulo: Pensamento, 1994.

MARGONARI, Neide. *Florais de Saint Germain – Os Doze Raios Divinos.* São Bernardo do Campo: Florais de Saint Germain, 1999.

____ & ____. *Repertório – Dicionário. Atuação dos Doze Raios.* São Bernardo do Campo: Florais de Saint Germain, 1999.

MONARI, Carmem. *Participando da vida com os florais de Bach.* São Paulo: Roca, 1994.

MUNDIM, Marcos de Oliveira; MUNDIM, Marisa de Oliveira; MUNDIM, Marcelo de Oliveira. *Tratado de saúde holística – Os florais de Bach na medicina da nova era.* São Paulo: Ground, 1994.

PAGE, Christine R. *Anatomia da Cura.* São Paulo: Ground, 2001.

ROCHA, M. Conceição Pinho. *O equilíbrio feminino e as essências florais.* Salvador: Art Contemp, 1996.

SILVA, Breno Marques & MARQUES, Ednamara Vasconcelos. *As essências florais de Minas – Síntese para uma medicina de almas.* Belo Horizonte: LuzAzul Editorial, 1992.

____ & ____. *As Essências Florais de Minas – Síntese e Amplificações para uma Medicina de Almas.* Itaúna: Ed. Florais de Minas, 2005.

____ & ____. *As essências florais de Minas – Criatividade e Espiritualidade (Seguindo os Passos da Profecia Celestina).* Itaúna: Ed. Florais de Minas, 1996.

_____ & _____. *Repertório das essências florais de Minas.* São Paulo: Aquariana, 1995.

_____ & _____.*Fitoflorais – uma combinação sinergética de florais e fitoterapia.* Itaúna: Ed. Florais de Minas, 1997.

SILVA, Breno Marques. Medicina Fitoterápica Científica. Itaúna: Ed. Fito Minas Fitoterápica, 2002.

STERN, Claudia. Tudo o que você precisa saber sobre os remédios florais de Bach. Tratado completo para seu uso e prescrição. São Paulo: Pensamento, 1995.

WHITE, Ian. Essências florais Australianas. São Paulo: Trion, 1993.

_____ & _____. A cura através das essências florais do bush Australiano. São Paulo: Trion, 2000.

HOUAISS, Antonio; VILLAR, Mauro Salles. Dicionário HOUAISS da Língua Portuguesa. Rio de Janeiro: Objetiva, 2001.

KAPLAN, Harold; SADOCK, Benjamin. Compêndio de Psiquiatria: Ciências comportamentais – Psiquiatria Clínica. Porto Alegre: Artes Médicas Sul, 1993.

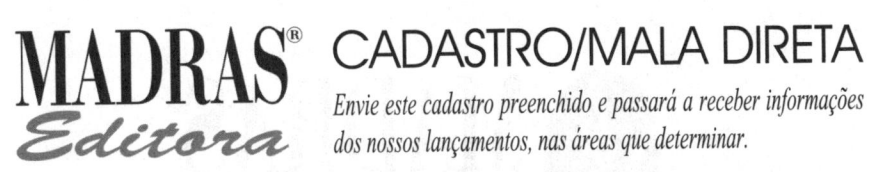

MADRAS® Editora
CADASTRO/MALA DIRETA

Envie este cadastro preenchido e passará a receber informações dos nossos lançamentos, nas áreas que determinar.

Nome_____
RG_____ CPF_____
Endereço Residencial _____
Bairro _____ Cidade_____ Estado_____
CEP _____ Fone_____
E-mail _____
Sexo ❏ Fem. ❏ Masc.   Nascimento_____
Profissão _____ Escolaridade (Nível/Curso)_____

Você compra livros:
❏ livrarias ❏ feiras ❏ telefone ❏ Sedex livro (reembolso mais rápido)/postal
❏ outros: _____

Quais os tipos de literatura que você lê:
❏ Jurídicos ❏ Pedagogia ❏ Business ❏ Romances/espíritas
❏ Esoterismo ❏ Psicologia ❏ Saúde   ❏ Espíritas/doutrinas
❏ Bruxaria   ❏ Autoajuda ❏ Maçonaria ❏ Outros:

Qual a sua opinião a respeito desta obra?_____
_____

Indique amigos que gostariam de receber MALA DIRETA:
Nome_____
Endereço Residencial _____
Bairro _____ Cidade_____ CEP_____

Nome do livro adquirido: **Tratado de Medicina Floral**

Para receber catálogos, lista de preços e outras informações, escreva para:

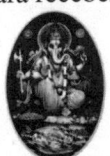

MADRAS EDITORA LTDA.
Rua Paulo Gonçalves, 88 – Santana – 02403-020 – São Paulo/SP
Tel.: (11) 2281-5555 (11) 95746-3262
www.madras.com.br

MADRAS® Editora

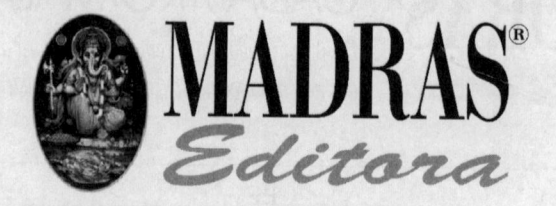

Para mais informações sobre a Madras Editora,
sua história no mercado editorial
e seu catálogo de títulos publicados:

Entre e cadastre-se no site:

www.madras.com.br

Para mensagens, parcerias, sugestões e dúvidas, mande-nos um e-mail:

marketing@madras.com.br

SAIBA MAIS

Saiba mais sobre nossos lançamentos,
autores e eventos seguindo-nos no facebook e twitter:

@madrased

/madraseditora